U0218911

2022
中国卫生健康统计年鉴

国家卫生健康委员会 编

中国协和医科大学出版社

北 京

图书在版编目（CIP）数据

中国卫生健康统计年鉴. 2022 / 国家卫生健康委员会编. —北京：中国协和医科大学出版社，2022.9
ISBN 978-7-5679-2027-9

Ⅰ. ①中…　Ⅱ. ①国…　Ⅲ. ①卫生统计－统计资料－中国－ 2022 －年鉴　Ⅳ. ① R195.1-54

中国版本图书馆 CIP 数据核字（2022）第 168339 号

2022 中国卫生健康统计年鉴

编　　　者：国家卫生健康委员会
策　　　划：杨　帆
责任编辑：高淑英
封面设计：许晓晨
责任校对：张　麓
责任印制：张　岱

出版发行：**中国协和医科大学出版社**
　　　　　（北京市东城区东单三条9号　邮编100730　电话010-65260431）
网　　　址：www.pumcp.com
经　　　销：新华书店总店北京发行所
印　　　刷：北京联兴盛业印刷股份有限公司

开　　　本：880mm×1230mm　　1/16
印　　　张：26.75
字　　　数：700千字
版　　　次：2022年9月第1版
印　　　次：2022年9月第1次印刷
定　　　价：198.00元

ISBN 978-7-5679-2027-9

《2022中国卫生健康统计年鉴》编辑委员会

《2022中国卫生健康统计年鉴》编辑工作人员

编者说明

一、《中国卫生健康统计年鉴》是一部反映中国卫生健康事业发展情况和居民健康状况的资料性年刊。本书收录了全国及31个省、自治区、直辖市卫生健康事业发展情况和目前居民健康水平的统计数据，以及历史重要年份的全国统计数据。本书为《中国卫生健康统计年鉴》2022卷，收编的内容截至2021年年底。

二、全书分为16个部分，即医疗卫生机构、卫生人员、卫生设施、卫生经费、医疗服务、基层医疗卫生服务、中医药服务、妇幼保健、人民健康水平、疾病控制与公共卫生、居民病伤死亡原因、食品安全与卫生健康监督、医疗保障、人口指标，另附主要社会经济指标、世界各国卫生状况。各章前设简要说明及主要指标解释，简要说明主要介绍本章的主要内容、资料来源、统计范围、统计方法以及历史变动情况。

三、资料来源

1. 本资料主要来自年度卫生健康统计报表，一部分来自抽样调查。

2. 人口和社会经济数据摘自《中国统计年鉴》以及公安部、教育部、民政部统计资料，基本医疗保险数据来自国家医保局，各国卫生状况数据摘自世界卫生组织《世界卫生统计》和全球卫生观察站数据库。

四、统计口径

1. 除行政区划外，书中所涉及的全国性统计数据均未包括香港特别行政区、澳门特别行政区和台湾省数据。

2. 村卫生室的机构、人员和诊疗人次分别计入医疗卫生机构总数、卫生人员总数、总诊疗人次数中。

五、统计分组

1. 机构类别：医疗卫生机构分为医院、基层医疗卫生机构、专业公共卫生机构、其他机构四类。医院包括综合医院、中医医院、中西医结合医院、民族医院、各类专科医院和护理院，不包括专科疾病防治院、妇幼保健院和疗养院；基层医疗卫生机构包括社区卫生服务中心（站）、乡镇（街道）卫生院、村卫生室、门诊部、诊所（医务室）；专业公共卫生机构包括疾病预防控制中心、专科疾病防治机构、健康教育机构、妇幼保健机构、急救中心（站）、采供血机构、卫生监督机构、计划生育技术服务机构；其他医疗卫生机构包括疗养院、医学科研机构、医学在职教育机构、医学考试中心、人才交流中心、统计信息中心等卫生健康事业单位。

2. 登记注册类型：分为公立、非公立医疗卫生机构。公立医疗卫生机构包括登记注册类型为国有和集体办的医疗卫生机构；非公立医疗卫生机构包括联营、股份合作、私营、台港澳投资和外国投资等医疗卫生机构。

医院按登记注册类型分为公立医院和民营医院，公立医院指经济类型为国有和集体办的医院，民营医院指公立医院以外的其他医院，包括联营、股份合作、私营、台港澳投资和外国投资等医院。

3. 主办单位：以医疗机构登记注册为依据，分为政府办、社会办和私人办。政府办医疗卫生机构包括卫生健康行政部门和教育、民政、公安、司法等政府机关主办的医疗卫生机构。社会办医疗卫生机构包括企业、事业单位、社会团体和其他社会组织办。

4. 东、中、西部地区：东部地区包括北京、天津、河北、辽宁、上海、江苏、浙江、福建、山东、广东、海南11个省、直辖市；中部地区包括山西、吉林、黑龙江、安徽、江西、河南、湖北、湖南8个省；西部地区包括内蒙古、广西、重庆、四川、贵州、云南、西藏、陕西、甘肃、青海、宁夏、新疆12个省、自治区、直辖市。

5. 城乡：1949—1984年以前医疗卫生机构及其床位和人员按城市、农村分组，1985—2004年按市、县分组，2005年起按城市、农村分组。城市包括直辖市区和地级市辖区，农村包括县及县级市，全部医疗机构均按照所在县（县级市、区）划分城乡。

六、符号使用说明："空格"表示无数字，"…"表示数字不详，"－"表示不需要填报。

七、《中国卫生健康统计年鉴》在编辑过程中得到了国家卫生健康委相关司局、各省（自治区、直辖市）和新疆生产建设兵团卫生健康委及其统计机构的大力支持，卫生健康统计数据质量工作组的部分成员参与了年鉴数据审核和修订，在此一并表示感谢。

国家卫生健康委统计信息中心

2022 年 7 月

目　　录

七、中医药服务 ………………………… 195

八、妇幼保健 ………………………… 217

十三、医疗保障

十四、人口 指标

附录A　主要社会经济指标

附录B　世界各国卫生状况

一、医疗卫生机构

简要说明

一、本章主要介绍全国及31个省、自治区、直辖市医疗卫生机构数，主要包括各级各类医院、基层医疗卫生机构、专业公共卫生机构和其他医疗卫生机构数与医院等级情况，按床位数分组的医院、乡镇卫生院和社区卫生服务中心数等。

二、本章数据来源于卫生资源统计年报。

三、医疗卫生机构分类

1. 机构类别：医疗卫生机构分为医院、基层医疗卫生机构、专业公共卫生机构、其他医疗卫生机构四类。

2. 登记注册类型：分为公立、非公立医疗卫生机构。公立医疗卫生机构包括登记注册类型为国有和集体办的医疗卫生机构；非公立医疗卫生机构包括联营、股份合作、私营、台港澳投资和外国投资等医疗卫生机构。

3. 按主办单位分为政府办、社会办和私人办。政府办包括卫生健康（原卫生计生）、教育、民政、公安、司法等行政部门办的医疗卫生机构，社会办包括企业、事业单位、社会团体和其他社会组织办的医疗卫生机构。

4. 按分类管理分为非营利性和营利性医疗卫生机构。

5. 按城乡分，城市包括直辖市区和地级市辖区，农村包括县及县级市。按市县分，市包括直辖市区、地级市区和县级市，县包括自治县和旗。

四、统计口径调整

1. 村卫生室数计入卫生机构总数中（不再单独统计）。

2. 2002年起，医疗卫生机构数按卫生或工商、民政部门登记注册数统计，1949—2001年医疗卫生机构数按卫生或其他行政部门批准成立数统计。

3. 2002年起，按照行业管理原则，医疗卫生机构总数不再包括出入境卫生检疫所、高中等医学院校、药品检验所（室）和计划生育指导中心。

4. 2013年起，医疗卫生机构总数包括原卫生计生部门主管的计划生育技术服务机构，2013年以前医疗卫生机构数不包括原人口计生部门主管的计划生育技术服务机构数。

5. 1996年起，依据《医疗机构管理条例》将个体开业人员改称私人诊所计入卫生机构，当年医疗卫生机构总数增加较多（包括13万所私人诊所）。

主要指标解释

医疗卫生机构　指从卫生健康行政部门取得《医疗机构执业许可证》，或从民政、工商行政、机构编制管理部门取得法人单位登记证书，为社会提供医疗保健、疾病控制、卫生监督服务或从事医学科研和医学在职培训等工作的单位。医疗卫生机构包括医院、基层医疗卫生机构、专业公共卫生机构、其他医疗卫生机构。

医院　包括综合医院、中医医院、中西医结合医院、民族医院、各类专科医院和护理院（中心），不包括专科疾病防治院、妇幼保健院和疗养院。

中医医院　指中医（综合）医院和中医专科医院，不包括中西医结合医院和民族医院。

专科医院　包括口腔医院、眼科医院、耳鼻喉科医院、肿瘤医院、心血管病医院、胸科医院、血液病医院、妇产（科）医院、儿童医院、精神病医院、传染病医院、皮肤病医院、结核病医院、麻风病医院、职业病医院、骨科医院、康复医院、整形外科医院、美容医院等其他专科医院，不包括中医专科医院、各类专科疾病防治院和妇幼保健院。

公立医院　指经济类型为国有和集体的医院。

民营医院　指经济类型为国有和集体以外的医院，包括联营、股份合作、私营、台港澳投资和外国投资等医院。

基层医疗卫生机构　包括社区卫生服务中心（站）、街道卫生院、乡镇卫生院、村卫生室、门诊部、诊所（医务室）。

专业公共卫生机构　包括疾病预防控制中心、专科疾病防治机构、妇幼保健机构、健康教育机构、急救中心（站）、采供血机构、卫生监督机构、卫生健康部门主管的计划生育技术服务机构。不包括传染病院、结核病医院、血防医院、精神病医院、卫生监督检验（监测、检测）机构。

其他医疗卫生机构　包括疗养院、临床检验中心、医学科研机构、医学在职教育机构、医学考试中心、人才交流中心、统计信息中心等卫生事业单位。

医院等级　由卫生健康（原卫生计生）行政部门评定，级别分为一级、二级、三级、未定级，等次分为甲、乙、丙、未定等。

联合办村卫生室　指由两个或多个乡村医生联合办、执业（助理）医师与乡村医生联合办的村卫生室。

1-1-1　医疗卫生机构数

年份	合计	医院	综合医院	中医医院	专科医院	基层医疗卫生机构	社区卫生服务中心（站）	乡镇卫生院	村卫生室	门诊部（所）	专业公共卫生机构数	疾病预防控制中心	专科疾病防治院（所、站）	妇幼保健院（所、站）	卫生监督所（中心）
1950	8915	2803	2692	4	85					3356		61	30	426	
1955	67725	3648	3351	67	188					51600		315	287	3944	
1960	261195	6020	5173	330	401			24849		213823		1866	683	4213	
1965	224266	5330	4747	131	339			36965		170430		2499	822	2910	
1970	149823	5964	5353	117	385			56568		79600		1714	607	1124	
1975	151733	7654	6817	160	543			54026		80739		2912	683	2128	
1980	180553	9902	7859	678	694			55413		102474		3105	1138	2745	
1985	978540	11955	9197	1485	938			47387	777674	126604		3410	1566	2996	
1990	1012690	14377	10424	2115	1362			47749	803956	129332		3618	1781	3148	
1991	1003769	14628	10562	2195	1345			48140	794733	128665		3652	1818	3187	
1992	1001310	14889	10774	2269	1376			46117	796523	125873		3673	1845	3187	
1993	1000531	15436	11426	2298	1438			45024	806945	115161		3729	1872	3115	
1994	1005271	15595	11549	2336	1440			51929	813529	105984		3711	1905	3190	
1995	994409	15663	11586	2361	1445			51797	804352	104406		3729	1895	3179	
1996	1078131	15833	11696	2405	1473			51277	755565	237153		3737	1887	3172	
1997	1048657	15944	11771	2413	1488			50981	733624	229474		3747	1893	3180	
1998	1042885	16001	11779	2443	1495			50071	728788	229349		3746	1889	3191	
1999	1017673	16678	11868	2441	1533			49694	716677	226588		3763	1877	3180	
2000	1034229	16318	11872	2453	1543	1000169		49229	709458	240934	11386	3741	1839	3163	
2001	1029314	16197	11834	2478	1576	995670		48090	698966	248061	11471	3813	1783	3132	
2002	1005004	17844	12716	2492	2237	973098	8211	44992	698966	219907	10787	3580	1839	3067	571
2003	806243	17764	12599	2518	2271	774693	10101	44279	514920	204468	10792	3584	1749	3033	838
2004	849140	18393	12900	2611	2492	817018	14153	41626	551600	208794	10878	3588	1583	2998	1284
2005	882206	18703	12982	2620	2682	849488	17128	40907	583209	207457	11177	3585	1502	3021	1702
2006	918097	19246	13120	2665	3022	884818	22656	39975	609128	212243	11269	3548	1402	3003	2097
2007	912263	19852	13372	2720	3282	878686	27069	39876	613855	197083	11528	3585	1365	3051	2553
2008	891480	19712	13119	2688	3437	858015	24260	39080	613143	180752	11485	3534	1310	3011	2675
2009	916571	20291	13364	2728	3716	882153	27308	38475	632770	182448	11665	3536	1291	3020	2809
2010	936927	20918	13681	2778	3956	901709	32739	37836	648424	181781	11835	3513	1274	3025	2992
2011	954389	21979	14328	2831	4283	918003	32860	37295	662894	184287	11926	3484	1294	3036	3022
2012	950297	23170	15021	2889	4665	912620	33562	37097	653419	187932	12083	3490	1289	3044	3088
2013	974398	24709	15887	3015	5127	915368	33965	37015	648619	195176	31155	3516	1271	3144	2967
2014	981432	25860	16524	3115	5478	917335	34238	36902	645470	200130	35029	3490	1242	3098	2975
2015	983528	27587	17430	3267	6023	920770	34321	36817	640536	208572	31927	3478	1234	3078	2986
2016	983394	29140	18020	3462	6642	926518	34327	36795	638763	216187	24866	3481	1213	3063	2986
2017	986649	31056	18921	3695	7220	933024	34652	36551	632057	229221	19896	3456	1200	3077	2992
2018	997433	33009	19693	3977	7900	943639	34997	36461	622001	249654	18033	3443	1161	3080	2949
2019	1007579	34354	19963	4221	8531	954390	35013	36112	616094	266659	15958	3403	1128	3071	2869
2020	1022922	35394	20133	4426	9021	970036	35365	35762	608828	289542	14492	3384	1048	3052	2934
2021	1030935	36570	20307	4630	9699	977790	36160	34943	599292	306883	13276	3376	932	3032	3010

注：①村卫生室数计入医疗卫生机构数中；② 2008 年，社区卫生服务中心（站）减少的原因是江苏省约 5000 家农村社区卫生服务站划归村卫生室；③ 2002 年起，医疗卫生机构数不再包括高中等医学院校本部、药检机构、出入境卫生检疫所和非卫生部门举办的计划生育指导站；④ 2013 年起，医疗卫生机构数包括原计生部门主管的计划生育技术服务机构；⑤ 1996 年以前，门诊部（所）不包括私人诊所。

1-1-2 2021年各地区医疗卫生机构数

地区	合计	医院							基层医疗卫生机构						
		小计	综合医院	中医医院	中西医结合医院	民族医院	专科医院	护理院（中心）	小计	社区卫生服务中心	社区卫生服务站	街道卫生院	乡镇卫生院	村卫生室	门诊部
总　计	1030935	36570	20307	4630	756	329	9699	849	977790	10122	26038	512	34943	599292	35827
东　部	394513	14252	7541	1715	265	5	4045	681	373823	4746	15421	94	8964	206251	21009
中　部	323989	11009	6012	1586	257	8	3038	108	308224	2811	5455	307	11192	207292	9506
西　部	312433	11309	6754	1329	234	316	2616	60	295743	2565	5162	111	14787	185749	5312
北　京	10699	644	214	167	48	2	206	7	9777	344	1645			2559	1343
天　津	6076	432	276	55	3		97	1	5489	129	544	5	133	2214	819
河　北	88162	2395	1589	275	47		476	8	85029	342	1201		1970	59967	1035
山　西	41007	1427	678	217	37		486	9	39101	234	803	248	1312	26355	664
内蒙古	24948	806	379	140	12	95	172	8	23684	345	885	1	1251	12965	771
辽　宁	33051	1444	758	207	14	2	444	19	30919	393	994	14	1025	16235	1182
吉　林	25344	825	406	131	10	3	271	4	24155	240	81		762	9463	1624
黑龙江	20578	1187	762	177	10	3	231	4	18772	471	202	7	964	10128	1495
上　海	6308	426	178	23	10		132	83	5656	335	824			1147	1397
江　苏	36448	2030	974	152	39		532	333	33387	575	2094	7	973	14936	2916
浙　江	35120	1485	603	194	34		561	93	33021	502	4156	13	1042	11221	2671
安　徽	29554	1338	760	147	49		342	40	27629	368	1446	9	1347	15630	1437
福　建	28693	711	381	88	9	1	224	8	27463	234	491		889	16847	1667
江　西	36764	939	562	126	23		223	5	35216	181	406	5	1588	27189	536
山　东	85715	2654	1447	347	40		730	90	82062	594	1812	48	1492	52940	1868
河　南	78536	2410	1395	431	68		495	21	75174	550	1241	9	2010	58488	1148
湖　北	36529	1167	601	146	25	1	382	12	34823	351	722	29	1110	22961	1594
湖　南	55677	1716	848	211	35	1	608	13	53354	416	554		2099	37078	1008
广　东	57964	1762	955	185	14		569	39	55139	1231	1505	7	1166	25448	5711
广　西	34112	803	429	114	21	5	227	7	32643	194	144		1263	19088	622
海　南	6277	269	166	22	7		74		5881	67	155		274	2737	400
重　庆	21361	858	442	133	55		215	13	20268	238	339	9	810	9495	587
四　川	80249	2481	1483	266	34	43	641	14	76875	498	618	26	3661	50309	1200
贵　州	29292	1449	982	116	22	7	319	3	27465	310	583	46	1331	20105	339
云　南	26885	1405	877	163	19	4	337	5	24869	210	442	26	1369	13588	556
西　藏	6907	179	115	1	1	51	11		6600	10	4		675	5258	8
陕　西	34971	1270	754	172	17		320	7	33185	287	454		1531	22394	666
甘　肃	25759	699	361	116	36	17	169		24373	213	485	2	1357	16301	116
青　海	6408	222	121	15	6	38	40	2	6011	35	240		410	4472	132
宁　夏	4571	213	128	31	4	2	48		4242	38	201		205	2159	68
新　疆	16970	924	683	62	7	54	117	1	15528	187	767	1	924	9615	247

诊所（医务室、护理站）	专业公共卫生机构									其他医疗卫生机构					
	小计	疾病预防控制中心	专科疾病防治院（所、站）	健康教育（所、站）	妇幼保健院（所、站）	急救中心（站）	采供血机构	卫生监督所（中心）	计划生育技术服务机构	小计	疗养院	医学科研机构	医学在职培训机构	统计信息中心	其他
271056	13276	3376	932	184	3032	526	628	3010	1588	3299	141	143	210	103	2702
117338	4555	1040	402	62	947	270	208	947	679	1883	74	80	93	47	1589
71661	4032	1053	398	39	954	150	177	964	297	724	28	28	77	18	573
82057	4689	1283	132	83	1131	106	243	1099	612	692	39	35	40	38	540
3886	101	25	19		18	13	6	18	2	177		30	6	8	133
1645	73	20	3	1	17	7	7	18		82	2	7	4		69
20514	644	187	12	2	184	15	19	181	44	94	2	1		4	87
9485	431	132	8	6	127	11	23	124		48	4	1	1		42
7466	400	121	14	8	114	9	18	116		58	5	1	2		50
11076	539	109	51	4	86	16	18	107	148	149	8	2			139
11985	285	66	55	3	71	9	20	49	12	79	5	3	3	2	66
5505	548	146	32		117	19	30	140	64	71		1	4	3	63
1953	103	19	16	1	19	12	8	17	11	123	4	8	4	3	104
11886	619	115	34	6	118	56	31	110	149	412	17	9	20	16	350
13416	406	103	14	2	95	58	27	99	8	208	12	3	29	7	157
7392	466	122	41	5	126	19	26	113	14	121	8	11	16	5	81
7335	392	100	23		94	13	10	87	65	127	5	6	17	1	98
5311	513	144	92	13	112	16	20	110	6	96	6	5			85
23308	779	191	86	1	161	19	27	150	144	220	14	4	8	1	193
11728	791	183	22	9	164	54	24	183	152	161	3	6	40	2	110
8056	459	116	70	1	101	18	16	108	29	80	1		12	5	62
12199	539	144	78	2	136	4	18	137	20	68	1	1	1	1	64
20071	788	142	128	35	130	53	49	160	91	275	9	10	5	6	245
11332	599	122	30	1	105	4	35	125	177	67	8	10		5	44
2248	111	29	16	10	25	8	6		17	16	1			1	14
8790	154	41	13	7	41		13	39		81	3		3	5	70
20563	703	212	23	12	202	23	52	178	1	190	3	5	8	18	156
4751	328	100	5	2	99	8	31	79	4	50	3	1	3		43
8678	544	150	28	11	147	47	17	143	1	67	5	10	4	2	46
645	127	82			36		7	2		1			1		
7853	415	119	5	10	118	5	11	118	29	101	4	6	18	4	69
5899	652	103	9	14	99	4	18	97	308	35	5	2	1	2	25
722	173	55	2	3	50		9	53	1	2				1	1
1571	95	25		11	23	3	7	24	2	21				1	20
3787	499	153	3	4	97	3	25	125	89	19	3				16

1-1-3　2021年各类医疗卫生机构数

机构分类	合计	按城乡分		公立	按登记	
		城市	农村		国有	集体
总　计	1030935	379545	651390	535520	125086	410434
一、医院	36570	19276	17294	11804	11113	691
综合医院	20307	9480	10827	7128	6704	424
中医医院	4630	2389	2241	2347	2252	95
中西医结合医院	756	444	312	160	153	7
民族医院	329	67	262	255	253	2
专科医院	9699	6274	3425	1855	1707	148
口腔医院	1034	758	276	163	144	19
眼科医院	1203	729	474	59	47	12
耳鼻喉科医院	101	74	27	6	5	1
肿瘤医院	157	124	33	81	81	
心血管病医院	94	64	30	17	16	1
胸科医院	20	17	3	14	14	
血液病医院	21	9	12	1	1	
妇产（科）医院	793	594	199	54	51	3
儿童医院	151	111	40	64	61	3
精神病医院	2098	900	1198	746	692	54
传染病医院	179	154	25	175	172	3
皮肤病医院	195	166	29	40	38	2
结核病医院	26	20	6	24	23	1
麻风病医院	27	16	11	26	26	
职业病医院	18	16	2	14	14	
骨科医院	662	351	311	39	31	8
康复医院	810	525	285	182	160	22
整形外科医院	54	49	5	3	3	
美容医院	524	497	27			
其他专科医院	1532	1100	432	147	128	19
护理院（中心）	849	622	227	59	44	15
二、基层医疗卫生机构	977790	352622	625168	509128	99607	409521
社区卫生服务中心（站）	36160	26994	9166	25086	15238	9848
社区卫生服务中心	10122	7557	2565	9086	6986	2100
社区卫生服务站	26038	19437	6601	16000	8252	7748
卫生院	35455	6906	28549	35288	27415	7873
街道卫生院	512	159	353	499	268	231
乡镇卫生院	34943	6747	28196	34789	27147	7642
中心卫生院	10432	2080	8352	10420	9036	1384
乡卫生院	24511	4667	19844	24369	18111	6258
村卫生室	599292	135061	464231	424878	43462	381416
门诊部	35827	28991	6836	2221	1475	746
综合门诊部	8726	6426	2300	1617	1050	567
中医门诊部	3276	2822	454	110	64	46
中西医结合门诊部	529	417	112	23	12	11
民族医门诊部	35	12	23	3	1	2
专科门诊部	23261	19314	3947	468	348	120
诊所、卫生所、医务室、护理站	271056	154670	116386	21655	12017	9638
诊所	235279	135140	100139	3359	798	2561
卫生所、医务室	35106	18920	16186	18278	11207	7071
护理站	671	610	61	18	12	6

注：①城市包括直辖市区、地级市辖区；农村包括县和县级市、农村乡镇卫生院和村卫生室；②社会办包括企业、事业单位、社会团体和其他社会组织办的卫生机构。

注册类型分			按主办单位分			
非公立	联营	私营	政府办	卫生健康部门	社会办	个人办
495415	14715	407824	145856	141334	477077	408002
24766	139	17753	9824	8764	8322	18424
13179	85	9760	5502	4703	4727	10078
2283	6	1727	2273	2255	505	1852
596	3	419	147	145	138	471
74		57	246	246	22	61
7844	43	5303	1630	1394	2570	5499
871	1	588	143	142	293	598
1144	7	682	53	49	443	707
95	1	73	6	5	23	72
76	1	41	76	75	40	41
77		55	16	16	18	60
6		3	14	14	2	4
20		12	1	1	8	12
739	1	478	51	51	238	504
87		52	60	60	34	57
1352	8	1006	689	555	373	1036
4			168	168	10	1
155		116	37	37	41	117
2		2	21	21	3	2
1			24	22	3	
4		1	12	9	5	1
623	6	475	30	28	134	498
628	7	380	118	54	307	385
51		33	2	2	22	30
524	1	306			196	328
1385	10	1000	109	85	377	1046
790	2	487	26	21	360	463
468662	14571	389048	122213	119350	466933	388644
11074	61	9206	17673	16900	8436	10051
1036	8	653	7042	6837	2444	636
10038	53	8553	10631	10063	5992	9415
167	6	120	34967	34722	345	143
13	1	9	473	465	27	12
154	5	111	34494	34257	318	131
12		7	10372	10305	52	8
142	5	104	24122	23952	266	123
174414	14198	132215	67551	67551	413419	118322
33606	35	24754	280	109	9280	26267
7109	19	5363	233	97	2903	5590
3166		2340	6	2	808	2462
506		413	1		67	461
32		30			4	31
22793	16	16608	40	10	5498	17723
249401	271	222753	1742	68	35453	233861
231920	183	209819	130	24	14995	220154
16828	88	12547	1605	39	20137	13364
653		387	7	5	321	343

续表

机构分类	合计	按城乡分		公立	按登记	
		城市	农村		国有	集体
三、专业公共卫生机构	13276	5375	7901	12906	12724	182
疾病预防控制中心	3376	1377	1999	3373	3350	23
省属	31	31		31	31	
地级市（地区）属	410	369	41	410	410	
县级市（区）属	1260	876	384	1260	1257	3
县属	1495	11	1484	1494	1490	4
其他	180	90	90	178	162	16
专科疾病防治院（所、站）	932	385	547	867	825	42
专科疾病防治院	179	102	77	161	153	8
传染病防治院	7	4	3	7	6	1
结核病防治院	16	9	7	16	16	
职业病防治院	42	36	6	38	36	2
其他	114	53	61	100	95	5
专科疾病防治所（站、中心）	753	283	470	706	672	34
口腔病防治所（站、中心）	73	51	22	57	34	23
精神病防治所（站、中心）	37	14	23	26	22	4
皮肤病与性病防治所（中心）	180	46	134	177	174	3
结核病防治所（站、中心）	191	70	121	191	190	1
职业病防治所（站、中心）	32	25	7	22	22	
地方病防治所（站、中心）	11	3	8	11	11	
血吸虫病防治所（站、中心）	136	31	105	136	135	1
药物戒毒所（中心）	13	10	3	12	11	1
其他	80	33	47	74	73	1
健康教育所（站、中心）	184	106	78	179	177	2
妇幼保健院（所、站）	3032	1164	1868	3022	2995	27
省属	26	26		26	26	
地级市（地区）属	377	346	31	377	376	1
县级市（区）属	1129	750	379	1129	1112	17
县属	1425	6	1419	1425	1418	7
其他	75	36	39	65	63	2
妇幼保健院	2177	753	1424	2169	2154	15
妇幼保健所	354	210	144	353	350	3
妇幼保健站	375	134	241	375	366	9
生殖保健中心	6	3	3	6	6	
急救中心（站）	526	320	206	482	467	15
采供血机构	628	365	263	502	496	6
卫生监督所（中心）	3010	1250	1760	2952	2940	12
省属	25	25		25	25	
地级市（地区）属	315	297	18	313	312	1
县级市（区）属	839	601	238	821	820	1
县属	1648	234	1414	1623	1614	9
其他	183	93	90	170	169	1
计划生育技术服务机构	1588	408	1180	1529	1474	55
四、其他医疗卫生机构	3299	2272	1027	1682	1642	40
疗养院	141	97	44	101	94	7
卫生监督检验（监测）机构	9	5	4	7	7	
医学科学研究机构	143	130	13	143	142	1
医学在职培训机构	210	62	148	210	209	1
临床检验中心（所、站）	773	714	59	33	28	5
统计信息中心	103	87	16	103	103	
其他	1920	1177	743	1085	1059	26

注册类型分			按主办单位分			
非公立	联营	私营	政府办	卫生健康部门	社会办	个人办
370	4	97	12357	11888	820	99
3			3275	3213	101	
			31	31		
			410	410		
			1260	1260		
1			1495	1495		
2			79	17	101	
65		42	812	794	75	45
18		9	143	137	25	11
			7	7		
			16	16		
4			25	23	17	
14		9	95	91	8	11
47		33	669	657	50	34
16		14	50	50	8	15
11		8	22	20	6	9
3		2	172	172	5	3
			184	184	7	
10		5	13	13	14	5
			11	11		
			135	134	1	
1			11	3	2	
6		4	71	70	7	2
5			159	153	25	
10		5	2977	2962	50	5
			26	26		
			377	377		
			1129	1129		
			1425	1425		
10		5	20	5	50	5
8		5	2143	2135	29	5
1			344	342	10	
			367	363	8	
			6	5		
44		29	410	401	84	32
126	3	21	483	474	128	17
58	1		2880	2863	130	
			25	25		
2			315	315		
18			839	839		
25	1		1648	1648		
13			53	36	130	
59			1361	1028	227	
1617	1	926	1462	1332	1002	835
40		25	53	28	68	20
2		1	7	6	1	1
			120	118	23	
			198	196	12	
740		409	14	11	370	389
			103	103		
835	1	491	967	870	528	425

1-2-1　医院数（按登记注册类型/主办单位/管理类别/等级/机构类别分）

医院分类	2015	2017	2018	2019	2020	2021
总　计	27587	31056	33009	34354	35394	36570
按登记注册类型分						
公立医院	13069	12297	12032	11930	11870	11804
民营医院	14518	18759	20977	22424	23524	24766
按主办单位分						
政府办	9651	9595	9649	9701	9758	9824
社会办	6570	7103	7386	7731	7947	8322
个人办	11366	14358	15974	16922	17689	18424
按管理类别分						
非营利性	18518	19752	20451	20603	20666	20660
营利性	9069	11304	12558	13751	14728	15910
按医院等级分						
其中：三级医院	2123	2340	2548	2749	2996	3275
二级医院	7494	8422	9017	9687	10404	10848
一级医院	8759	10050	10831	11264	12252	12649
按机构类别分						
综合医院	17430	18921	19693	19963	20133	20307
中医医院	3267	3695	3977	4221	4426	4630
中西医结合医院	446	587	650	699	732	756
民族医院	253	284	312	312	324	329
专科医院	6023	7220	7900	8531	9021	9699
护理院（中心）	168	349	477	628	758	849

1-2-2 2021年各地区公立医院数

地区	医院合计	按医院级别分				按机构类别分						公立医院中：政府办医院
		三级医院	二级医院	一级医院	未定级	综合医院	中医医院	中西医结合医院	民族医院	专科医院	护理院（中心）	
总　计	11804	2789	5718	2193	1104	7128	2347	160	255	1855	59	9824
东　部	4426	1190	1882	878	476	2625	798	84	3	872	44	3587
中　部	3557	736	1817	728	276	2181	804	33	4	526	9	2915
西　部	3821	863	2019	587	352	2322	745	43	248	457	6	3322
北　京	192	87	55	49	1	97	33	17	1	43	1	136
天　津	132	47	48	36	1	69	21	1		41		99
河　北	699	85	372	203	39	462	145	11		81		554
山　西	455	56	260	67	72	268	119	3		65		350
内蒙古	329	83	200	26	20	166	46	1	71	44	1	286
辽　宁	434	132	174	86	42	255	70	4	1	104		356
吉　林	258	54	144	36	24	140	60	4	2	52		223
黑龙江	549	95	254	155	45	382	93	4	1	68	1	428
上　海	162	53	92	9	8	82	14	8		50	8	148
江　苏	435	176	124	88	47	218	70	8		124	15	354
浙　江	449	138	177	5	129	244	93	11		98	3	401
安　徽	368	92	184	67	25	220	82	3		59	4	308
福　建	288	74	158	47	9	156	69	4	1	58		257
江　西	327	82	170	39	36	192	90	4		41		279
山　东	780	158	331	201	90	482	135	9		143	11	584
河　南	728	126	348	239	15	464	153	8		102	1	590
湖　北	402	119	203	54	26	245	87	5	1	62	2	327
湖　南	470	112	254	71	33	270	120	2		77	1	410
广　东	737	219	316	119	83	471	132	8		120	6	639
广　西	348	83	207	41	17	190	87	12	5	54		331
海　南	118	21	35	35	27	89	16	3		10		59
重　庆	216	46	108	43	19	129	40	4		41	2	172
四　川	684	259	293	47	85	382	154	7	40	101		616
贵　州	289	69	160	42	18	175	69	5	1	39		251
云　南	449	89	242	54	64	274	114	3	3	53	2	386
西　藏	126	16	59	32	19	84			40	2		126
陕　西	450	62	275	72	41	292	104	4		49	1	309
甘　肃	283	60	161	13	49	165	76	5	11	26		245
青　海	113	23	87		3	66	12		28	7		100
宁　夏	66	18	43	4	1	37	17	2	1	9		62
新　疆	468	55	184	213	16	362	26		48	32		438

1-2-3 2021年各地区民营医院数

地区	医院	按医院级别分				按机构类别分					
		三级医院	二级医院	一级医院	未定级	综合医院	中医医院	中西医结合医院	民族医院	专科医院	护理院（中心）
总　计	24766	486	5130	10456	8694	13179	2283	596	74	7844	790
东　部	9826	215	1827	4002	3782	4916	917	181	2	3173	637
中　部	7452	138	1615	2932	2767	3831	782	224	4	2512	99
西　部	7488	133	1688	3522	2145	4432	584	191	68	2159	54
北　京	452	29	94	299	30	117	134	31	1	163	6
天　津	300	2	39	152	107	207	34	2		56	1
河　北	1696	15	249	1113	319	1127	130	36		395	8
山　西	972	6	151	209	606	410	98	34		421	9
内蒙古	477	8	131	246	92	213	94	11	24	128	7
辽　宁	1010	29	186	387	408	503	137	10	1	340	19
吉　林	567	14	130	137	286	266	71	6	1	219	4
黑龙江	638	14	110	199	315	380	84	6	2	163	3
上　海	264		1	1	262	96	9	2		82	75
江　苏	1595	27	339	625	604	756	82	31		408	318
浙　江	1036	6	42	43	945	359	101	23		463	90
安　徽	970	19	312	439	200	540	65	46		283	36
福　建	423	19	127	193	84	225	19	5		166	8
江　西	612	16	110	217	269	370	36	19		182	5
山　东	1874	38	409	796	631	965	212	31		587	79
河　南	1682	15	285	1030	352	931	278	60		393	20
湖　北	765	42	192	251	280	356	59	20		320	10
湖　南	1246	12	325	450	459	578	91	33	1	531	12
广　东	1025	35	308	345	337	484	53	6		449	33
广　西	455	11	135	225	84	239	27	9		173	7
海　南	151	15	33	48	55	77	6	4		64	
重　庆	642	19	159	302	162	313	93	51		174	11
四　川	1797	40	458	885	414	1101	112	27	3	540	14
贵　州	1160	10	260	685	205	807	47	17	6	280	3
云　南	956	18	246	454	238	603	49	16	1	284	3
西　藏	53	1	1	15	36	31	1	1	11	9	
陕　西	820	20	168	293	339	462	68	13		271	6
甘　肃	416	2	33	51	330	196	40	31	6	143	
青　海	109	2	12	14	81	55	3	6	10	33	2
宁　夏	147	1	43	69	34	91	14	2	1	39	
新　疆	456	1	42	283	130	321	36	7	6	85	1

1-3-1 2021年医院等级情况

医院分类	医院	综合医院	中医医院	中西医结合医院	民族医院	专科医院
总　计	36570	20307	4630	756	329	9699
三级	3275	1763	593	88	34	797
甲等	1651	899	377	65	20	290
乙等	487	316	103	5	12	51
丙等	32	23		1		8
未定等	1105	525	113	17	2	448
二级	10848	4839	1948	178	172	3686
甲等	4180	2422	1326	51	104	277
乙等	1302	807	182	18	34	260
丙等	72	34	7	2	1	28
未定等	5294	1576	433	107	33	3121
一级	12649	9142	1263	291	49	1794
甲等	1738	1506	56	19	8	145
乙等	484	380	29	10	6	57
丙等	213	111	66	8	3	22
未定等	10214	7145	1112	254	32	1570
未定级	9798	4563	826	199	74	3422

地区	合计	三级	甲等	乙等	丙等	二级	甲等	乙等	丙等	一级	甲等	乙等	丙等	未定级
总　计	36570	3275	1651	487	32	10848	4180	1302	72	12649	1738	484	213	9798
东　部	14252	1405	686	200	21	3709	1329	347	40	4880	653	169	151	4258
中　部	11009	874	457	62	10	3432	1340	453	28	3660	619	169	48	3043
西　部	11309	996	508	225	1	3707	1511	502	4	4109	466	146	14	2497
北　京	644	116	56	1	19	149	29	2	30	348	28	1	127	31
天　津	432	49	33	5		87	20	9	3	188	21	5	1	108
河　北	2395	100	51	1		621	294	43	3	1316	120	24	5	358
山　西	1427	62	44	8		411	235	55	1	276	110	35	4	678
内蒙古	806	91	42	15	1	331	114	70	1	272	23	6		112
辽　宁	1444	161	66	19	2	360	135	40	2	473	59	17	5	450
吉　林	825	68	31	13	7	274	107	62	10	173	26	8	2	310
黑龙江	1187	109	73	13	1	364	145	113	4	354	129	20	5	360
上　海	426	53	32	16		93	55	20		10	7			270
江　苏	2030	203	80	52		463	88	41	1	713	208	100	11	651
浙　江	1485	144	76	63		219	116	89		48	1			1074
安　徽	1338	111	53	4		496	134	33	2	506	44	32		225
福　建	711	93	39	10		285	91	56	1	240	12	3		93
江　西	939	98	53	11	1	280	168	25		256	36	13	6	305
山　东	2654	196	107	31		740	256	32		997	129	15	1	721
河　南	2410	141	72	1		633	229	54	5	1269	180	37	16	367
湖　北	1167	161	74	11		395	143	70	2	305	46	14	6	306
湖　南	1716	124	57	1	1	579	179	41	4	521	48	10	9	492
广　东	1762	254	130	2		624	221	12		464	60	2	1	420
广　西	803	94	58	2		342	148	8		266	18	1		101
海　南	269	36	16			68	24	3		83	8	2		82
重　庆	858	65	34			267	70	16		345	17	2		181
四　川	2481	299	129	129		751	254	188		932	155	66	2	499
贵　州	1449	79	32	12		420	125	20		727	23	31		223
云　南	1405	107	54	3		488	195	28	1	508	7	14	5	302
西　藏	179	17	11	3		60	16	44		47	17	2	2	55
陕　西	1270	82	51	9		443	216	61	2	365	34	8	1	380
甘　肃	699	62	34	28		194	138	29		64	6	4	1	379
青　海	222	25	10	15		99	65	13		14	4	3	2	84
宁　夏	213	19	6	7		86	33	5		73	2		1	35
新　疆	924	56	47	2		226	137	20		496	160	9		146

1-4-1　2021年按床位数分组的医院数

医院分类	合计	0～49张	50～99张	100～199张	200～299张	300～399张	400～499张	500～799张	800张及以上
医院	36570	13240	8667	5412	2492	1465	1061	2068	2165
按登记注册类型分									
公立医院	11804	2186	1233	1630	1256	925	835	1743	1996
民营医院	24766	11054	7434	3782	1236	540	226	325	169
按类别分									
综合医院	20307	7523	4843	2742	1124	725	505	1220	1625
中医医院	4630	1478	825	665	456	272	299	423	212
中西医结合医院	756	251	207	135	41	30	31	30	31
民族医院	329	113	80	71	33	14	2	12	4
专科医院	9699	3804	2341	1595	730	377	200	363	289
口腔医院	1034	974	39	18	2				1
眼科医院	1203	624	482	76	11	5	2	1	2
耳鼻喉科医院	101	23	61	14	2			1	
肿瘤医院	157	13	14	31	19	10	11	15	44
心血管病医院	94	17	28	19	8	6	3	8	5
胸科医院	20	4	3	2		3		4	4
血液病医院	21	10	4	2	2	1		2	
妇产（科）医院	793	237	421	88	21	10	4	6	6
儿童医院	151	56	32	16	6	2	2	15	22
精神病医院	2098	106	377	447	433	229	129	221	156
传染病医院	179	20	22	23	19	19	18	40	18
皮肤病医院	195	115	60	17	2		1		
结核病医院	26	6	1	1	4	2	3	5	4
麻风病医院	27	17	5	2	2	1			
职业病医院	18	4	3	5	1	1	1	3	
骨科医院	662	177	157	234	60	21	5	3	5
康复医院	810	152	177	315	83	40	12	21	10
整形外科医院	54	32	14	6	1			1	
美容医院	524	509	13	2					
其他专科医院	1532	708	428	277	54	27	9	17	12
护理院（中心）	849	71	371	204	108	47	24	20	4

1-4-2　2021年各地区按床位数分组的医院数

地区	合计	0～49张	50～99张	100～199张	200～299张	300～399张	400～499张	500～799张	800张及以上
总　计	36570	13240	8667	5412	2492	1465	1061	2068	2165
东　部	14252	5579	2980	2010	981	563	438	800	901
中　部	11009	3811	2700	1719	752	408	284	604	731
西　部	11309	3850	2987	1683	759	494	339	664	533
北　京	644	325	104	74	23	23	17	29	49
天　津	432	247	76	40	12	8	8	22	19
河　北	2395	1209	493	246	106	66	73	128	74
山　西	1427	621	360	215	86	44	29	35	37
内蒙古	806	343	143	137	60	28	22	39	34
辽　宁	1444	593	286	233	87	43	36	80	86
吉　林	825	294	162	173	70	31	20	39	36
黑龙江	1187	440	271	212	82	48	21	60	53
上　海	426	99	53	64	55	38	25	49	43
江　苏	2030	615	561	350	147	70	60	96	131
浙　江	1485	515	255	256	138	88	63	77	93
安　徽	1338	445	283	248	84	48	39	77	114
福　建	711	195	146	122	72	37	33	60	46
江　西	939	247	240	147	82	43	39	84	57
山　东	2654	1188	551	336	142	74	59	124	180
河　南	2410	926	610	290	139	75	52	123	195
湖　北	1167	338	293	168	91	49	38	75	115
湖　南	1716	500	481	266	118	70	46	111	124
广　东	1762	479	397	259	175	105	58	123	166
广　西	803	175	179	122	99	62	45	57	64
海　南	269	114	58	30	24	11	6	12	14
重　庆	858	183	328	135	53	28	26	50	55
四　川	2481	710	742	406	160	103	79	150	131
贵　州	1449	545	440	155	83	59	41	75	51
云　南	1405	452	386	237	96	65	36	67	66
西　藏	179	83	52	28	6	6		4	
陕　西	1270	435	323	209	87	43	39	80	54
甘　肃	699	236	160	104	41	40	24	62	32
青　海	222	73	62	43	10	14	4	8	8
宁　夏	213	84	47	30	18	13	5	9	7
新　疆	924	531	125	77	46	33	18	63	31

1-5 基层医疗卫生机构数（按登记注册类型/主办单位/管理类别/机构类别分）

机构分类	2015	2017	2018	2019	2020	2021
总　计	920770	933024	943639	954390	970036	977790
按登记注册类型分						
公立	495986	505247	506003	507140	510889	509128
非公立	424784	427777	437636	447250	459147	468662
按主办单位分						
政府办	117503	120444	121918	124753	127112	122213
社会办	472631	465831	460221	460467	462004	466933
个人办	330636	346749	361500	369170	380920	388644
按管理类别分						
非营利性	691375	686104	680521	675634	672280	664717
营利性	229395	246920	263118	278756	297753	313073
按机构类别分						
社区卫生服务中心（站）	34321	34652	34997	35013	35365	36160
社区卫生服务中心	8806	9147	9352	9561	9826	10122
社区卫生服务站	25515	25505	25645	25452	25539	26038
卫生院	37341	37094	36987	36624	36301	35455
街道卫生院	524	543	526	512	539	512
乡镇卫生院	36817	36551	36461	36112	35762	34943
村卫生室	640536	632057	622001	616094	608828	599292
门诊部	13282	17649	21635	25666	29709	35827
诊所（卫生所、医务室、护理站）	195290	211572	228019	240993	259833	271056

1-6-1　2021年各地区按床位数分组的社区卫生服务中心（站）数

地区	社区卫生服务中心							社区卫生服务站			
	总计	无床	1～9张	10～29张	30～49张	50～99张	100张及以上	总计	无床	1～9张	10张及以上
总　计	10122	4273	557	2048	1410	1434	400	26038	24349	1320	369
东　部	4746	2485	182	706	615	560	198	15421	14721	541	159
中　部	2811	873	177	684	433	523	121	5455	4869	464	122
西　部	2565	915	198	658	362	351	81	5162	4759	315	88
北　京	344	176	35	69	34	21	9	1645	1645		
天　津	129	77	1	21	11	19		544	543	1	
河　北	342	97	25	129	59	30	2	1201	928	192	81
山　西	234	107	18	59	25	22	3	803	703	87	13
内蒙古	345	159	35	84	34	30	3	885	844	35	6
辽　宁	393	215	11	77	47	31	12	994	887	79	28
吉　林	240	116	17	67	18	20	2	81	77	2	2
黑龙江	471	217	58	93	55	44	4	202	140	28	34
上　海	335	130	1	17	49	96	42	824	824		
江　苏	575	138	9	85	168	115	60	2094	2060	33	1
浙　江	502	246	53	80	59	48	16	4156	4151	5	
安　徽	368	85	25	113	67	66	12	1446	1442	2	2
福　建	234	104	14	58	28	24	6	491	491		
江　西	181	65	15	54	29	15	3	406	306	89	11
山　东	594	239	18	100	100	101	36	1812	1545	222	45
河　南	550	141	18	124	89	149	29	1241	1120	108	13
湖　北	351	77	4	59	70	106	35	722	618	90	14
湖　南	416	65	22	115	80	101	33	554	463	58	33
广　东	1231	1032	14	60	49	61	15	1505	1502	1	2
广　西	194	105	9	23	34	18	5	144	143		1
海　南	67	31	1	10	11	14		155	145	8	2
重　庆	238	44	4	45	35	77	33	339	332	6	1
四　川	498	132	28	130	86	102	20	618	566	38	14
贵　州	310	79	29	115	39	43	5	583	569	8	6
云　南	210	70	21	39	45	30	5	442	388	43	11
西　藏	10		3	7				4		3	1
陕　西	287	123	23	76	40	23	2	454	445	5	4
甘　肃	213	70	28	68	29	16	2	485	365	92	28
青　海	35	10	4	16	1	3	1	240	229	9	2
宁　夏	38	20	2	14	1	1		201	181	17	3
新　疆	187	103	12	41	18	8	5	767	697	59	11

1-6-2 2021年各地区按床位数分组的乡镇卫生院数

类别 地区	合计	无床	1～9张	10～29张	30～49张	50～99张	100张 及以上
乡镇卫生院	**34943**	**1388**	**4213**	**12379**	**5992**	**7848**	**3123**
中心卫生院	10432	191	547	2425	1948	3359	1962
乡卫生院	24511	1197	3666	9954	4044	4489	1161
各地区乡镇卫生院							
东　部	8964	583	510	2882	1796	2359	834
中　部	11192	293	711	3693	2050	3074	1371
西　部	14787	512	2992	5804	2146	2415	918
北　京							
天　津	133	10	7	66	23	26	1
河　北	1970	21	50	909	516	425	49
山　西	1312	61	161	721	218	138	13
内蒙古	1251	33	427	597	114	70	10
辽　宁	1025	24	30	618	209	119	25
吉　林	762	34	102	475	74	68	9
黑龙江	964	38	111	522	167	109	17
上　海							
江　苏	973	32		86	194	397	264
浙　江	1042	356	250	209	104	96	27
安　徽	1347	32	96	316	272	380	251
福　建	889	29	68	421	171	138	62
江　西	1588	23	104	660	298	422	81
山　东	1492	37	5	184	298	737	231
河　南	2010	17	12	285	394	858	444
湖　北	1110	15	11	103	187	496	298
湖　南	2099	73	114	611	440	603	258
广　东	1166	46	61	278	243	375	163
广　西	1263	19	23	299	254	451	217
海　南	274	28	39	111	38	46	12
重　庆	810	17	30	242	169	243	109
四　川	3661	38	963	1248	473	627	312
贵　州	1331	39	131	560	289	247	65
云　南	1369	44	27	618	274	300	106
西　藏	675	82	491	98	3		1
陕　西	1531	90	267	740	222	182	30
甘　肃	1357	36	284	750	159	106	22
青　海	410	11	211	158	21	8	1
宁　夏	205	28	34	109	24	10	
新　疆	924	75	104	385	144	171	45

1-6-3 村卫生室数

年份地区	村卫生室（个）					
	合计	村办	乡卫生院设点	联合办	私人办	其他
1990	803956	266137	29963	87149	381844	38863
1995	804352	297462	36388	90681	354981	22876
2000	709458	300864	47101	89828	255179	16486
2005	583209	313633	32396	38561	180403	18216
2010	648424	365153	49678	32650	177080	23863
2015	640536	353196	60231	29208	153353	44548
2017	632057	349025	63598	28687	147046	43701
2018	622001	342062	65495	28353	141623	44468
2019	616094	339525	69091	27626	134575	45277
2020	608828	337868	71858	26817	125503	46782
2021	599292	338065	67551	26751	118322	48603
东 部	206251	107221	29693	8208	44049	17080
中 部	207292	125112	12276	12180	40789	16935
西 部	185749	105732	25582	6363	33484	14588
北 京	2559	2308	4	1	186	60
天 津	2214	590	762	125	130	607
河 北	59967	30399	5205	1213	19012	4138
山 西	26355	18264	1204	674	2769	3444
内蒙古	12965	4900	2734	242	3750	1339
辽 宁	16235	7298	419	141	7688	689
吉 林	9463	3644	1918	1047	2308	546
黑龙江	10128	7014	1543	147	932	492
上 海	1147	783				364
江 苏	14936	8026	3788	1956	38	1128
浙 江	11221	6413	2156	127	1647	878
安 徽	15630	9169	280	2408	762	3011
福 建	16847	10570	1062	208	3418	1589
江 西	27189	12974	587	1481	11040	1107
山 东	52940	27176	13329	4231	4886	3318
河 南	58488	34860	1139	2772	15805	3912
湖 北	22961	14149	3932	2728	1090	1062
湖 南	37078	25038	1673	923	6083	3361
广 东	25448	12813	2573	171	5771	4120
广 西	19088	13257	1156	134	4011	530
海 南	2737	845	395	35	1273	189
重 庆	9495	6673	836	179	827	980
四 川	50309	25222	3454	2423	15816	3394
贵 州	20105	12160	1	354	4232	3358
云 南	13588	10121	1737	509	211	1010
西 藏	5258	1896	2593	33		736
陕 西	22394	21238	190	97	848	21
甘 肃	16301	5855	5645	729	2501	1571
青 海	4472	1710	768	602	737	655
宁 夏	2159	870	654	145	224	266
新 疆	9615	1830	5814	916	327	728

1-7 专业公共卫生机构数（按登记注册类型/主办单位/机构类别分）

机构分类	2015	2017	2018	2019	2020	2021
总　计	31927	19896	18033	15958	14492	13276
按登记注册类型分						
公立	31582	19633	17806	15654	14206	12906
非公立	345	263	227	304	286	370
按主办单位分						
政府办	29019	18362	16754	14896	13626	12357
社会办	2880	1490	1230	980	780	820
个人办	28	44	49	82	86	99
按机构类别分						
疾病预防控制中心	3478	3456	3443	3403	3384	3376
专科疾病防治院（所、站）	1234	1200	1161	1128	1048	932
健康教育所（站）	166	165	177	170	174	184
妇幼保健院（所、站）	3078	3077	3080	3071	3052	3032
急救中心（站）	345	361	384	448	484	526
采供血机构	548	557	563	594	606	628
卫生监督所（中心）	2986	2992	2949	2869	2934	3010
计划生育技术服务机构	20092	8088	6276	4275	2810	1588

注：由于乡镇撤并、计生与妇保机构合并等原因计划生育技术服务机构数减少较多。

二、卫生人员

简要说明

一、本章主要介绍全国及31个省、自治区、直辖市卫生人员数，主要包括各类卫生人员，按性别、年龄、学历、职称、科室分专业卫生人员数，执业（助理）医师执业类别及执业范围等。

二、本章数据来源于卫生资源统计年报和教育部《教育事业发展情况统计简报》。

三、统计口径

（一）卫生人员总数

1. 村卫生室人员数（包括乡村医生、卫生员、执业医师和执业助理医师、注册护士）计入卫生人员总数。

2. 2002年起，按照行业管理原则，卫生人员数不再包括国境卫生检疫所、高中等医学院校、药品检验所（室）人员数。

3. 2007年起，卫生人员数增加返聘本单位半年以上人员数。

4. 2010年起，卫生人员总数包括获得"卫生监督员"证书的公务员数。

5. 2013年起，卫生人员数包括卫生计生部门主管的计划生育技术服务机构人员数，2013年以前，卫生人员数不包括原人口计生部门主管的计划生育技术服务机构人员数。

（二）卫生技术人员

1. 2007年起，卫生技术人员不再包括药剂员和检验员等技能人员；2007年以前药师（士）包括药剂员，检验师（士）包括检验员。

2. 执业（助理）医师：2002年起，按取得医师执业证书的人数统计（不含未取得执业医师证书的见习医师）；2002年以前按实际在岗的医生统计。执业（助理）医师数包括村卫生室执业（助理）医师数。

2002年以前执业（助理）医师系医生数（包括主任医师、副主任医师、主治医师、住院医师和医士），执业医师系医师数（包括主任医师、副主任医师、主治医师、住院医师）。

3. 注册护士：2002年起按注册数统计，2002年以前按实际在岗的护士数统计。

（三）工勤技能人员

2007年以前工勤技能人员系工勤人员数，不包括药剂员和检验员等技能人员。

四、本章涉及卫生机构的口径变动和指标解释与"卫生机构"章一致。

五、分科执业（助理）医师的科室分类主要依据《医疗机构诊疗科目》。中医医院和专科医院人员的科室归类原则如下：中医医院全部计入中医科，中西医结合医院全部计入中西医结合科，民族医院全部计入民族医学科，妇幼保健院分别计入妇产科、儿科，儿童医院计入儿科，传染病院、麻风病院全部计入传染科，疗养院、康复医院全部计入康复医学科，肿瘤医院全部计入肿瘤科，其他专科医院计入相关科室。

主要指标解释

卫生人员 指在医院、基层医疗卫生机构、专业公共卫生机构及其他医疗卫生机构工作的职工，包括卫生技术人员、乡村医生和卫生员、其他技术人员、管理人员和工勤人员。一律按支付年底工资的在岗职工统计，包括各类聘任人员（含合同工）及返聘本单位半年以上人员，不包括临时工、离退休人员、退职人员、离开本单位仍保留劳动关系人员、本单位返聘和临聘不足半年人员。

卫生技术人员 包括执业医师、执业助理医师、注册护士、药师（士）、检验技师（士）、影像技师（士）、卫生监督员和见习医（药、护、技）师（士）等卫生专业人员。不包括从事管理工作的卫生技术人员（如院长、副院长、党委书记等）。

执业医师 指《医师执业证》"级别"为"执业医师"且实际从事医疗、预防保健工作的人员，不包括实际从事管理工作的执业医师。执业医师类别分为临床、中医、口腔和公共卫生四类。

执业（助理）医师 指《医师执业证》"级别"为"执业助理医师"且实际从事医疗、预防保健工作的人员，不包括实际从事管理工作的执业助理医师。执业助理医师类别分为临床、中医、口腔和公共卫生四类。

见习医师 指毕业于高等院校医学专业、尚未取得医师执业证书的医师。

注册护士 指具有注册护士证书且实际从事护理工作的人员，不包括从事管理工作的护士。

药剂师（士） 包括主任药师、副主任药师、主管药师、药师、药士，不包括药剂员。

技师（士） 指检验技师（士）和影像技师（士）。包括主任技师、副主任技师、主管技师、技师、技士。

检验师（士） 包括主任检验技师、副主任检验技师、主管检验技师、检验技师、检验技士，不包括检验员。

其他卫生技术人员 包括见习医（药、护、技）师（士）等卫生专业人员，不包括药剂员、检验员、护理员等。

其他技术人员 指从事医疗器械修配、卫生宣传、科研、教学等技术工作的非卫生专业人员。

管理人员 指担负领导职责或管理任务的工作人员。包括从事医疗保健、疾病控制、卫生监督、医学科研与教学等业务管理工作的人员；主要从事党政、人事、财务、信息、安全保卫等行政管理工作的人员。

工勤技能人员 指承担技能操作和维护、后勤保障服务等职责的工作人员。工勤技能人员分为技术工和普通工。技术工包括护理员（工）、药剂员（工）、检验员、收费员、挂号员等，但不包括实验员、技术员、研究实习员（计入其他技术人员），也不包括经济员、会计员和统计员等（计入管理人员）。

卫生监督员 指医疗卫生机构中获得"卫生监督员"证书且实际从事卫生监督工作的人员，不包括从事管理工作的卫生监督员。

每千人口卫生技术人员 即卫生技术人员数/人口数×1000。人口数系国家统计局常住人口。

每千人口执业（助理）医师 即执业（助理）医师数/人口数×1000。人口数系国家统计局常住人口。

每万人口全科医生数 即全科医生数/人口数×10000。人口数系国家统计局常住人口。

乡村医生 指在村卫生室工作并且取得"乡村医生"证书的人员。

中专学历（水平） 指获得中专文凭或获得当地卫生健康行政部门认可的中专水平证书的乡村医生。

卫生员 指在村卫生室工作但未取得"乡村医生"证书的人员。

2-1-1 卫生人员数

年份	卫生人员	卫生技术人员	执业（助理）医师	执业医师	注册护士	药师（士）	检验师（士）	乡村医生和卫生员	其他技术人员	管理人员	工勤技能人员
1950	611240	555040	380800	327400	37800	8080				21877	34323
1955	1052787	874063	500398	402409	107344	60974	15394			86465	92259
1960	1769205	1504894	596109	427498	170143	119293				132034	132277
1965	1872300	1531600	762804	510091	234546	117314			10996	168845	160859
1970	6571795	1453247	702304	446251	295147	…		4779280	10813	156862	171593
1975	7435212	2057068	877716	521617	379545	219904	77506	4841695	14122	251420	270907
1980	7355483	2798241	1153234	709473	465798	308438	114290	3820776	27834	310805	397827
1985	5606105	3410910	1413281	724238	636974	365145	145217	1293094	46052	358812	497237
1990	6137711	3897921	1763086	1302997	974541	405978	170371	1231510	85504	396694	526082
1995	6704395	4256923	1917772	1454926	1125661	418520	189488	1331017	120782	450013	545660
1996	6735097	4311845	1941235	1475232	1162609	424952	192873	1316095	125480	444571	537106
1997	6833962	4397805	1984867	1505342	1198228	428295	198016	1317786	133369	448047	536955
1998	6863315	4423721	1999521	1513975	1218836	423644	200846	1327633	145060	435507	531394
1999	6894985	4458669	2044672	1561584	1244844	418574	201272	1324937	150041	434997	526341
2000	6910383	4490803	2075843	1603266	1266838	414408	200900	1319357	157533	426789	515901
2001	6874527	4507700	2099658	1637337	1286938	404087	203378	1290595	157961	412757	505514
2002	6528674	4269779	1843995	1463573	1246545	357659	209144	1290595	179962	332628	455710
2003	6216971	4380878	1942364	1534046	1265959	357378	209616	867778	199331	318692	450292
2004	6332739	4485983	1999457	1582442	1308433	355451	211553	883075	209422	315595	438664
2005	6447246	4564050	2042135	1622684	1349589	349533	211495	916532	225697	312826	428141
2006	6681184	4728350	2099064	1678031	1426339	353565	218771	957459	235466	323705	436204
2007	6964389	4913186	2122925	1715460	1558822	325212	206487	931761	243460	356569	519413
2008	7251803	5174478	2201904	1791881	1678091	330525	212618	938313	255149	356854	527009
2009	7781448	5535124	2329206	1905436	1854818	341910	220695	1050991	275006	362665	557662
2010	8207502	5876158	2413259	1972840	2048071	353916	230572	1091863	290161	370548	578772
2011	8616040	6202858	2466094	2020154	2244020	363993	238874	1126443	305981	374885	605873
2012	9115705	6675549	2616064	2138836	2496599	377398	249255	1094419	319117	372997	653623
2013	9790483	7210578	2794754	2285794	2783121	395578	266607	1081063	359819	420971	718052
2014	10234213	7589790	2892518	2374917	3004144	409595	279277	1058182	379740	451250	755251
2015	10693881	8007537	3039135	2508408	3241469	423294	293680	1031525	399712	472620	782487
2016	11172945	8454403	3191005	2651398	3507166	439246	293680	1000324	426171	483198	808849
2017	11748972	8988230	3390034	2828999	3804021	452968	325909	968611	451480	509093	831558
2018	12300325	9529179	3607156	3010376	4098630	467685	342914	907098	476569	529045	858434
2019	12928335	10154010	3866916	3210515	4445047	483420	362518	842302	503947	543750	884326
2020	13474992	10678019	4085689	3401672	4708717	496793	379962	795510	529601	561157	910705
2021	13985363	11244217	4287604	3590846	5019422	520865	401905	696749	599026	460012	985359

注：①卫生人员和卫生技术人员包括获得"卫生监督员"证书的公务员1万人；②2013年以后卫生人员数包括卫生计生部门主管的计划生育技术服务机构人员数，2013年以前不包括原人口计生部门主管的计划生育技术服务机构人员数；③2016年起，执业（助理）医师数含乡村全科执业助理医师；④1985年以前乡村医生和卫生员系赤脚医生数；⑤2020年起，诊所的乡村医生和卫生员纳入统计；⑥2021年起，管理人员指仅从事管理的人员数，不含同时担负临床或监督工作的管理人员，本章各表同；⑦2021年，同时担负临床或监督工作的管理人员有35.8万名。

2-1-2 2021年各类医疗卫生机构人员数

机构分类	合计	卫生			
		小计	执业（助理）医师	执业医师	注册护士
总 计	13985363	11244217	4287604	3590846	5019422
一、医院	8481234	7115465	2396771	2241855	3586736
综合医院	5761653	4902277	1654795	1557501	2499366
中医医院	1189337	1016890	363624	338570	464899
中西医结合医院	158319	134217	49528	46276	63933
民族医院	46765	38551	15034	13207	14130
专科医院	1270404	991090	305891	279476	524780
口腔医院	87817	69491	30957	27724	32509
眼科医院	101848	67851	21173	19049	34496
耳鼻喉科医院	8842	6881	2345	2046	3457
肿瘤医院	111112	93812	29518	28816	48536
心血管病医院	28361	23607	7298	6960	12856
胸科医院	10592	9139	2756	2721	5142
血液病医院	4304	3216	714	651	1776
妇产（科）医院	114735	86463	28309	26457	45636
儿童医院	79390	67678	22194	21844	33463
精神病医院	272811	213475	51448	45716	131400
传染病医院	72827	60181	18630	18219	31660
皮肤病医院	12871	9803	3163	2872	4726
结核病医院	9458	7844	2246	2178	4352
麻风病医院	638	436	176	141	146
职业病医院	4635	3564	1259	1227	1752
骨科医院	72904	59806	18769	15535	30259
康复医院	87507	70100	19170	16638	31007
整形外科医院	7778	4779	1753	1622	2606
美容医院	43455	24163	8947	7930	13240
其他专科医院	138519	108801	35066	31130	55761
护理院	54756	32440	7899	6825	19628
二、基层医疗卫生机构	4431568	3301599	1614973	1102532	1149879
社区卫生服务中心（站）	682912	592061	245328	202900	237441
社区卫生服务中心	554660	475895	192445	158976	186035
社区卫生服务站	128252	116166	52883	43924	51406
卫生院	1508215	1298035	530898	325175	429842
街道卫生院	15799	13523	5624	3802	4860
乡镇卫生院	1492416	1284512	525274	321373	424982
中心卫生院	656473	569647	229853	148662	196016
乡卫生院	835943	714865	295421	172711	228966
村卫生室	966609	276048	237484	61761	34645
门诊部	476584	397741	190269	163161	171455
综合门诊部	164535	140474	65924	59930	56137
中医门诊部	43862	35124	21152	19328	8010
中西医结合门诊部	7072	6256	3063	2738	2409
民族医门诊部	210	182	102	89	47
专科门诊部	260905	215705	100028	81076	104852
诊所、卫生所、医务室、护理站	797248	737714	410994	349535	276496
诊所	688060	649124	364216	311213	242054
卫生所、医务室	94675	85565	46609	38185	31853
护理站	14513	3025	169	137	2589

注：①卫生人员数合计包括获得"卫生监督员"证书的公务员10000人、乡村医生和卫生员696749人；②本表村卫生室人员数不包括乡镇卫生院在村卫生室工作的人员数（这部分人员计入乡镇卫生院中）。

技术人员					其他技术人员	管理人员	工勤技能人员
药师（士）	技师（士）	检验师（士）	其他	见习医师			
520865	692183	401905	724143	171397	599026	460012	985359
327238	457641	241842	347079	110510	367976	330204	667589
207008	310644	168265	230464	75593	226668	215323	417385
67654	66967	34108	53746	19572	52604	37661	82182
7200	8869	4549	4687	1282	6645	6674	10783
3098	2598	1209	3691	782	3903	1365	2946
40955	66727	33218	52737	12901	75453	67018	136843
1056	1842	650	3127	763	4865	4670	8791
2996	3290	1977	5896	1200	10287	8345	15365
333	389	216	357	115	379	543	1039
3742	6726	2929	5290	635	6227	4918	6155
859	1419	707	1175	299	1152	1777	1825
389	634	364	218	33	589	445	419
149	473	316	104	20	276	332	480
3452	6405	4339	2661	779	6154	5793	16325
3187	5620	3079	3214	497	3751	3877	4084
9066	9661	5530	11900	3933	14605	12121	32610
3124	4563	3385	2204	549	4510	3644	4492
834	668	568	412	93	796	792	1480
363	617	409	266	95	534	565	515
38	40	34	36	8	33	62	107
155	292	185	106	6	338	400	333
2403	4515	1748	3860	1500	2935	2972	7191
2844	10620	1776	6459	857	4555	4287	8565
151	160	106	109	47	932	690	1377
816	741	588	419	137	5449	2927	10916
4998	8052	4312	4924	1335	7086	7858	14774
1323	1836	493	1754	380	2703	2163	17450
167647	135120	78842	233980	47347	144487	73416	215317
41989	32685	19937	34618	7442	33310	17082	40459
36524	30669	18577	30222	6882	28531	13888	36346
5465	2016	1360	4396	560	4779	3194	4113
81799	83802	48878	171694	34113	80055	24795	105330
822	866	507	1351	235	984	269	1023
80977	82936	48371	170343	33878	79071	24526	104307
35716	38166	22085	69896	15863	31729	10201	44896
45261	44770	26286	100447	18015	47342	14325	59411
3919							
12960	14531	8391	8526	1930	18778	18550	41515
5904	9539	5489	2970	316	5244	4866	13951
3736	1071	582	1155	197	1992	2143	4603
386	283	176	115	17	213	191	412
15	3	2	15		7	13	8
2919	3635	2142	4271	1400	11322	11337	22541
26980	4102	1636	19142	3862	12344	12989	28013
24803	3206	1146	14845	3416	10260	11188	15634
2169	799	488	4135	441	1670	1368	1738
8	97	2	162	5	414	433	10641

续表

机构分类	合计	卫生			
		小计	执业（助理）医师	执业医师	注册护士
三、专业公共卫生机构	958156	764391	259626	231823	264455
疾病预防控制中心	209550	158475	74192	65055	17868
省属	11854	8651	4660	4634	153
地级市（地区）属	48317	37215	19423	18459	2367
县级市（区）属	70465	53012	24801	21784	6646
县属	72263	54747	23375	18441	8044
其他	6651	4850	1933	1737	658
专科疾病防治院（所、站）	45857	35196	13737	11848	12814
专科疾病防治院	19322	14849	5164	4680	6402
传染病防治院	762	591	159	150	307
结核病防治院	2528	1965	606	550	909
职业病防治院	7205	5459	2084	1993	2145
其他	8827	6834	2315	1987	3041
专科疾病防治所（站、中心）	26535	20347	8573	7168	6412
口腔病防治所（站、中心）	2773	2344	1234	1120	823
精神病防治所（站、中心）	1973	1572	442	343	805
皮肤病与性病防治所（中心）	6007	4530	1810	1516	1398
结核病防治所（站、中心）	5957	4491	1778	1508	1354
职业病防治所（站、中心）	1509	1111	507	480	251
地方病防治所（站、中心）	421	293	164	156	15
血吸虫病防治所（站、中心）	4397	3419	1647	1282	916
药物戒毒所（中心）	259	121	56	50	41
其他	3239	2466	935	713	809
健康教育所（站、中心）	2829	1107	479	403	216
妇幼保健院（所、站）	542332	454195	159332	144428	210259
省属	28449	24473	8446	8425	12243
地级市（地区）属	164421	139295	47363	46209	68265
县级市（区）属	169486	140837	51003	46215	63835
县属	171348	142318	49972	41271	62505
其他	8628	7272	2548	2308	3411
妇幼保健院	504703	424184	145046	132181	201030
妇幼保健所	15916	12723	6418	5736	3631
妇幼保健站	15022	11673	5216	4267	3849
生殖保健中心	257	211	97	79	66
急救中心（站）	22934	12584	5500	4945	5455
采供血机构	41241	30213	4033	3541	16460
卫生监督所（中心）	79736	66921			
省属	2395	2087			
地级市（地区）属	11611	9654			
县级市（区）属	20913	17109			
县属	31525	25326			
其他	3292	2745			
计划生育技术服务机构	13677	5700	2353	1603	1383
四、其他医疗卫生机构	114405	62762	16234	14636	18352
疗养院	10898	7028	2410	2208	3136
卫生监督检验（监测）机构	225	157	26	19	3
医学科学研究机构	10182	4219	1482	1439	230
医学在职培训机构	6361	2794	796	646	775
临床检验中心（所、站）	35986	17974	2257	2110	1334
统计信息中心	1757	118	60	59	11
其他	33710	19981	6496	5598	8024

技术人员					其他技术人员	管理人员	工勤技能人员
药师（士）	技师（士）	检验师（士）	其他	见习医师			
24784	82797	67146	132729	13064	66192	44450	83123
3145	32990	30410	30280	4115	20498	11959	18618
61	2495	2349	1282	285	1832	581	790
441	9679	9166	5305	1343	4797	3106	3199
1116	10337	9537	10112	1334	6836	4118	6499
1453	9688	8648	12187	1064	6086	3655	7775
74	791	710	1394	89	947	499	355
2391	3336	2529	2918	514	4000	2204	4457
966	1405	1053	912	284	1711	929	1833
38	44	39	43	36	64	28	79
140	208	164	102	41	134	190	239
276	630	433	324	91	864	328	554
512	523	417	443	116	649	383	961
1425	1931	1476	2006	230	2289	1275	2624
33	54	12	200	14	153	139	137
76	71	39	178	19	120	58	223
573	427	402	322	71	546	239	692
298	586	409	475	37	584	355	527
41	199	135	113	14	181	87	130
8	57	53	49	1	47	39	42
174	298	247	384	10	445	117	416
10	9	5	5		11	100	27
212	230	174	280	64	202	141	430
46	47	36	319	15	842	575	305
18521	38516	26728	27567	7763	28849	19259	40029
739	2266	1503	779	376	1407	739	1830
5520	11853	8406	6294	1863	8706	6589	9831
5999	11768	8394	8232	2239	9265	6165	13219
5963	12010	8060	11868	3203	8986	5518	14526
300	619	365	394	82	485	248	623
17380	35630	24520	25098	7424	25949	17150	37420
529	1310	1057	835	140	1198	929	1066
409	960	675	1239	153	1308	882	1159
10	22	13	16	2	19	2	25
171	151	90	1307	513	2151	1382	6817
259	7337	7048	2124	83	3881	2030	5117
			66921		2959	4225	5631
			2087		41	160	107
			9654		389	790	778
			17109		885	1315	1604
			25326		1538	1777	2884
			2745		106	183	258
251	420	305	1293	61	3012	2816	2149
1196	16625	14075	10355	476	20371	11942	19330
280	771	295	431	135	1174	747	1949
1	115	115	12		40	20	8
169	247	202	2091	42	4170	1047	746
157	115	58	951	44	2175	707	685
50	10724	10180	3609	58	5455	3521	9036
5	15	2	27	2	953	623	63
424	2415	1544	2622	144	5151	4228	4350

2-1-3　2020年卫生人员性别、年龄、学历、职称构成（%）

分类	卫生技术人员							其他技术人员	管理人员
	合计	执业（助理）医师	执业医师	注册护士	药师（士）	技师（士）	其他		
总　计	100.0	100.0	100.0	100.0	100.0	100.0	100.0	100.0	100.0
按性别分									
男	27.6	52.4	52.7	2.9	31.7	38.8	41.1	38.6	45.0
女	72.4	47.6	47.3	97.1	68.3	61.2	58.9	61.4	55.0
按年龄分									
25 岁以下	8.9	0.8	0.2	14.4	4.3	8.7	17.8	5.7	3.0
25～34 岁	40.0	27.9	26.6	50.7	36.1	42.1	37.1	37.8	27.4
35～44 岁	24.8	31.2	31.1	20.4	26.2	24.0	20.3	28.2	27.2
45～54 岁	16.5	22.8	22.9	10.9	21.4	16.1	16.0	20.7	27.6
55～59 岁	4.7	7.1	7.7	2.4	7.2	5.2	5.0	5.1	9.9
60 岁及以上	5.1	10.2	11.5	1.3	4.8	3.9	3.8	2.5	4.9
按工作年限分									
5 年以下	24.9	18.5	17.0	28.7	17.3	25.7	36.3	22.9	16.7
5～9 年	23.1	18.2	18.0	28.1	21.2	23.0	18.4	22.5	16.8
10～19 年	23.1	23.7	24.0	23.8	22.6	21.2	17.5	23.4	21.0
20～29 年	16.2	21.4	21.4	11.7	20.6	16.6	14.9	17.6	22.0
30 年及以上	12.7	18.1	19.5	7.6	18.2	13.5	12.9	13.6	23.5
按学历分									
研究生	5.9	13.8	16.3	0.2	4.3	3.7	3.7	5.0	5.9
大学本科	36.2	45.7	51.6	28.7	37.0	40.3	32.2	37.5	42.1
大专	38.4	27.5	22.1	47.8	33.6	39.7	38.4	34.3	33.8
中专	18.4	12.1	9.2	23.0	21.6	15.2	22.3	16.7	11.9
高中及以下	1.0	0.9	0.8	0.4	3.5	1.1	3.4	6.4	6.3
按专业技术资格分									
正高	2.2	5.1	6.0	0.3	1.0	1.3	0.6	0.4	2.0
副高	6.7	12.9	15.2	2.9	4.5	5.5	1.8	3.1	6.2
中级	19.8	26.7	31.2	16.4	21.0	19.6	7.5	13.9	13.3
师级／助理	31.1	38.1	38.5	27.0	35.8	31.5	19.8	21.5	12.6
士级	31.2	10.8	3.3	46.7	29.3	32.3	39.4	34.5	13.1
不详	9.0	6.5	5.9	6.8	8.4	9.9	30.9	26.6	52.7
按聘任技术职务分									
正高	2.1	4.8	5.7	0.3	1.0	1.2	0.5	0.6	3.8
副高	6.8	13.2	15.6	2.8	4.6	5.6	2.0	3.1	10.3
中级	20.7	28.1	32.8	16.6	22.1	20.9	8.7	14.2	23.5
师级／助理	31.9	39.0	38.1	28.0	35.9	31.4	19.9	24.1	23.7
士级	29.9	9.7	3.4	45.4	29.3	31.6	34.9	31.8	21.1
待聘	8.6	5.2	4.4	6.9	7.2	9.3	33.9	26.2	17.6

注：本表不包括村卫生室数字。

2-1-4　2021年卫生人员性别、年龄、学历、职称构成（%）

分类	卫生技术人员							其他技术人员	管理人员
	合计	执业（助理）医师	执业医师	注册护士	药师（士）	技师（士）	其他		
总　计	100.0	100.0	100.0	100.0	100.0	100.0	100.0	100.0	100.0
按性别分									
男	27.0	51.9	52.2	3.4	30.6	38.2	42.1	38.9	44.1
女	73.0	48.1	47.9	96.7	69.4	61.8	57.9	61.1	55.9
按年龄分									
25 岁以下	9.7	1.0	0.2	15.4	4.8	11.4	16.6	6.1	3.0
25～34 岁	41.9	27.5	26.6	51.6	38.3	46.4	47.6	39.9	29.8
35～44 岁	24.8	32.0	32.3	20.4	27.4	22.2	18.9	29.0	29.4
45～54 岁	15.4	23.2	23.1	9.9	20.2	13.4	11.9	19.4	26.7
55～59 岁	4.1	7.3	7.8	1.7	6.1	4.1	3.1	4.2	8.5
60 岁及以上	4.1	9.1	10.1	1.0	3.2	2.5	1.9	1.4	2.7
按工作年限分									
5 年以下	27.3	18.6	16.9	30.9	20.0	31.8	44.8	26.5	18.7
5～9 年	23.5	18.7	18.8	27.8	22.1	24.0	20.8	23.1	17.6
10～19 年	23.9	24.8	25.4	25.0	24.5	20.7	16.3	24.1	23.4
20～29 年	14.4	20.7	20.6	10.0	18.5	13.2	10.7	15.4	20.5
30 年及以上	10.9	17.2	18.3	6.4	14.9	10.2	7.4	11.0	19.9
按学历分									
研究生	6.5	15.4	17.8	0.3	4.9	4.1	5.6	6.2	7.6
大学本科	37.7	46.5	51.1	30.1	39.6	43.1	37.4	39.3	45.7
大专	38.8	26.6	22.1	48.7	34.1	39.8	37.3	33.9	31.8
中专	16.3	10.8	8.3	20.6	18.8	12.0	17.6	13.8	9.3
高中及以下	0.7	0.7	0.6	0.2	2.3	0.7	1.9	6.1	5.1
按专业技术资格分									
正高	2.3	5.7	6.6	0.4	1.1	1.3	0.5	0.5	2.1
副高	7.1	14.3	16.5	3.2	5.0	5.5	1.5	3.3	6.7
中级	21.3	29.8	34.0	17.9	22.7	19.4	6.2	15.3	14.6
师级／助理	32.8	39.3	38.9	29.1	36.6	33.8	23.0	22.7	13.4
士级	31.9	8.5	1.8	46.3	30.4	34.5	49.0	37.0	13.2
不详	4.6	2.5	2.3	3.1	4.2	5.5	19.8	21.2	50.0
按聘任技术职务分									
正高	2.2	5.4	6.2	0.4	1.0	1.2	0.4	0.5	3.2
副高	7.0	14.1	16.2	3.0	4.8	5.3	1.5	3.2	10.0
中级	20.8	29.4	33.6	17.1	22.3	18.9	6.1	14.0	21.9
师级／助理	32.3	39.4	38.7	28.8	35.8	32.3	19.7	22.9	21.7
士级	30.2	8.6	2.5	44.6	29.4	32.6	39.4	32.0	19.7
待聘	7.6	3.1	2.8	6.2	6.8	9.7	32.9	27.5	23.5

注：本表不包括村卫生室数字。

2-1-5 2021年卫生人员数（按城乡/登记注册类型/主办单位分）

分类	合计	卫生技术人员							乡村医生和卫生员	其他技术人员	管理人员	工勤技能人员
		小计	执业（助理）医师	执业医师	注册护士	药师（士）	技师（士）	其他				
总　　计	13985363	11244217	4287604	3590846	5019422	520865	692183	724143	696749	599026	460012	985359
按城乡分												
城市	7974198	6562362	2479697	2239971	3049339	299416	409425	324485	150135	355187	318578	587936
农村	6001165	4671855	1807907	1350875	1970083	221449	282758	389658	546614	243839	141434	397423
按登记注册类型分												
公立	10311697	8353725	3082533	2603049	3726283	404952	547943	592014	512151	461430	324058	660333
国有	9077149	7652181	2693877	2399163	3522669	368047	517892	549696	63819	430011	311754	619384
集体	1234548	701544	388656	203886	203614	36905	30051	42318	448332	31419	12304	40949
非公立	3663666	2880492	1205071	987797	1293139	115913	144240	122129	184598	137596	135954	325026
其中：												
联营	41199	20842	11571	5858	7058	699	778	736	17376	752	812	1417
私营	2442306	1954819	858720	692513	855699	78635	84153	77612	136217	85421	78364	187485
按主办单位分												
政府办	9154366	7690289	2726841	2395974	3496404	379962	520123	566959	99855	439463	300487	624272
其中：												
卫生健康部门	8925992	7505928	2661013	2337541	3411029	370958	506939	555989	99809	427072	288209	604974
社会办	2313903	1514760	667868	471639	635104	59652	85220	66916	482202	69665	77337	169939
个人办	2507094	2029168	892895	723233	887914	81251	86840	80268	114692	89898	82188	191148

注：①卫生人员和卫生技术人员中包括公务员中卫生监督员10000名；②城市包括直辖市区和地级市辖区，农村包括县及县级市；③社会办包括企业、事业单位、社会团体和其他社会组织办的卫生机构。

2-1-6 各地区卫生人员数

地区	合计	卫生技术人员								乡村医生和卫生员	其他技术人员	管理人员	工勤技能人员
		小计	执业（助理）医师	执业医师	注册护士	药师（士）	技师（士）	其他					
2020	13474992	10678019	4085689	3401672	4708717	496793	560563	826257	795510	529601	561157	910705
2021	13985363	11244217	4287604	3590846	5019422	520865	692183	724143	696749	599026	460012	985359
东 部	6050815	4905260	1942901	1662926	2158253	241529	291233	271344	217695	272465	203496	451899
中 部	4009210	3206265	1241110	1013880	1452018	139748	198679	174710	244714	176886	122711	258634
西 部	3915338	3122692	1103593	914040	1409151	139588	202271	268089	234340	149675	133805	274826
北 京	361004	289021	112514	105757	124086	15515	19254	17652	2367	18829	19210	31577
天 津	152473	121717	51777	48546	46810	7179	7588	8363	3745	8157	9178	9676
河 北	710338	559405	254233	197945	225019	21179	29272	29702	56605	32271	20666	41391
山 西	362910	281533	113350	96227	124305	11526	17109	15243	29672	16315	12108	23282
内蒙古	261660	211694	84230	71988	88938	11619	12232	14675	13417	13494	9221	13834
辽 宁	417681	334026	132022	119022	152697	13907	19577	15823	16036	19381	15191	33047
吉 林	276724	217251	87309	75430	97803	8894	11923	11322	12643	13203	11620	22007
黑龙江	314884	248554	96932	83220	107095	11082	14596	18849	13878	15104	12999	24349
上 海	281031	229024	84055	80241	103859	11187	16957	12966	500	12829	12737	25941
江 苏	853428	691783	272663	230820	308650	34323	43072	33075	21328	43154	25936	71227
浙 江	694800	579080	232669	206656	250311	32483	34333	29284	6474	28726	23217	57303
安 徽	519418	435127	172581	140783	200950	17098	25596	18902	26888	21007	12217	24179
福 建	366095	294368	111058	95297	130171	16728	18301	18110	16853	16927	9680	28267
江 西	381722	305661	111394	93000	139922	17530	21258	15557	29676	13390	8819	24176
山 东	1055683	853147	342790	282332	376542	38925	49926	44964	71765	53604	25667	51500
河 南	969594	755601	297515	228705	328077	31940	50306	47763	71914	46674	27304	68101
湖 北	564148	456373	169525	143673	214644	19291	29218	23695	29925	26037	18948	32865
湖 南	619810	506165	192504	152842	239222	22387	28673	23379	30118	25156	18696	39675
广 东	1058702	873183	319438	270948	401698	46559	48089	57399	19357	35025	37811	93326
广 西	493178	393882	131975	109429	182407	21721	25696	32083	27116	19202	12852	40126
海 南	99580	80506	29682	25362	38410	3544	4864	4006	2665	3562	4203	8644
重 庆	308519	246615	92134	76155	114010	10527	14540	15404	13337	10573	13165	24829
四 川	865416	672694	250397	209833	306685	30283	42787	42542	54138	31897	30401	76286
贵 州	384145	309378	105369	84453	141650	11510	21464	29385	24672	13744	15381	20970
云 南	470049	380657	125764	104086	182586	13987	23573	34747	31797	19667	10728	27200
西 藏	42311	25607	10627	8304	7795	1196	1390	4599	10457	2321	1003	2923
陕 西	445858	368611	120561	97605	159406	16058	26086	46500	18985	5042	24887	28333
甘 肃	247666	200989	70649	57995	91701	8043	12723	17873	16376	11320	5569	13412
青 海	66755	51656	18773	15796	21349	2570	3628	5336	6088	3733	1208	4070
宁 夏	73110	60596	22519	19722	27255	3345	3593	3884	2723	2405	2602	4784
新 疆	256671	200313	70595	58674	85369	8729	14559	21061	15234	16277	6788	18059

2-1-7　2021年各地区卫生人员数（城市）

| 地区 | 合计 | 卫生技术人员 | | | | | | | 乡村医生和卫生员 | 其他技术人员 | 管理人员 | 工勤技能人员 |
		小计	执业（助理）医师	执业医师	注册护士	药师（士）	技师（士）	其他				
总　计	7974198	6562362	2479697	2239971	3049339	299416	409425	324485	150135	355187	318578	587936
东　部	4042150	3322299	1288740	1171348	1502642	162391	204006	164519	60472	187423	158456	313500
中　部	1952615	1623258	606412	547196	781519	66187	101795	67346	40448	90683	74264	123962
西　部	1979433	1616805	584545	521427	765178	70838	103624	92620	49215	77081	85858	150474
北　京	361004	289021	112514	105757	124086	15515	19254	17652	2367	18829	19210	31577
天　津	152473	121717	51777	48546	46810	7179	7588	8363	3745	8157	9178	9676
河　北	334060	275580	118402	102929	120775	10361	15415	10626	10005	16086	12730	19659
山　西	201001	166729	63577	57789	79670	6564	10275	6643	4589	8967	7977	12739
内蒙古	135438	113019	43204	39685	51612	6052	6560	5591	2019	6943	6129	7328
辽　宁	293978	244807	94765	89401	116519	9934	14471	9118	3284	12969	10827	22091
吉　林	131131	106278	41298	37891	50684	4371	6132	3793	1988	6256	5710	10899
黑龙江	188717	153423	58431	53619	71922	6200	8627	8243	3022	9154	8573	14545
上　海	281031	229024	84055	80241	103859	11187	16957	12966	500	12829	12737	25941
江　苏	535110	435017	165740	150041	199549	21521	28502	19705	7029	28646	19307	45111
浙　江	404295	332655	129907	120202	147780	18267	21022	15679	1893	18794	15166	35787
安　徽	269210	230416	87860	78331	110623	8652	14301	8980	5294	12306	8304	12890
福　建	213238	174555	66817	60505	79012	9282	10962	8482	4272	10307	6967	17137
江　西	179148	149377	52633	47257	72548	7532	10114	6550	6219	6975	5571	11006
山　东	591462	492440	196531	171961	224835	22067	28878	20129	21187	30681	17328	29826
河　南	427798	354891	134381	118309	167178	14096	22938	16298	10488	21401	14702	26316
湖　北	299476	247724	90158	82995	121493	10031	16479	9564	5767	14574	12248	19163
湖　南	256134	214420	78074	71005	107401	8741	12929	7275	3081	11050	11179	16404
广　东	819129	681055	251565	226519	316296	35072	37978	40144	5628	28083	32445	71918
广　西	264828	218911	76426	68926	104834	11396	14381	11874	6475	10525	8867	20050
海　南	56370	46428	16667	15246	23121	2006	2979	1655	562	2042	2561	4777
重　庆	242563	195280	73291	61638	91363	8494	11453	10679	8319	8266	10651	20047
四　川	473950	376620	140299	125996	179112	16276	24237	16696	12695	19075	20912	44648
贵　州	147867	121937	43611	38825	58418	4429	8337	7142	4063	5886	7253	8728
云　南	162189	134951	46823	42649	67599	5039	8096	7394	3666	7709	5471	10392
西　藏	18509	13358	5609	4783	4961	539	868	1381	1272	1148	769	1962
陕　西	255822	213286	72697	63542	98983	8516	14410	18680	4504	2901	17280	17851
甘　肃	122304	102961	35777	31794	50201	4094	6764	6125	3284	5814	3263	6982
青　海	36173	29041	10084	9308	13579	1413	2077	1888	1643	2166	694	2629
宁　夏	49068	40911	15231	13840	19011	2199	2511	1959	845	1803	2037	3472
新　疆	70722	56530	21493	20441	25505	2391	3930	3211	430	4845	2532	6385

注：城市包括直辖市区和地级市辖区。

2-1-8 2021年各地区卫生人员数（农村）

地区	合计	卫生技术人员							乡村医生和卫生员	其他技术人员	管理人员	工勤技能人员
		小计	执业（助理）医师	执业医师	注册护士	药师（士）	技师（士）	其他				
总　计	**6001165**	**4671855**	**1807907**	**1350875**	**1970083**	**221449**	**282758**	**389658**	**546614**	**243839**	**141434**	**397423**
东　部	2008665	1582961	654161	491578	655611	79137	87227	106825	157223	85042	45040	138399
中　部	2056595	1583007	634698	466684	670499	73562	96884	107364	204266	86203	48447	134672
西　部	1935905	1505887	519048	392613	643973	68750	98647	175469	185125	72594	47947	124352
北　京												
天　津												
河　北	376278	283825	135831	95016	104244	10817	13857	19076	46600	16185	7936	21732
山　西	161909	114804	49773	38438	44635	4962	6834	8600	25083	7348	4131	10543
内蒙古	126222	98675	41026	32303	37326	5567	5672	9084	11398	6551	3092	6506
辽　宁	123703	89219	37257	29621	36178	3973	5106	6705	12752	6412	4364	10956
吉　林	145593	110973	46011	37539	47119	4523	5791	7529	10655	6947	5910	11108
黑龙江	126167	95131	38501	29601	35173	4882	5969	10606	10856	5950	4426	9804
上　海												
江　苏	318318	256766	106923	80779	109101	12802	14570	13370	14299	14508	6629	26116
浙　江	290505	246425	102762	86454	102531	14216	13311	13605	4581	9932	8051	21516
安　徽	250208	204711	84721	62452	90327	8446	11295	9922	21594	8701	3913	11289
福　建	152857	119813	44241	34792	51159	7446	7339	9628	12581	6620	2713	11130
江　西	202574	156284	58761	45743	67374	9998	11144	9007	23457	6415	3248	13170
山　东	464221	360707	146259	110371	151707	16858	21048	24835	50578	22923	8339	21674
河　南	541796	400710	163134	110396	160899	17844	27368	31465	61426	25273	12602	41785
湖　北	264672	208649	79367	60678	93151	9261	12739	14131	24158	11463	6700	13702
湖　南	363676	291745	114430	81837	131821	13646	15744	16104	27037	14106	7517	23271
广　东	239573	192128	67873	44429	85402	11487	10111	17255	13729	6942	5366	21408
广　西	228350	174971	55549	40503	77573	10325	11315	20209	20641	8677	3985	20076
海　南	43210	34078	13015	10116	15289	1538	1885	2351	2103	1520	1642	3867
重　庆	65956	51335	18843	14517	22647	2033	3087	4725	5018	2307	2514	4782
四　川	391466	296074	110098	83837	127573	14007	18550	25846	41443	12822	9489	31638
贵　州	236278	187441	61758	45628	83232	7081	13127	22243	20609	7858	8128	12242
云　南	307860	245706	78941	61437	114987	8948	15477	27353	28131	11958	5257	16808
西　藏	23802	12249	5018	3521	2834	657	522	3218	9185	1173	234	961
陕　西	190036	155325	47864	34063	60423	7542	11676	27820	14481	2141	7607	10482
甘　肃	125362	98028	34872	26201	41500	3949	5959	11748	13092	5506	2306	6430
青　海	30582	22615	8689	6488	7770	1157	1551	3448	4445	1567	514	1441
宁　夏	24042	19685	7288	5882	8244	1146	1082	1925	1878	602	565	1312
新　疆	185949	143783	49102	38233	59864	6338	10629	17850	14804	11432	4256	11674

注：农村包括县及县级市。

2-2-1 每千人口卫生技术人员数

年份	卫生技术人员			执业（助理）医师			其中：执业医师	注册护士		
	合计	城市	农村	合计	城市	农村		合计	城市	农村
1949	0.93	1.87	0.73	0.67	0.70	0.66	0.58	0.06	0.25	0.02
1955	1.42	3.49	1.01	0.81	1.24	0.74	0.70	0.14	0.64	0.04
1960	2.37	5.67	1.85	1.04	1.97	0.90	0.79	0.23	1.04	0.07
1965	2.11	5.37	1.46	1.05	2.22	0.82	0.70	0.32	1.45	0.10
1970	1.76	4.88	1.22	0.85	1.97	0.66	0.43	0.29	1.10	0.14
1975	2.24	6.92	1.41	0.95	2.66	0.65	0.57	0.41	1.74	0.18
1980	2.85	8.03	1.81	1.17	3.22	0.76	0.72	0.47	1.83	0.20
1985	3.28	7.92	2.09	1.36	3.35	0.85	0.70	0.61	1.85	0.30
1990	3.45	6.59	2.15	1.56	2.95	0.98	1.15	0.86	1.91	0.43
1995	3.59	5.36	2.32	1.62	2.39	1.07	1.23	0.95	1.59	0.49
2000	3.63	5.17	2.41	1.68	2.31	1.17	1.30	1.02	1.64	0.54
2001	3.62	5.15	2.38	1.69	2.32	1.17	1.32	1.03	1.65	0.54
2002	3.41	…	…	1.47	…	…	1.17	1.00	…	…
2003	3.48	4.88	2.26	1.54	2.13	1.04	1.22	1.00	1.59	0.50
2004	3.53	4.99	2.24	1.57	2.18	1.04	1.25	1.03	1.63	0.50
2005	3.50	5.82	2.69	1.56	2.46	1.26	1.24	1.03	2.10	0.65
2006	3.60	6.09	2.70	1.60	2.56	1.26	1.28	1.09	2.22	0.66
2007	3.72	6.44	2.69	1.61	2.61	1.23	1.30	1.18	2.42	0.70
2008	3.90	6.68	2.80	1.66	2.68	1.26	1.35	1.27	2.54	0.76
2009	4.15	7.15	2.94	1.75	2.83	1.31	1.43	1.39	2.82	0.81
2010	4.39	7.62	3.04	1.80	2.97	1.32	1.47	1.53	3.09	0.89
2011	4.58	7.90	3.19	1.82	3.00	1.33	1.49	1.66	3.29	0.98
2012	4.94	8.54	3.41	1.94	3.19	1.40	1.58	1.85	3.65	1.09
2013	5.27	9.18	3.64	2.04	3.39	1.48	1.67	2.04	4.00	1.22
2014	5.56	9.70	3.77	2.12	3.54	1.51	1.74	2.20	4.30	1.31
2015	5.84	10.21	3.90	2.22	3.72	1.55	1.84	2.37	4.58	1.39
2016	6.12	10.42	4.08	2.31	3.79	1.61	1.92	2.54	4.75	1.50
2017	6.47	10.87	4.28	2.44	3.97	1.68	2.04	2.74	5.01	1.62
2018	6.83	10.91	4.63	2.59	4.01	1.82	2.16	2.94	5.08	1.80
2019	7.26	11.10	4.96	2.77	4.10	1.96	2.30	3.18	5.22	1.99
2020	7.57	11.46	5.18	2.90	4.25	2.06	2.41	3.34	5.40	2.10
2021	7.97	9.87	6.27	3.04	3.73	2.42	2.55	3.56	4.58	2.64

注：①2002年以前，执业（助理）医师数系医生，执业医师数系医师，注册护士数系护师（士）；②城市包括直辖市区和地级市辖区，农村包括县及县级市；③合计项分母系常住人口数，2020年前分城乡项分母系推算户籍人口数，2021年城乡项分母系推算常住人口数。下表同。

2-2-2 2021年各地区每千人口卫生技术人员数

地区	卫生技术人员			执业（助理）医师			其中：执业医师			注册护士		
	合计	城市	农村	合计	城市	农村	合计	城市	农村	合计	城市	农村
总　计	7.97	9.87	6.27	3.04	3.73	2.42	2.55	3.37	1.81	3.56	4.58	2.64
东　部	8.06	9.46	6.16	3.19	3.67	2.55	2.73	3.33	1.91	3.55	4.28	2.55
中　部	7.64	10.52	5.97	2.96	3.93	2.39	2.42	3.55	1.76	3.46	5.06	2.53
西　部	8.16	10.14	6.74	2.88	3.67	2.32	2.39	3.27	1.76	3.68	4.80	2.88
北　京	13.20	13.20		5.14	5.14		4.83	4.83		5.67	5.67	
天　津	8.87	8.87		3.77	3.77		3.54	3.54		3.41	3.41	
河　北	7.51	10.50	5.88	3.41	4.51	2.82	2.66	3.92	1.97	3.02	4.60	2.16
山　西	8.09	11.58	5.63	3.26	4.42	2.44	2.77	4.02	1.88	3.57	5.54	2.19
内蒙古	8.82	11.63	6.91	3.51	4.45	2.87	3.00	4.09	2.26	3.71	5.31	2.61
辽　宁	7.90	9.73	5.21	3.12	3.77	2.18	2.81	3.55	1.73	3.61	4.63	2.11
吉　林	9.15	9.76	8.63	3.68	3.79	3.58	3.18	3.48	2.92	4.12	4.65	3.66
黑龙江	7.95	10.07	5.94	3.10	3.84	2.40	2.66	3.52	1.85	3.43	4.72	2.20
上　海	9.20	9.20		3.38	3.38		3.22	3.22		4.17	4.17	
江　苏	8.13	9.23	6.77	3.21	3.52	2.82	2.71	3.18	2.13	3.63	4.24	2.88
浙　江	8.85	10.67	7.20	3.56	4.17	3.00	3.16	3.85	2.53	3.83	4.74	3.00
安　徽	7.12	9.54	5.54	2.82	3.64	2.29	2.30	3.24	1.69	3.29	4.58	2.44
福　建	7.03	9.28	5.19	2.65	3.55	1.92	2.28	3.22	1.51	3.11	4.20	2.22
江　西	6.77	9.35	5.35	2.47	3.29	2.01	2.06	2.96	1.57	3.10	4.54	2.31
山　东	8.39	10.64	6.51	3.37	4.25	2.64	2.78	3.72	1.99	3.70	4.86	2.74
河　南	7.65	11.88	5.81	3.01	4.50	2.37	2.31	3.96	1.60	3.32	5.60	2.33
湖　北	7.83	10.07	6.19	2.91	3.67	2.35	2.46	3.37	1.80	3.68	4.94	2.76
湖　南	7.64	11.16	6.21	2.91	4.06	2.43	2.31	3.70	1.74	3.61	5.59	2.80
广　东	6.88	7.47	5.38	2.52	2.76	1.90	2.14	2.49	1.24	3.17	3.47	2.39
广　西	7.82	10.30	6.01	2.62	3.59	1.91	2.17	3.24	1.39	3.62	4.93	2.66
海　南	7.89	9.44	6.45	2.91	3.39	2.46	2.49	3.10	1.91	3.77	4.70	2.89
重　庆	7.68	7.68	7.68	2.87	2.88	2.82	2.37	2.42	2.17	3.55	3.59	3.39
四　川	8.04	9.99	6.43	2.99	3.72	2.39	2.51	3.34	1.82	3.66	4.75	2.77
贵　州	8.03	10.22	7.05	2.74	3.65	2.32	2.19	3.25	1.72	3.68	4.89	3.13
云　南	8.12	12.04	6.88	2.68	4.18	2.21	2.22	3.81	1.72	3.89	6.03	3.22
西　藏	7.00	14.62	4.46	2.90	6.14	1.83	2.27	5.23	1.28	2.13	5.43	1.03
陕　西	9.32	10.21	8.33	3.05	3.48	2.57	2.47	3.04	1.83	4.03	4.74	3.24
甘　肃	8.07	11.06	6.29	2.84	3.84	2.24	2.33	3.41	1.68	3.68	5.39	2.66
青　海	8.70	12.52	6.25	3.16	4.35	2.40	2.66	4.01	1.79	3.59	5.85	2.15
宁　夏	8.36	10.40	5.94	3.11	3.87	2.20	2.72	3.52	1.77	3.76	4.83	2.49
新　疆	7.74	11.79	6.82	2.73	4.48	2.33	2.27	4.26	1.81	3.30	5.32	2.84

2-3-1 2020年执业（助理）医师性别、年龄、学历及职称构成（%）

分类	执业（助理）医师					其中：执业医师				
	合计	临床	中医	口腔	公共卫生	合计	临床	中医	口腔	公共卫生
总　计	100.0	100.0	100.0	100.0	100.0	100.0	100.0	100.0	100.0	100.0
按性别分										
男	52.4	51.9	58.4	47.4	49.8	52.7	52.3	58.4	47.8	49.4
女	47.6	48.1	41.6	52.6	50.2	47.3	47.7	41.6	52.2	50.6
按年龄分										
25 岁以下	0.8	0.7	0.8	2.7	0.5	0.2	0.1	0.2	0.4	0.3
25～34 岁	27.9	24.2	27.9	37.9	21.5	26.6	23.4	26.7	33.9	23.8
35～44 岁	31.2	32.7	28.6	31.0	25.9	31.1	32.6	28.4	33.0	24.4
45～54 岁	22.8	24.9	19.8	16.0	31.3	22.9	24.7	19.8	17.9	29.5
55～59 岁	7.1	7.4	7.5	5.1	12.8	7.7	7.9	7.9	5.9	13.3
60 岁及以上	10.2	10.1	15.4	7.4	8.1	11.5	11.2	17.0	8.9	8.6
按工作年限分										
5 年以下	18.5	15.8	20.4	27.2	11.9	17.0	14.5	18.8	22.2	12.4
5～9 年	18.2	17.3	18.5	20.6	13.8	18.0	17.3	18.3	20.3	14.9
10～19 年	23.7	24.4	23.1	24.9	18.2	24.0	24.8	23.2	26.4	18.2
20～29 年	21.4	23.8	17.0	15.3	27.1	21.4	23.5	17.3	17.1	25.4
30 年及以上	18.1	18.7	20.9	11.9	29.0	19.5	19.9	22.4	14.0	29.1
按学历分										
研究生	13.8	14.5	15.0	9.3	9.1	16.3	16.8	17.3	11.9	11.1
大学本科	45.7	47.5	40.1	34.3	44.3	51.6	52.5	44.2	40.6	51.0
大专	27.5	25.9	28.4	41.8	26.3	22.1	21.5	24.7	34.9	23.1
中专	12.1	11.5	14.0	13.7	18.0	9.2	8.7	11.4	11.9	13.4
高中及以下	0.9	0.6	2.5	0.9	2.3	0.8	0.5	2.4	0.7	1.4
按专业技术资格分										
正高	5.1	5.9	4.4	2.0	3.8	6.0	6.8	5.1	2.6	4.6
副高	12.9	14.9	11.2	5.9	12.1	15.2	17.2	12.8	7.5	14.7
中级	26.7	29.0	25.8	21.0	30.8	31.2	33.1	29.4	26.6	36.6
师级／助理	38.1	36.6	43.8	49.7	37.6	38.5	36.2	44.8	52.4	36.9
士级	10.8	8.6	8.6	12.3	10.5	3.3	2.1	2.1	2.7	2.2
不详	6.5	5.1	6.2	9.0	5.3	5.9	4.7	5.8	8.3	5.0
按聘任技术职务分										
正高	4.8	5.6	4.3	2.1	3.5	5.7	6.4	4.9	2.6	4.3
副高	13.2	15.1	11.5	6.2	12.3	15.6	17.5	13.2	7.9	15.0
中级	28.1	30.3	27.4	23.0	32.9	32.8	34.6	31.2	29.0	39.1
师级／助理	39.0	37.7	45.1	52.8	38.5	38.1	36.0	44.7	52.4	36.5
士级	9.7	7.9	8.0	10.9	9.9	3.4	2.5	2.6	3.6	2.5
待聘	5.2	3.4	3.7	4.9	2.9	4.4	3.1	3.4	4.5	2.7

2-3-2 2021年执业（助理）医师性别、年龄、学历及职称构成（%）

分类	执业（助理）医师					其中：执业医师				
	合计	临床	中医	口腔	公共卫生	合计	临床	中医	口腔	公共卫生
总 计	100.0	100.0	100.0	100.0	100.0	100.0	100.0	100.0	100.0	100.0
按性别分										
男	52.5	51.9	58.0	47.1	50.5	52.8	52.3	57.9	47.3	49.9
女	47.5	48.1	42.0	52.9	49.5	47.2	47.7	42.1	52.7	50.1
按年龄分										
25 岁以下	0.8	0.6	0.7	2.6	0.5	0.2	0.1	0.2	0.4	0.3
25～34 岁	25.2	23.6	27.4	37.5	20.2	24.2	22.8	26.4	33.9	22.8
35～44 岁	31.3	32.0	29.2	31.9	24.5	31.5	32.2	29.1	33.9	23.7
45～54 岁	23.6	25.1	19.2	15.6	29.9	23.3	24.6	19.1	17.2	27.6
55～59 岁	7.9	7.9	7.7	5.2	13.6	8.4	8.4	8.1	5.9	13.9
60 岁及以上	11.2	10.7	15.7	7.4	11.2	12.5	11.8	17.2	8.7	11.6
按工作年限分										
5 年以下	16.9	15.4	20.0	26.9	10.6	15.4	14.3	18.4	22.2	11.2
5～9 年	17.6	17.2	18.6	21.2	13.7	17.5	17.1	18.4	21.0	15.0
10～19 年	24.5	24.8	24.1	25.4	18.5	25.0	25.3	24.2	27.0	18.9
20～29 年	20.9	22.5	16.0	14.4	24.0	20.7	22.1	16.1	16.0	22.1
30 年及以上	20.1	20.1	21.4	12.0	33.1	21.3	21.2	22.8	13.9	32.8
按学历分										
研究生	14.9	15.3	16.1	10.1	9.7	17.2	17.5	18.4	12.7	11.6
大学本科	45.9	48.1	40.7	35.3	44.8	50.5	52.6	44.5	41.2	50.8
大专	26.6	25.0	27.4	41.2	25.0	22.3	20.9	23.8	34.5	22.1
中专	11.7	11.0	13.4	12.6	17.9	9.2	8.5	11.0	10.9	13.9
高中及以下	0.9	0.6	2.4	0.8	2.5	0.8	0.5	2.3	0.7	1.6
按专业技术资格分										
正高	5.8	6.5	4.7	2.2	4.2	6.7	7.5	5.3	2.7	5.1
副高	14.6	16.1	11.9	6.3	13.7	16.8	18.4	13.6	7.9	16.4
中级	29.7	30.8	27.4	23.3	33.0	34.0	34.9	31.1	29.0	38.5
师级／助理	38.3	35.9	44.2	51.2	36.9	37.8	35.0	44.9	53.2	35.8
士级	8.4	8.0	8.3	12.0	9.4	1.8	1.7	1.9	2.6	1.6
不详	3.1	2.8	3.5	5.1	2.9	2.8	2.5	3.2	4.6	2.6
按聘任技术职务分										
正高	5.7	6.3	4.7	2.7	4.0	6.6	7.2	5.4	3.1	4.8
副高	14.6	16.0	11.9	6.3	13.8	16.8	18.3	13.6	8.0	16.4
中级	30.1	31.1	27.7	23.5	33.9	34.3	35.2	31.5	29.3	39.6
师级／助理	38.4	36.0	44.2	51.0	37.0	37.3	34.6	44.1	51.6	35.3
士级	8.3	7.9	8.2	11.7	9.2	2.3	2.2	2.4	3.6	2.0
待聘	3.0	2.7	3.2	4.8	2.1	2.7	2.5	3.0	4.5	2.0

2-3-3 各类别执业（助理）医师数

	合计		执业医师		执业（助理）医师	
	2020	2021	2020	2021	2020	2021
人数（万人）	408.6	428.8	340.2	359.1	68.4	69.7
临床类别	300.7	312.6	250.5	261.9	50.3	50.8
中医类别	68.3	73.2	57.8	62.1	10.5	11.1
口腔类别	27.8	31.1	22.1	25.1	5.7	6.0
公共卫生类别	11.8	11.9	9.7	10.0	2.0	1.9
构成（%）	100.0	100.0	100.0	100.0	100.0	100.0
临床类别	73.6	72.9	73.6	72.9	73.5	72.9
中医类别	16.7	17.1	17.0	17.3	15.4	15.9
口腔类别	6.8	7.2	6.5	7.0	8.3	8.6
公共卫生类别	2.9	2.8	2.9	2.8	2.9	2.7

2-3-4 全科医生数

	合计		注册为全科医学专业的人数		注册为乡村全科执业（助理）医师的人数	
	2020	2021	2020	2021	2020	2021
总　计	408820	434868	255867	314279		120589
其中：医院	72090	54115	36396	54115		0
社区卫生服务中心（站）	110190	107871	78447	91159		16712
乡镇卫生院	179411	176432	110862	133917		42515

注：2021 年，全科医生数指注册为全科医学专业和注册为乡村全科执业（助理）医师的人数之和，下表同。2020 年，全科医生总数包括取得全科医生培训证的执业（助理）医师。

2-3-5　2021年各地区分类别执业（助理）医师和全科医生数

地区	执业（助理）医师数					全科医生数		每万人口全科医生数
	合计	临床	中医	口腔	公共卫生	注册为全科医学专业的人数	注册为乡村全科执业助理医师的人数	
总　计	4287604	3126445	731677	310547	118935	314279	120589	3.08
东　部	1942901	1403841	313392	168155	57513	172088	52141	3.69
中　部	1241110	936080	199017	75436	30577	72332	41425	2.71
西　部	1103593	786524	219268	66956	30845	69859	27023	2.53
北　京	112514	73457	22432	13421	3204	7595	1708	4.25
天　津	51777	33889	11510	4833	1545	3669	1946	4.09
河　北	254233	187238	45112	18592	3291	15389	9021	3.28
山　西	113350	81859	19607	8916	2968	4141	3300	2.14
内蒙古	84230	56473	18811	6117	2829	3756	2347	2.54
辽　宁	132022	97857	19026	11905	3234	10146	1776	2.82
吉　林	87309	61590	13885	9548	2286	5739	2533	3.48
黑龙江	96932	72146	14137	8502	2147	3946	2960	2.21
上　海	84055	61126	11078	7863	3988	10622	51	4.29
江　苏	272663	206438	36459	19106	10660	36771	12662	5.81
浙　江	232669	168186	36192	22223	6068	22888	558	3.59
安　徽	172581	130405	27621	9505	5050	13902	3199	2.80
福　建	111058	76333	20357	10722	3646	9587	2057	2.78
江　西	111394	85330	18145	4741	3178	5043	4581	2.13
山　东	342790	250555	55396	27942	8897	15924	19990	3.53
河　南	297515	224200	51736	15985	5594	15783	18047	3.42
湖　北	169525	132125	22444	10530	4426	9574	3051	2.17
湖　南	192504	148425	31442	7709	4928	14204	3754	2.71
广　东	319438	226138	52082	29214	12004	36995	2021	3.08
广　西	131975	95400	23737	8713	4125	11596	1495	2.60
海　南	29682	22624	3748	2334	976	2502	351	2.80
重　庆	92134	63865	20627	5704	1938	7192	1752	2.78
四　川	250397	167218	64217	14221	4741	18329	2447	2.48
贵　州	105369	80039	17367	4660	3303	5534	3735	2.41
云　南	125764	94487	19292	7391	4594	6755	2495	1.97
西　藏	10627	6677	2884	251	815	367	100	1.28
陕　西	120561	91847	17727	8861	2126	8548	4707	3.35
甘　肃	70649	48893	16774	3308	1674	3182	4240	2.98
青　海	18773	13217	3889	1000	667	907	779	2.84
宁　夏	22519	15962	3358	2284	915	1034	593	2.24
新　疆	70595	52446	10585	4446	3118	2659	2333	1.93

2-3-6 分科执业（助理）医师构成（%）

分科	2020			2021		
	合计	执业医师	执业（助理）医师	合计	执业医师	执业（助理）医师
总　计	100.0	100.0	100.0	100.0	100.0	100.0
预防保健科	2.3	1.7	5.6	2.0	1.5	5.4
全科医疗科	4.9	4.2	9.2	4.8	4.1	9.4
内科	21.8	21.4	23.9	19.1	18.6	22.5
外科	11.7	12.4	7.6	10.2	10.7	6.6
儿科	4.0	4.3	2.3	4.8	5.1	2.8
妇产科	8.3	8.3	8.0	8.7	8.8	8.2
眼科	1.3	1.4	0.7	1.3	1.4	0.7
耳鼻咽喉科	1.2	1.3	0.6	1.1	1.2	0.6
口腔科	6.9	6.3	10.4	7.1	6.5	11.1
皮肤科	0.8	0.9	0.4	0.7	0.8	0.3
医疗美容科	0.4	0.5	0.2	0.8	0.9	0.4
精神科	1.1	1.2	1.0	1.5	1.5	1.3
传染科	0.5	0.6	0.1	0.8	0.9	0.2
结核病科	0.2	0.2	0.1	0.2	0.2	0.1
地方病科	0.0	0.0	0.0	0.0	0.0	0.0
肿瘤科	1.0	1.1	0.1	1.3	1.5	0.2
急诊医学科	2.0	2.1	0.9	1.7	1.8	0.7
康复医学科	1.2	1.1	1.3	1.3	1.3	1.4
运动医学科	0.0	0.0	0.0	0.0	0.0	0.0
职业病科	0.1	0.1	0.0	0.1	0.2	0.1
麻醉科	2.4	2.7	1.0	2.0	2.2	0.7
重病医学科	0.7	0.8	0.1	0.7	0.8	0.1
医学检验科	0.4	0.3	0.7	0.3	0.2	0.5
病理科	0.5	0.6	0.2	0.4	0.5	0.1
医学影像科	6.8	6.9	6.3	5.6	5.7	5.1
中医科	12.4	12.8	10.0	15.8	16.3	12.8
民族医学科	0.2	0.2	0.2	0.3	0.3	0.3
中西医结合科	1.1	1.0	1.6	2.0	2.0	2.0
其他	5.7	5.4	7.2	5.0	4.8	6.5

注：本表不包括村卫生室数字。

2-4-1 医院人员数

	合计	卫生技术人员							其他技术人员	管理人员	工勤技能人员
		小计	执业（助理）医师	执业医师	注册护士	药师（士）	技师（士）	其他			
2020	8111981	6774764	2282574	2128410	3388445	315091	358597	430057	334591	385352	617274
2021	8481234	7115465	2396771	2241855	3586736	327238	457641	347079	367976	330204	667589
按城乡分											
城市	5357459	4471414	1531751	1469785	2264418	201426	286060	187759	234852	236503	414690
农村	3123775	2644051	865020	772070	1322318	125812	171581	159320	133124	93701	252899
按登记注册类型分											
公立医院	6463816	5526526	1871280	1797494	2790877	255969	348730	259670	272724	233918	430648
民营医院	2017418	1588939	525491	444361	795859	71269	108911	87409	95252	96286	236941
按主办单位分											
政府办	6126134	5242548	1773122	1705867	2653207	242076	329157	244986	260963	216721	405902
社会办	1133544	904909	300917	271548	452843	40680	62290	48179	47275	59076	122284
个人办	1221556	968008	322732	264440	480686	44482	66194	53914	59738	54407	139403
按管理类别分											
非营利性	7243111	6165277	2085718	1975985	3107240	285149	392621	294549	304341	266833	506660
营利性	1238123	950188	311053	265870	479496	42089	65020	52530	63635	63371	160929
按医院等级分											
其中：三级医院	4300771	3675276	1249908	1232035	1900823	156617	223615	144313	176644	173329	275522
二级医院	2958755	2483166	809792	731969	1235326	120121	167692	150235	127298	101044	247247
一级医院	614378	496648	180617	145392	225941	28295	35005	26790	30639	25650	61441

注：本表中管理人员不包含同时担负临床工作和监督工作的24.1万人。

2-4-2 2020年医院人员性别、年龄、学历及职称构成（%）

分类	卫生技术人员							其他技术人员	管理人员
	合计	执业（助理）医师	执业医师	注册护士	药师（士）	技师（士）	其他		
总 计	100.0	100.0	100.0	100.0	100.0	100.0	100.0	100.0	100.0
按性别分									
男	25.6	53.5	53.8	3.4	31.7	40.7	38.6	39.8	42.5
女	74.4	46.5	46.2	96.6	68.3	59.3	61.4	60.2	57.5
按年龄分									
25 岁以下	7.3	0.4	0.1	11.1	2.9	6.2	15.5	4.1	2.2
25～34 岁	43.7	28.3	27.0	53.1	36.5	42.5	54.3	39.0	28.9
35～44 岁	25.4	33.5	33.7	21.1	26.2	24.9	17.9	28.5	26.7
45～54 岁	15.1	21.9	22.3	11.1	21.9	16.2	7.9	20.3	26.3
55～59 岁	4.7	7.8	8.2	2.6	7.9	5.7	2.4	5.5	10.5
60 岁及以上	3.8	8.2	8.6	1.1	4.6	4.4	2.0	2.6	5.4
按工作年限分									
5 年以下	22.3	16.1	15.1	24.2	14.5	21.7	42.5	19.9	15.4
5～9 年	26.0	20.6	20.2	29.9	22.6	24.6	26.9	24.5	19.1
10～19 年	25.7	26.4	26.6	26.7	24.0	23.5	17.7	25.1	22.0
20～29 年	14.1	19.7	20.0	11.0	19.2	15.5	6.5	15.6	18.9
30 年及以上	12.0	17.3	18.1	8.3	19.8	14.7	6.2	14.8	24.6
按学历分									
研究生	8.3	21.7	23.5	0.3	6.3	4.4	7.6	6.5	7.7
大学本科	40.6	52.8	55.8	31.9	41.9	43.5	42.9	41.3	45.0
大专	36.5	19.3	15.6	48.2	31.8	37.8	35.3	33.7	31.3
中专	14.0	5.9	4.8	19.3	17.4	13.3	12.5	12.9	10.0
高中及以下	0.5	0.3	0.3	0.3	2.7	1.0	1.6	5.6	6.0
按专业技术资格分									
正高	2.8	7.5	8.1	0.4	1.4	1.4	0.6	0.5	2.6
副高	7.8	16.8	18.2	3.2	5.9	6.1	1.7	3.6	7.5
中级	21.1	29.8	32.0	17.2	24.3	21.0	6.8	15.5	15.5
师级／助理	30.6	34.5	34.2	28.0	36.1	32.8	25.0	23.6	13.4
士级	29.5	5.9	2.4	44.2	24.3	29.1	38.6	32.0	12.3
不详	8.1	5.4	5.1	6.9	8.1	9.5	27.3	24.8	48.6
按聘任技术职务分									
正高	2.7	7.2	7.8	0.3	1.4	1.3	0.6	0.6	4.6
副高	7.9	17.0	18.4	3.1	5.8	6.1	1.8	3.5	11.7
中级	21.7	30.9	33.1	17.4	25.3	22.3	7.2	15.5	25.1
师级／助理	31.0	35.0	34.0	28.9	36.1	32.4	22.5	26.1	23.9
士级	28.2	5.5	2.6	43.0	24.1	28.3	31.4	29.5	18.6
待聘	8.6	4.4	4.0	7.3	7.2	9.7	36.4	24.8	16.2

2-4-3 2021年医院人员性别、年龄、学历及职称构成（%）

分类	卫生技术人员							其他技术人员	管理人员
	合计	执业（助理）医师	执业医师	注册护士	药师（士）	技师（士）	其他		
总 计	100.0	100.0	100.0	100.0	100.0	100.0	100.0	100.0	100.0
按性别分									
男	25.6	53.3	53.6	3.8	31.0	40.0	40.7	39.8	42.2
女	74.4	46.7	46.4	96.2	69.0	60.0	59.3	60.2	57.8
按年龄分									
25 岁以下	9.0	0.6	0.2	13.8	3.9	8.8	16.3	5.0	2.7
25～34 岁	43.9	29.0	28.1	52.2	36.9	44.1	56.1	39.3	29.1
35～44 岁	24.0	32.8	33.1	19.8	25.1	22.7	16.0	27.4	26.4
45～54 岁	13.8	21.0	21.2	9.8	19.9	14.1	6.4	18.8	24.5
55～59 岁	4.7	7.8	8.1	2.8	7.8	5.4	2.1	5.6	10.1
60 岁及以上	4.5	8.9	9.3	1.7	6.3	5.0	3.1	3.9	7.3
按工作年限分									
5 年以下	25.8	18.2	17.1	28.0	17.7	27.0	47.5	23.8	17.9
5～9 年	24.8	19.9	19.8	28.2	21.5	23.7	25.1	23.3	17.7
10～19 年	24.8	25.9	26.2	25.8	23.4	22.0	15.8	24.0	21.8
20～29 年	12.4	18.3	18.6	9.3	16.8	13.0	5.2	13.6	17.2
30 年及以上	12.2	17.7	18.3	8.6	20.7	14.3	6.4	15.4	25.4
按学历分									
研究生	8.7	22.9	24.4	0.3	6.7	4.6	8.3	7.4	8.8
大学本科	41.9	52.6	55.0	34.2	42.8	45.3	45.5	42.4	46.3
大专	35.6	18.4	15.4	47.2	30.8	36.9	33.3	32.1	29.7
中专	13.2	5.7	4.9	17.9	16.6	12.2	11.5	12.0	9.4
高中及以下	0.6	0.4	0.3	0.4	3.2	1.0	1.5	6.1	5.9
按专业技术资格分									
正高	3.1	8.4	9.0	0.5	1.6	1.6	0.7	0.5	2.7
副高	8.6	18.5	19.7	3.7	6.4	6.7	1.9	4.0	8.3
中级	23.3	32.3	34.3	19.8	26.9	22.7	7.1	17.4	17.3
师级／助理	31.3	33.7	33.2	29.7	36.6	34.2	26.3	24.7	13.9
士级	28.9	4.5	1.4	42.7	23.8	29.1	42.0	32.1	11.5
不详	4.9	2.6	2.4	3.7	4.7	5.7	22.1	21.3	46.2
按聘任技术职务分									
正高	3.0	8.1	8.7	0.4	1.5	1.4	0.7	0.6	4.1
副高	8.5	18.5	19.6	3.5	6.3	6.6	1.9	3.9	11.9
中级	23.1	32.4	34.4	19.3	27.0	22.8	7.1	16.5	25.0
师级／助理	30.9	33.6	32.7	29.8	36.0	32.8	22.0	25.8	22.1
士级	27.1	4.6	1.8	40.9	23.0	27.6	32.3	28.7	16.6
待聘	7.4	2.8	2.8	6.1	6.1	8.7	36.0	24.5	20.2

2-4-4　各地区医院人员数

地区	合计	卫生技术人员							其他技术人员	管理人员	工勤技能人员
		小计	执业（助理）医师	执业医师	注册护士	药师（士）	技师（士）	其他			
2020	8111981	6774764	2282574	2128410	3388445	315091	358597	430057	334591	385352	617274
2021	8481234	7115465	2396771	2241855	3586736	327238	457641	347079	367976	330204	667589
东　部	3715916	3107952	1084187	1026894	1538826	149585	194316	141038	165823	142500	299641
中　部	2420236	2046625	691399	641667	1051327	90275	132694	80930	110224	90713	172674
西　部	2345082	1960888	621185	573294	996583	87378	130631	125111	91929	96991	195274
北　京	246109	199262	72003	70050	93655	9774	13383	10447	10787	13604	22456
天　津	100905	84169	32359	31570	37044	4617	4996	5153	4183	6253	6300
河　北	430873	363325	138940	126702	173482	14768	21991	14144	21257	16356	29935
山　西	224284	187890	64644	61099	94922	8220	12763	7341	10384	9400	16610
内蒙古	160956	134612	46711	43941	66136	6811	8223	6731	8846	7302	10196
辽　宁	289057	239143	84828	81643	120506	10442	15024	8343	13925	10718	25271
吉　林	172158	139561	48900	45564	71737	5951	8690	4283	7898	8016	16683
黑龙江	211717	173767	61047	56852	85742	7918	10503	8557	9850	9346	18754
上　海	180335	153841	50636	50016	75729	7270	11493	8713	8418	8794	9282
江　苏	502523	416611	142472	135921	212386	19882	26757	15114	24196	16609	45107
浙　江	442485	366499	128139	122688	180095	19468	23265	15532	18633	16493	40860
安　徽	314659	273615	93255	87410	143074	11502	16240	9544	14452	9191	17401
福　建	209964	176424	57775	54789	90143	9033	10887	8586	9544	6502	17494
江　西	220025	189774	61819	57604	98277	9880	12366	7432	8402	6465	15384
山　东	619132	533449	189074	175910	267072	24193	32851	20259	31970	18108	35605
河　南	576340	488715	165784	149573	243602	20876	34656	23797	28614	19769	39242
湖　北	331664	280236	93953	89222	145716	12137	18962	9468	14892	14053	22483
湖　南	369389	313067	101997	94343	168257	13791	18514	10508	15732	14473	26117
广　东	636408	528197	172386	163064	264485	27945	30505	32876	20942	25989	61280
广　西	267752	222281	68105	64884	116734	10786	15240	11416	10096	9518	25857
海　南	58125	47032	15575	14541	24229	2193	3164	1871	1968	3074	6051
重　庆	183090	149104	47900	44108	77695	6431	9395	7683	6521	9434	18031
四　川	508955	415768	135776	126795	214595	18727	27641	19029	19135	21685	52367
贵　州	231041	197190	61841	56359	101692	7491	12881	13285	8164	10416	15271
云　南	273182	235619	70848	64782	123468	10162	14736	16405	10773	7749	19041
西　藏	20903	15851	6066	5008	5751	871	1013	2150	1672	877	2503
陕　西	286816	244060	71008	66144	121448	10274	17215	24115	3105	18589	21062
甘　肃	149830	128824	40728	36621	65811	5205	8623	8457	7949	3409	9648
青　海	43273	36359	11977	10595	16970	1883	2650	2879	2805	803	3306
宁　夏	46402	39199	13421	12515	19446	2121	2415	1796	1581	1986	3636
新　疆	172882	142021	46804	41542	66837	6616	10599	11165	11282	5223	14356

2-5-1 基层医疗卫生机构人员数

| 机构分类 | 合计 | 卫生技术人员 | | | | | | | 乡村医生和卫生员 | 其他技术人员 | 管理人员 | 工勤技能人员 |
		小计	执业（助理）医师	执业医师	注册护士	药师（士）	技师（士）	其他				
2020	4339745	3123955	1536381	1037403	1057420	157001	118515	254638	795510	118788	104802	196690
2021	4431568	3301599	1614973	1102532	1149879	167647	135120	233980	696749	144487	73416	215317
按城乡分												
城市	2018497	1639111	796059	626656	625976	84716	61270	71090	150135	66812	46601	115838
农村	2413071	1662488	818914	475876	523903	82931	73850	162890	546614	77675	26815	99479
按登记注册类型分												
公立	2863728	2058432	945598	568469	668586	123500	115071	205677	512151	110583	39794	142768
非公立	1567840	1243167	669375	534063	481293	44147	20049	28303	184598	33904	33622	72549
按主办单位分												
政府办	2070780	1696229	693933	458355	581761	112923	108687	198925	99855	104320	35957	134419
社会办	1107794	564524	355424	189519	167612	18197	12314	10977	482202	13643	12236	35189
个人办	1252994	1040846	565616	454658	400506	36527	14119	24078	114692	26524	25223	45709
按管理类别分												
非营利性	3241564	2272627	1066038	643601	744201	131852	120065	210471	647402	116974	45107	159454
营利性	1189985	1028954	548928	458924	405669	35795	15055	23507	49346	27513	28309	55863

注：2021年管理人员中不包括同时担负临床和监督工作的8.1万人。

2-5-2 各地区基层医疗卫生机构人员数

| 地区 | 合计 | 卫生技术人员 | | | | | | | 乡村医生和卫生员 | 其他技术人员 | 管理人员 | 工勤技能人员 |
		小计	执业（助理）医师	执业医师	注册护士	药师（士）	技师（士）	其他				
2020	4339745	3123955	1536381	1037403	1057420	157001	118515	254638	795510	118788	104802	196690
2021	4431568	3301599	1614973	1102532	1149879	167647	135120	233980	696749	144487	73416	215317
东 部	1893823	1464828	741247	528455	508037	81018	56002	78524	217695	65083	37601	108616
中 部	1278992	920324	470045	302550	316217	42031	37950	54081	244714	42880	16416	54658
西 部	1258753	916447	403681	271527	325625	44598	41168	101375	234340	36524	19399	52043
北 京	90223	73156	35136	30523	26295	5339	3470	2916	2367	4167	3794	6739
天 津	40627	30914	16760	14442	8703	2423	1485	1543	3745	1824	1747	2397
河 北	231021	159505	102118	60085	39693	5460	3708	8526	56605	6200	2207	6504
山 西	113655	74903	42612	29701	23697	2828	2189	3577	29672	3877	1225	3978
内蒙古	79084	59797	31205	22443	18164	4265	1899	4264	13417	2764	926	2180
辽 宁	106568	78954	41007	31836	28768	3140	2492	3547	16036	3373	2285	5920
吉 林	85941	64520	33488	25440	22503	2581	1592	4356	12643	3323	1809	3646
黑龙江	80082	57466	30361	21590	16920	2709	2043	5433	13878	3202	2017	3519
上 海	82090	63144	28818	25840	25497	3747	3361	1721	500	2518	2577	13351
江 苏	295294	233853	114682	80341	84055	13336	10740	11040	21328	12691	6638	20784
浙 江	206286	176732	91065	71039	58374	11787	6353	9153	6474	6250	4685	12145
安 徽	175843	138081	71134	46149	51047	5004	5788	5108	26888	4299	1881	4694
福 建	126663	95568	45690	33581	33036	6891	4303	5648	16853	4730	1934	7578
江 西	122162	83790	38909	25865	28607	6303	5078	4893	29676	2978	871	4847
山 东	355827	256337	131663	86293	85749	12606	10147	16172	71765	13223	4311	10191
河 南	312631	209870	114170	64442	63713	9284	9376	13327	71914	10864	3003	16980
湖 北	186551	138178	62970	43335	53998	6031	6062	9117	29925	7594	3244	7610
湖 南	202127	153516	76401	46028	55732	7291	5822	8270	30118	6743	2366	9384
广 东	326305	269960	122629	85844	106551	15166	9065	16549	19357	8945	6791	21252
广 西	173984	130445	51027	32958	48480	9240	5552	16146	27116	5713	1490	9220
海 南	32919	26705	11679	8631	11316	1123	878	1709	2665	1162	632	1755
重 庆	106424	83044	39653	27789	30765	3690	3261	5675	13337	2762	2329	4952
四 川	296157	210561	99613	69479	74849	10190	8552	17357	54138	8194	5275	17989
贵 州	122227	86965	35433	21074	30675	3294	5657	11906	24672	4112	2973	3505
云 南	154815	111559	43676	29562	47113	2924	4836	13010	31797	5474	1517	4468
西 藏	19063	7819	3637	2640	1779	279	182	1942	10457	466	70	251
陕 西	125030	98127	43198	25976	29169	4856	5837	15067	18985	843	3175	3900
甘 肃	75591	55162	24464	16619	19620	2398	2381	6299	16376	1797	471	1785
青 海	19555	12113	5579	4160	3686	620	528	1700	6088	619	233	502
宁 夏	20193	16084	7121	5425	6073	1041	532	1317	2723	491	215	680
新 疆	66630	44771	19075	13402	15252	1801	1951	6692	15234	3289	725	2611

2-6-1 各地区社区卫生服务中心（站）人员数

| 地区 | 合计 | 卫生技术人员 | | | | | | | 其他技术人员 | 管理人员 | 工勤技能人员 |
		小计	执业（助理）医师	执业医师	注册护士	药师（士）	技师（士）	其他			
2020	647875	558404	233761	192139	219574	39966	26430	38673	27263	24457	37751
2021	682912	592061	245328	202900	237441	41989	32685	34618	33310	17082	40459
东　部	375539	326146	142378	120047	119815	27390	18314	18249	18114	8881	22398
中　部	162890	140295	56874	46194	62219	7176	7328	6698	8647	4069	9879
西　部	144483	125620	46076	36659	55407	7423	7043	9671	6549	4132	8182
北　京	41280	34792	15069	13071	11202	4016	2381	2124	2173	1427	2888
天　津	10867	9176	4206	3884	2874	864	561	671	725	506	460
河　北	21039	18376	9045	7461	7223	823	757	528	1058	528	1077
山　西	14844	12983	5577	4744	5950	493	460	503	772	325	764
内蒙古	15187	13117	5220	4251	5804	837	531	725	962	351	757
辽　宁	20693	17580	7396	6694	7771	988	866	559	1003	722	1388
吉　林	11365	8957	3441	2822	4015	499	436	566	993	471	944
黑龙江	15747	12705	4938	4054	5338	755	716	958	1156	661	1225
上　海	37897	32997	14062	12869	12451	2895	2439	1150	1879	1041	1980
江　苏	60651	52678	22764	18715	18969	4503	3418	3024	3120	955	3898
浙　江	49772	44125	20716	17013	14072	4069	2406	2862	2080	984	2583
安　徽	24659	22526	9452	7606	10311	913	1026	824	912	404	817
福　建	16466	14399	5982	5037	5277	1371	834	935	910	260	897
江　西	9207	8138	3074	2621	3687	582	535	260	373	195	501
山　东	48009	41739	17321	13567	16462	2801	2076	3079	3183	904	2183
河　南	33619	28723	12178	10002	12307	1279	1612	1347	1695	828	2373
湖　北	27095	23309	8769	7348	10648	1291	1367	1234	1457	766	1563
湖　南	26354	22954	9445	6997	9963	1364	1176	1006	1289	419	1692
广　东	64412	56285	24417	20602	21489	4839	2413	3127	1841	1441	4845
广　西	11229	9912	3766	3142	4224	799	582	541	460	202	655
海　南	4453	3999	1400	1134	2025	221	163	190	142	113	199
重　庆	17508	14909	5704	4400	6295	931	921	1058	723	638	1238
四　川	30856	26366	9873	7925	11654	1803	1517	1519	1275	862	2353
贵　州	16711	14531	4993	3512	6093	655	958	1832	861	597	722
云　南	12344	11114	4005	3167	5385	354	532	838	511	210	509
西　藏	331	268	153	119	72	12	20	11	11	2	50
陕　西	14146	12215	4055	3292	5090	731	930	1409	206	866	859
甘　肃	10259	9339	3285	2624	4645	393	412	604	473	135	312
青　海	2970	2607	937	777	1176	168	117	209	168	52	143
宁　夏	3344	3060	931	745	1488	278	108	255	123	22	139
新　疆	9598	8182	3154	2705	3481	462	415	670	776	195	445

2-6-2 2020年社区卫生服务中心人员性别、年龄、学历及职称构成（%）

分类	卫生技术人员							其他技术人员	管理人员
	合计	执业（助理）医师	执业医师	注册护士	药师（士）	技师（士）	其他		
总　计	100.0	100.0	100.0	100.0	100.0	100.0	100.0	100.0	100.0
按性别分									
男	23.8	41.8	41.6	0.8	24.5	30.5	35.3	27.2	38.0
女	76.2	58.2	58.4	99.2	75.5	69.5	64.7	72.8	62.0
按年龄分									
25 岁以下	4.8	0.7	0.1	7.3	3.3	6.2	13.9	4.0	2.1
25～34 岁	32.1	21.2	19.6	40.3	35.2	37.7	40.6	34.1	22.9
35～44 岁	31.7	34.8	35.5	30.3	33.3	29.7	22.5	33.7	30.8
45～54 岁	22.4	29.1	29.1	18.2	19.3	17.5	14.9	22.1	31.7
55～59 岁	4.8	6.7	7.2	2.9	5.5	4.4	3.5	4.1	8.6
60 岁及以上	4.3	7.5	8.5	0.9	3.4	4.5	4.6	2.0	3.9
按工作年限分									
5 年以下	15.9	11.2	9.6	17.6	12.1	19.0	32.2	17.9	11.7
5～9 年	19.4	16.1	15.6	22.1	19.4	21.3	22.2	21.9	14.6
10～19 年	27.6	26.1	27.0	29.6	32.7	25.8	21.9	28.6	24.9
20～29 年	22.3	27.5	27.6	19.2	20.7	20.2	14.0	20.1	25.8
30 年及以上	14.8	19.1	20.2	11.4	15.1	13.7	9.8	11.4	23.0
按学历分									
研究生	1.6	3.7	4.6	0.1	0.7	0.3	0.6	0.5	2.0
大学本科	41.6	52.7	60.4	32.2	44.0	41.2	28.7	38.6	43.2
大专	38.2	31.1	25.9	45.1	35.3	41.1	41.9	38.0	38.0
中专	17.3	11.4	8.3	22.2	16.8	16.1	24.3	17.0	12.0
高中及以下	1.3	1.1	0.8	0.5	3.3	1.4	4.5	5.9	4.8
按专业技术资格分									
正高	0.7	1.6	1.9	0.2	0.2	0.2	0.1	0.1	0.9
副高	5.5	10.0	12.3	2.8	2.3	2.7	0.6	0.7	5.3
中级	25.5	32.9	40.3	24.3	20.1	20.8	4.2	10.7	14.0
师级／助理	32.0	37.2	37.8	29.0	36.5	31.7	16.5	20.7	13.5
士级	27.0	12.3	2.1	37.1	30.4	33.3	44.6	37.9	15.7
不详	9.4	6.1	5.5	6.6	10.5	11.3	34.0	29.8	50.6
按聘任技术职务分									
正高	0.7	1.5	1.9	0.2	0.2	0.2	0.1	0.1	1.5
副高	5.6	10.3	12.7	2.8	2.4	2.9	0.6	0.7	9.3
中级	26.7	34.4	42.2	24.9	21.7	22.9	5.2	10.6	24.9
师级／助理	34.2	39.5	38.4	31.8	38.8	33.3	16.9	24.3	26.0
士级	25.7	11.3	2.5	36.2	30.4	32.8	38.5	34.5	25.4
待聘	7.0	3.0	2.3	4.2	6.5	7.9	38.6	29.9	12.8

2-6-3 2021年社区卫生服务中心人员性别、年龄、学历及职称构成（%）

分类	卫生技术人员							其他技术人员	管理人员
	合计	执业（助理）医师	执业医师	注册护士	药师（士）	技师（士）	其他		
总 计	100.0	100.0	100.0	100.0	100.0	100.0	100.0	100.0	100.0
按性别分									
男	23.7	42.0	41.7	1.0	24.2	30.0	36.6	27.5	39.0
女	76.3	58.0	58.3	99.0	75.8	70.0	63.4	72.5	61.0
按年龄分									
25 岁以下	5.8	0.9	0.1	8.8	4.1	7.6	15.5	4.6	2.3
25～34 岁	33.2	21.8	20.7	41.9	35.0	40.2	40.4	34.0	23.1
35～44 岁	30.6	34.0	35.0	28.9	33.2	27.8	21.8	33.2	31.2
45～54 岁	21.5	29.0	28.8	16.7	18.4	16.3	14.2	21.5	30.5
55～59 岁	4.6	6.7	7.0	2.6	5.3	3.9	3.2	4.0	8.2
60 岁及以上	4.4	7.6	8.4	1.1	4.0	4.3	4.8	2.7	4.8
按工作年限分									
5 年以下	18.3	12.4	10.7	20.7	14.4	22.7	35.4	20.5	12.7
5～9 年	19.2	15.8	15.6	22.0	18.8	21.7	21.2	20.9	14.2
10～19 年	27.3	26.2	27.3	29.3	32.3	24.6	20.4	28.0	25.1
20～29 年	20.6	26.2	26.2	17.2	19.3	18.0	13.1	18.7	24.7
30 年及以上	14.7	19.5	20.3	10.9	15.2	13.0	10.0	11.8	23.2
按学历分									
研究生	1.9	4.4	5.3	0.1	0.9	0.4	0.7	0.7	2.1
大学本科	42.1	53.1	59.9	33.0	44.0	41.9	30.7	39.8	45.0
大专	38.1	30.2	25.4	45.3	35.3	41.5	42.3	37.1	36.4
中专	16.6	11.2	8.5	21.1	16.4	15.0	22.5	16.0	11.8
高中及以下	1.3	1.2	0.9	0.5	3.4	1.3	3.8	6.5	4.6
按专业技术资格分									
正高	0.8	1.8	2.2	0.2	0.2	0.3	0.1	0.1	1.0
副高	6.2	11.4	13.9	3.3	2.7	3.2	0.6	1.0	5.3
中级	26.7	34.4	41.6	25.3	22.1	21.9	4.3	12.2	14.1
师级／助理	32.8	37.9	37.9	29.7	38.1	33.4	18.2	21.8	14.4
士级	27.9	11.5	1.7	38.1	31.2	35.1	49.9	39.7	16.3
不详	5.6	3.0	2.7	3.3	5.6	6.2	26.9	25.2	48.8
按聘任技术职务分									
正高	0.8	1.7	2.1	0.2	0.2	0.2	0.0	0.1	1.6
副高	6.2	11.4	13.9	3.2	2.7	3.1	0.6	0.9	8.3
中级	26.8	34.7	41.9	25.0	22.6	22.8	4.8	11.5	22.0
师级／助理	33.8	39.0	38.2	31.3	38.8	33.6	16.9	23.5	24.0
士级	26.0	11.1	2.2	36.2	29.9	33.2	40.6	35.2	23.8
待聘	6.4	2.1	1.7	4.1	5.7	7.1	37.0	28.9	20.4

2-7-1 各地区乡镇卫生院人员数

地区	合计	卫生技术人员							其他技术人员	管理人员	工勤技能人员
		小计	执业（助理）医师	执业医师	注册护士	药师（士）	技师（士）	其他			
2020	1481230	1267426	520116	312277	408550	79401	75727	183632	69517	42069	102218
2021	1492416	1284512	525274	321373	424982	80977	82936	170343	79071	24526	104307
东 部	514609	441094	190899	121889	145760	31707	26236	46492	27852	7994	37669
中 部	472575	401466	175414	106410	134125	24818	26481	40628	27071	7606	36432
西 部	505232	441952	158961	93074	145097	24452	30219	83223	24148	8926	30206
北 京											
天 津	5936	5199	2667	2250	1241	417	345	529	310	209	218
河 北	60641	51531	28774	16430	12011	2367	2243	6136	4006	816	4288
山 西	27426	22448	11483	7498	5981	1287	1275	2422	2209	496	2273
内蒙古	22938	20243	10116	6697	4960	1279	1093	2795	1312	319	1064
辽 宁	24125	18319	8694	5798	5767	1138	1064	1656	1804	796	3206
吉 林	23174	18223	8547	5878	5594	985	857	2240	1816	1000	2135
黑龙江	21982	18152	8276	5438	3911	1135	994	3836	1480	807	1543
上 海											
江 苏	105303	90973	40143	27811	32766	6074	5469	6521	5272	1331	7727
浙 江	53918	47904	22332	15662	13721	4561	2627	4663	1834	914	3266
安 徽	63688	58103	27296	17669	20280	3115	3809	3603	2299	695	2591
福 建	41088	34752	12588	8846	12340	3377	2531	3916	2423	577	3336
江 西	53345	46897	17929	12437	16337	4138	4340	4153	2120	345	3983
山 东	110638	96195	40137	26333	31302	6438	6586	11732	7663	1343	5437
河 南	113715	90585	40747	22975	26305	5557	7142	10834	8181	1584	13365
湖 北	80434	70085	28462	16980	27112	3628	3878	7005	4670	1480	4199
湖 南	88811	76973	32674	17535	28605	4973	4186	6535	4296	1199	6343
广 东	99670	85228	31484	16187	32296	6644	4796	10008	3749	1764	8929
广 西	85964	73299	22309	11424	26173	5488	4630	14699	4602	673	7390
海 南	13290	10993	4080	2572	4316	691	575	1331	791	244	1262
重 庆	36276	31271	12910	8039	10632	1671	1943	4115	1570	995	2440
四 川	114843	98133	38397	23090	33728	5586	6111	14311	5437	2390	8883
贵 州	54906	48283	17063	9090	15477	2129	4351	9263	2675	1796	2152
云 南	63878	56563	18798	10664	20751	1812	3895	11307	3990	501	2824
西 藏	6326	5744	2269	1544	1175	249	149	1902	403	45	134
陕 西	47601	43331	11913	7228	12056	2827	4393	12142	577	1604	2089
甘 肃	32895	30304	11812	7591	10320	1617	1722	4833	1050	239	1302
青 海	6368	5869	2447	1729	1500	267	325	1330	284	59	156
宁 夏	6452	5762	2449	1748	1621	505	317	870	284	91	315
新 疆	26785	23150	8478	4230	6704	1022	1290	5656	1964	214	1457

2-7-2　2020年乡镇卫生院人员性别、年龄、学历及职称构成（%）

分类	卫生技术人员							其他技术人员	管理人员
	合计	执业（助理）医师	执业医师	注册护士	药师（士）	技师（士）	其他		
总　计	100.0	100.0	100.0	100.0	100.0	100.0	100.0	100.0	100.0
按性别分									
男	35.2	57.3	59.4	1.5	37.7	40.3	44.7	39.9	57.8
女	64.8	42.7	40.6	98.5	62.3	59.7	55.3	60.1	42.2
按年龄分									
25 岁以下	6.9	1.1	0.1	11.1	4.2	9.1	12.7	5.5	2.0
25～34 岁	33.4	21.6	17.5	45.2	32.1	44.7	35.2	33.6	20.7
35～44 岁	28.4	33.1	33.1	25.9	27.2	23.8	24.2	29.3	29.8
45～54 岁	23.4	32.4	34.2	15.5	23.8	16.8	19.7	23.6	33.9
55～59 岁	4.8	6.8	8.3	1.9	8.3	3.8	4.5	5.1	9.4
60 岁及以上	3.1	5.0	6.8	0.5	4.4	1.8	3.7	2.9	4.1
按工作年限分									
5 年以下	20.1	13.1	9.2	24.1	15.4	26.0	29.0	21.4	11.3
5～9 年	20.7	15.8	13.8	26.6	19.1	24.5	20.3	21.6	13.3
10～19 年	21.7	22.1	22.0	22.9	20.0	18.8	20.2	23.2	21.0
20～29 年	24.3	31.2	33.4	19.0	25.6	19.8	19.2	21.3	31.1
30 年及以上	13.2	17.9	21.5	7.4	19.9	10.9	11.4	12.5	23.3
按学历分									
研究生	0.1	0.3	0.4	0.0	0.1	0.0	0.0	0.1	0.2
大学本科	22.1	28.7	40.3	17.9	23.4	21.3	14.3	18.0	23.4
大专	42.8	43.0	38.4	44.2	35.5	48.6	40.6	36.1	40.8
中专	32.8	26.4	19.3	37.1	34.6	28.2	40.2	34.9	26.1
高中及以下	2.2	1.6	1.5	0.8	6.4	1.9	4.9	10.8	9.5
按专业技术资格分									
正高	0.2	0.5	0.8	0.1	0.1	0.1	0.0	0.0	0.2
副高	3.0	5.4	9.4	2.0	1.7	1.3	0.2	0.3	2.2
中级	13.9	18.9	31.8	14.7	13.4	9.7	2.0	5.2	9.2
师级／助理	30.9	43.0	48.5	26.6	31.4	24.6	12.8	14.7	16.2
士级	41.8	26.3	5.4	49.3	44.2	52.4	59.3	52.1	27.3
不详	10.2	5.8	4.0	7.4	9.2	12.0	25.6	27.6	44.9
按聘任技术职务分									
正高	0.2	0.5	0.8	0.1	0.1	0.1	0.0	0.1	0.3
副高	3.1	5.6	9.7	2.1	1.8	1.4	0.2	0.4	3.5
中级	14.7	20.1	33.6	15.2	14.7	10.8	2.5	5.8	15.7
师级／助理	32.6	45.6	48.2	28.1	31.5	25.3	13.4	15.8	27.4
士级	39.0	23.9	5.5	47.2	43.8	50.9	52.5	47.6	40.9
待聘	10.5	4.3	2.2	7.4	8.1	11.6	31.3	30.3	12.1

2-7-3　2021年乡镇卫生院人员性别、年龄、学历及职称构成（%）

分类	卫生技术人员							其他技术人员	管理人员
	合计	执业（助理）医师	执业医师	注册护士	药师（士）	技师（士）	其他		
总　计	100.0	100.0	100.0	100.0	100.0	100.0	100.0	100.0	100.0
按性别分									
男	34.7	57.5	59.4	1.6	36.6	39.7	45.2	39.5	59.1
女	65.3	42.5	40.6	98.4	63.4	60.3	54.8	60.5	40.9
按年龄分									
25 岁以下	8.3	1.6	0.2	12.7	5.6	11.5	14.5	6.5	2.3
25～34 岁	34.4	20.9	18.1	46.3	33.1	46.9	37.7	33.8	21.0
35～44 岁	26.7	32.0	32.0	23.9	25.8	21.3	22.8	28.0	29.0
45～54 岁	22.2	32.5	33.7	14.4	21.9	14.9	16.9	22.5	33.1
55～59 岁	4.7	7.1	8.2	1.9	7.9	3.4	4.0	5.3	9.1
60 岁及以上	3.7	6.0	7.8	0.8	5.7	1.9	4.1	3.9	5.4
按工作年限分									
5 年以下	22.6	13.9	9.9	26.7	17.9	30.4	32.8	24.5	12.4
5～9 年	20.8	15.2	14.2	26.5	19.5	24.9	21.2	21.5	13.6
10～19 年	21.4	22.2	22.5	22.6	19.9	17.5	19.5	21.9	20.5
20～29 年	21.7	29.5	31.1	16.4	22.7	17.0	15.8	19.1	29.2
30 年及以上	13.5	19.1	22.4	7.7	20.1	10.2	10.7	13.0	24.3
按学历分									
研究生	0.1	0.3	0.5	0.0	0.1	0.0	0.1	0.1	0.3
大学本科	23.9	31.0	41.3	19.2	25.1	23.7	16.8	20.1	26.7
大专	43.3	42.1	37.9	45.6	36.1	49.8	42.2	36.4	41.4
中专	30.5	24.8	18.6	34.4	31.9	24.6	36.8	31.8	22.7
高中及以下	2.2	1.8	1.7	0.8	6.7	1.8	4.2	11.6	8.9
按专业技术资格分									
正高	0.3	0.7	1.1	0.1	0.1	0.1	0.0	0.0	0.2
副高	3.6	6.5	10.7	2.5	2.2	1.6	0.3	0.5	2.6
中级	15.1	21.0	33.4	15.8	14.8	10.7	2.4	6.3	10.4
师级／助理	31.9	44.9	48.3	27.6	31.9	26.4	13.6	16.4	17.4
士级	42.2	23.8	4.3	49.3	45.0	53.8	63.9	54.5	27.6
不详	7.0	3.2	2.1	4.8	6.0	7.4	19.8	22.2	41.7
按聘任技术职务分									
正高	0.3	0.6	1.0	0.1	0.1	0.1	0.0	0.0	0.3
副高	3.6	6.6	10.8	2.5	2.3	1.6	0.3	0.5	3.8
中级	15.3	21.5	34.2	15.7	15.3	11.1	2.6	6.3	15.7
师级／助理	32.3	45.9	47.8	28.1	31.3	25.7	12.9	16.2	26.2
士级	38.8	22.7	4.8	46.7	43.1	50.3	53.3	47.7	38.4
待聘	9.7	2.7	1.5	6.9	7.8	11.2	30.9	29.3	15.6

2-8-1 村卫生室乡村医生和卫生员数

年份	乡村医生和卫生员		
	合计	乡村医生	卫生员
1980	1463406	607879	2357370
1985	1293094	643022	650072
1990	1231510	776859	454651
1995	1331017	955933	375084
1996	1316095	954630	361465
1997	1317786	972288	345498
1998	1327633	990217	337416
1999	1324937	1009665	315272
2000	1319357	1019845	299512
2001	1290595	1021542	269053
2003	867778	791956	75822
2004	883075	825672	57403
2005	916532	864168	52364
2006	957459	906320	51139
2007	931761	882218	49543
2008	938313	893535	44778
2009	1050991	995449	55542
2010	1091863	1031828	60035
2011	1126443	1060548	65895
2012	1094419	1022869	71550
2013	1081063	1004502	76561
2014	1058182	985692	72490
2015	1031525	962514	69011
2016	1000324	932936	67388
2017	968611	900995	67616
2018	907098	845436	61662
2019	842302	792074	50228
2020	791927	746715	45212
2021	690561	671298	19263

注：① 1985 年以前的乡村医生系赤脚医生；② 2010 年前系每千农业人口乡村医生和卫生员。

2-8-2 村卫生室人员数

按主办单位分	人员总数	执业（助理）医师	注册护士	药师	乡村医生	卫生员
2010	1292410	173275	27272	–	1031828	60035
2015	1447712	309923	106264	–	962514	69011
2016	1435766	319797	115645	–	932936	67388
2017	1454890	351723	134556	–	900995	67616
2018	1441005	381353	152554	–	845436	61662
2019	1445525	435471	167752	–	792074	50228
2020	1442311	465214	185170	–	746715	45212
2021	1363361	475824	193057	3919	671298	19263
村办	571978	155434	22002	2282	382505	9755
乡卫生院设点	496555	238340	158412		95233	4570
联合办	54268	15632	2004	299	35408	925
私人办	161766	44531	7281	1014	106566	2374
其他	78794	21887	3358	324	51586	1639

注：本表包括卫生院在村卫生室工作的执业（助理）医师和注册护士。

2-8-3 2020年村卫生室人员性别、年龄、学历及职称构成（%）

分类	合计	执业（助理）医师	注册护士	乡村医生
总　计	100.0	100.0	100.0	100.0
按性别分				
男	65.9	65.2	30.0	68.3
女	34.1	34.8	70.0	31.7
按年龄分				
25 岁以下	1.1	0.3	6.4	0.7
25～34 岁	6.0	4.3	29.4	4.3
35～44 岁	25.6	38.4	28.2	22.4
45～54 岁	34.8	44.0	21.4	33.7
55～59 岁	10.6	6.6	4.7	12.1
60 岁及以上	21.9	6.3	9.9	26.8
按工作年限分				
5 年以下	13.7	11.7	32.5	8.3
5～9 年	9.4	10.9	18.3	8.6
10～19 年	29.7	39.1	27.5	29.4
20～29 年	24.3	27.9	12.3	25.5
30 年及以上	22.9	10.5	9.4	28.2
按学历分				
大学本科及以上	10.5	22.5	22.3	7.1
大专	26.0	19.7	24.2	27.3
中专	51.5	54.6	49.1	53.3
中专水平	4.3	1.6	2.1	4.9
高中及以下	7.7	1.6	2.3	7.4
按专业技术资格分				
副高及以上	0.1	0.2	0.1	
中级	0.7	1.9	1.1	
师级／助理	13.7	45.4	8.5	
士级	34.9	50.2	51.2	
不详	50.6	2.3	39.1	
按聘任技术职务分				
副高及以上	0.1	0.2	0.1	
中级	1.7	2.4	2.5	
师级／助理	27.1	49.9	14.6	
士级	57.4	38.2	73.1	
待聘	13.8	9.2	9.7	

2-8-4　2021年村卫生室人员性别、年龄、学历及职称构成（%）

分类	合计	执业（助理）医师	注册护士	乡村医生
总计	100.0	100.0	100.0	100.0
按性别分				
男	64.8	65.1	24.0	67.3
女	35.2	34.9	76.0	32.7
按年龄分				
25 岁以下	1.0	0.3	6.1	0.7
25～34 岁	6.2	4.0	33.1	4.4
35～44 岁	23.3	32.2	27.7	19.9
45～54 岁	36.2	46.4	20.2	34.0
55～59 岁	10.7	8.1	4.3	12.1
60 岁及以上	22.6	8.9	8.6	28.8
按工作年限分				
5 年以下	11.6	11.0	34.9	9.0
5～9 年	9.7	10.5	19.5	8.7
10～19 年	29.2	36.3	26.2	28.0
20～29 年	25.2	28.9	11.2	25.4
30 年及以上	24.2	13.3	8.3	28.9
按学历分				
大学本科及以上	9.9	17.5	22.6	6.7
大专	31.2	28.1	26.6	32.5
中专	48.3	52.1	47.4	49.0
中专水平	2.9	0.9	1.3	3.4
高中及以下	7.8	1.3	2.0	8.4
按专业技术资格分				
副高及以上	0.1	0.2	0.1	
中级	0.8	1.8	1.6	
师级／助理	14.5	40.3	10.0	
士级	35.1	46.6	60.6	
不详	49.5	11.0	27.7	
按聘任技术职务分				
副高及以上	0.1	0.2	0.2	
中级	1.0	2.0	2.7	
师级／助理	17.0	39.6	13.4	
士级	37.9	39.6	70.0	
待聘	44.0	18.6	13.7	

2-8-5 各地区村卫生室人员数

地区	人员总数	执业（助理）医师	注册护士	药师（士）	乡村医生和卫生员		
					合计	乡村医生	卫生员
2020	1442311	465214	185170	–	791927	746715	45212
2021	1363361	475824	193057	3919	690561	671298	19263
东　部	482438	196145	71185	724	214384	209266	5118
中　部	496931	176546	75074	2850	242461	233751	8710
西　部	383992	103133	46798	345	233716	228281	5435
北　京	4206	1422	417	10	2357	2331	26
天　津	7370	2571	1042	12	3745	3557	188
河　北	111934	48160	9382	138	54254	53766	488
山　西	51822	16313	5822	57	29630	27719	1911
内蒙古	28491	10900	4324	80	13187	12758	429
辽　宁	31718	10894	4793	33	15998	15869	129
吉　林	21536	6666	3193	50	11627	11381	246
黑龙江	27491	10511	3052	65	13863	13679	184
上　海	4576	2935	1097	44	500	438	62
江　苏	72747	36228	15133	124	21262	20055	1207
浙　江	29392	15344	7529	64	6455	6164	291
安　徽	45954	15860	3193	132	26769	25292	1477
福　建	33742	11933	4923	93	16793	16650	143
江　西	57567	17259	9654	1176	29478	28902	576
山　东	134361	45749	16900	160	71552	70134	1418
河　南	151166	57099	21473	1124	71470	68481	2989
湖　北	65534	21173	14350	109	29902	29320	582
湖　南	75861	31665	14337	137	29722	28977	745
广　东	44647	18379	7417	43	18808	17793	1015
广　西	34636	5790	1850	49	26947	26534	413
海　南	7745	2530	2552	3	2660	2509	151
重　庆	20660	6341	969	13	13337	13288	49
四　川	93029	28257	10652	50	54070	53262	808
贵　州	34173	6556	2941	24	24652	23871	781
云　南	46433	8622	6011	17	31783	31554	229
西　藏	12374	1252	666	4	10452	9773	679
陕　西	36122	14050	3035	52	18985	18362	623
甘　肃	35007	10860	7844	28	16275	15966	309
青　海	9841	2474	1278	6	6083	5768	315
宁　夏	5806	1785	1301	1	2719	2676	43
新　疆	27420	6246	5927	21	15226	14469	757

注：本表包括乡镇卫生院在村卫生室工作的执业（助理）医师和注册护士。

2-9-1 专业公共卫生机构人员数

| 机构分类 | 合计 | 卫生技术人员 | | | | | | | 其他技术人员 | 管理人员 | 工勤技能人员 |
		小计	执业（助理）医师	执业医师	注册护士	药师（士）	技师（士）	其他			
2020	924944	727229	251828	222747	248395	23519	71906	131581	58210	58424	81081
2021	958156	764391	259626	231823	264455	24784	82797	132729	66192	44450	83123
按城乡分											
城市	506753	403787	139894	132296	146179	12565	47517	57632	35963	25515	41488
农村	441403	350604	119732	99527	118276	12219	35280	65097	30229	18935	41635
按登记注册类型分											
公立	937218	746134	257950	230380	260259	24629	81989	121307	65467	43877	81740
非公立	10938	8257	1676	1443	4196	155	808	1422	725	573	1383
按主办单位分											
政府办	918951	733291	253517	226375	256105	24258	80778	118633	63366	42483	79811
社会办	26348	18988	5513	4970	7214	457	1870	3934	2665	1837	2858
个人办	2857	2112	596	478	1136	69	149	162	161	130	454

注：①人员总计中包括公务员中卫生监督员10000名；②2021年每万人口专业公共卫生机构人员为6.79人。

2-9-2 各地区专业公共卫生机构人员数

地区	合计	卫生技术人员							其他技术人员	管理人员	工勤技能人员
		小计	执业（助理）医师	执业医师	注册护士	药师（士）	技师（士）	其他			
2020	924944	727229	251828	222747	248395	23519	71906	131581	58210	58424	81081
2021	958156	764391	259626	231823	264455	24784	82797	132729	66192	44450	83123
东 部	375480	297718	108374	99314	102207	10334	31306	45497	28481	16478	32803
中 部	286526	225306	76121	66564	80289	7109	24239	37548	20651	13520	27049
西 部	286150	231367	75131	65945	81959	7341	27252	39684	17060	14452	23271
北 京	16160	12804	4640	4454	3792	372	1381	2619	1044	756	1556
天 津	6811	5186	2269	2154	900	107	663	1247	810	535	280
河 北	46118	35406	12807	10829	11498	942	3255	6904	4365	1691	4656
山 西	22772	17408	5666	5033	5213	472	1800	4257	1896	1330	2138
内蒙古	20308	16565	6096	5405	4402	527	1971	3569	1729	874	1140
辽 宁	18362	13560	5246	4726	2828	263	1712	3511	1753	1618	1431
吉 林	16307	11902	4591	4138	3226	338	1321	2426	1584	1441	1380
黑龙江	21489	16300	5212	4495	4031	445	1866	4746	1761	1485	1943
上 海	14008	9588	4017	3805	2270	145	1134	2022	1043	624	2753
江 苏	43289	34093	13445	12867	10289	1006	3593	5760	4043	1803	3350
浙 江	38894	32574	12708	12227	11141	1168	3438	4119	2254	1181	2885
安 徽	24920	20832	7672	6747	6075	537	2546	4002	1740	923	1425
福 建	25636	20266	7104	6478	6378	748	2444	3592	2082	862	2426
江 西	35360	29459	9954	8910	12184	1289	3148	2884	1765	1128	3008
山 东	71374	57740	20473	18667	21524	2006	5805	7932	6696	2677	4261
河 南	75483	54245	16846	14100	20225	1665	5580	9929	6368	4053	10817
湖 北	43388	36548	12255	10826	14566	1073	3881	4773	3003	1453	2384
湖 南	46807	38612	13925	12315	14769	1290	4097	4531	2534	1707	3954
广 东	86868	70135	23363	21038	28936	3353	7113	7370	3971	4276	8486
广 西	49219	39760	12387	11173	16638	1649	4750	4336	3033	1708	4718
海 南	7960	6366	2302	2069	2651	224	768	421	420	455	719
重 庆	16247	12885	4182	3888	4837	375	1531	1960	993	1003	1366
四 川	53099	42524	14327	12941	16001	1314	5498	5384	3290	2537	4748
贵 州	28043	23513	7584	6550	8531	716	2520	4162	1285	1626	1619
云 南	37829	31744	10651	9186	11495	854	3567	5177	2038	1157	2890
西 藏	2337	1934	922	654	265	46	195	506	183	55	165
陕 西	30814	24272	5865	5067	8035	893	2599	6880	753	2683	3106
甘 肃	21636	16673	5365	4674	6197	422	1657	3032	1490	1568	1905
青 海	3908	3178	1213	1037	693	67	448	757	299	172	259
宁 夏	6006	5023	1879	1690	1644	174	585	741	297	274	412
新 疆	16704	13296	4660	3680	3221	304	1931	3180	1670	795	943

2-10-1 各地区妇幼保健院（所、站）人员数

| 地区 | 合计 | 卫生技术人员 | | | | | | | 其他技术人员 | 管理人员 | 工勤技能人员 |
		小计	执业（助理）医师	执业医师	注册护士	药师（士）	技师（士）	其他			
2020	514734	428809	152076	136820	196000	17204	31200	32329	25410	22655	37860
2021	542332	454195	159332	144428	210259	18521	38516	27567	28849	19259	40029
东　部	213342	178926	65971	61119	80822	7702	14433	9998	12062	7042	15312
中　部	159760	133420	47862	42842	62664	5064	11356	6474	8979	5597	11764
西　部	169230	141849	45499	40467	66773	5755	12727	11095	7808	6620	12953
北　京	7144	6042	2535	2485	2443	293	505	266	274	269	559
天　津	1412	1052	607	557	208	45	118	74	171	110	79
河　北	28742	23457	9529	8112	9685	805	1691	1747	2142	743	2400
山　西	11909	9324	3538	3167	4022	348	722	694	925	558	1102
内蒙古	10063	8366	3292	2963	3503	378	697	496	723	376	598
辽　宁	4672	3640	1740	1604	1248	109	336	207	418	328	286
吉　林	6857	5117	2215	2036	2051	194	384	273	637	574	529
黑龙江	7960	6185	2509	2223	2404	253	516	503	534	508	733
上　海	2932	2532	991	983	1166	95	223	57	143	128	129
江　苏	21161	17722	7034	6764	7846	737	1455	650	1485	741	1213
浙　江	25934	22328	8745	8456	10029	1040	1611	903	1126	695	1785
安　徽	12758	11029	4352	3888	4445	401	1011	820	740	429	560
福　建	13593	11460	4182	3846	4965	532	1082	699	784	352	997
江　西	22437	19371	6615	6035	9526	937	1689	604	871	585	1610
山　东	45137	38041	13677	12626	17700	1463	3184	2017	3558	1179	2359
河　南	42759	34570	11661	10063	16598	1236	3090	1985	2692	1393	4104
湖　北	26320	23048	7790	7040	11649	753	1914	942	1488	620	1164
湖　南	28760	24776	9182	8390	11969	942	2030	653	1092	930	1962
广　东	57872	48603	15614	14413	23545	2420	3859	3165	1766	2293	5210
广　西	33885	28345	8530	7817	14134	1319	2959	1403	1559	840	3141
海　南	4743	4049	1317	1273	1987	163	369	213	195	204	295
重　庆	10491	8550	2686	2533	4298	325	702	539	427	502	1012
四　川	31705	26512	8770	8051	13000	1116	2356	1270	1420	1285	2488
贵　州	18231	15546	4957	4270	7260	571	1306	1452	773	898	1014
云　南	22861	19633	5921	5085	9471	714	1699	1828	1129	667	1432
西　藏	703	533	187	134	161	27	38	120	73	19	78
陕　西	18024	14821	4003	3503	6380	635	1338	2465	292	1275	1636
甘　肃	11777	9831	3344	2951	4843	272	700	672	732	292	922
青　海	1440	1186	505	425	387	43	73	178	105	66	83
宁　夏	3821	3302	1264	1103	1389	156	294	199	169	134	216
新　疆	6229	5224	2040	1632	1947	199	565	473	406	266	333

2-10-2　2020年妇幼保健院（所、站）人员性别、年龄、学历及职称构成（%）

分类	卫生技术人员							其他技术人员	管理人员
	合计	执业（助理）医师	执业医师	注册护士	药师（士）	技师（士）	其他		
总　计	100.0	100.0	100.0	100.0	100.0	100.0	100.0	100.0	100.0
按性别分									
男	14.9	26.4	26.7	1.1	25.1	30.0	24.0	32.1	39.8
女	85.1	73.6	73.3	98.9	74.9	70.0	76.0	67.9	60.2
按年龄分									
25 岁以下	6.0	0.3	0.1	9.2	3.1	5.3	13.4	3.6	1.9
25～34 岁	39.7	23.3	22.4	50.2	36.3	44.1	47.8	37.7	23.5
35～44 岁	28.4	34.2	34.0	25.2	30.8	28.1	22.0	30.5	29.0
45～54 岁	19.2	29.7	30.0	12.5	22.1	16.9	12.8	22.2	31.8
55～59 岁	4.8	8.5	9.2	2.4	5.8	4.2	2.6	4.4	10.4
60 岁及以上	1.9	4.0	4.4	0.5	1.9	1.4	1.4	1.6	3.4
按工作年限分									
5 年以下	18.5	10.8	10.1	20.9	14.8	19.5	36.3	18.2	11.3
5～9 年	22.8	15.6	15.5	28.0	19.8	25.0	23.0	22.3	13.1
10～19 年	26.0	25.0	25.0	28.1	26.8	25.2	19.1	25.6	21.3
20～29 年	19.8	28.2	27.8	14.7	22.6	18.3	13.8	19.8	26.7
30 年及以上	13.0	20.3	21.5	8.3	16.0	12.0	7.8	14.0	27.7
按学历分									
研究生	3.8	8.7	9.9	0.1	4.2	3.7	3.5	2.8	3.8
大学本科	39.7	54.1	58.8	28.3	41.1	43.2	38.3	41.3	44.2
大专	40.9	28.2	24.0	51.1	35.1	40.0	41.3	38.4	36.4
中专	15.1	8.6	7.1	20.2	17.8	12.4	15.5	12.6	10.5
高中及以下	0.4	0.2	0.2	0.2	1.8	0.7	1.4	4.9	5.0
按专业技术资格分									
正高	1.8	4.3	4.9	0.3	0.7	0.9	0.3	0.1	1.9
副高	7.8	15.9	18.0	3.5	5.1	5.5	1.7	2.6	6.8
中级	22.7	32.7	36.4	18.5	22.6	20.5	6.7	15.3	13.2
师级／助理	30.9	34.9	33.9	28.6	36.3	33.8	22.5	22.6	12.6
士级	29.4	7.6	2.6	43.3	28.3	30.6	42.1	34.2	13.5
不详	7.4	4.6	4.2	5.7	7.0	8.7	26.6	25.2	52.1
按聘任技术职务分									
正高	1.7	4.2	4.7	0.3	0.6	0.8	0.3	0.2	3.4
副高	7.7	15.8	17.8	3.3	4.9	5.4	1.8	2.5	11.5
中级	23.0	33.7	37.5	18.3	23.2	21.2	7.3	15.2	24.4
师级／助理	31.6	36.0	34.3	29.6	36.7	33.8	20.9	26.5	23.9
士级	28.0	7.0	2.7	42.3	27.8	30.0	35.4	31.3	21.9
待聘	8.0	3.4	2.9	6.2	6.9	8.8	34.5	24.3	14.8

2-10-3 2021年妇幼保健院（所、站）人员性别、年龄、学历及职称构成（%）

分类	卫生技术人员							其他技术人员	管理人员
	合计	执业（助理）医师	执业医师	注册护士	药师（士）	技师（士）	其他		
总 计	100.0	100.0	100.0	100.0	100.0	100.0	100.0	100.0	100.0
按性别分									
男	14.9	26.5	26.7	1.2	24.4	29.7	25.4	31.3	40.3
女	85.1	73.5	73.3	98.8	75.6	70.3	74.6	68.7	59.7
按年龄分									
25 岁以下	7.1	0.5	0.1	10.8	4.2	7.6	13.9	4.5	2.2
25～34 岁	40.6	23.6	22.9	50.8	37.6	45.6	49.4	38.4	24.4
35～44 岁	26.8	33.4	33.5	23.4	29.5	25.6	19.9	28.8	28.1
45～54 岁	17.8	28.7	28.6	11.4	20.0	15.1	11.1	20.3	29.9
55～59 岁	4.8	8.6	9.2	2.6	5.8	4.0	2.4	4.6	10.2
60 岁及以上	2.8	5.2	5.7	1.0	3.0	2.1	3.4	3.3	5.3
按工作年限分									
5 年以下	21.2	11.9	11.0	24.0	18.4	24.0	40.5	21.7	13.4
5～9 年	22.4	15.6	15.6	27.4	19.6	24.5	21.8	21.5	12.6
10～19 年	25.3	25.0	25.4	27.2	26.2	24.0	17.5	24.4	21.3
20～29 年	17.7	26.1	25.7	12.8	19.7	15.9	11.4	17.4	24.5
30 年及以上	13.4	21.4	22.3	8.6	16.2	11.6	8.8	15.0	28.1
按学历分									
研究生	3.9	9.1	10.1	0.2	4.4	3.8	3.5	3.2	4.9
大学本科	41.8	55.6	59.2	30.9	43.9	46.2	41.5	43.6	46.4
大专	39.9	26.9	23.4	50.4	33.5	38.4	39.1	36.6	34.5
中专	13.9	8.2	7.2	18.2	16.1	11.0	14.5	11.9	9.6
高中及以下	0.5	0.2	0.2	0.3	2.1	0.7	1.4	4.7	4.6
按专业技术资格分									
正高	2.1	5.2	5.7	0.4	0.9	1.1	0.4	0.2	1.8
副高	8.8	18.1	20.0	4.2	5.7	6.1	1.9	3.2	7.2
中级	24.8	35.3	38.6	21.0	25.5	22.9	7.2	18.1	15.1
师级/助理	32.1	33.8	32.4	31.6	36.9	35.1	24.5	24.1	13.5
士级	27.9	5.8	1.6	40.3	27.0	30.1	45.1	33.8	13.6
不详	4.2	1.9	1.7	2.5	4.0	4.7	20.9	20.6	48.8
按聘任技术职务分									
正高	2.0	5.0	5.5	0.4	0.8	1.0	0.4	0.3	3.0
副高	8.6	17.7	19.6	4.0	5.5	6.0	1.9	3.0	11.2
中级	24.7	35.5	38.8	20.5	25.3	22.8	7.4	17.2	24.2
师级/助理	31.9	34.1	32.5	31.9	36.6	34.2	20.3	26.2	22.5
士级	26.1	5.8	1.9	38.5	25.6	28.3	36.2	30.4	20.7
待聘	6.7	1.8	1.6	4.7	6.2	7.6	33.7	22.9	18.4

2-11-1　各地区疾病预防控制中心人员数

地区	合计	卫生技术人员							其他技术人员	管理人员	工勤技能人员
		小计	执业（助理）医师	执业医师	注册护士	药师（士）	技师（士）	其他			
2020	194425	145229	71736	62387	15916	2871	29338	25368	16802	13891	18503
2021	209550	158475	74192	65055	17868	3145	32990	30280	20498	11959	18618
东　部	74914	57010	28564	26184	4499	892	12034	11021	8257	4012	5635
中　部	63252	45415	20333	17105	6404	1148	9339	8191	6430	3920	7487
西　部	71384	56050	25295	21766	6965	1105	11617	11068	5811	4027	5496
北　京	3563	2953	1243	1230	122	8	706	874	278	203	129
天　津	2314	1796	985	950	119	24	406	262	226	190	102
河　北	9239	6507	2651	2192	651	98	1206	1901	1210	409	1113
山　西	5091	3501	1611	1382	395	93	766	636	513	542	535
内蒙古	6625	5158	2525	2197	527	111	1012	983	742	336	389
辽　宁	6606	4703	2313	2052	467	70	1077	776	725	756	422
吉　林	4563	3362	1593	1392	366	55	656	692	459	459	283
黑龙江	6812	5014	1904	1582	473	119	1045	1473	849	525	424
上　海	3279	2549	1502	1490	33	4	680	330	506	117	107
江　苏	10994	8811	5112	4964	550	143	1574	1432	1251	332	600
浙　江	6354	5118	3028	2934	177	48	1350	515	628	233	375
安　徽	5728	4713	2348	2028	436	72	1062	795	465	235	315
福　建	6923	5200	2300	2079	472	85	1093	1250	755	231	737
江　西	5739	4654	2139	1868	906	133	977	499	350	209	526
山　东	13183	10182	4778	4283	850	203	1822	2529	1549	739	713
河　南	16663	9714	3930	3050	1585	278	1798	2123	2045	1209	3695
湖　北	8993	7259	3260	2800	1297	165	1463	1074	856	333	545
湖　南	9663	7198	3548	3003	946	233	1572	899	893	408	1164
广　东	10832	7984	4035	3504	906	191	1850	1002	995	683	1170
广　西	8111	6439	3126	2745	969	198	1349	797	694	258	720
海　南	1627	1207	617	506	152	18	270	150	134	119	167
重　庆	3425	2562	1258	1146	191	28	651	434	331	297	235
四　川	14007	10509	4843	4235	1180	141	2563	1782	1407	765	1326
贵　州	6175	5071	2354	2036	567	115	994	1041	291	506	307
云　南	9690	7968	3889	3379	907	90	1540	1542	642	290	790
西　藏	1520	1301	720	511	82	19	119	361	107	29	83
陕　西	6596	5063	1511	1256	778	171	923	1680	239	711	583
甘　肃	4775	3688	1623	1407	638	116	805	506	222	400	465
青　海	1535	1271	585	495	209	21	268	188	101	53	110
宁　夏	1198	991	540	518	94	13	238	106	62	48	97
新　疆	7727	6029	2321	1841	823	82	1155	1648	973	334	391

2-11-2 2020年疾病预防控制中心人员性别、年龄、学历及职称构成（%）

| 分类 | 卫生技术人员 | | | | | | 其他技术人员 | 管理人员 |
	小计	执业（助理）医师	执业医师	药师（士）	技师（士）	其他		
总　计	100.0	100.0	100.0	100.0	100.0	100.0	100.0	100.0
按性别分								
男	41.8	51.3	51.6	35.4	39.8	43.8	40.4	53.9
女	58.2	48.7	48.4	64.6	60.2	56.2	59.6	46.1
按年龄分								
25 岁以下	1.7	0.3	0.3	0.6	2.5	3.9	1.4	1.0
25～34 岁	20.6	16.5	17.2	12.5	24.6	26.1	22.9	14.5
35～44 岁	28.9	26.2	25.5	36.9	29.5	29.4	32.6	27.7
45～54 岁	31.8	35.0	33.6	34.5	28.9	26.9	30.4	34.8
55～59 岁	12.8	16.2	17.3	11.5	11.8	9.9	9.5	15.9
60 岁及以上	4.3	5.8	6.2	3.9	2.8	4.0	3.2	6.0
按工作年限分								
5 年以下	9.1	6.7	6.9	3.3	10.6	14.8	8.5	5.3
5～9 年	12.1	10.7	11.4	7.2	14.6	13.5	13.0	7.6
10～19 年	21.3	19.4	19.7	23.1	22.8	21.6	25.2	20.5
20～29 年	28.2	28.9	26.9	36.7	25.8	25.4	27.3	28.4
30 年及以上	29.2	34.3	35.2	29.7	26.2	24.7	25.9	38.3
按学历分								
研究生	7.1	8.9	10.2	1.4	9.0	5.4	5.8	4.2
大学本科	42.5	47.4	51.8	30.5	46.4	38.8	41.1	42.7
大专	32.9	28.9	25.8	40.6	31.6	33.5	35.4	37.3
中专	15.9	13.5	11.4	23.7	12.1	19.0	12.6	10.8
高中及以下	1.6	1.3	0.9	3.8	0.9	3.3	5.1	4.9
按专业技术资格分								
正高	3.4	5.0	5.8	0.8	3.7	1.5	0.7	2.2
副高	11.0	15.3	17.6	4.3	12.2	4.7	5.7	5.7
中级	29.2	34.4	38.7	25.8	31.3	15.7	22.5	13.7
师级／助理	30.9	32.8	30.8	35.0	30.3	27.6	25.8	12.8
士级	15.8	7.3	2.0	25.6	14.3	29.1	24.3	11.2
不详	9.7	5.3	5.1	8.5	8.3	21.4	20.9	54.3
按聘任技术职务分								
正高	3.2	4.7	5.5	0.5	3.4	1.5	0.9	4.6
副高	11.1	15.3	17.7	4.7	12.2	5.0	5.6	10.5
中级	31.3	36.8	41.4	27.9	33.2	17.8	24.1	26.3
师级／助理	31.8	33.3	30.4	36.2	31.0	28.9	30.0	25.2
士级	15.6	6.9	2.0	27.3	14.2	28.8	23.5	20.1
待聘	7.0	3.0	3.0	3.4	6.0	18.0	16.0	13.2

2-11-3 2021年疾病预防控制中心人员性别、年龄、学历及职称构成（%）

分类	卫生技术人员						其他技术人员	管理人员
	小计	执业（助理）医师	执业医师	药师（士）	技师（士）	其他		
总 计	100.0	100.0	100.0	100.0	100.0	100.0	100.0	100.0
按性别分								
男	41.3	51.9	52.0	35.5	39.0	43.7	39.2	54.6
女	58.7	48.1	48.0	64.5	61.0	56.3	60.8	45.4
按年龄分								
25 岁以下	3.5	0.4	0.4	1.7	5.2	7.4	3.3	2.1
25～34 岁	23.9	16.6	17.5	15.4	29.0	32.3	26.0	16.0
35～44 岁	26.1	24.6	24.4	33.8	26.2	24.4	29.1	26.9
45～54 岁	28.0	33.0	31.2	31.9	24.2	21.7	27.1	32.5
55～59 岁	11.9	16.1	16.9	11.7	10.9	8.3	9.2	14.8
60 岁及以上	6.6	9.2	9.7	5.5	4.6	5.9	5.3	7.7
按工作年限分								
5 年以下	14.2	7.5	7.8	6.9	17.0	25.5	15.1	8.8
5～9 年	12.6	10.6	11.2	8.0	15.8	13.7	13.5	7.4
10～19 年	19.9	19.0	19.5	22.4	21.0	18.4	22.5	20.1
20～29 年	24.0	26.0	24.1	32.2	21.1	19.7	22.9	26.6
30 年及以上	29.3	36.9	37.4	30.6	25.1	22.7	26.1	37.1
按学历分								
研究生	8.1	9.8	11.0	1.8	9.4	8.0	7.6	4.9
大学本科	44.5	47.5	51.0	33.9	49.5	44.2	44.9	45.7
大专	30.7	27.5	24.7	37.5	28.9	29.2	31.5	35.0
中专	15.1	13.9	12.3	23.2	11.1	15.9	11.0	9.8
高中及以下	1.6	1.4	1.0	3.7	1.0	2.6	5.0	4.7
按专业技术资格分								
正高	3.8	5.9	6.6	1.0	4.2	2.0	1.1	2.1
副高	12.2	17.9	20.1	5.0	13.2	5.4	6.9	5.4
中级	29.6	36.3	40.0	28.2	30.5	16.2	25.3	13.0
师级／助理	30.3	31.3	29.2	35.0	30.4	28.5	27.0	12.6
士级	16.4	5.5	1.2	26.0	15.8	29.7	22.8	11.4
不详	7.6	3.1	3.0	4.9	5.8	18.2	16.8	55.5
按聘任技术职务分								
正高	3.6	5.6	6.3	0.8	3.9	1.7	1.0	4.1
副高	12.2	17.9	20.1	5.1	13.1	5.3	6.7	9.8
中级	30.7	37.8	41.6	29.0	31.5	17.2	25.7	23.9
师级／助理	30.0	31.4	28.8	35.3	29.7	27.1	29.0	23.8
士级	15.4	5.5	1.3	25.2	15.0	27.1	21.4	20.3
待聘	8.2	1.9	1.8	4.6	6.8	21.7	16.3	18.1

2-12-1　各地区卫生监督所（中心）人员数

地区	合计	卫生技术人员			其他技术人员	管理人员	工勤技能人员
		小计	卫生监督员	其他			
2020	78783	64378	60916	3462	2345	7123	4937
2021	79736	66921	52422	4499	2959	4225	5631
东　部	24893	20708	18849	1859	1113	1509	1563
中　部	25908	20530	18685	1845	1196	1635	2547
西　部	18935	15683	14888	795	650	1081	1521
北　京	1235	1182	1173	9	18	8	27
天　津	895	806	762	44	39	36	14
河　北	4075	2982	2514	468	337	274	482
山　西	3225	2797	2706	91	87	133	208
内蒙古	2259	1995	1826	169	106	99	59
辽　宁	2787	2334	2134	200	76	204	173
吉　林	1505	1266	1163	103	79	89	71
黑龙江	2802	2464	1951	513	83	156	99
上　海	1033	950	943	7	4	60	19
江　苏	3594	3304	3098	206	112	67	111
浙　江	2865	2605	2512	93	100	85	75
安　徽	2472	2153	2034	119	71	106	142
福　建	1856	1503	1170	333	62	114	177
江　西	1887	1493	1388	105	120	102	172
山　东	3747	2811	2388	423	310	371	255
河　南	7772	5078	4472	606	573	712	1409
湖　北	2936	2433	2231	202	123	201	179
湖　南	3309	2846	2740	106	60	136	267
广　东	2806	2231	2155	76	55	290	230
广　西	2284	1902	1828	74	131	109	142
海　南							
重　庆	1119	968	886	82	85	52	14
四　川	2679	2177	2152	25	96	128	278
贵　州	1894	1604	1468	136	57	117	116
云　南	1881	1578	1561	17	30	95	178
西　藏	19	19	19	0	0	0	0
陕　西	3053	2307	2178	129	54	252	440
甘　肃	1724	1471	1399	72	25	81	147
青　海	412	354	340	14	4	31	23
宁　夏	481	395	341	54	14	29	43
新　疆	1130	913	890	23	48	88	81

注：本表人员总计中包括10000名公务员中取得卫生监督员证书的人员；因机构改革，海南未报送数据。

2-12-2 卫生监督所（中心）人员性别、年龄、学历及职称构成（%）

分类	2020			2021		
	卫生技术人员	其他技术人员	管理人员	卫生技术人员	其他技术人员	管理人员
总　计	100.0	100.0	100.0	100.0	100.0	100.0
按性别分						
男	57.8	49.9	64.8	58.2	50.8	66.0
女	42.2	50.1	35.2	41.8	49.2	34.0
按年龄分						
25 岁以下	0.3	1.1	0.4	0.5	1.3	0.2
25～34 岁	15.7	25.5	13.5	16.6	24.1	10.0
35～44 岁	28.6	32.0	26.7	31.8	32.6	26.9
45～54 岁	33.9	27.9	37.3	36.8	30.8	42.4
55～59 岁	14.4	9.3	16.3	11.5	8.4	17.1
60 岁及以上	7.1	4.2	5.8	2.7	2.7	3.4
按工作年限分						
5 年以下	4.5	7.2	3.7	5.5	8.5	2.9
5～9 年	8.8	14.3	7.9	10.0	13.7	6.3
10～19 年	20.3	25.5	17.9	23.4	25.4	18.8
20～29 年	29.6	27.5	31.1	29.3	26.5	31.4
30 年及以上	36.9	25.4	39.4	31.8	25.9	40.6
按学历分						
研究生	3.0	1.8	3.9	4.0	4.3	5.4
大学本科	44.7	39.9	52.5	51.2	45.5	60.2
大专	35.8	37.7	34.3	33.2	35.3	29.5
中专	12.5	12.3	6.8	8.4	9.1	3.7
高中及以下	3.9	8.3	2.4	3.2	5.7	1.1

2-13-1 医学专业招生及在校学生数

年份	普通高等学校				中等职业学校			
	招生总数（人）	医学专业	在校生总数（人）	医学专业	招生总数（人）	医学专业	在校生总数（人）	医学专业
1955	98000	9927	288000	36472	190000	22647	537000	57284
1965	164000	20044	674000	82861	208000	36604	547000	88972
1970	42000	8620	48000	13235	54000	8092	64000	10688
1975	191000	33785	501000	86336	344000	66890	707000	139113
1980	281000	31277	1144000	139569	468000	65719	1243000	244695
1985	619000	42919	1703000	157388	668000	87925	1571000	221441
1986	572000	40647	1880000	170317	677000	88259	1757000	250679
1987	617000	43699	1959000	182154	715000	96818	1874000	274575
1988	670000	48135	2066000	191527	776000	109504	2052000	300061
1989	597000	46245	2082000	199305	735000	93142	2177000	306506
1990	608850	46772	2062695	201789	730000	93261	2244000	308394
1991	619874	48943	2043662	202344	780000	95700	2277000	298540
1992	754192	58915	2184376	214285	879000	106215	2408000	311040
1993	923952	66877	2535517	231375	1149000	138168	2820000	355410
1994	899846	66105	2798639	247485	1225000	127874	3198000	364700
1995	925940	65695	2906429	256003	1381000	133357	3722000	402319
1996	965812	68576	3021079	262665	1523000	141868	4228000	432216
1997	1000393	70425	3174362	271137	1621000	152717	4654000	462396
1998	1083627	75188	3408764	283320	1668000	168744	4981000	499117
1999	1548554	108384	4085874	329200	1634000	175854	5155000	534161
2000	2206072	149928	5560900	422869	1325870	179210	4895000	567599
2001	2847987	190956	7190658	529410	1276754	197565	4580000	647800
2002	3407587	227724	9033631	656560	1553062	252455	4563511	678833
2003	4090626	284182	11085642	814741	4241166	359361	10635841	1081853
2004	4799708	332326	13334969	976261	4565045	388142	11747467	1108831
2005	5409412	386905	15617767	1132165	5372922	468960	13247421	1226777
2006	5858455	422283	18493094	1384488	6130607	491784	14890719	1328663
2007	6077806	410229	20044001	1514760	6514754	477527	16198590	1371676
2008	6656404	449365	21867111	1673448	6502739	538974	16882421	1442658
2009	7021870	499582	23245843	1788175	7117770	628765	17798473	1597102
2010	7280599	533618	24276639	1864655	7113957	582799	18164447	1683865
2011	7509238	593030	25192616	2001756	6499626	530467	17749068	1650724
2012	7618638	591683	26122830	2120880	5970785	513420	16898820	1539531
2013	7777287	630203	27033409	2256404	5412624	519612	15363842	1470917
2014	7992684	680128	27920774	2419365	4953553	488066	14163127	1465838
2015	8111373	708858	28630905	2554393	4798174	468240	13352414	1401127
2016	8250646	777207	29421646	2756139	4198668	450903	12758604	1340680
2017	8389517	808558	30075350	2891864	4515235	421440	12542893	1285590
2018	8767897	855229	31041605	3050131	4285024	389999	12136280	1209161
2019	10065529	1005775	33178974	3314539	4574121	394314	12161663	1155266
2020	10770310	1122565	35951985	3677236	4846056	442354	12678379	1185131
2021	11189677	1251357	38293680	4117324	4889890	451294	13118146	1225980

注：①普通高等学校招生和在校生数包括博士和硕士研究生、本科生及大专生，含研究机构研究生和在职研究生，不含成人本专科生；2003年起，中等职业学校包括调整后中职学生、普通中专学生、成人中专学生，职业高中学生，下表同；②2020年医学专业成人本专科招生572904人；③2021年中职为医药卫生大类数据，且不含国家开放大学中职部的学生数。

2-13-2 医学专业毕业人数

年份	普通高等学校毕业人数	医学专业	中等职业学校毕业人数	医学专业
1950—1952	69000	6393	200000	31263
1953—1957	269000	25918	842000	96042
1958—1962	606000	60135	1393000	169545
1963—1965	589000	72882	452000	69513
1966—1970	669000	78246	617000	100956
1971—1975	215000	44167	720000	126437
1976—1980	740000	116612	1502000	256473
1981—1985	1535000	152054	2231000	329218
1986—1990	2668000	179431	2922000	392637
1986	393000	27907	496000	61952
1987	532000	32124	578000	70362
1988	553000	38153	596000	83365
1989	576000	38366	591000	82783
1990	614000	42881	661000	94175
1991—1995	3230715	243052	3787000	464913
1991	614000	46028	740000	103515
1992	604000	45664	743000	93883
1993	570715	48559	736000	93813
1994	637000	47090	729000	81718
1995	805000	55711	839000	92369
1996—2000	4295217	305437	6378000	625354
1996	839000	61417	1019000	112608
1997	829000	61239	1157000	121885
1998	829833	61379	1293000	127608
1999	847617	61545	1402000	137255
2000	949767	59857	1507000	129893
2001—2005	10310478	673667	8591583	1277051
2001	1104132	69630	1502867	141989
2002	1418150	88177	1441539	161151
2003	1988583	123563	1884786	302174
2004	2541929	170315	1801330	340554
2005	3257684	221982	1961061	331183
2006—2010	26105920	1933525	23482806	1977097
2006	4030610	279667	3926271	350700
2007	4789746	332842	4312433	360584
2008	5464323	408983	4710924	409167
2009	5683396	428422	5096654	420776
2010	6137845	483611	5436524	435870
2011—2015	34597530	2786145	26424852	2451740
2011	6511559	498184	5411252	504644
2012	6733793	513376	5543840	534092
2013	6900836	559000	5575587	500063
2014	7129534	588724	5161519	452132
2015	7321808	626861	4732654	460809
2016—2020	40524973	3917505	20224392	2049940
2016	7569429	674263	4405572	443900
2017	7905343	745914	4063981	421861
2018	8137455	790668	3969770	408589
2019	8224964	828398	3950427	401072
2020	8687782	878262	3834642	374518
2021	9037825	943430	3753709	346701

注：① 2020 年医学专业成人本专科毕业 482796 人；2003 年起，中等职业学校包括调整后中职学生、普通中专学生、成人中专学生、职业高中学生；② 1928—1947 年高校医药专业毕业生 9499 人，新中国成立前中等医药学校毕业生 41437 人；③ 2021 年中职为医药卫生大类数据，且不含国家开放大学中职部的学生数。

2-13-3 医学专业研究生数

年份	研究生总数（人）			其中：医学专业（人）		
	招生数	在校生数	毕业生数	招生数	在校生数	毕业生数
1978	10708	10934	9	1417	1474	
1979	8110	18830	140	1462	3113	57
1980	3616	21604	476	640	3651	32
1981	9363	18848	11669	591	2442	1512
1982	11080	25847	4058	610	2558	558
1983	15642	37166	4497	1869	3781	966
1984	23181	57566	2756	2243	5608	424
1985	46871	87331	17004	4373	9196	777
1986	41310	110371	16950			
1987	39017	120191	27603	4583	13331	2359
1988	35645	112776	40838			
1989	28569	101339	37232			
1990	29649	93018	35440			
1991	29679	88128	23537			
1992	33439	94164	25692			
1993	42145	106771	28214			
1994	50864	127935	28047			
1995	51053	145443	31877			
1996	59398	163322	39652			
1997	63749	176353	46539	6452	17652	4886
1998	72508	198885	47077	7280	19375	4681
1999	92225	233513	54670	9056	22706	5370
2000	128484	301239	58767	12832	30070	6166
2001	165197	393256	67809	16274	37571	6722
2002	203000	501000	81000	16800	38837	6992
2003	268925	651260	111091	26501	63939	12207
2004	326286	819896	150777	33012	81859	16128
2005	364831	978610	189728	31602	80107	21923
2006	397925	1104653	255902	42200	115901	26415
2007	418612	1195047	311839	44161	128471	32453
2008	446422	1283046	344825	47412	140030	37402
2009	510953	1404942	371273	44713	128205	34629
2010	538177	1538416	383600	40067	128916	35582
2011	560168	1645845	429994	60831	181129	49039
2012	589673	1719818	486455	64868	188666	56001
2013	611381	1793953	513626	66525	196621	58550
2014	621323	1847689	535863	70466	204148	61192
2015	645055	1911406	551522	75325	215232	62602
2016	667064	1981051	563938	79341	227162	65798
2017	806103	2639561	578045	86539	253719	66869
2018	857966	2731257	604368	95172	271406	70708
2019	916503	2863712	639666	101347	290132	74371
2020	1106551	3139598	728627	130740	336215	80405
2021	1176526	3332373	772761	142549	387806	89257

注：研究生包括博士和硕士研究生，2017 年以后含在职研究生。

三、卫生设施

简要说明

一、本章主要介绍全国及31个省、自治区、直辖市医疗卫生机构床位、医用设备、房屋面积和信息化基础资源情况。主要包括各级各类医疗卫生机构床位数，医院、社区卫生服务中心、乡镇卫生院主要医用设备台数，各类医疗卫生机构房屋建筑面积，公立医院信息化基础资源情况等。

二、本章数据来源于卫生资源统计年报。

三、分科床位数中所列科室主要依据医疗机构《诊疗科目》。中医医院和专科医院床位的科室归类原则如下：中医医院全部计入中医科，中西医结合医院全部计入中西医结合科，民族医院全部计入民族医学科，妇幼保健院分别计入妇产科、儿科，儿童医院全部计入儿科，传染病院、麻风病院全部计入传染科，疗养院、康复医院全部计入康复医学科，肿瘤医院全部计入肿瘤科，其他专科医院计入相关科室。

四、房屋面积统计口径和指标解释与《综合医院建设标准》《妇幼保健院建设标准》《乡镇卫生院建设标准》《防疫站建设标准》一致。

五、公立医院信息化基础资源情况表中的中医医院包括中医医院、中西医结合医院、民族医院。

主要指标解释

床位数 指年底固定实有床位（非编制床位），包括正规床、简易床、监护床、正在消毒和修理床位、因扩建或大修而停用的床位，不包括产科新生儿床、接产室待产床、库存床、观察床、临时加床和病人家属陪侍床。

每千人口医疗卫生机构床位数 即医疗卫生机构床位数/人口数×1000。人口数系国家统计局常住人口。

设备台数 指实有设备数，即单位实际拥有、可供调配的设备，包括安装的和未安装的设备，不包括已经批准报废的设备和已订购尚未运抵单位的设备。

房屋建筑面积 指单位购建且有产权证的房屋建筑面积，不包括租房面积。

租房面积 医疗卫生机构使用的无产权证的房屋建筑面积，无论其是否缴纳租金均计入租房面积。

业务用房面积 医院包括门急诊、住院、医技科室、保障系统、行政管理和院内生活用房面积；社区卫生服务中心和卫生院包括医疗、预防保健、行政后勤保障用房面积；妇幼保健院（所、站）包括医疗保健、医技、行政后勤保障等用房面积；专科疾病防治院（所、站）包括医疗、医技、疾控、行政后勤保障等用房面积；疾病预防控制中心（防疫站）包括检验、疾病控制、行政后勤保障等用房面积。

每床占用业务用房面积 即业务用房面积/床位数。床位数系实有床位（非编制床位）数。

服务器CPU核数（个） 指单位自有机房及租用云资源的服务器CPU核数总和。

已使用存储容量（T） 指单位自有机房及租用云资源的已使用存储容量总和。

电脑终端数量（个） 包括在用的台式电脑和笔记本电脑，不包括服务器、平板电脑、医疗设备工作站等其他设备。

3-1-1 医疗卫生机构床位数（万张）

年份	合计	医院	综合医院	中医医院	专科医院	基层医疗卫生机构	社区卫生服务中心（站）	乡镇卫生院	专业公共卫生机构	妇幼保健院（所、站）	专科疾病防治院（所、站）	其他医疗卫生机构
1950	11.91	9.71	8.46	0.01	0.74					0.27		
1955	36.28	21.53	17.08	0.14	2.80					0.57		
1960	97.68	59.14	44.74	1.42	7.95			4.63		0.88	1.74	
1965	103.33	61.20	48.04	1.04	7.49			13.25		0.92		
1970	126.15	70.50	57.21	1.01	7.79			36.80		0.70		
1975	176.43	94.02	76.33	1.37	11.11			62.03		0.97	2.88	
1980	218.44	119.58	94.11	5.00	12.87			77.54		1.64	2.73	
1985	248.71	150.86	112.77	11.23	16.56			72.06		3.46	2.95	
1990	292.54	186.89	136.90	17.57	21.95			72.29		4.66	3.10	
1991	299.19	192.61	140.55	18.82	22.26			72.92		4.80	3.17	
1992	304.94	197.66	144.10	20.04	22.71			73.28		5.00	3.22	
1993	309.90	203.64	156.63	21.35	24.37			73.08		4.50	3.03	
1994	313.40	207.04	158.70	22.18	24.85			73.24		4.80	2.98	
1995	314.06	206.33	158.72	22.72	24.51			73.31		5.13	3.07	
1996	309.96	209.65	159.73	23.75	24.86			73.47		5.60	2.83	
1997	313.45	211.92	161.21	24.46	24.97			74.24		6.02	3.06	
1998	314.30	213.41	162.00	24.95	25.01			73.77		6.30	2.90	
1999	315.90	215.07	163.25	25.33	25.03			73.40		6.63	2.93	
2000	317.70	216.67	164.09	25.93	25.08	76.65		73.48	11.86	7.12	2.84	12.52
2001	320.12	215.56	150.50	24.60	25.65	77.14		74.00	12.02	7.40	2.70	15.40
2002	313.61	222.18	168.38	24.67	26.21	71.05	1.20	67.13	12.37	7.98	3.18	8.01
2003	316.40	226.95	171.34	26.02	26.72	71.05	1.21	67.27	12.61	8.09	3.38	5.79
2004	326.84	236.35	177.68	27.55	28.26	71.44	1.81	66.89	12.73	8.70	3.12	6.32
2005	336.75	244.50	183.47	28.77	29.21	72.58	2.50	67.82	13.58	9.41	3.34	6.09
2006	351.18	256.04	190.29	30.32	32.05	76.19	4.12	69.62	13.50	9.93	2.80	5.45
2007	370.11	267.51	197.16	32.16	34.37	85.03	7.66	74.72	13.29	10.62	2.59	4.28
2008	403.87	288.29	211.28	35.03	37.77	97.10	9.80	84.69	14.66	11.73	2.64	3.82
2009	441.66	312.08	227.11	38.56	41.67	109.98	13.13	93.34	15.40	12.61	2.71	4.21
2010	478.68	338.74	244.95	42.42	45.95	119.22	16.88	99.43	16.45	13.44	2.93	4.26
2011	515.99	370.51	267.07	47.71	49.65	123.37	18.71	102.63	17.81	14.59	3.14	4.29
2012	572.48	416.15	297.99	54.80	55.74	132.43	20.32	109.93	19.82	16.16	3.57	4.08
2013	618.19	457.86	325.52	60.88	62.11	134.99	19.42	113.65	21.49	17.55	3.85	3.85
2014	660.12	496.12	349.99	66.50	68.58	138.12	19.59	116.72	22.30	18.48	3.76	3.58
2015	701.52	533.06	372.10	71.54	76.25	141.38	20.10	119.61	23.63	19.54	4.03	3.45
2016	741.05	568.89	392.79	76.18	84.46	144.19	20.27	122.39	24.72	20.65	4.00	3.24
2017	794.03	612.05	417.24	81.82	94.56	152.85	21.84	129.21	26.26	22.11	4.08	2.87
2018	840.41	651.97	437.89	87.21	105.41	158.36	23.13	133.39	27.44	23.28	4.08	2.64
2019	880.70	686.65	453.27	93.26	115.81	163.11	23.74	136.99	28.50	24.32	4.11	2.43
2020	910.07	713.12	462.25	98.11	125.83	164.94	23.83	139.03	29.61	25.29	4.23	2.41
2021	945.01	741.42	469.97	102.28	139.84	169.98	25.17	141.74	30.16	26.01	4.06	3.45

3-1-2　2021年各类医疗卫生机构床位数

机构分类	合计	按城乡分		按登记注册		
		城市	农村	公立	国有	集体
总　计	**9450110**	**4970374**	**4479736**	**7168473**	**6732192**	**436281**
医院	7414228	4312089	3102139	5207727	5125253	82474
综合医院	4699689	2671461	2028228	3511760	3467003	44757
中医医院	1022754	483368	539386	874616	860803	13813
中西医结合医院	132094	102100	29994	80753	80084	669
民族医院	42184	13640	28544	37321	37202	119
专科医院	1398416	947373	451043	694490	672749	21741
护理院	119091	94147	24944	8787	7412	1375
基层医疗卫生机构	1699776	490496	1209280	1643882	1294135	349747
社区卫生服务中心（站）	251720	172018	79702	218744	156260	62484
社区卫生服务中心	239139	161922	77217	213619	153567	60052
社区卫生服务站	12581	10096	2485	5125	2693	2432
卫生院	1429635	308139	1121496	1422329	1136501	285828
街道卫生院	12225	4280	7945	12118	8363	3755
乡镇卫生院	1417410	303859	1113551	1410211	1128138	282073
门诊部	17078	9205	7873	2809	1374	1435
护理站	1343	1134	209			
专业公共卫生机构	301566	149355	152211	297453	294326	3127
专科疾病防治院（所、站）	40611	22085	18526	37278	34974	2304
专科疾病防治院	21465	14165	7300	19852	18379	1473
专科疾病防治所（中心）	19146	7920	11226	17426	16595	831
妇幼保健院（所、站）	260132	126812	133320	259385	258588	797
其中：妇幼保健院	249371	124833	124538	248624	247952	672
妇幼保健所（站）	8452	1447	7005	8452	8327	125
急救中心（站）	823	458	365	790	764	26
其他医疗卫生机构	34540	18434	16106	19411	18478	933
疗养院	22201	16405	5796	18228	17712	516

注：①城市包括直辖市区和地级市辖区，农村包括县和县级市；②社会办包括企业、事业单位、社会团体和其他社会组织办的医疗卫生机构。

类型分			按主办单位分				按管理类别分	
非公立	联营	私营	政府办	卫生健康部门	社会办	个人办	非营利	营利
2281637	16906	1438828	6814604	6600232	1156623	1478883	8125996	1324114
2206501	16389	1385593	4904983	4714006	1087191	1422054	6120640	1293588
1187929	8843	731470	3262959	3165070	691226	745504	4056656	643033
148138	330	97391	866158	860101	51301	105295	933491	89263
51341	585	33085	78468	78102	15959	37667	101865	30229
4863		4105	34275	34275	3708	4201	39175	3009
703926	6431	459074	658811	572633	266309	473296	927652	470764
110304	200	60468	4312	3825	58688	56091	61801	57290
55894	505	38677	1606120	1590901	51329	42327	1683634	16142
32976	265	20878	190788	186436	38659	22273	249378	2342
25520	230	14643	188550	184698	34956	15633	237501	1638
7456	35	6235	2238	1738	3703	6640	11877	704
7306	240	4742	1414549	1403944	8486	6600	1429387	248
107	30	57	11920	11573	218	87	12225	
7199	210	4685	1402629	1392371	8268	6513	1417162	248
14269		12223	783	521	3545	12750	4493	12585
1343		834			639	704	376	967
4113		2585	291458	288026	7610	2498	300614	952
3333		1977	33468	31070	5017	2126	39967	644
1613		829	16757	15688	3687	1021	20932	533
1720		1148	16711	15382	1330	1105	19035	111
747		577	257339	256331	2443	350	259855	277
747		577	246611	245620	2410	350	249094	277
			8419	8412	33		8452	
33		31	651	625	150	22	792	31
15129	12	11973	12043	7299	10493	12004	21108	13432
3973		1370	11702	7293	9460	1039	19560	2641

3-1-3 2021年各地区医疗卫生机构床位数

地区	合计	医院						
		小计	综合医院	中医医院	中西医结合医院	民族医院	专科医院	护理院
总　计	9450110	7414228	4699689	1022754	132094	42184	1398416	119091
东　部	3605380	2949746	1832018	367960	64027	596	580248	104897
中　部	3072305	2342310	1525432	352600	31035	662	422888	9693
西　部	2772425	2122172	1342239	302194	37032	40926	395280	4501
北　京	130259	122287	65725	15695	11989	216	28282	380
天　津	68681	62238	34329	8415	1183	0	18291	20
河　北	454994	360191	251193	50045	12228	0	46134	591
山　西	228946	186067	121179	21565	3753	0	38780	790
内蒙古	166598	133841	78091	14452	1240	17468	22285	305
辽　宁	324528	278149	179119	31864	2690	320	62546	1610
吉　林	176546	151196	91953	21207	2294	166	35266	310
黑龙江	260536	221206	145665	30363	756	256	43882	284
上　海	160378	142730	72675	6817	4642	0	34368	24228
江　苏	548560	429886	237353	51685	6093	0	83318	51437
浙　江	369875	327374	189915	44102	9118	0	69775	14464
安　徽	411023	318415	208682	46160	5130	0	54313	4130
福　建	223813	176316	112015	21856	3129	60	38576	680
江　西	307292	223990	148069	36878	2548	0	36139	356
山　东	673920	522326	342288	73528	5157	0	93664	7689
河　南	721329	536984	367030	87283	6869	0	74425	1377
湖　北	433965	314615	212813	45414	6226	200	49121	841
湖　南	532668	389837	230041	63730	3459	40	90962	1605
广　东	588964	479712	313205	58917	7059	0	96733	3798
广　西	319045	219722	132206	33061	5732	1355	46818	550
海　南	61408	48537	34201	5036	739	0	8561	0
重　庆	240741	178223	105564	31038	6238	0	34459	924
四　川	662029	497531	293094	72554	9383	2051	119190	1259
贵　州	296902	232086	145388	28953	3167	385	54013	180
云　南	330278	256141	171566	38595	1934	379	43377	290
西　藏	19650							
		14808	10714	90	50	3112	842	0
陕　西	284545	233562	160972	34926	3505	0	33551	608
甘　肃	183166	142546	91912	28889	4196	1461	16088	0
青　海	42153	35825	24020	3101	216	3533	4605	350
宁　夏	41191	35703	25273	5333	567	241	4289	0
新　疆	186127	142184	103439	11202	804	10941	15763	35

基层医疗卫生机构							专业公共卫生机构				其他医疗卫生机构
小计	社区卫生服务中心	社区卫生服务站	街道卫生院	乡镇卫生院	门诊部	护理站	小计	专科疾病防治院（所、站）	妇幼保健院（所、站）	急救中心（站）	
1699776	239139	12581	12225	1417410	17078	1343	301566	40611	260132	823	34540
525396	102170	5313	3940	406680	6319	974	116159	18778	96969	412	14079
615697	77754	4282	5006	522265	6021	369	101703	17052	84528	123	12595
558683	59215	2986	3279	488465	4738	0	83704	4781	78635	288	7866
5243	5243	0	0	0	0	0	2729	639	2090	0	0
5867	1776	4	110	3893	84	0	351	351	0	0	225
79694	6269	2146	0	69928	1351	0	14711	192	14443	76	398
37686	3784	524	2540	30327	508	3	4503	460	4036	7	690
27301	4739	292	20	21368	882	0	4817	336	4481	0	639
39426	6308	903	184	30078	1950	3	2977	1044	1795	138	3976
20529	3186	38	0	15804	1482	19	2831	1100	1731	0	1990
32718	6722	861	117	23917	1101	0	5871	2155	3697	19	741
15537	15537	0	0	0	0	0	1346	204	1142	0	765
104712	25399	102	372	77851	352	636	11520	1771	9712	37	2442
29765	9818	8	190	19123	576	50	11507	427	11044	36	1229
81997	10131	22	348	70681	688	127	9574	1524	8044	6	1037
37451	4346	0	0	33105	0	0	8986	2113	6827	46	1060
65449	3253	609	75	60898	614	0	16422	3742	12674	6	1431
121696	17281	2028	2540	98065	1497	285	26632	5733	20835	64	3266
150946	18312	612	537	130970	495	20	27564	2071	25412	81	5835
101445	15264	554	1389	83365	673	200	17604	2250	15350	4	301
124927	17102	1062	0	106303	460	0	17334	3750	13584	0	570
75834	8757	40	544	66310	183	0	33030	6276	26743	11	388
81584	3342	19	0	78203	20	0	16609	414	16194	1	1130
10171	1436	82	0	8327	326	0	2370	28	2338	4	330
57673	12012	40	653	44766	202	0	4517	132	4385	0	328
148484	15483	487	585	131720	209	0	14708	1299	13398	11	1306
54012	6849	148	1164	45749	102	0	10519	224	10295	0	285
62247	5496	370	837	55086	458	0	10607	646	9718	243	1283
											158
4216	94	20	0	4066	36	0	468	0	468	0	
40533	4424	103	0	35777	229	0	9655	1155	8500	0	795
33146	3246	909	20	28747	224	0	6304	500	5786	18	1170
5693	631	74	0	4795	193	0	543	40	503	0	92
3884	332	123	0	3394	35	0	1604	0	1604	0	0
39910	2567	401	0	34794	2148	0	3353	35	3303	15	680

3-1-4 每千人口医疗卫生机构床位数

年份 地区	医疗卫生机构床位数 （张）			每千人口医疗卫生机构床位数 （张）		
	合计	城市	农村	合计	城市	农村
2015	7015214	3418194	3597020	5.11	8.27	3.71
2016	7410453	3654956	3755497	5.37	8.41	3.91
2017	7940252	3922024	4018228	5.72	8.75	4.19
2018	8404088	4141427	4262661	6.03	8.70	4.56
2019	8806956	4351540	4455416	6.30	8.78	4.81
2020	9100700	4502529	4598171	6.46	8.81	4.95
2021	9450110	4970374	4479736	6.70	7.47	6.01
东　部	3605380	2255120	1350260	5.93	6.42	5.25
中　部	3072305	1417437	1654868	7.32	9.18	6.24
西　部	2772425	1297817	1474608	7.24	8.14	6.60
北　京	130259	130259		5.95	5.95	
天　津	68681	68681		5.00	5.00	
河　北	454994	205098	249896	6.11	7.82	5.18
山　西	228946	122201	106745	6.58	8.49	5.23
内蒙古	166598	85759	80839	6.94	8.83	5.66
辽　宁	324528	219454	105074	7.67	8.72	6.14
吉　林	176546	86479	90067	7.43	7.94	7.00
黑龙江	260536	162678	97858	8.34	10.68	6.11
上　海	160378	160378		6.44	6.44	
江　苏	548560	335828	212732	6.45	7.13	5.61
浙　江	369875	214262	155613	5.66	6.87	4.55
安　徽	411023	203710	207313	6.72	8.44	5.61
福　建	223813	114425	109388	5.35	6.08	4.74
江　西	307292	137697	169595	6.80	8.62	5.81
山　东	673920	359171	314749	6.63	7.76	5.68
河　南	721329	294039	427290	7.30	9.84	6.20
湖　北	433965	207836	226129	7.44	8.45	6.71
湖　南	532668	202797	329871	8.04	10.55	7.02
广　东	588964	417802	171162	4.64	4.58	4.79
广　西	319045	157135	161910	6.33	7.39	5.56
海　南	61408	29762	31646	6.02	6.05	5.99
重　庆	240741	180645	60096	7.50	7.10	8.99
四　川	662029	327848	334181	7.91	8.70	7.26
贵　州	296902	108298	188604	7.71	9.07	7.09
云　南	330278	96546	233732	7.04	8.62	6.55
西　藏				5.37	10.88	3.54
	19650	9939	9711			
陕　西	284545	157127	127418	7.20	7.52	6.83
甘　肃	183166	85921	97245	7.36	9.23	6.24
青　海	42153	21028	21125	7.10	9.06	5.84
宁　夏	41191	26712	14479	5.68	6.79	4.37
新　疆	186127	40859	145268	7.19	8.52	6.89

注：千人口床位数的合计项分母系常住人口数，2020年前，分城乡分母系户籍人口数推算，2021年城乡分母系常住人口数推算。

3-1-5 2021年医疗卫生机构分科床位数及构成

分科	医疗卫生机构		其中：医院	
	床位数（张）	构成（%）	床位数（张）	构成（%）
总计	9450110	100.00	7414228	100.00
预防保健科	21565	0.23	4656	0.06
全科医疗科	464551	4.92	78735	1.06
内科	2423858	25.65	1812657	24.45
外科	1538600	16.28	1322255	17.83
儿科	563334	5.96	359300	4.84
妇产科	699356	7.40	442939	5.98
眼科	153453	1.62	144776	1.95
耳鼻咽喉科	94638	1.00	89042	1.20
口腔科	50752	0.54	38604	0.52
皮肤科	32971	0.35	27243	0.37
医疗美容科	19344	0.20	17235	0.23
精神科	772828	8.18	754095	10.17
传染科	155507	1.65	147346	1.99
结核病科	27542	0.29	20825	0.28
肿瘤科	272524	2.88	272468	3.67
急诊医学科	63298	0.67	52668	0.71
康复医学科	327717	3.47	268746	3.62
职业病科	16067	0.17	9372	0.13
中医科	1247736	13.20	1114063	15.03
民族医学科	43566	0.46	43475	0.59
中西医结合科	156131	1.65	155424	2.10
重症医学科	67198	0.71	67153	0.91
其他	237574	2.52	171151	2.31

注：儿科包括小儿外科和儿童保健科，妇产科包括妇女保健科。下表同。

3-1-6　2021年各地区医院分科床位数

地区	总计	预防保健科	全科医疗科	内科	外科	儿科	妇产科	眼科	耳鼻咽喉科	口腔科	皮肤科
总　计	7414228	4656	78735	1812657	1322255	279830	437365	144776	89042	38604	27243
北　京	122287	1	865	27620	22517	3558	5946	1823	1302	898	586
天　津	62238	30	556	15602	10742	2310	3892	1082	829	410	217
河　北	360191	319	3032	100069	68465	16104	23066	7512	3272	1686	823
山　西	186067	80	1197	51546	38634	7325	11576	3740	2045	1207	1131
内蒙古	133841	44	854	31615	21483	4644	8377	2375	1067	715	395
辽　宁	278149	83	1588	79045	52050	8226	14894	6353	2977	1334	914
吉　林	151196	135	1077	42555	26821	4526	7786	2895	1546	680	384
黑龙江	221206	80	1431	69508	37771	6602	9543	4185	2168	1135	583
上　海	142730	103	3341	51847	21774	2478	5872	1547	1684	621	369
江　苏	429886	197	5393	133410	74526	13449	20890	7856	4407	2435	823
浙　江	327374	228	3504	86621	62614	7241	16605	4696	2975	3783	1207
安　徽	318415	1124	3244	69496	58264	11523	21208	7782	4452	1988	1065
福　建	176316	17	1127	32569	31385	9515	14843	4875	2221	655	192
江　西	223990	95	2819	50069	41273	9209	11489	3430	2715	643	777
山　东	522326	530	3879	128958	94656	20497	29927	11889	5960	3731	2021
河　南	536984	298	5670	137781	94690	24996	29797	11323	7068	3198	1594
湖　北	314615	78	2702	71746	59316	11572	18154	7644	5221	1651	2263
湖　南	389837	73	5495	87045	65528	14234	21575	6613	5329	1826	1022
广　东	479712	205	6195	96240	94631	18284	34555	8889	5955	2212	1920
广　西	219722	119	2953	40102	32665	8142	12641	5347	2902	775	821
海　南	48537	25	923	10491	7510	1531	2961	1201	523	318	199
重　庆	178223	17	2331	37488	28459	5795	8828	3088	2704	676	511
四　川	497531	167	3663	115114	83434	15043	22903	8197	6512	1371	2213
贵　州	232086	202	4317	42246	40143	9877	18351	3329	2809	869	1024
云　南	256141	121	3026	59446	46728	11863	19276	5238	3058	826	1426
西　藏	14808	25	206	2930	2697	882	2504	167	136	42	15
陕　西	233562	62	1677	61673	42662	13178	15115	5680	2881	1114	713
甘　肃	142546	56	1013	28697	23640	6802	8791	2288	1480	664	421
青　海	35825	21	653	7787	6134	2118	3247	628	450	324	398
宁　夏	35703	5	257	9238	6428	1681	2349	813	449	255	173
新　疆	142184	116	3747	34103	24615	6625	10404	2291	1945	562	1043

注：儿科包括小儿外科和儿童保健科，妇产科包括妇女保健科。

医疗美容科	精神科	传染科	结核病科	肿瘤科	急诊医学科	康复医学科	职业病科	中医科	民族医学科	中西医结合科	重症医学科	其他
17235	754095	147346	20825	272468	52668	268746	9372	1114063	43475	155424	67153	171151
724	8975	2007	353	5533	336	4450	640	16343	218	11900	1322	3814
196	6936	766	630	3521	116	759	6	9354		1400	549	1835
491	22423	7365	652	11387	3352	7183	537	52389		13874	3528	7931
289	11173	3469	1252	7433	757	5193	721	25604		4126	1316	4845
185	7027	4656	34	4999	1257	3797	249	15943	17531	1777	952	2795
487	30184	7400	2201	12526	587	9204	472	34562	320	3430	1642	5830
413	13525	3705	879	8812	507	5286	168	22417	227	2404	470	3266
292	21113	6761	480	9379	1397	7010	605	28464	266	2080	1355	7505
462	13985	2080	1210	6007	1201	7675	40	8122		4657	982	4837
1221	26620	11026	351	20390	2976	25165	326	53781		6491	3449	10323
1181	29862	4662	278	10828	2274	20720	280	44858	2	9313	4427	5960
1032	27426	6699	1176	13393	3861	12282	136	49460	36	5810	2841	10043
383	24240	3397	622	5286	1413	5781	15	24248	60	3715	1780	4865
338	25674	5290	683	9531	2955	6300	382	38272	4	2700	1898	5095
1262	48585	9130	819	22272	5086	19001	796	81468	20	5959	6001	12854
798	31197	7878	852	22758	6208	20562	573	93200	5	9905	7892	11713
1113	29373	4975	1350	12622	946	13179	80	49455	240	7028	2827	8097
639	54161	5406	2028	14772	1798	16096	319	66684	51	4661	2364	7388
1722	65776	9354	1215	18380	1675	18597	73	64651	73	8409	5308	8211
191	40567	5478	306	7003	670	5052	580	37663	1812	6209	2133	2467
293	7993	771	102	1923	678	1209		5941		756	362	2297
701	24251	2496	79	5435	802	6897	170	35332		6936	1224	2236
1110	83692	5893	326	13768	1231	16640	913	81093	2013	13006	3980	11439
448	38322	6362	353	4578	2082	5332	623	35748	510	4699	1682	4386
333	25846	6547	103	5696	2447	6796	75	43351	357	2593	1607	6199
20	101	640	6	42	200	113		160	3307	135	97	87
400	15356	3966	1130	5217	1736	9321	270	37138		3925	1411	5944
248	8199	2701	135	3605	1574	4751	250	32864	1429	5324	1239	3975
97	520	1263	15	1071	876	724		3595	3522	327	307	1116
25	2131	775		787	349	975	32	6476	280	780	216	848
141	8862	4428	1205	3514	1321	2696	41	15427	11192	1095	1992	2950

3-2 医院床位数

医院分类	2015	2017	2018	2019	2020	2021
总 计	5330580	6120484	6519749	6866546	7131186	7414228
按登记注册类型分						
公立医院	4296401	4631146	4802171	4975633	5090558	5207727
民营医院	1034179	1489338	1717578	1890913	2040628	2206501
按主办单位分						
政府办	3910400	4284633	4466885	4654099	4770232	4904983
社会办	704108	835984	907378	969716	1027437	1087191
个人办	716072	999867	1145486	1242731	1333517	1422054
按管理类别分						
非营利性	4785769	5329381	5598444	5817149	5975532	6120640
营利性	544811	791103	921305	1049397	1155654	1293588
按医院等级分						
其中：三级医院	2047819	2359911	2567138	2777932	3002503	3230629
二级医院	2196748	2450707	2554366	2665974	2718116	2743079
一级医院	481876	584911	630281	651045	712732	726054
按机构类别分						
综合医院	3721036	4172353	4378892	4532676	4622462	4699689
中医医院	715393	818216	872052	932578	981142	1022754
中西医结合医院	78611	99680	110579	117672	124614	132094
民族医院	25408	33460	38917	41380	42379	42184
专科医院	762519	945576	1054107	1158126	1258267	1398416
护理院	27613	51199	65202	84114	102322	119091

3-3 基层医疗卫生机构床位数

机构分类	2015	2017	2018	2019	2020	2021
总　计	1413842	1528528	1583587	1631132	1649384	1699776
按登记注册类型分						
公立	1375150	1487774	1539991	1581726	1605616	1643882
非公立	38692	40754	43596	49406	43768	55894
按主办单位分						
政府办	1335057	1445721	1494425	1534779	1563067	1606120
社会办	48383	51401	55510	57113	53801	51329
个人办	30402	31406	33652	39240	32516	42327
按管理类别分						
非营利性	1406143	1521785	1577220	1619526	1641231	1683634
营利性	7699	6743	6367	11606	8153	16142
按机构类别分						
社区卫生服务中心（站）	200979	218358	231274	237445	238343	251720
社区卫生服务中心	178410	198586	209024	214559	225539	239139
社区卫生服务站	22569	19772	22250	22886	12804	12581
卫生院	1204989	1303695	1345628	1381996	1402955	1429635
街道卫生院	8867	11619	11719	12082	12630	12225
乡镇卫生院	1196122	1292076	1333909	1369914	1390325	1417410
门诊部	7716	6308	6338	11291	7522	17078
护理站	158	167	337	400	564	1343

3-4　2021年医疗卫生机构万元以上设备台数

机构分类	万元以上设备总价值（万元）	万元以上设备台数			
		合计	50万元以下	50万～99万元	100万元及以上
总　计	178245328	10490977	9878723	317587	294667
一、医院	149279905	8004008	7501652	248489	253867
综合医院	110169578	5712703	5345662	178376	188665
中医医院	17173494	1015071	955667	29521	29883
中西医结合医院	2508316	139509	130763	4464	4282
民族医院	707650	43825	41202	1367	1256
专科医院	18618072	1080955	1016742	34556	29657
口腔医院	1099814	136540	133066	2307	1167
眼科医院	1522569	87506	80807	4214	2485
耳鼻喉科医院	115899	7142	6687	277	178
肿瘤医院	3578617	117631	107941	4173	5517
心血管病医院	1005331	54935	52013	1380	1542
胸科医院	344854	15004	13888	515	601
血液病医院	70657	4975	4773	91	111
妇产（科）医院	1289527	88835	83651	2660	2524
儿童医院	1924822	115105	108781	3108	3216
精神病医院	1724299	108579	101957	4145	2477
传染病医院	1935376	100173	93486	3321	3366
皮肤病医院	152955	9690	9059	332	299
结核病医院	224944	9542	8722	424	396
麻风病医院	4805	341	317	17	7
职业病医院	99000	4944	4600	197	147
骨科医院	670661	38223	35571	1352	1300
康复医院	882519	61180	58003	1669	1508
整形外科医院	79146	4107	3745	249	113
美容医院	205470	13973	12482	1275	216
其他专科医院	1686807	102530	97193	2850	2487
护理院	102795	11945	11616	205	124
二、基层医疗卫生机构	11359987	1211691	1171164	28033	12494
社区卫生服务中心（站）	3543086	418243	405968	8163	4112
社区卫生服务中心	3406292	396279	384284	7960	4035
社区卫生服务站	136794	21964	21684	203	77
卫生院	7814670	793156	764908	19868	8380
街道卫生院	71808	7804	7553	160	91
乡镇卫生院	7742862	785352	757355	19708	8289
中心卫生院	3908476	358939	344083	9804	5052
乡卫生院	3834386	426413	413272	9904	3237
护理站	2231	292	288	2	2
三、专业公共卫生机构	15170921	1127614	1066406	36814	24394
疾病预防控制中心	4087282	329606	310286	14137	5183
省属	625465	41411	38533	1793	1085
地级市（地区）属	1630778	112338	103974	5666	2698
县级市（区）属	882776	86926	82820	3394	712
县属	775715	73695	70424	2806	465
其他	172548	15236	14535	478	223

注：本表不包括门诊部、诊所、卫生所、医务室和村卫生室数字。

机构分类	万元以上设备总价值（万元）	万元以上设备台数			
		合计	50万元以下	50万~99万元	100万元及以上
专科疾病防治院（所、站）	505431	34731	32733	1239	759
专科疾病防治院	307044	17432	16213	697	522
传染病防治院	7813	539	509	16	14
结核病防治院	29153	1644	1532	61	51
职业病防治院	169972	9599	8952	373	274
其他	100106	5650	5220	247	183
专科疾病防治所（站、中心）	198387	17299	16520	542	237
口腔病防治所（站、中心）	35513	4463	4356	81	26
精神病防治所（站、中心）	6624	558	536	19	3
皮肤病与性病防治所（中心）	33525	2802	2663	100	39
结核病防治所（站、中心）	53340	3987	3764	147	76
职业病防治所（站、中心）	31997	2273	2119	99	55
地方病防治所（站、中心）	3590	222	210	8	4
血吸虫病防治所（站、中心）	10184	1072	1041	23	8
药物戒毒所（中心）	1048	49	43	4	2
其他	22566	1873	1788	61	24
健康教育所（站、中心）	9289	1606	1597	8	1
妇幼保健院（所、站）	8335947	565374	534463	15268	15643
省属	755896	43600	40977	1189	1434
地级市（地区）属	3218287	198215	186967	5267	5981
县级市（区）属	2339372	161668	152915	4384	4369
县属	1860786	149467	141607	4223	3637
其他	161606	12424	11997	205	222
妇幼保健院	7849747	527350	498346	14166	14838
妇幼保健所	222463	17648	16756	497	395
妇幼保健站	183410	14012	13325	401	286
生殖保健中心	1539	148	138	8	2
急救中心（站）	525594	59199	57586	1404	209
采供血机构	1302633	91456	84230	4669	2557
卫生监督所（中心）	366959	41738	41738		
省属	11812	2141	2141		
地级市（地区）属	65643	7969	7969		
县级市（区）属	133879	13650	13650		
县属	152001	16241	16241		
其他	3624	1737	1737		
计划生育技术服务机构	37786	3904	3773	89	42
四、其他机构	2434515	147664	139501	4251	3912
疗养院	154512	7439	6789	344	306
卫生监督检验（监测）机构	3725	398	388	6	4
医学科学研究机构	569313	34378	32292	1102	984
医学在职培训机构	46959	7026	6924	79	23
临床检验中心（所、站）	687689	48370	45809	1245	1316
卫生统计信息中心	96605	12349	12095	151	103
其他	875712	37704	35204	1324	1176

3-5-1 2021年医疗卫生机构房屋建筑面积（平方米）

机构分类	合计	房屋建筑面积	业务用房面积	危房面积	危房（%）	租房面积
总　计	1048967858	921873350	684334820	5655743	0.83	127094508
一、医院	683920619	594198277	503023312	2824046	0.56	89722342
综合医院	459121922	414407947	350963947	1991399	0.57	44713975
中医医院	82595080	75725477	65432418	402663	0.62	6869603
中西医结合医院	12001275	9847959	8312513	37617	0.45	2153316
民族医院	4306882	4102319	3444918	40377	1.17	204563
专科医院	117630944	85417492	71301845	351580	0.49	32213452
口腔医院	5173732	3248234	2711794	4598	0.17	1925498
眼科医院	10621434	5213608	4291957	100		5407826
耳鼻喉科医院	728349	366413	297734			361936
肿瘤医院	8383429	7733510	6940226	43207	0.62	649919
心血管病医院	3355169	3133729	2642732			221440
胸科医院	595433	536515	489903			58918
血液病医院	343381	206715	135173			136666
妇产（科）医院	11337582	6891481	5734292	520	0.01	4446101
儿童医院	6048756	5556017	4631018	69746	1.51	492739
精神病医院	28180182	22468678	18575003	92712	0.50	5711504
传染病医院	6495942	6433887	5026852	56007	1.11	62055
皮肤病医院	1143685	792500	594858	1288	0.22	351185
结核病医院	667694	650651	532430	14751	2.77	17043
麻风病医院	105242	98721	80201	2896	3.61	6521
职业病医院	351613	342733	232606	8852	3.81	8880
骨科医院	6662813	4580288	3969837	103		2082525
康复医院	11123206	7110561	6102131	28265	0.46	4012645
整形外科医院	448196	266436	200265	8254	4.12	181760
美容医院	2906371	1305566	1146666	8200	0.72	1600805
其他专科医院	12958735	8481249	6966167	12081	0.17	4477486
护理院	8264516	4697083	3567671	410	0.01	3567433
二、基层医疗卫生机构	287449255	256652633	123919720	2273694	1.83	30796622
社区卫生服务中心（站）	41776952	31960024	27442691	298968	1.09	9816928
社区卫生服务中心	34460982	27629583	23745084	286564	1.21	6831399
社区卫生服务站	7315970	4330441	3697607	12404	0.34	2985529
卫生院	131098245	128503849	96397652	1974636	2.05	2594396
街道卫生院	1113977	1040731	850192	36424	4.28	73246
乡镇卫生院	129984268	127463118	95547460	1938212	2.03	2521150
中心卫生院	57952143	57057743	42244132	900281	2.13	894400
乡卫生院	72032125	70405375	53303328	1037931	1.95	1626750
村卫生室	53946446	52332247				1614199
门诊部	25818230	17894980				7923250
综合门诊部	10022591	7343637				2678954
中医门诊部	2195273	1444846				750427
中西医结合门诊部	284119	200126				83993
民族医门诊部	9766	7382				2384
专科门诊部	13306481	8898989				4407492
诊所、卫生所、医务室、护理站	34809382	25961533	79377	90	0.11	8847849
诊所	28863718	20960938				7902780
卫生所、医务室	5674439	4848333				826106
护理站	271225	152262	79377	90	0.11	118963

机构分类	合计	房屋建筑面积	业务用房面积	危房面积	危房（%）	租房面积
三、专业公共卫生机构	64671875	61655469	50411033	485095	0.96	3016406
疾病预防控制中心	16119776	15693788	11833143	130865	1.11	425988
省属	1139732	1128055	619169	14727	2.38	11677
地级市（地区）属	4056165	3944357	2899531	20170	0.70	111808
县级市（区）属	5283832	5104705	3872234	35947	0.93	179127
县属	5083512	4979456	4007372	56273	1.40	104056
其他	556535	537215	434837	3748	0.86	19320
专科疾病防治院（所、站）	3487786	3181908	2511790	38012	1.51	305878
专科疾病防治院	1564033	1456086	1244187	7296	0.59	107947
传染病防治院	45988	45772	41801			216
结核病防治院	137039	133606	112166	4281	3.82	3433
职业病防治院	567018	548095	455968			18923
其他	813988	728613	634252	3015	0.48	85375
专科疾病防治所（站、中心）	1923753	1725822	1267603	30716	2.42	197931
口腔病防治所（站、中心）	96531	52311	41276	30	0.07	44220
精神病防治所（站、中心）	201760	148676	128524			53084
皮肤病与性病防治所（中心）	433186	403786	309079	10759	3.48	29400
结核病防治所（站、中心）	454778	419986	283225	2902	1.02	34792
职业病防治所（站、中心）	95559	89047	65151			6512
地方病防治所（站、中心）	29092	27592	24177	1109	4.59	1500
血吸虫病防治所（站、中心）	333453	330474	235243	14924	6.34	2979
药物戒毒所（中心）	51555	50055	32800			1500
其他	227839	203895	148128	992	0.67	23944
健康教育所（站、中心）	130998	111135	96872	664	0.69	19863
妇幼保健院（所、站）	36374050	34762537	29627319	277741	0.94	1611513
省属	1742351	1708449	1531354			33902
地级市（地区）属	4056165	3944357	2899531	20170	0.70	111808
县级市（区）属	5283832	5104705	3872234	35947	0.93	179127
县属	11151312	10762182	9165574	111135	1.21	389130
其他	642962	604846	493339	236	0.05	38116
妇幼保健院	33333403	31867832	27368375	260721	0.95	1465571
妇幼保健所	1141825	1087835	919889	4219	0.46	53990
妇幼保健站	1328175	1265688	875827	10285	1.17	62487
生殖保健中心	16555	16321	12323			234
急救中心（站）	899284	814815	686590	2924	0.43	84469
采供血机构	3171686	3080298	2371075	7601	0.32	91388
卫生监督所（中心）	3595462	3151884	2598501	21223	0.82	443578
省属	113645	94275	66843	606	0.91	19370
地级市（地区）属	631347	490269	396066	4046	1.02	141078
县级市（区）属	1008348	860012	703948	4047	0.57	148336
县属	1685822	1567385	1316400	7876	0.60	118437
其他	156300	139943	115244	4648	4.03	16357
计划生育技术服务机构	892833	859104	685743	6065	0.88	33729
四、其他医疗卫生机构	12926109	9366971	6980755	72908	1.04	3559138
疗养院	2472886	2326779	1553801	5156	0.33	146107
卫生监督检验（监测）机构	13995	8047	6801			5948
医学科学研究机构	1105259	924579	761098	42117	5.53	180680
医学在职培训机构	1548540	1514125	1081724	18620	1.72	34415
临床检验中心（所、站）	2331760	1010336	816175	224	0.03	1321424
卫生统计信息中心	78513	57444	50833			21069
其他	4028477	2944608	2219157	5289	0.24	1083869

3-5-2 2021年政府办医疗卫生机构房屋建筑面积（平方米）

机构分类	合计	房屋建筑面积	业务用房	危房（%）	租房面积	每床占用业务用房面积
总　计	679153511	654622271	536699776	0.98	24531240	76.96
医院	447416874	433056934	368895190	0.68	14359940	77.47
综合医院	320327813	310125057	263545062	0.68	10202756	83.18
中医医院	68674541	66634718	57988930	0.66	2039823	68.76
中西医结合医院	6494567	6223510	5375985	0.69	271057	71.74
民族医院	3659267	3585593	3008092	0.88	73674	89.31
专科医院	47955091	46237576	38753250	0.76	1717515	60.80
护理院	305595	250480	223871		55115	57.27
基层医疗卫生机构	164071751	157099936	115289291	1.93	6971815	70.04
其中：社区卫生服务中心（站）	27700143	23392724	20196776	1.29	4307419	88.53
社区卫生服务中心	26371978	22406175	19352689	1.33	3965803	88.84
社区卫生服务站	1328165	986549	844087	0.44	341616	62.18
卫生院	129362692	126933611	95091958	2.06	2429081	67.55
街道卫生院	1082695	1014779	828902	4.2	67916	71.20
乡镇卫生院	128279997	125918832	94263056	2.04	2361165	67.52
门诊部	365255	354853			10402	
专业公共卫生机构	62373983	59608979	48821620	0.98	2765004	106.45
其中：专科疾病防治院（所、站）	2977909	2788682	2177329	1.69	189227	55.3
专科疾病防治院	1264943	1200836	1018471	0.67	64107	60.20
专科疾病防治所（中心）	1712966	1587846	1158858	2.58	125120	50.37
妇幼保健院（所、站）	35940951	34363104	29324173	0.95	1577847	113.03
内：妇幼保健院	32927613	31495567	27086690	0.96	1432046	112.76
妇幼保健所（站）	2447423	2331009	1778149	0.82	116414	110.19
急救中心（站）	760442	696919	595753	0.49	63523	137.82
其他医疗卫生机构	5290903	4856422	3693675	1.36	434481	79.50
其中：疗养院	1297596	1243154	891126	0.58	54442	80.00
临床检验中心（所、站）	28411	26411	20660		2000	

3-5-3　2021年公立医院信息化基础资源情况

类别	服务器 CPU 核数（个）	已使用存储容量（T）	电脑终端数量（个）
总　计	1999046	660634	4072511
按医院等级分			
其中：三级医院	1405532	473719	2775623
二级医院	553190	159611	1216791
一级医院	15940	15244	42951
按机构类别分			
其中：综合医院	1386358	488086	2936067
中医医院	339888	98616	715138
专科医院	272077	73600	419932
按机构隶属关系分			
其中：委属	101755	39817	158649
省属	382200	141466	740242
地级市（地区）属	686253	213071	1374326
县级市（区）属	391239	128519	824702
县属	338991	100099	754006

3-5-4 2021年公立医院信息化基础资源机构分布构成比（%）

类别	服务器CPU核数（个）机构分布构成比				已使用存储容量（T）机构分布构成比				电脑终端数量（个）机构分布构成比			
	50以内	[50, 100)	[100, 200)	200及以上	10以内	[10, 20)	[20, 40)	40及以上	100以内	[100, 200)	[200, 400)	400及以上
总　计	52.2	11.3	11.5	25.0	44.3	10.3	12.6	32.8	34.3	14.0	21.3	30.4
东　部	48.2	10.7	11.0	30.0	41.7	8.9	11.2	38.2	33.2	12.6	17.9	36.3
中　部	56.3	12.2	10.7	20.8	46.4	10.9	13.3	29.4	35.8	14.1	22.8	27.3
西　部	53.3	11.3	12.7	22.8	45.7	11.5	13.6	29.3	34.3	15.7	24.1	25.9
北　京	30.7	9.2	7.8	52.3	28.7	7.3	10.7	53.3	22.6	7.7	16.8	52.9
天　津	42.2	6.9	11.8	39.2	47.1	3.9	9.8	39.2	28.2	14.6	16.5	40.8
河　北	63.8	10.2	10.7	15.3	51.6	11.0	12.5	24.9	42.4	13.5	22.9	21.2
山　西	60.4	10.3	14.0	15.3	54.2	13.0	14.0	18.8	43.5	14.8	25.9	15.7
内蒙古	56.1	13.4	14.1	16.4	48.1	11.0	15.3	25.7	36.1	19.0	23.6	21.3
辽　宁	66.1	9.8	10.9	13.3	52.0	10.3	9.0	28.7	43.8	14.5	18.2	23.4
吉　林	68.0	10.9	9.1	12.0	52.9	12.4	14.1	20.6	30.0	20.6	25.9	23.5
黑龙江	77.5	8.3	6.7	7.6	67.4	12.0	7.2	13.4	58.9	12.9	14.0	14.2
上　海	25.2	11.0	13.6	50.3	26.6	5.2	11.0	57.1	10.3	15.5	21.9	52.3
江　苏	44.0	9.8	9.3	36.9	35.1	6.4	9.4	49.1	34.1	7.5	12.9	45.5
浙　江	29.5	10.7	16.8	43.0	19.4	8.6	13.9	58.2	14.8	10.1	20.6	54.5
安　徽	44.1	15.6	8.7	31.5	37.8	11.1	14.1	36.9	31.3	13.4	23.0	32.2
福　建	45.6	12.9	13.7	27.8	41.8	8.0	13.3	36.9	31.2	16.5	16.5	35.7
江　西	53.3	11.2	13.8	21.7	41.2	10.3	15.8	32.7	28.1	12.6	33.5	25.9
山　东	47.8	10.8	11.6	29.9	43.5	8.3	11.0	37.3	39.7	11.7	14.1	34.5
河　南	51.9	13.4	10.6	24.0	46.4	8.3	13.8	31.5	35.2	13.7	18.3	32.7
湖　北	40.5	12.4	12.1	34.9	31.3	9.3	14.2	45.2	23.3	13.3	23.6	39.8
湖　南	56.6	14.6	11.9	16.9	37.9	12.7	15.4	34.0	26.4	15.0	27.1	31.5
广　东	46.1	12.4	9.4	32.2	43.2	10.2	11.1	35.6	28.8	14.3	19.1	37.9
广　西	48.3	14.9	13.9	22.9	33.6	11.5	16.5	38.3	20.5	12.8	27.5	39.1
海　南	66.7	8.8	2.0	22.6	64.8	11.4	8.6	15.2	50.9	12.3	13.2	23.6
重　庆	52.6	7.6	12.3	27.5	50.2	9.5	12.3	28.0	35.1	10.9	18.0	36.0
四　川	45.5	11.7	14.6	28.2	42.6	12.8	14.4	30.2	31.4	16.9	24.1	27.7
贵　州	41.5	13.8	13.5	31.3	37.8	11.3	18.2	32.7	28.8	10.1	29.1	32.0
云　南	55.6	10.2	13.9	20.2	42.4	14.2	11.0	32.4	32.8	19.9	25.2	22.1
西　藏	88.7	3.2	4.8	3.2	65.6	6.6	3.3	24.6	74.6	12.7	4.8	7.9
陕　西	61.0	10.4	8.6	20.1	52.6	7.8	14.4	25.2	33.1	18.3	24.9	23.7
甘　肃	57.1	8.0	11.7	23.3	41.6	16.8	11.8	29.8	33.1	12.3	31.3	23.3
青　海	61.3	8.6	10.8	19.4	64.4	13.3	3.3	18.9	45.1	24.2	14.3	16.5
宁　夏	33.3	15.2	16.7	34.9	28.8	12.1	24.2	34.9	19.7	18.2	37.9	24.2
新　疆	63.2	10.4	10.7	15.7	57.8	9.3	10.4	22.5	50.7	12.7	18.8	17.7

四、卫生经费

简要说明

一、本章主要介绍全国及31个省、自治区、直辖市卫生经费情况，包括卫生总费用、医疗卫生机构资产与负债、年收入与支出、门诊和住院病人人均医药费用等。

二、卫生总费用系核算数。其他卫生经费数据主要来源于卫生资源统计年报，城乡居民医疗保障支出摘自《中国统计年鉴》。

三、非营利性机构各项指标的统计口径和解释与2017年印发的《政府会计制度》一致；营利性医院与《企业会计制度》一致。

四、统计口径调整

1. 2007年起，卫生总费用按新的统计口径核算。

2. 本章涉及医疗卫生机构的口径变动和指标解释与"医疗卫生机构"章一致。

主要指标解释

卫生总费用 指一个国家或地区在一定时期内，为开展卫生服务活动从全社会筹集的卫生资源的货币总额，按来源法核算。它反映一定经济条件下，政府、社会和居民个人对卫生保健的重视程度和费用负担水平，以及卫生筹资模式的主要特征和卫生筹资的公平性、合理性。

政府卫生支出 指各级政府用于医疗卫生服务、医疗保障补助、卫生和医疗保障行政管理、人口与计划生育事务性支出等各项事业的经费。

社会卫生支出 指政府支出外的社会各界对卫生事业的资金投入。包括社会医疗保障支出、商业健康保险费、社会办医支出、社会捐赠援助、行政事业性收费收入等。

个人现金卫生支出 指城乡居民在接受各类医疗卫生服务时的现金支付，包括享受各种医疗保险制度的居民就医时自付的费用。可分为城镇居民、农村居民个人现金卫生支出，反映城乡居民医疗卫生费用的负担程度。

当年价格 即报告期当年的实际价格，是指用"当年价格"计算的一些以货币表现的物量指标，如国内生产总值、卫生总费用等。在计算增长速度时，一般都使用"可比价格"来消除价格变动的因素，真实地反映经济发展动态。"不变价格"（也叫固定价格）是用某一时期同类产品的平均价格作为固定价格来计算各个时期的产品价值，目的是为了消除各时期价格变动的影响，保证前后时期之间指标的可比性。

人均卫生费用 即某年卫生总费用与同期平均人口数之比。

卫生总费用占GDP% 指某年卫生总费用与同期国内生产总值（GDP）之比，是用来反映一定时期国家对卫生事业的资金投入力度，以及政府和全社会对卫生对居民健康的重视程度。

总资产 包括流动资产、非流动资产。

负债 包括流动负债、非流动负债。

平均每床固定资产 即固定资产/床位数。

总收入 指单位为开展业务及其他活动依法取得的非偿还性资金。总收入包括医疗收入、财政补助收入、科教项目收入/上级补助收入、其他收入。

财政拨款收入 指单位从主管部门或主办单位取得的财政性事业经费（包括定额和定项补助）。

业务收入 包括医疗收入和其他收入。

医疗收入 指医疗卫生机构在开展医疗服务活动中取得的收入。包括挂号收入、床位收入、诊察收入、检查收入、化验收入、治疗收入、手术收入、卫生材料收入、药品收入、药事服务费收入、护理收入和其他收入。

总费用/支出 指单位在开展业务及其他活动中发生的资金耗费和损失。包括医疗业务成本/医疗卫生支出、财政项目补助支出/财政基建设备补助支出、科教项目支出、管理费用和其他支出。

业务活动费用 指单位为实现其职能目标,依法履职或开展专业业务活动及其辅助活动所发生的各项费用。

单位管理费用 指单位本级行政及后勤管理部门开展管理活动发生的各项费用,包括单位行政及后勤管理部门发生的人员经费、公用经费、资产折旧(摊销)等费用,以及由单位统一负担的离退休人员经费、工会经费、诉讼费、中介费等。

医疗业务成本/医疗卫生支出 指医疗卫生机构开展医疗服务及其辅助活动发生的各项费用,包括人员经费、耗用的药品及卫生材料费、固定资产折旧费、无形资产摊销费、提取医疗风险基金和其他费用。

人员经费支出 包括人员的基本工资、绩效工资、津贴、社会保险缴费等,但不包括对个人家庭的补助支出。基本工资指事业单位工作人员的岗位工资和薪级工资。

门诊病人次均医药费用 又称每诊疗人次医药费用、次均门诊费用。即医疗门诊收入/总诊疗人次数。

住院病人次均医药费用 又称出院者人均医药费用、人均住院费用。即医疗住院收入/出院人次数。

住院病人日均医药费 即医疗住院收入/出院者占用总床日数。

每一职工年业务收入 即年业务收入/年平均职工数。

每一医师年业务收入 即年业务收入/年平均医师数。

4-1-1　卫生总费用

年份	卫生总费用（亿元）				卫生总费用构成（%）			城乡卫生费用（亿元）		人均卫生费用（元）			卫生总费用占GDP%
	合计	政府卫生支出	社会卫生支出	个人卫生支出	政府卫生支出	社会卫生支出	个人卫生支出	城市	农村	合计	城市	农村	
1980	143.23	51.91	60.97	30.35	36.24	42.57	21.19			14.5			3.15
1985	279.00	107.65	91.96	79.39	38.58	32.96	28.46			26.4			3.09
1990	747.39	187.28	293.10	267.01	25.06	39.22	35.73	396.00	351.39	65.4	158.8	38.8	3.96
1991	893.49	204.05	354.41	335.03	22.84	39.67	37.50	482.60	410.89	77.1	187.6	45.1	4.06
1992	1096.86	228.61	431.55	436.70	20.84	39.34	39.81	597.30	499.56	93.6	222.0	54.7	4.03
1993	1377.78	272.06	524.75	580.97	19.75	38.09	42.17	760.30	617.48	116.3	268.6	67.6	3.86
1994	1761.24	342.28	644.91	774.05	19.43	36.62	43.95	991.50	769.74	146.9	332.6	86.3	3.62
1995	2155.13	387.34	767.81	999.98	17.97	35.63	46.40	1239.50	915.63	177.9	401.3	112.9	3.51
1996	2709.42	461.61	875.66	1372.15	17.04	32.32	50.64	1494.90	1214.52	221.4	467.4	150.7	3.77
1997	3196.71	523.56	984.06	1689.09	16.38	30.78	52.84	1771.40	1425.31	258.6	537.8	177.9	4.01
1998	3678.72	590.06	1071.03	2017.63	16.04	29.11	54.85	1906.92	1771.80	294.9	625.9	194.6	4.32
1999	4047.50	640.96	1145.99	2260.55	15.84	28.31	55.85	2193.12	1854.38	321.8	702.0	203.2	4.47
2000	4586.63	709.52	1171.94	2705.17	15.47	25.55	58.98	2624.24	1962.39	361.9	813.7	214.7	4.57
2001	5025.93	800.61	1211.43	3013.89	15.93	24.10	59.97	2792.95	2232.98	393.8	841.2	244.8	4.53
2002	5790.03	908.51	1539.38	3342.14	15.69	26.59	57.72	3448.24	2341.79	450.7	987.1	259.3	4.76
2003	6584.10	1116.94	1788.50	3678.66	16.96	27.16	55.87	4150.32	2433.78	509.5	1108.9	274.7	4.79
2004	7590.29	1293.58	2225.35	4071.35	17.04	29.32	53.64	4939.21	2651.08	583.9	1261.9	301.6	4.69
2005	8659.91	1552.53	2586.41	4520.98	17.93	29.87	52.21	6305.57	2354.34	662.3	1126.4	315.8	4.62
2006	9843.34	1778.86	3210.92	4853.56	18.07	32.62	49.31	7174.73	2668.61	748.8	1248.3	361.9	4.49
2007	11573.97	2581.58	3893.72	5098.66	22.31	33.64	44.05	8968.70	2605.27	876.0	1516.3	358.1	4.29
2008	14535.40	3593.94	5065.60	5875.86	24.73	34.85	40.42	11251.90	3283.50	1094.5	1861.8	455.2	4.55
2009	17541.92	4816.26	6154.49	6571.16	27.46	35.08	37.46	13535.61	4006.31	1314.3	2176.6	562.0	5.03
2010	19980.39	5732.49	7196.61	7051.29	28.69	36.02	35.29	15508.62	4471.77	1490.1	2315.5	666.3	4.85
2011	24345.91	7464.18	8416.45	8465.28	30.66	34.57	34.80	18571.87	5774.04	1804.5	2697.5	879.4	4.99
2012	28119.00	8431.98	10030.70	9656.32	29.99	35.67	34.34	21280.46	6838.54	2068.8	2999.3	1064.8	5.22
2013	31668.95	9545.81	11393.79	10729.34	30.10	36.00	33.90	23644.95	8024.00	2316.2	3234.1	1274.4	5.34
2014	35312.40	10579.23	13437.75	11295.41	29.96	38.05	31.99	26575.60	8736.80	2565.5	3558.3	1412.2	5.49
2015	40974.64	12475.28	16506.71	11992.65	30.45	40.29	29.27	31297.85	9676.79	2962.2	4058.5	1603.6	5.95
2016	46344.88	13910.31	19096.68	13337.90	30.01	41.21	28.78	35458.01	10886.87	3328.6	4471.5	1846.1	6.21
2017	52598.28	15205.87	22258.81	15133.60	28.91	42.32	28.77			3756.7			6.32
2018	59121.91	16399.13	25810.78	16911.99	27.74	43.66	28.61			4206.7			6.43
2019	65841.39	18016.95	29150.57	18673.87	27.36	44.27	28.36			4669.3			6.67
2020	72175.00	21941.90	30273.67	19959.43	30.40	41.94	27.65			5111.1			7.12
2021	76844.99	20676.06	34963.26	21205.67	26.91	45.50	27.60			5440.0			6.72

注：①本表系核算数，2021年为初步核算数；②按当年价格计算；③2001年起，卫生总费用不含高等医学教育经费，2006年起，包括城乡医疗救助经费。

4-1-2 2020年各地区卫生总费用

地区	卫生总费用（亿元）				卫生总费用构成（%）			卫生总费用占GDP%	人均卫生总费用（元）
	合计	政府卫生支出	社会卫生支出	个人卫生支出	政府卫生支出	社会卫生支出	个人卫生支出		
全　国	72175.00	21941.90	30273.67	19959.43	30.40	41.94	27.65	7.12	5111.11
北　京	3028.26	809.83	1812.81	405.62	26.74	59.86	13.39	8.39	13834.01
天　津	907.57	191.61	452.13	263.83	21.11	49.82	29.07	6.44	6545.33
河　北	3069.08	848.36	1271.43	949.29	27.64	41.43	30.93	8.48	4111.38
山　西	1479.91	469.45	554.87	455.59	31.72	37.49	30.78	8.38	4239.83
内蒙古	1266.58	395.09	493.62	377.87	31.19	38.97	29.83	7.30	5271.21
辽　宁	1909.38	447.09	874.51	587.78	23.42	45.80	30.78	7.60	4486.87
吉　林	1174.46	366.69	464.97	342.80	31.22	39.59	29.19	9.54	4878.73
黑龙江	1776.72	524.28	719.81	532.62	29.51	40.51	29.98	12.97	5578.38
上　海	2634.22	633.70	1491.95	508.57	24.06	56.64	19.31	6.81	10591.59
江　苏	4917.28	1133.75	2609.27	1174.27	23.06	53.06	23.88	4.79	5800.56
浙　江	3815.64	913.11	1961.74	940.79	23.93	51.41	24.66	5.91	5909.49
安　徽	2438.43	801.83	925.61	710.99	32.88	37.96	29.16	6.30	3995.66
福　建	1927.36	660.82	790.85	475.69	34.29	41.03	24.68	4.39	4631.96
江　西	1795.50	673.55	635.55	486.40	37.51	35.40	27.09	6.99	3973.35
山　东	4823.41	1169.79	2235.99	1417.63	24.25	46.36	29.39	6.60	4750.85
河　南	3931.59	1163.03	1590.34	1178.23	29.58	40.45	29.97	7.15	3954.93
湖　北	3449.84	1314.92	1233.28	901.63	38.12	35.75	26.14	7.94	5973.48
湖　南	2878.30	795.62	1237.04	845.65	27.64	42.98	29.38	6.89	4331.86
广　东	7073.13	1950.18	3293.58	1829.37	27.57	46.56	25.86	6.39	5602.92
广　西	1876.70	731.74	634.71	510.25	38.99	33.82	27.19	8.47	3739.20
海　南	529.79	239.69	174.90	115.20	45.24	33.01	21.75	9.58	5233.33
重　庆	1559.60	478.32	640.66	440.63	30.67	41.08	28.25	6.24	4860.20
四　川	4041.94	1220.72	1702.59	1118.62	30.20	42.12	27.68	8.32	4830.52
贵　州	1490.37	615.27	517.84	357.25	41.28	34.75	23.97	8.36	3863.05
云　南	1909.93	774.53	618.33	517.07	40.55	32.37	27.07	7.79	4044.74
西　藏	210.44	147.11	48.25	15.07	69.91	22.93	7.16	11.06	5765.42
陕　西	2028.06	558.06	874.39	595.61	27.52	43.11	29.37	7.75	5127.85
甘　肃	1015.31	424.00	299.50	291.82	41.76	29.50	28.74	11.26	4059.58
青　海	382.11	186.47	103.76	91.88	48.80	27.15	24.05	12.71	6450.25
宁　夏	378.08	128.42	145.66	104.00	33.97	38.53	27.51	9.64	5244.28
新　疆	1510.16	605.50	536.97	367.69	40.10	35.56	24.35	10.95	5841.48

4-1-3 政府卫生支出

年份	政府卫生支出（亿元）				
	合计	医疗卫生服务支出	医疗保障支出	行政管理事务支出	人口与计划生育事务支出
1990	187.28	122.86	44.34	4.55	15.53
1991	204.05	132.38	50.41	5.15	16.11
1992	228.61	144.77	58.10	6.37	19.37
1993	272.06	164.81	76.33	8.04	22.89
1994	342.28	212.85	92.02	10.94	26.47
1995	387.34	230.05	112.29	13.09	31.91
1996	461.61	272.18	135.99	15.61	37.83
1997	523.56	302.51	159.77	17.06	44.23
1998	590.06	343.03	176.75	19.90	50.38
1999	640.96	368.44	191.27	22.89	58.36
2000	709.52	407.21	211.00	26.81	64.50
2001	800.61	450.11	235.75	32.96	81.79
2002	908.51	497.41	251.66	44.69	114.75
2003	1116.94	603.02	320.54	51.57	141.82
2004	1293.58	679.72	371.60	60.90	181.36
2005	1552.53	805.52	453.31	72.53	221.18
2006	1778.86	834.82	602.53	84.59	256.92
2007	2581.58	1153.30	957.02	123.95	347.32
2008	3593.94	1397.23	1577.10	194.32	425.29
2009	4816.26	2081.09	2001.51	217.88	515.78
2010	5732.49	2565.60	2331.12	247.83	587.94
2011	7464.18	3125.16	3360.78	283.86	694.38
2012	8431.98	3506.70	3789.14	323.29	812.85
2013	9545.81	3838.93	4428.82	373.15	904.92
2014	10579.23	4288.70	4958.53	436.95	895.05
2015	12475.28	5191.25	5822.99	625.94	835.10
2016	13910.31	5867.38	6497.20	804.31	741.42
2017	15205.87	6550.45	7007.51	933.82	714.10
2018	16399.13	6908.05	7795.57	1005.79	689.72
2019	18016.95	7986.42	8459.16	883.77	687.61
2020	21941.90	11415.83	8844.93	1021.15	660.00
2021	20676.06	9564.18	9416.78	1048.13	646.97

注：①本表按当年价格计算；② 2021 年为初步核算数；③政府卫生支出是指各级政府用于医疗卫生服务、医疗保障补助、卫生和医疗保险行政管理事务、人口与计划生育事务支出等各项事业的经费。

4-1-4 政府卫生支出所占比重

年份	政府卫生支出（亿元）	占财政支出比重（%）	占卫生总费用比重（%）	占国内生产总值比重（%）
1990	187.28	6.07	25.06	1.00
1991	204.05	6.03	22.84	0.93
1992	228.61	6.11	20.84	0.84
1993	272.06	5.86	19.75	0.76
1994	342.28	5.91	19.43	0.70
1995	387.34	5.68	17.97	0.63
1996	461.61	5.82	17.04	0.64
1997	523.56	5.67	16.38	0.66
1998	590.06	5.46	16.04	0.69
1999	640.96	4.86	15.84	0.71
2000	709.52	4.47	15.47	0.71
2001	800.61	4.24	15.93	0.72
2002	908.51	4.12	15.69	0.75
2003	1116.94	4.53	16.96	0.81
2004	1293.58	4.54	17.04	0.80
2005	1552.53	4.58	17.93	0.83
2006	1778.86	4.40	18.07	0.81
2007	2581.58	5.19	22.31	0.96
2008	3593.94	5.74	24.73	1.13
2009	4816.26	6.31	27.46	1.38
2010	5732.49	6.38	28.69	1.39
2011	7464.18	6.83	30.66	1.53
2012	8431.98	6.69	29.99	1.57
2013	9545.81	6.81	30.14	1.61
2014	10579.23	6.97	29.96	1.64
2015	12475.28	7.09	30.45	1.81
2016	13910.31	7.41	30.01	1.86
2017	15205.87	7.49	28.91	1.83
2018	16399.13	7.42	27.74	1.78
2019	18016.95	7.54	27.36	1.83
2020	21941.90	8.41	30.40	2.16
2021	20676.06	8.35	26.91	1.81

注：①本表按当年价格计算；②2021年为初步核算数；③为保证支出口径均为一般公共预算支出及历史时间序列数据可比，2020年和2021年政府卫生支出占财政支出比重中政府卫生支出不含政府性基金支出下抗疫特别国债安排的支出。

4-1-5　城乡居民医疗保健支出

年份 地区	城镇居民			农村居民		
	人均年消费 支出（元）	人均医疗保健 支出（元）	医疗保健 支出占消 费性支出（%）	人均年消费 支出（元）	人均医疗保健 支出（元）	医疗保健 支出占消 费性支出（%）
2000	4998.0	318.1	6.4	1670.1	87.6	5.2
2005	7942.9	600.9	7.6	2555.4	168.1	6.6
2010	13471.5	871.8	6.5	4381.8	326.0	7.4
2015	21392.4	1443.4	6.7	9222.6	846.0	9.2
2016	23078.9	1630.8	7.1	10129.8	929.2	9.2
2017	24445.0	1777.4	7.3	10954.5	1058.7	9.7
2018	26112.3	2045.7	7.8	12124.3	1240.1	10.2
2019	28063.4	2282.7	8.1	13327.7	1420.8	10.7
2020	27007.4	2172.2	8.0	13713.4	1417.5	10.3
北　京	41726.3	3755.0	9.0	20912.7	1972.8	9.4
天　津	30894.7	2811.0	9.1	16844.1	1858.2	11.0
河　北	23167.4	1988.8	8.6	12644.2	1380.1	10.9
山　西	20331.9	2421.2	11.9	10290.1	1182.8	11.5
内蒙古	23887.7	2039.8	8.5	13593.7	1667.0	12.3
辽　宁	24849.1	2595.2	10.4	12311.2	1718.7	14.0
吉　林	21623.2	2396.4	11.1	11863.6	1568.5	13.2
黑龙江	20397.3	2350.7	11.5	12360.0	1562.9	12.6
上　海	44839.3	3188.7	7.1	22095.5	1655.3	7.5
江　苏	30882.2	2173.7	7.0	17021.7	1712.2	10.1
浙　江	36196.9	2162.1	6.0	21555.4	1546.2	7.2
安　徽	22682.7	1637.6	7.2	15023.5	1457.4	9.7
福　建	30486.5	1773.8	5.8	16338.9	1270.9	7.8
江　西	22134.3	1724.3	7.8	13579.4	1136.7	8.4
山　东	27291.1	2298.1	8.4	12660.4	1413.4	11.2
河　南	20644.9	1899.3	9.2	12201.1	1379.1	11.3
湖　北	22885.5	1922.3	8.4	14472.5	1558.5	10.8
湖　南	26796.4	2350.5	8.8	14974.0	1706.6	11.4
广　东	33511.3	1748.6	5.2	17132.3	1517.9	8.9
广　西	20906.5	1903.4	9.1	12431.1	1227.8	9.9
海　南	23559.9	1668.3	7.1	13169.3	1077.3	8.2
重　庆	26464.4	2445.3	9.2	14139.5	1560.1	11.0
四　川	25133.2	2193.4	8.7	14952.6	1650.3	11.0
贵　州	20587.0	1706.6	8.3	10817.6	959.4	8.9
云　南	24569.4	2317.7	9.4	11069.5	980.6	8.9
西　藏	24927.4	1098.9	4.4	8917.1	402.5	4.5
陕　西	22866.4	2608.4	11.4	11375.7	1490.7	13.1
甘　肃	24614.6	2090.5	8.5	9922.9	1140.4	11.5
青　海	24315.2	2524.6	10.4	12134.2	1416.0	11.7
宁　夏	22379.1	2267.3	10.1	11724.3	1478.0	12.6
新　疆	22951.8	2349.1	10.2	10778.2	955.0	8.9

注：①本表按当年价格计算；②分地区系2020年数字。

4-2-1　2021年各类医疗卫生机构资产与负债

机构分类	总资产（万元）			负债（万元）	净资产（万元）
	合计	流动资产	非流动资产		
总　计	**711870118**	**282781252**	**399107812**	**303026081**	**358229223**
一、医院	531315454	229036585	301751107	261253460	270051532
综合医院	372789500	158470057	213915559	186432718	186348099
中医医院	66844461	27863125	38963751	33692734	33152811
中西医结合医院	9715494	4336009	5374342	5511617	4203877
民族医院	2729725	778629	1950783	899963	1829763
专科医院	77782238	36884377	40819024	33739138	44040239
口腔医院	5435331	2929303	2505428	1859557	3575774
眼科医院	5545118	2619517	2922431	2917333	2624166
耳鼻喉科医院	428449	177191	251257	180231	248217
肿瘤医院	13709514	8037177	5660057	5733983	7975531
心血管病医院	3095976	1549425	1546346	1563362	1532615
胸科医院	921692	474449	446337	387245	534448
血液病医院	344678	213401	131277	230813	113865
妇产（科）医院	5765423	2350929	3412880	3041780	2723639
儿童医院	7831423	2867277	4960678	3507170	4324253
精神病医院	13028639	6303079	6709913	3431310	9597357
传染病医院	5696044	2049006	3640877	2223186	3472857
皮肤病医院	667155	355541	311610	222392	444763
结核病医院	822459	363159	436524	217770	604689
麻风病医院	40970	15288	25682	2866	38104
职业病医院	311555	110595	200909	68576	242979
骨科医院	2819914	1345571	1466635	1741560	1078354
康复医院	3846048	1522131	2323367	2056082	1790111
整形外科医院	367746	170375	197299	166376	201370
美容医院	1373858	881459	492120	1087022	286836
其他专科医院	5730247	2549503	3177399	3100523	2630313
护理院	1454035	704389	727648	977291	476744
二、基层医疗卫生机构	106533137	25914307	51199936	17477635	38447845
社区卫生服务中心（站）	17178952	9565710	7298827	5718272	11460665
社区卫生服务中心	14380920	8179153	6058029	5131530	9249390
社区卫生服务站	2798032	1386557	1240798	586742	2211274
卫生院	38537640	16192522	21503639	11624895	26912888
街道卫生院	338859	139300	199157	101582	237277
乡镇卫生院	38198781	16053222	21304482	11523313	26675610
中心卫生院	16511066	6659184	9516605	5128386	11382822
乡卫生院	21687715	9394038	11787877	6394927	15292789
门诊部	38318212		15237646		
诊所、卫生所、医务室、护理站	12498333	156075	7159825	134468	74293
内：护理站	208809	156075	51800	134468	74293
三、专业公共卫生机构	54535196	19773162	34729732	16942316	37592351
疾病预防控制中心	18637594	7388629	11248966	5888152	12749443
省属	3058891	1873169	1185723	1291499	1767392
地级市（地区）属	4376299	1184878	3191421	616129	3760170
县级市（区）属	3859858	2051772	1808086	1695292	2164566
县属	3952092	1364199	2587892	1005805	2946286
其他	3390455	914611	2475844	1279425	2111030

注：①本表不含村卫生室数字；②统计范围：医疗卫生机构34.2万个；③门诊部、诊所、卫生所、医务室只统计总资产及非流动资产。

机构分类	总资产（万元）			负债（万元）	净资产（万元）
	合计	流动资产	非流动资产		
专科疾病防治院（所、站）	1885778	844455	1041176	430973	1454806
专科疾病防治院	1035555	425263	610234	267629	767926
传染病防治院	28120	6989	21130	16520	11600
结核病防治院	148319	49253	99066	41236	107082
职业病防治院	432414	190472	241925	125489	306924
其他	426703	178549	248113	84383	342320
专科疾病防治所（站、中心）	850224	419193	430942	163344	686880
口腔病防治所（站、中心）	172543	103740	68804	16345	156199
精神病防治所（站、中心）	63530	41095	22434	15524	48005
皮肤病与性病防治所（中心）	187578	102244	85251	40452	147126
结核病防治所（站、中心）	174062	71940	102122	43518	130544
职业病防治所（站、中心）	48231	19005	29226	8858	39374
地方病防治所（站、中心）	20559	6300	14258	968	19590
血吸虫病防治所（站、中心）	67709	32221	35488	15600	52109
药物戒毒所（中心）	12923	939	11984	711	12212
其他	103089	41709	61375	21368	81721
健康教育所（站、中心）	29612	14970	14643	6364	23248
妇幼保健院（所、站）	27943846	9204509	18707182	9056405	18887238
省属	3253850	1488175	1765449	595975	2657875
地级市（地区）属	10398020	3004918	7388092	3426169	6971651
县级市（区）属	6962553	2279294	4672599	2557970	4404580
县属	6921576	2308149	4597167	2360436	4561140
其他	407847	123973	283875	115855	291992
妇幼保健院	26452004	8585611	17836129	8792088	17659716
妇幼保健所	512784	147780	364967	79725	433059
妇幼保健站	730830	402075	328419	141364	589466
生殖保健中心	2942	1142	1800	512	2428
急救中心（站）	979956	198527	781429	95493	884463
采供血机构	3298527	1699264	1599263	1221299	2077228
卫生监督所（中心）	1619051	386188	1232863	223681	1395044
省属	55707	11004	44703	4039	51668
地级市（地区）属	153021	34405	118616	39529	113222
县级市（区）属	527119	149691	377428	53972	473147
县属	855073	184746	670327	120212	734804
其他	28132	6342	21789	5929	22203
计划生育技术服务机构	140831	36621	104210	19950	120881
四、其他医疗卫生机构	19486331	8057199	11427037	7352670	12137494
疗养院	1405562	564893	838574	758002	647560
卫生监督检验（监测）机构	13069	8604	4465	7279	5790
医学科学研究机构	1940485	1126517	813968	485037	1455447
医学在职培训机构	362524	91515	271008	55126	307398
临床检验中心（所、站）	9734567	4251433	5483135	4581769	5152798
卫生统计信息中心	188006	35312	152695	10107	177899
其他	5842119	1978926	3863193	1455351	4390601

4-2-2　2021年医疗卫生机构资产与负债（按登记注册类型/主办单位/地区分）

	总资产（万元）			负债 （万元）	净资产 （万元）
	合计	流动资产	非流动资产		
总　　计	711870118	282781252	399107812	303026081	358229223
按登记注册类型分					
公立	557356626	234747884	316839016	233561551	317924611
其中：国有	537135197	226516589	307539911	227737810	306427183
非公立	154513492	48033369	82268796	69464531	40304611
其中：私营	89228681	24799424	48547759	35508541	21969388
按主办单位分					
政府办	532194284	225846217	304797708	223868890	307958365
其中：卫生健康部门	514503963	219898268	293298103	219048172	295433750
社会办	80619703	31266798	41908389	43969899	25477288
个人办	99187036	25668237	52401715	35187292	24793570
按地区分					
东　部	330462611	132248830	180280340	138891021	162283752
中　部	203400496	81412006	113388661	91887529	94574909
西　部	178007012	69120417	105438812	72247531	101370561
北　京	27675689	14342253	12788973	12451685	14312583
天　津	12498827	4227426	7332249	3761560	5034793
河　北	33351708	11465064	17416432	13172136	13249223
山　西	15745522	5327784	10197764	5492299	9479564
内蒙古	10845233	3412602	7220292	4815766	5773565
辽　宁	22741358	9202930	10971666	11378596	7638267
吉　林	17714111	5261555	10828195	5589075	7807756
黑龙江	15154513	5569560	9039744	6514999	7148375
上　海	21988695	8509179	12437112	7830222	12704336
江　苏	41978767	17712861	23599660	20321502	20442606
浙　江	42152715	14547823	22433648	12487744	22443595
安　徽	29093020	11127698	15314466	11684922	13472758
福　建	23537937	8344110	14637461	8319146	13667068
江　西	18508755	8478076	9554859	8435306	9195409
山　东	43880988	17934664	25570687	22916722	20237533
河　南	46434599	19203355	24854446	24237267	18205136
湖　北	31811113	14113262	17455348	14309256	17151465
湖　南	28938863	12330717	16143840	15624406	12114447
广　东	55000742	23967970	29594657	23566829	29794463
广　西	18739789	6578655	12065049	8414408	10123542
海　南	5655184	1994551	3497796	2684879	2759287
重　庆	14883935	5642454	9031311	5969149	8277420
四　川	36548324	16273703	19827678	14799210	21065970
贵　州	16742299	7738450	8214228	8287480	7938056
云　南	20552374	8176491	12167647	8066634	12096300
西　藏	2289774	573751	1697555	284148	1988660
陕　西	18669083	7461302	11058208	8450023	9934449
甘　肃	12779045	4043441	8334901	4005762	8164925
青　海	3378410	1102750	2204775	1007519	2227696
宁　夏	2973242	877014	2067102	1160388	1752305
新　疆	19605505	7239805	11550064	6987045	12027674

注：本表不含村卫生室数字。

4-2-3 2021年政府办医疗卫生机构资产与负债

机构分类	总资产（万元）			负债（万元）	净资产（万元）	平均每床固定资产（万元）
	合计	流动资产	非流动资产			
总　计	532063379	225846217	304797708	223868890	307958365	28.8
医院	424646977	182490809	241867562	191506873	233132301	33.7
综合医院	304680671	130165846	174298179	141919912	162752980	37.4
中医医院	60491977	24977913	35498683	30131630	30360347	25.1
中西医结合医院	6850736	2942723	3903910	3196934	3653802	29.3
民族医院	2327409	632652	1694444	718690	1608719	36.3
专科医院	50232007	23750989	26428855	15524840	34707142	27.2
护理院（中心）	64178	20687	43491	14867	49311	8.9
基层医疗卫生机构	50747555	22976948	26672061	15706844	34812919	12.1
其中：社区卫生服务中心（站）	12343808	6913747	5284712	4208450	8135358	16.2
社区卫生服务中心	11843865	6653929	5048644	4080268	7763597	16.3
社区卫生服务站	499943	259818	236068	128182	371761	6.5
卫生院	38175804	16063199	21271247	11498395	26677552	11.5
街道卫生院	333880	137093	196412	100177	233703	11.0
乡镇卫生院	37841925	15926106	21074835	11398218	26443849	11.5
专业公共卫生机构	52738670	18661828	34044540	15909536	36828606	39.2
其中：疾病预防控制中心	18518666	7327793	11190873	5849272	12669394	
专科疾病防治院（所、站）	1627517	723298	904072	371954	1255563	15.1
专科疾病防治院	835356	335604	499694	228229	607127	21.4
专科疾病防治所（中心）	792161	387694	404378	143725	648436	8.6
妇幼保健院（所、站）	27679853	9128598	18519101	8984156	18695495	42.3
内：妇幼保健院	26195702	8511750	17653688	8721645	17473857	42.7
妇幼保健所（站）	1236797	547896	688528	219337	1017460	32.9
急救中心（站）	854842	158217	696625	63455	791387	57.6
其他医疗卫生机构	3930177	1716633	2213545	745638	3184540	15.7
其中：疗养院	465834	203308	262526	99112	366723	15.7
临床检验中心（所、站）	83017	50507	32510	26770	56248	

注：本表不含村卫生室数字。

4-3-1　2021年各类医疗卫生机构收入与支出

机构分类	总收入（万元）	财政拨款收入	事业收入	医疗收入	总费用总支出（万元）	业务活动费用和单位管理费用	财政拨款费用	总费用中：人员经费（万元）
总　计	548240159	91341438	427234371	417717653	516462334	482985931	21155247	189370716
一、医院	409045588	43266273	354693866	352492242	391441191	381147201	13090704	137895523
综合医院	291258028	28773769	254653610	253196777	280408216	274435764	8690043	97345324
中医医院	49875425	6620510	42025633	41856139	47302578	46283420	1946216	17327798
中西医结合医院	7816647	779123	6863794	6825300	7546632	7304117	253191	2677640
民族医院	1412814	512304	859257	853750	1329938	1295867	139503	533608
专科医院	57896160	6561060	49612077	49081504	54024805	51066770	2057338	19681144
口腔医院	3865121	270859	3507870	3463208	3261599	3051804	82485	1621024
眼科医院	4317745	67794	4115330	4094284	3813220	3302982	37502	1113594
耳鼻喉科医院	467190	19627	425929	421016	465926	443538	11085	165867
肿瘤医院	10542323	612600	9680178	9433781	9918003	9810887	219575	2811059
心血管病医院	2053204	155619	1830324	1791101	1993052	1941293	70492	596330
胸科医院	1179873	156169	939295	933662	1026370	1014767	45378	320527
血液病医院	448387	12317	394205	381409	446723	435466	2900	95849
妇产（科）医院	3861077	339925	3415142	3403036	3731632	3434486	63394	1519092
儿童医院	5253939	801608	4249499	4214095	4826072	4748844	188641	2081535
精神病医院	8094933	1659655	6193752	6161079	7404419	7027951	454818	3509385
传染病医院	4234659	1481977	2620303	2584196	3897591	3853454	550590	1523617
皮肤病医院	562735	81018	464561	459836	493806	453942	17094	178519
结核病医院	781065	153138	599151	592807	685639	673542	35503	228868
麻风病医院	33062	13507	12517	12436	24697	23752	2623	12946
职业病医院	166614	32947	126649	126157	156933	154856	13594	68571
骨科医院	2352791	72898	2243514	2242535	2305339	2188163	17949	623561
康复医院	2304603	307689	1904639	1901178	2276442	2099490	96184	904732
整形外科医院	320959	20675	296161	291591	290376	220725	2056	105635
美容医院	2016684	166	1972065	1970145	1675069	1194210	11185	419937
其他专科医院	5039197	300872	4620996	4603953	5331899	4992619	134290	1780495
护理院	785544	19508	678954	678230	827734	760001	4414	329172
二、基层医疗卫生机构	89001701	26745899	53149693	51457746	78955029	59497730	1439	34087726
社区卫生服务中心（站）	25385354	9444684	14540926	14074961	24524226	23394101		9098960
社区卫生服务中心	22863801	8583589	13000249	12701456	21958482	21287838		8322326
社区卫生服务站	2521553	861096	1540677	1373505	2565744	2106263		776635
卫生院	37124701	17295324	18091029	17492557	37646611	35877572		16736248
街道卫生院	434406	202857	197966	190503	405897	397796		187670
乡镇卫生院	36690295	17092467	17893063	17302054	37240714	35479776		16548579
中心卫生院	16728544	7286827	8723760	8559623	16605804	15788372		7394466
乡卫生院	19961751	9805640	9169304	8742431	20634910	19691405		9154113
村卫生室	4882557		3149321	2521978	4030289			1988009
门诊部	12164322		10175640	10175640	7090292			3207150
综合门诊部	3432930		2884207	2884207	2580587			1079896
中医门诊部	1194322		1136294	1136294	961573			333372
中西医结合门诊部	89369		67906	67906	64893			26129
民族医门诊部	1858		1111	1111	2223			1257
专科门诊部	7445844		6086122	6086122	3481016			1766496
诊所、卫生所、医务室、护理站	9444767	5891	7192776	7192610	5663610	226057	1439	3057358
诊所	7803677		6637174	6637174	4815506			2630285
卫生所、医务室	788243		545331	545331	590439			311659
护理站	852847	5891	10272	10105	257665	226057	1439	115414

注：统计范围：医疗卫生机构103.1万个，其中：社区卫生服务中心（站）3.6万个，诊所（医务室）26万个，村卫生室59.9万个。

机构分类	总收入（万元）	财政拨款收入	事业收入	医疗收入	总费用总支出（万元）	业务活动费用和单位管理费用	财政拨款费用	总费用中：人员经费（万元）
三、专业公共卫生机构	39341153	18586726	17527334	13623957	37629367	35903727	7292325	14564502
疾病预防控制中心	13871373	9296688	2920994		13391275	12772343	4527823	3566359
省属	3093864	1470298	852349		2562145	2544671	1161234	276012
地级市（地区）属	314653	300971	1035		352312	299209	38001	227655
县级市（区）属	4316178	2996405	903979		4335612	4057969	1408598	1032558
县属	2907814	2080509	665443		2788978	2608446	777826	832628
其他	423559	282800	69658		759931	732951	128392	459907
专科疾病防治院（所、站）	1600832	651784	848263	839768	1447347	1410585	189811	664001
专科疾病防治院	764111	285530	410599	407170	704598	690252	105860	323656
传染病防治院	13393	2794	10199	10195	14717	14707	703	5731
结核病防治院	104029	40757	59015	58633	91521	91328	18870	41155
职业病防治院	304928	98644	152746	150999	287177	280085	26372	139783
其他	341761	143334	188638	187342	311182	304132	59915	136987
专科疾病防治所（站、中心）	836721	366254	437665	432598	742749	720332	83951	340344
口腔病防治所（站、中心）	138929	16517	121020	120730	117923	117163	2684	69104
精神病防治所（站、中心）	52032	17464	33837	33808	46987	44969	5444	21681
皮肤病与性病防治所（中心）	208650	72855	130869	130661	189163	187157	17180	75224
结核病防治所（站、中心）	161876	91921	66209	65893	150812	147465	22479	66000
职业病防治所（站、中心）	42821	20918	10275	9643	40866	34840	3536	16676
地方病防治所（站、中心）	18484	14150	4269	836	4239	3434	539	1788
血吸虫病防治所（站、中心）	102229	75553	22377	22328	98863	92715	17450	45711
药物戒毒所（中心）	2633	2310	145	141	2512	2464	817	1374
其他	109069	54567	48664	48558	91385	90125	13823	42786
健康教育所（站、中心）	73606	69381	944		72641	70286	17351	41429
妇幼保健院（所、站）	18474571	5146763	12827885	12784189	17367774	17047939	1695785	7878525
省属	2004291	324847	1604901	1595962	1714029	1690126	104327	787541
地级市（地区）属	314653	300971	1035		352312	299209	38001	227655
县级市（区）属	640098	581600	3929		647754	619619	90924	457620
县属	4053635	1653731	2276774	2268404	3784285	3696502	525833	1650575
其他	317843	103965	207699	207244	271280	266445	30284	112140
妇幼保健院	17505661	4476466	12570601	12529751	16406700	16110301	1490355	7428185
妇幼保健所	453440	322685	116434	115030	464523	454824	92457	221838
妇幼保健站	338532	225449	97468	96706	324782	314537	70762	143724
生殖保健中心	4652	3817	711	631	4703	4650	1727	2449
急救中心（站）	811249	597898	158696		761947	731637	180936	410890
采供血机构	2160161	1013796	737770		2108224	2007606	427357	646348
卫生监督所（中心）	2123721	1615949	13535		2255809	1661399	193439	1248809
省属	101575	68074	38		89543	73148	17689	46050
地级市（地区）属	314653	300971	1035		352312	299209	38001	227655
县级市（区）属	640098	581600	3929		647754	619619	90924	457620
县属	1007578	609448	7815		1107123	612913	43124	472663
其他	59818	55856	719		59077	56511	3701	44822
计划生育技术服务机构	225641	194467	19246		224349	201932	59823	108142
四、其他医疗卫生机构	10851717	2742541	1863479	143709	8436747	6437273	770780	2822966
疗养院	331572	97463	146111	143709	313434	288794	24851	154459
卫生监督检验（监测）机构	20478	2362	518		18970	7098	482	3749
医学科学研究机构	889677	460871	164560		874284	855562	199797	244810
医学在职培训机构	181992	135976	39142		192289	187829	53372	109749
临床检验中心（所、站）	4499933	23358	727276		3207477	2145547	27364	759978
卫生统计信息中心	196675	183063	9350		205774	201273	118963	61040
其他	4731390	1839448	776522		3624520	2751170	345950	1489180

4-3-2　2021年医疗卫生机构收入与支出（按登记注册类型/主办单位/地区分）

	总收入（万元）	财政拨款收入	事业收入	医疗收入	总费用总支出（万元）	业务活动费用和单位管理费用	财政拨款费用	总费用中：人员经费（万元）
总　计	548240159	91341438	427234371	417717653	516462334	482985931	21155247	189370716
按登记注册类型分								
公立	461135281	90458724	353350276	345540462	441467071	428012441	20950730	165174993
其中：国有	438227521	83172066	339931872	332882722	420009546	410322660	20795468	156075271
非公立	87104878	882714	73884095	72177191	74995262	54973490	204517	24195723
其中：私营	46448764	507781	39587662	38500520	38214250	26053196	119101	13073452
按主办单位分								
政府办	439144369	87374403	336971852	329862086	420285032	411162761	20600032	157192576
内：卫生健康部门	429946445	84988558	330565903	323593784	411543609	402751161	20095102	153828630
社会办	61378407	3356100	48945899	47518834	56337115	44970992	430408	18777976
个人办	47717384	610936	41316620	40336734	39840187	26852178	124808	13400164
按地区分								
东　部	287080153	44181517	226475302	221492842	270885535	253940086	11432203	99595639
中　部	135220618	22066628	105819276	103207420	126821079	118091638	4230021	44518666
西　部	125939388	25093293	94939793	93017391	118755720	110954207	5493023	45256411
北　京	30228843	4753943	23283271	22224596	28590033	27254677	1245485	9455005
天　津	9154715	1089996	7697643	7523029	8756020	8112491	327938	3029720
河　北	21641780	2870761	17689516	17399509	20185572	18712581	762985	6224232
山　西	10484103	2605864	7125056	7004157	10033584	9000417	518896	3430519
内蒙古	7110130	1792178	5113009	4982340	6961216	6583195	402402	2566212
辽　宁	13952603	1382322	12042983	11562371	13415887	12804338	740075	4437442
吉　林	9233080	1499029	7298220	6973645	8306306	7907009	333713	2788790
黑龙江	10573758	2437089	7453481	7297748	9553416	9096308	423808	3299879
上　海	27610893	3799952	21492942	20905070	25728092	24016943	790322	8714039
江　苏	38854950	5621489	31050441	30478571	38124852	35735526	1197193	14283906
浙　江	35920687	5713026	27994348	27675502	33055184	30521977	1263646	13446824
安　徽	17681335	2804941	13699392	13326257	16824055	15718618	426348	6381771
福　建	14822798	2749681	10965720	10715744	13323131	12377139	738586	4991206
江　西	14586223	2543639	11022355	10805532	13516248	12415555	361709	4675017
山　东	35524851	4756515	29437815	28949092	33693273	31698431	1028868	12350842
河　南	30654435	4040676	25059540	24269869	28465015	26490538	864254	9300378
湖　北	21581681	3438666	17300951	16975786	20077147	18955807	810788	7358834
湖　南	20426005	2696725	16860283	16554426	20045308	18507387	490505	7283478
广　东	55721928	10457331	42274954	41540454	52639800	49667210	3112193	21510161
广　西	14793400	2234627	12048860	11810550	14241006	13532515	667148	5681572
海　南	3646104	986502	2545671	2518906	3373692	3038774	224913	1152263
重　庆	12759476	2045068	10078706	9806558	11942728	11062608	467191	4398732
四　川	29400991	4438940	23686177	23327654	28003307	26222131	1121954	10825233
贵　州	10524570	1991214	8029821	7875720	10025004	9269424	379775	4002770
云　南	15164094	3450841	10929450	10675218	13666825	12699282	643162	5288547
西　藏	1172189	566398	565837	529308	1138250	881217	90847	360480
陕　西	13227009	2529637	10147212	10016482	12626434	11873566	465463	4450645
甘　肃	7299539	1744419	5188246	5081793	6416096	5937076	301545	2534551
青　海	2510646	918939	1410240	1315220	2002874	1887472	115406	855865
宁　夏	2395999	624047	1678416	1649477	2347919	2179453	154062	880758
新　疆	9581345	2756987	6063820	5947072	9384062	8826270	684069	3411046

4-4-1 公立医院收入与支出

指标名称	2015	2017	2018	2019	2020	2021
机构数（个）	12633	11872	11600	11465	11363	11343
平均每所医院总收入（万元）	16498.5	21452.8	24182.9	27552.1	28289.9	31193.2
财政拨款收入*	1480.1	1982.2	2306.1	2670.0	4503.8	3782.1
事业收入	–	–	–	24276.3	22859.7	26583.3
其中：医疗收入	14612.4	18909.0	21200.8	24159.9	22723.8	26394.0
门急诊收入	5048.3	6390.3	7158.1	8205.5	7864.2	9249.8
内：药品收入	2441.1	2810.7	3019.3	3450.1	3188.6	3591.6
住院收入	9564.1	12518.8	14042.7	15950.8	14847.8	16847.0
内：药品收入	3529.3	3869.0	3915.8	4342.7	3858.5	4178.4
平均每所医院总费用（万元）	15996.5	20968.1	23546.7	26271.7	26482.3	29746.9
其中：业务活动费用和单位管理费用#	13263.2	17556.2	19695.4	25860.2	26015.0	26190.0
内：药品费	5322.1	6360.1	6722.6	7712.5	6957.2	7555.2
平均每所医院人员经费（万元）	4900.6	6984.2	8092.3	9448.8	9663.2	10771.5
职工人均年业务收入（万元）	37.0	41.5	43.9	46.9	42.3	47.1
医师人均年业务收入（万元）	132.7	147.1	154.8	164.5	147.3	162.8
门诊病人次均医药费（元）	235.2	257.1	272.2	287.6	320.2	320.9
其中：药费	113.7	113.1	114.8	120.9	129.8	124.6
检查费	44.3	49.6	53.0	56.1	64.4	65.3
住院病人次均医药费（元）	8833.0	9563.2	9976.4	10484.3	11364.3	11673.7
其中：药费	3259.6	2955.6	2781.9	2854.4	2953.2	2895.3
检查费	753.4	864.3	943.3	1021.1	1131.6	1195.3
住院病人日均医药费（元）	903.1	1017.4	1067.6	1154.8	1225.7	1304.3

注：①本表按当年价格计算；②*2018年及以前系财政补助收入；③#2018年及以前系医疗业务成本。

4-4-2 2021年公立医院收入与支出

指标名称	公立医院	三级医院	二级医院	一级医院	公立医院中：政府办医院
机构数（个）	11343	2747	5614	2036	9502
平均每所医院总收入（万元）	31193.2	97640.6	14208.5	1417.2	35892.2
财政拨款收入	3782.1	9707.8	2568.2	462.2	4426.8
事业收入	26583.3	85376.6	11262.6	888.8	30526.8
医疗收入	26394.0	84636.8	11245.2	884.4	30304.6
门急诊收入	9249.8	28640.5	4342.1	470.1	10578.6
内：检查收入	1883.2	5839.8	903.1	60.3	2167.0
治疗收入	1153.7	3489.0	565.6	71.8	1308.2
手术收入	265.5	880.2	96.4	9.5	303.1
卫生材料收入	333.2	1030.4	157.4	13.3	380.8
药品收入	3591.6	11063.4	1699.3	229.9	4114.2
西药收入	2468.3	7684.2	1125.3	154.5	2827.7
中药收入	1123.3	3379.2	574.1	75.3	1286.5
住院收入	16847.0	55224.1	6695.2	394.2	19385.3
内：床位收入	559.5	1663.2	294.9	28.4	639.8
检查收入	1725.0	5602.4	715.1	36.2	1987.0
治疗收入	2420.4	7490.6	1156.4	93.1	2771.2
手术收入	1393.0	4790.4	453.3	17.9	1612.8
护理收入	504.3	1464.4	282.3	26.6	579.0
卫生材料收入	3496.4	12572.7	879.6	21.1	4046.8
药品收入	4178.4	13621.9	1700.2	96.5	4802.5
西药收入	3781.6	12486.7	1465.1	78.7	4346.1
中药收入	396.8	1135.2	235.2	17.8	456.4
科教收入	169.6	686.2	6.4	0.7	199.7
上级补助收入	45.0	68.1	49.1	18.0	44.7
其他收入	445.0	1377.5	200.5	30.6	503.4
平均每所医院总费用（万元）	29746.9	93159.9	13571.1	1348.5	34172.6
其中：业务活动费用	26190.0	83019.3	11525.6	1079.8	30132.8
单位管理费用	3115.9	8946.8	1769.5	217.7	3564.7
其他费用	441.0	1193.8	276.0	51.0	475.1
业务活动费用和单位管理费用	29305.9	91966.1	13295.1	1297.6	33697.6
内：财政拨款经费	2040.6	5140.7	1407.5	330.1	2354.6
药品费	7555.2	24075.8	3275.4	313.7	8675.4
科教经费	145.4	549.0	21.2	2.2	170.3
平均每所医院人员经费（万元）	10771.5	33275.1	5101.9	535.2	12408.1
职工人均年业务收入（元）	471385.0	589273.0	286111.9	151633.2	478161.3
医师人均年业务收入（元）	1628254.2	2009561.7	1018311.5	473947.9	1652059.2
门诊病人次均医药费（元）	320.9	370.0	232.1	174.6	320.6
内：检查费	65.3	75.4	48.3	22.4	65.7
治疗费	40.0	45.1	30.2	26.7	39.6
药费	124.6	142.9	90.9	85.4	124.7
住院病人次均医药费（元）	11673.7	14283.6	6842.4	5490.9	11701.4
内：床位费	387.7	430.2	301.4	395.6	386.2
检查费	1195.3	1449.1	730.8	503.8	1199.4
治疗费	1677.2	1937.4	1181.8	1296.4	1672.7
手术费	965.2	1239.0	463.3	249.5	973.5
护理费	349.4	378.8	288.5	370.9	349.5
卫生材料费	2422.7	3251.9	898.9	294.2	2442.8
药费	2895.3	3523.3	1737.6	1343.7	2898.9
住院病人日均医药费（元）	1304.3	1639.7	751.2	378.6	1320.3

4-4-3 综合医院收入与支出

指标名称	2015	2017	2018	2019	2020	2021
机构数（个）	4519	4521	4522	4505	4503	4507
平均每所医院总收入（万元）	31210.1	38857.3	42507.3	48203.4	48956.4	53845.5
财政拨款收入	2555.3	3227.7	3617.3	4140.9	7109.7	5897.4
事业收入	-	-	-	43052.1	40280.8	46588.1
其中：医疗收入	27962.6	34677.0	37764.9	42872.5	40060.7	46279.3
门急诊收入	9132.1	11061.8	12082.4	13828.6	13186.9	15865.5
内：药品收入	4200.3	4585.7	4784.8	5492.1	5008.3	5604.3
住院收入	18830.4	23615.2	25682.4	29030.6	26846.9	30327.4
内：药品收入	6870.2	7243.4	7086.6	7804.2	6928.0	7467.0
平均每所医院总费用（万元）	30317.5	37961.5	41368.2	45980.4	46093.6	51590.9
其中：业务活动费用和单位管理费用	25542.2	32288.7	35137.2	45423.1	45383.3	50896.7
内：药品费	10038.2	11428.4	11648.1	13148.4	11696.2	12864.8
平均每所医院人员经费（万元）	9170.8	12427.6	13997.0	16149.7	16495.7	18274.5
职工人均年业务收入（万元）	40.0	44.7	47.1	50.5	45.5	50.6
医师人均年业务收入（万元）	145.0	159.9	167.5	177.7	159.3	175.5
门诊病人次均医药费（元）	237.5	257.4	271.4	286.4	319.6	318.7
其中：药费	109.3	106.7	107.5	113.8	121.4	116.0
检查费	50.1	55.6	59.3	62.3	71.4	72.0
住院病人次均医药费（元）	8953.3	9735.4	10124.6	10644.2	11605.0	11919.0
其中：药费	3266.6	2986.1	2793.7	2861.4	2994.7	2934.6
检查费	775.6	894.9	978.7	1056.7	1171.7	1237.8
住院病人日均医药费（元）	1009.7	1142.3	1203.0	1300.5	1403.3	1502.3

注：①本表系卫生健康部门综合医院数字；②本表按当年价格计算。

4-4-4 2021年各级综合医院收入与支出

指标名称	合计	委属	省属	地级市属	县级市属	县属
机构数（个）	4507	25	251	929	1527	1774
平均每所医院总收入（万元）	53845.5	652247.3	243334.0	88981.0	29045.3	21212.5
财政拨款收入	5897.4	32109.1	20052.1	9014.6	4180.9	3355.6
事业收入	46588.1	591771.1	217028.3	78022.1	24091.7	17385.5
医疗收入	46279.3	573891.9	214955.5	77690.2	24047.5	17368.2
门急诊收入	15865.5	193920.9	66135.6	26024.2	9537.6	6270.1
内：检查收入	3480.8	37624.6	14009.1	5837.3	2087.6	1456.1
治疗收入	1744.1	20465.4	6899.1	2845.5	1067.3	746.3
手术收入	448.7	6256.1	2353.4	739.7	224.1	135.0
卫生材料收入	573.2	6841.9	2476.7	905.8	336.1	242.0
药品收入	5604.3	73192.0	24266.2	9184.6	3222.3	2148.7
西药收入	4388.5	60447.3	19679.0	7045.9	2501.5	1636.2
中药收入	1215.8	12744.7	4587.2	2138.8	720.8	512.6
住院收入	30327.4	379918.9	148305.6	51581.9	14445.3	11051.4
内：床位收入	923.7	8630.2	3609.2	1577.1	541.0	418.1
检查收入	3149.6	31542.4	14158.0	5629.7	1580.7	1227.6
治疗收入	3833.8	34892.0	15066.6	6924.7	2084.2	1676.7
手术收入	2645.7	42526.5	13741.2	4400.1	1193.0	822.9
护理收入	849.2	5658.4	3100.6	1447.0	499.4	448.2
卫生材料收入	6874.0	118727.4	43153.4	11235.4	2485.4	1595.1
药品收入	7467.0	92509.9	36361.9	12630.3	3569.9	2782.8
西药收入	6977.1	89223.9	34622.1	11746.6	3286.8	2539.0
中药收入	489.9	3286.0	1739.8	883.7	283.1	243.8
科教收入	274.8	15960.0	2014.9	289.0	20.1	10.6
上级补助收入	56.1	32.1	22.4	53.2	82.2	40.2
其他收入	716.6	7701.0	3649.2	1087.3	441.5	241.9
平均每所医院总费用（万元）	51590.9	623438.6	232830.6	85493.2	28129.2	20007.7
业务活动费用	45762.1	569632.1	212348.2	75797.1	24401.7	17172.1
单位管理费用	5134.6	49453.6	18030.9	8562.7	3285.5	2456.8
其他费用	694.1	4353.0	2451.5	1133.3	442.1	378.8
业务活动费用和单位管理费用	—	—	—	—	—	—
内：财政拨款经费	3863.9	22112.0	11888.9	5975.8	2978.9	2116.8
药品费	12864.8	163574.3	59978.9	21388.6	6694.7	4837.1
科教经费	249.4	13534.9	1768.9	219.5	28.0	46.0
平均每所医院人员支出（万元）	18274.5	210531.7	77274.8	30581.6	10792.3	7104.5
职工人均年业务收入（元）	506130.6	1048947.3	817037.2	537532.0	375853.3	308468.3
医师人均年业务收入（元）	1755096.7	3923563.9	2784433.6	1817367.0	1277789.1	1132360.8
门诊病人次均医药费（元）	318.7	596.4	445.3	331.8	256.5	224.0
内：检查费	72.0	117.2	95.9	76.6	58.7	54.2
治疗费	36.1	63.7	47.2	37.3	30.0	27.8
药费	116.0	227.9	166.2	120.5	90.6	80.0
住院病人次均医药费（元）	11919.0	25881.2	19734.5	13443.2	8625.7	6369.3
内：床位费	363.0	587.9	480.3	411.0	323.0	241.0
检查费	1237.8	2148.8	1884.0	1467.2	943.9	707.5
治疗费	1506.7	2376.9	2004.9	1804.7	1244.5	966.3
手术费	1039.8	2897.1	1828.5	1146.7	712.4	474.3
护理费	333.8	385.5	412.6	377.1	298.2	258.3
卫生材料费	2701.5	8088.1	5742.3	2928.2	1484.1	919.3
药费	2934.6	6302.1	4838.5	3291.7	2131.7	1603.8
住院病人日均医药费（元）	1502.3	3666.8	2542.8	1592.8	1094.8	837.1

注：①本表系卫生健康部门综合医院数字；②地级市属含地区和省辖市区属，县级市属包括地级市辖区属。

4-5-1 医院门诊病人次均医药费用

	门诊病人次均医药费（元）	药费	检查费	占门诊医药费比例（%）	
				药费	检查费
医院合计					
2015	233.9	110.5	42.7	47.3	18.3
2017	257.0	109.7	47.6	42.7	18.5
2018	274.1	112.0	51.0	40.9	18.6
2019	290.8	118.1	54.1	40.6	18.6
2020	324.4	126.9	61.6	39.1	19.0
2021	329.1	123.2	62.7	37.5	19.0
其中：公立医院					
2015	235.2	113.7	44.3	48.4	18.8
2017	257.1	113.1	49.6	44.0	19.3
2018	272.2	114.8	53.0	42.2	19.5
2019	287.6	120.9	56.1	42.0	19.5
2020	320.2	129.8	64.4	40.5	20.1
2021	320.9	124.6	65.3	38.8	20.4
内：三级医院					
2015	283.7	139.8	51.1	49.3	18.0
2017	306.1	135.7	57.0	44.3	18.6
2018	322.1	135.8	61.5	42.2	19.1
2019	337.6	141.3	65.3	41.8	19.4
2020	373.6	150.8	74.9	40.4	20.1
2021	370.0	142.9	75.4	38.6	20.4
二级医院					
2015	184.1	85.0	39.2	46.2	21.3
2017	197.1	84.3	42.1	42.8	21.4
2018	204.3	85.2	43.0	41.7	21.0
2019	214.5	90.4	44.1	42.1	20.5
2020	238.4	96.8	49.7	40.6	20.9
2021	232.1	90.9	48.3	39.1	20.8
一级医院					
2015	132.9	70.6	17.6	53.1	13.3
2017	150.1	76.2	19.9	50.8	13.3
2018	156.8	80.5	20.5	51.3	13.1
2019	162.2	82.6	19.8	50.9	12.2
2020	175.5	90.2	21.8	51.4	12.4
2021	174.6	85.4	22.4	48.9	12.8

注：本表按当年价格计算。

4-5-2 医院住院病人次均医药费用

	住院病人次均医药费（元）	药费	检查费	占住院医药费比例（%）药费	检查费
医院合计					
2015	8268.1	3042.0	697.2	36.8	8.4
2017	8890.7	2764.9	791.3	31.1	8.9
2018	9291.9	2621.6	861.3	28.2	9.3
2019	9848.4	2710.5	938.5	27.5	9.5
2020	10619.2	2786.6	1033.7	26.2	9.7
2021	11002.3	2759.4	1099.1	25.1	10.0
其中：公立医院					
2015	8833.0	3259.6	753.4	36.9	8.5
2017	9563.2	2955.6	864.3	30.9	9.0
2018	9976.4	2781.9	943.3	27.9	9.5
2019	10484.3	2854.4	1021.1	27.2	9.7
2020	11364.3	2953.2	1131.6	26.0	10.0
2021	11673.7	2895.3	1195.3	24.8	10.2
内：三级医院					
2015	12599.3	4641.6	1078.1	36.8	8.6
2017	13086.7	4024.2	1181.4	30.8	9.0
2018	13313.3	3678.1	1254.9	27.6	9.4
2019	13670.0	3699.9	1321.8	27.1	9.7
2020	14442.0	3749.7	1423.5	26.0	9.9
2021	14283.6	3523.3	1449.1	24.7	10.1
二级医院					
2015	5358.2	1981.2	456.2	37.0	8.5
2017	5799.1	1812.3	528.2	31.3	9.1
2018	6002.2	1713.1	576.8	28.5	9.6
2019	6232.4	1726.9	624.1	27.7	10.0
2020	6760.5	1765.3	700.1	26.1	10.4
2021	6842.4	1737.6	730.8	25.4	10.7
一级医院					
2015	3844.5	1525.3	304.4	39.7	7.9
2017	4602.8	1542.6	388.3	33.5	8.4
2018	4937.0	1530.8	412.3	31.0	8.4
2019	5100.4	1470.8	443.4	28.8	8.7
2020	5447.9	1395.3	488.9	25.6	9.0
2021	5490.9	1343.7	503.8	24.5	9.2

注：本表按当年价格计算。

4-5-3 综合医院门诊病人次均医药费用

级别 年份	门诊病人 次均医药费（元）	药费	检查费	占门诊医药费比例（%） 药费	检查费
医院合计					
2015	237.5	109.3	50.1	46.0	21.1
2017	257.4	106.7	55.6	41.5	21.6
2018	271.4	107.5	59.3	39.6	21.9
2019	286.8	113.8	62.4	39.7	21.8
2020	319.6	121.4	71.4	38.0	22.4
2021	318.7	116.0	72.0	36.4	22.6
委属					
2015	441.1	234.6	69.9	53.2	15.8
2017	476.1	220.8	80.8	46.4	17.0
2018	506.5	218.2	90.5	43.1	17.9
2019	523.4	220.7	95.2	42.2	18.2
2020	592.4	241.6	111.4	40.8	18.8
2021	596.4	227.9	117.2	38.2	19.6
省属					
2015	332.6	161.2	59.6	48.5	17.9
2017	362.3	157.2	69.2	43.4	19.1
2018	383.3	157.7	75.9	41.1	19.8
2019	400.4	163.3	81.4	40.8	20.3
2020	457.5	181.8	95.6	39.7	20.9
2021	445.3	166.2	95.9	37.3	21.5
地级市属					
2015	246.7	116.3	51.8	47.1	21.0
2017	267.3	111.8	58.0	41.8	21.7
2018	281.7	111.5	61.9	39.6	22.0
2019	298.2	118.1	65.7	39.6	22.0
2020	337.9	127.8	76.4	37.8	22.6
2021	331.8	120.5	76.6	36.3	23.1
县级市属					
2015	191.0	82.3	42.2	43.1	22.1
2017	205.2	81.4	46.3	39.7	22.6
2018	216.9	83.0	49.0	38.3	22.6
2019	229.3	88.6	50.7	38.7	22.1
2020	256.7	94.0	58.7	36.6	22.9
2021	256.5	90.6	58.7	35.3	22.9
县属					
2015	170.5	68.7	46.0	40.3	27.0
2017	183.2	69.2	48.0	37.8	26.2
2018	191.7	71.6	49.1	37.4	25.6
2019	203.7	78.0	50.1	38.3	24.6
2020	225.0	81.9	55.4	36.4	24.6
2021	224.0	80.0	54.2	35.7	24.2

注：①本表系卫生健康部门办综合医院数字；②按当年价格计算。

4-5-4　综合医院住院病人次均医药费用

	住院病人次均医药费（元）	药费	检查费	占住院医药费比例（%）药费	检查费
医院合计					
2015	8953.3	3266.6	775.6	36.5	8.7
2017	9735.4	2986.1	894.9	30.7	9.2
2018	10124.6	2793.7	978.7	27.6	9.7
2019	10646.6	2861.5	1056.7	26.9	9.9
2020	11605.0	2994.7	1171.7	25.8	10.1
2021	11919.0	2934.6	1237.8	24.6	10.4
委属					
2015	21544.8	7705.0	1518.8	35.8	7.0
2017	22977.3	6837.2	1702.7	29.8	7.4
2018	23192.0	6141.1	1829.1	26.5	7.9
2019	24281.1	6360.5	1925.8	26.2	7.9
2020	27212.0	6876.3	2160.4	25.3	7.9
2021	25881.2	6302.1	2148.8	24.4	8.3
省属					
2015	16709.4	6055.7	1350.8	36.2	8.1
2017	17587.9	5505.9	1476.4	31.3	8.4
2018	18014.6	4983.6	1614.2	27.7	9.0
2019	18523.2	4955.9	1716.8	26.8	9.3
2020	20186.4	5278.2	1858.7	26.1	9.2
2021	19734.5	4838.5	1884.0	24.5	9.5
地级市属					
2015	10972.9	4085.7	1018.4	37.2	9.3
2017	11594.9	3546.7	1145.7	30.6	9.9
2018	11914.0	3279.7	1223.7	27.5	10.3
2019	12395.4	3334.1	1298.8	26.9	10.5
2020	13562.9	3496.4	1440.0	25.8	10.6
2021	13443.2	3291.7	1467.2	24.5	10.9
县级市属					
2015	6641.1	2401.2	587.5	36.2	8.8
2017	7115.0	2165.5	672.1	30.4	9.4
2018	7445.1	2061.7	739.8	27.7	9.9
2019	7702.0	2080.4	795.9	27.0	10.3
2020	8559.5	2193.6	904.1	25.6	10.6
2021	8625.7	2131.7	943.9	24.7	10.9
县属					
2015	4656.3	1670.3	401.2	35.9	8.6
2017	5115.5	1559.4	481.1	30.5	9.4
2018	5401.4	1510.9	535.8	28.0	9.9
2019	5715.5	1553.8	582.9	27.2	10.2
2020	6246.6	1605.9	669.4	25.7	10.7
2021	6369.3	1603.8	707.5	25.2	11.1

注：①本表系卫生健康部门综合医院数字；②按当年价格计算。

4-5-5 2021年各地区医院门诊和住院病人次均医药费用

地区	门诊病人次均医药费（元）	药费	检查费	住院病人次均医药费（元）	药费	检查费	手术费
总　计	329.1	123.2	62.7	11002.3	2759.4	1099.1	925.7
北　京	679.8	297.3	80.9	26254.4	5845.9	1721.4	2330.6
天　津	452.4	221.0	64.8	19976.6	4902.5	1740.2	1698.0
河　北	293.3	112.4	62.5	10853.6	3280.0	1214.0	605.8
山　西	295.2	110.5	60.6	10127.9	2428.4	925.8	718.2
内蒙古	307.6	106.2	72.3	9378.0	2482.6	1086.3	758.6
辽　宁	376.3	136.5	84.6	11625.6	2952.2	1211.2	1139.7
吉　林	323.9	110.8	70.2	12596.7	3764.7	1171.2	884.1
黑龙江	318.0	90.1	83.8	11316.3	3632.2	958.5	619.6
上　海	436.6	177.3	61.7	22959.8	5578.6	1719.2	1999.0
江　苏	366.3	144.4	67.4	13034.8	3919.2	1141.8	856.6
浙　江	311.8	111.4	42.1	12142.5	2819.6	808.9	1273.2
安　徽	292.9	119.3	61.7	8935.7	2326.1	896.6	748.0
福　建	319.5	115.3	60.8	10841.3	2393.2	1219.7	1209.8
江　西	309.8	135.1	58.6	9723.4	2693.7	827.1	750.8
山　东	306.0	115.9	68.6	11311.3	2679.3	1200.5	1065.3
河　南	237.4	98.4	53.1	9658.4	2729.8	1123.0	694.0
湖　北	291.8	109.2	56.7	11224.1	2749.7	1161.4	1140.0
湖　南	344.0	112.8	71.9	9093.3	2338.6	880.6	718.2
广　东	351.8	120.6	69.8	14103.8	2979.7	1381.6	1499.8
广　西	251.3	85.9	50.0	9385.4	2123.7	1150.9	671.7
海　南	326.0	127.6	59.4	12449.6	3238.5	1060.2	858.2
重　庆	374.1	139.4	64.1	9697.6	2506.3	1062.1	686.7
四　川	298.6	95.2	66.0	9263.3	2087.7	1025.3	797.7
贵　州	275.3	81.7	60.4	6690.7	1635.4	766.4	592.4
云　南	246.2	83.5	50.1	7254.9	1630.7	916.4	483.9
西　藏	268.4	79.1	52.0	8540.3	2047.4	716.3	646.9
陕　西	288.6	105.3	62.2	9159.2	2563.9	1051.6	791.0
甘　肃	227.1	93.1	50.2	7013.3	1582.1	819.0	571.3
青　海	254.5	80.0	56.3	9334.9	2233.3	1149.0	601.8
宁　夏	255.8	101.2	54.9	8812.6	1928.1	1005.1	892.0
新　疆	257.9	95.8	59.4	8931.8	1733.5	1267.2	657.5

4-5-6　2021年各地区公立医院门诊和住院病人次均医药费用

地区	门诊病人次均医药费（元）	药费	检查费	住院病人次均医药费（元）	药费	检查费	手术费
总　计	320.9	124.6	65.3	11673.7	2895.3	1195.3	965.2
北　京	656.1	289.3	84.1	26074.4	5577.8	1785.0	2236.5
天　津	446.2	204.4	76.9	20391.9	5088.0	1798.6	1636.5
河　北	295.2	114.6	66.6	11440.5	3316.8	1321.4	665.8
山　西	289.5	112.0	63.5	10939.1	2609.1	1011.1	744.4
内蒙古	304.4	104.9	74.9	9748.6	2575.8	1144.2	758.5
辽　宁	379.1	144.4	87.3	12732.0	3291.7	1335.7	1223.0
吉　林	327.7	115.7	74.1	13786.1	4137.0	1297.5	966.2
黑龙江	318.3	89.8	88.9	12129.3	3945.9	1013.5	650.0
上　海	416.7	174.4	62.2	21732.4	5257.7	1690.5	1918.6
江　苏	374.4	154.9	74.0	14374.1	4222.2	1312.5	924.9
浙　江	285.8	109.7	40.9	11984.2	2776.9	838.5	1284.4
安　徽	290.2	122.8	64.7	9484.7	2497.8	962.2	774.9
福　建	304.9	117.3	60.1	11314.2	2614.4	1320.4	1172.1
江　西	315.9	141.1	61.7	10525.4	2895.1	897.9	802.9
山　东	304.9	118.0	73.2	11877.1	2781.8	1281.6	1087.3
河　南	245.2	104.5	57.1	10614.9	2974.5	1253.3	752.5
湖　北	281.3	111.2	58.1	11743.7	2931.3	1237.1	1154.9
湖　南	328.4	115.8	76.2	9796.1	2479.8	977.3	745.9
广　东	336.2	122.6	70.2	14535.6	3117.7	1447.5	1498.8
广　西	249.2	87.1	51.5	9754.2	2247.4	1191.1	674.7
海　南	297.2	128.6	57.4	12182.6	3228.4	1044.7	847.6
重　庆	350.6	142.0	67.5	10763.1	2565.3	1231.6	704.4
四　川	279.7	93.7	70.2	10125.9	2150.2	1159.6	882.6
贵　州	289.5	85.2	67.6	7670.3	1783.4	909.4	674.6
云　南	241.7	84.7	54.1	7857.4	1717.3	1039.8	500.4
西　藏	221.8	75.0	50.3	9008.5	2152.6	756.4	569.4
陕　西	280.6	106.5	63.6	9586.4	2661.2	1109.6	839.8
甘　肃	226.6	95.4	52.4	7393.1	1681.8	886.3	579.7
青　海	250.5	82.1	57.3	10002.2	2382.2	1266.1	572.8
宁　夏	259.0	103.9	58.9	9280.2	2039.2	1093.0	909.3
新　疆	254.3	95.3	60.9	9261.6	1788.2	1327.6	673.7

4-6-1 2021年公立医院部分病种次均住院医药费用

疾病名称 （ICD-10）	出院人次数 （人次）	平　均 住院日 （日）	次均医药费 （元）	药费	检查费	治疗费	手术费	卫生材料费
病毒性肝炎	105579	9.8	7468.0	2818.1	802.4	446.1	374.5	354.8
浸润性肺结核	233837	12.9	9607.4	2688.8	990.6	1061.4	872.5	744.7
急性心肌梗死	651090	8.1	26518.9	4766.3	2067.3	2651.1	5073.0	9077.4
充血性心力衰竭	101775	8.9	9326.0	3209.4	1176.4	1351.6	825.2	568.1
细菌性肺炎	998911	8.6	8471.6	2716.6	929.6	1259.2	486.6	397.9
慢性肺源性心脏病	91019	9.7	8369.8	2798.4	1042.7	1406.8	391.9	336.5
急性上消化道出血	144670	7.5	9259.7	3342.7	988.5	968.5	556.0	586.7
原发性肾病综合征	140846	8.3	7662.3	2359.4	911.7	447.1	233.9	322.7
甲状腺功能亢进	94698	6.6	5732.1	1102.9	1075.5	465.1	2760.1	444.1
脑出血	546930	15.1	26087.9	8117.1	2881.3	4844.0	3406.4	3304.1
脑梗死	3885316	9.8	10740.7	3735.5	1937.5	1326.9	1429.4	1058.1
再生障碍性贫血	163503	7.3	11047.8	4432.4	689.7	630.6	170.2	308.7
急性白血病	64484	15.8	35230.3	15384.9	1580.0	2373.0	239.3	1533.6
结节性甲状腺肿	184578	6.1	13757.7	1791.7	1019.9	708.6	3832.2	3782.7
急性阑尾炎	750022	6.2	10257.8	2317.2	624.7	658.2	3441.7	1876.5
急性胆囊炎	85547	7.4	8682.4	2851.2	1154.9	687.9	2674.6	895.1
腹股沟疝	564591	5.4	10212.3	1205.0	612.2	471.8	2916.3	3515.8
胃恶性肿瘤	220355	13.3	33276.2	8211.5	2528.0	2109.2	5544.4	10757.8
肺恶性肿瘤	337114	11.1	39527.2	5758.9	3159.2	2034.4	6478.4	15759.5
食管恶性肿瘤	108557	13.9	26929.8	6938.4	2528.9	3310.3	4883.6	7064.6
心肌梗死冠状动脉旁路移植 术（搭桥）	16241	21.0	116279.9	23131.9	7603.7	10001.2	17690.7	39123.1
膀胱恶性肿瘤	86113	10.9	21601.4	5007.2	1896.7	1321.5	4857.3	4253.8
前列腺增生	318486	9.8	13316.0	2707.9	1341.9	921.5	4084.4	1993.8
颅内损伤	645294	12.7	17859.2	5864.0	2260.6	2559.6	2726.2	2550.8
腰椎间盘突出症	453845	9.5	12611.3	1456.7	1210.9	1613.9	4654.9	5341.8
儿童支气管肺炎	1421724	6.6	3256.2	958.9	183.5	511.8	110.9	154.5
子宫平滑肌瘤	359144	7.7	15382.2	2215.6	929.5	972.7	5124.8	2838.2
剖宫产	1489799	6.0	9118.6	1557.0	462.2	889.0	2547.3	1197.9
老年性白内障	854809	3.0	6707.9	286.0	494.4	223.4	2544.4	2350.2

4-6-2　2021年各级医院部分病种次均住院医药费用

疾病名称 （ICD-10）	住院病人次均医药费（元）					平均住院日（日）				
	委属	省属	地级 市属	县级 市属	县属	委属	省属	地级 市属	县级 市属	县属
病毒性肝炎	14601.4	9510.3	7964.6	6581.4	5301.0	7.3	8.0	10.3	10.7	10.1
浸润性肺结核	20084.1	14219.9	11552.0	9223.2	6294.3	7.8	11.8	12.9	12.1	13.9
急性心肌梗死	38144.6	34299.6	28170.4	21158.7	17044.9	7.5	7.9	8.7	7.9	7.3
充血性心力衰竭	28169.5	13542.4	11788.1	7944.2	6403.5	11.5	9.7	9.5	8.5	8.3
细菌性肺炎	30173.2	15521.6	10592.7	6627.7	4877.9	13.2	10.0	9.2	8.3	7.7
慢性肺源性心脏病	24177.5	15392.9	11003.8	8307.2	6741.6	10.5	10.5	10.1	9.8	9.5
急性上消化道出血	22226.9	16057.8	11997.0	7899.5	6777.7	8.4	8.3	8.2	7.3	7.1
原发性肾病综合征	11323.1	9394.1	7440.5	5707.1	4556.5	8.0	8.3	8.9	7.9	7.6
甲状腺功能亢进	9378.2	6903.6	5567.1	4752.4	4173.6	6.1	6.4	6.6	6.6	6.7
脑出血	42012.1	36637.2	31917.9	22494.2	18543.4	13.4	14.2	16.1	15.1	14.6
脑梗死	21759.6	16645.1	13838.4	8830.2	6960.3	10.6	10.2	10.5	9.6	9.2
再生障碍性贫血	22117.8	15938.7	11025.6	7889.7	5917.2	8.6	8.5	7.6	6.7	5.7
急性白血病	55120.9	47452.6	29605.7	18475.4	9971.0	19.6	17.5	16.0	12.1	8.9
结节性甲状腺肿	18056.9	15704.4	13917.3	11630.7	9579.9	4.1	5.4	6.4	6.7	7.2
急性阑尾炎	17544.2	14583.8	11779.5	8879.7	7246.8	4.6	6.0	6.2	6.1	6.3
急性胆囊炎	24528.6	16476.4	11642.6	7046.5	5494.4	8.6	8.3	8.0	7.1	6.9
腹股沟疝	14365.8	13819.1	11315.1	8868.7	7045.4	3.3	4.5	5.3	5.8	6.0
胃恶性肿瘤	52346.3	46579.9	34844.8	21829.8	13875.8	11.2	13.6	14.7	13.1	11.4
肺恶性肿瘤	52419.8	45917.5	34583.1	26026.5	18189.4	8.4	10.4	12.2	12.6	12.2
食管恶性肿瘤	42334.8	39303.1	30811.1	20150.5	13615.3	10.0	14.5	15.3	14.1	12.1
心肌梗死冠状动脉旁路移植术（搭桥）	123836.3	116124.0	117053.9	89852.2	83165.0	17.3	19.3	24.2	23.8	20.2
膀胱恶性肿瘤	25092.7	25851.5	21339.9	16242.0	12611.9	7.2	10.1	12.3	12.4	11.5
前列腺增生	18308.2	16900.3	14543.5	11306.7	9105.1	7.2	8.9	10.5	10.1	9.7
颅内损伤	46176.1	31725.0	23557.6	15067.3	11668.6	12.4	13.1	14.1	12.3	11.8
腰椎间盘突出症	41136.2	26730.2	15318.8	8062.7	5641.4	7.1	8.9	10.1	9.9	9.1
儿童支气管肺炎	7151.7	5057.0	3961.2	3064.8	2692.2	6.8	6.7	6.7	6.6	6.5
子宫平滑肌瘤	18959.0	18718.7	15215.9	12514.7	10395.2	6.1	7.3	7.8	8.0	8.5
剖宫产	14438.0	12794.5	10126.0	7629.2	6378.2	5.8	6.1	6.1	6.0	6.0
老年性白内障	7441.2	7694.8	7246.8	6347.3	5112.4	1.9	2.3	3.1	3.2	3.6

注：本表系卫生健康部门综合医院数字。

五、医疗服务

简要说明

一、本章主要介绍全国及31个省、自治区、直辖市医疗卫生机构门诊、住院和床位利用情况，包括诊疗人次、住院人次、病床使用率、平均住院日、医师担负工作量、住院病人疾病构成、居民两周就诊率、居民住院率等。

二、诊疗人次、住院人次、病床使用率、平均住院日、医生人均工作量、住院病人疾病转归情况数据来源于医疗服务统计年报。居民就诊率、住院率、经常就诊单位和医疗保障方式等数据来源于2008年、2013年、2018年国家卫生服务调查。

三、本章涉及的口径变动和指标解释与"医疗卫生机构"章一致。

四、统计口径调整：村卫生室诊疗人次计入总诊疗人次数中，按此口径调整了各年数据。

五、住院病人疾病转归情况系各级卫生健康部门所属医院汇总数，采用ICD-10国际疾病分类标准。

六、2008年、2013年、2018年国家卫生服务调查采取多阶段分层整群随机抽样法。2008年抽取了94个样本县/市（28个城市、66个县）约5.64万户共17.75万人；2013年抽取了156个样本县/市（78个城市、78个县）约9.36万户共27.37万人；2018年抽取了156个样本县/市（80个城市、76个县）约9.41万户共25.63万人。

主要指标解释

总诊疗人次数　指所有诊疗工作的总人次数，统计界定原则为：①按挂号数统计，包括门诊、急诊、出诊、预约诊疗、单项健康检查、健康咨询指导（不含健康讲座）人次。患者一次就诊多次挂号，按实际诊疗次数统计，不包括根据医嘱进行的各项检查、治疗、处置工作量以及免疫接种、健康管理服务人次数；②未挂号就诊、本单位职工就诊及外出诊（不含外出会诊）不收取挂号费的，按实际诊疗人次统计。

急诊病死率　即急诊室死亡人数/急诊人次数×100%。

观察室病死率　即观察室死亡人数/观察室留观人次数×100%。

出院人次数　指报告期内所有住院后出院的人次数。包括医嘱离院、医嘱转其他医疗机构、非医嘱离院、死亡及其他人次数，不含家庭病床撤床人次数。

每百门急诊入院人次数　即入院人次数/门急诊人次数×100。

住院病死率　即出院人次数中的死亡人数/出院人次数×100%。其死亡人数包括：①已办住院手续后死亡人数；②虽未办理住院手续但实际已收容入院后的死亡者，不包括门、急诊室及观察室内的死亡人数。

住院病人手术人次数　指有正规手术单和麻醉单施行手术的住院病人总数（包括产科手术病人次数）。同一病人本次在院就诊期间患同一疾病或不同疾病施行多次手术者，按实际施行的手术次数统计。

实际开放总床日数　指年内医院各科每日夜晚12点开放病床数总和，不论该床是否被病人占用，都应计算在内。包括消毒和小修理等暂停使用的病床，超过半年的加床。不包括因病房扩建或大修而停用的病床及临时增设病床。

实际占用总床日数　指医院各科每日夜晚12点实际占用病床数（即每日夜晚12点住院人数）总和，包括实际占用的临时加床在内。病人入院后于当晚12点前死亡或因故出院的病人，作为实际占用床位1天进行统计，同时亦应统计"出院者占用总床日数"1床日，入院及出院人次数各1人次。

出院者占用总床日数 指所有出院人数的住院床日之总和。包括正常分娩、未产出院、住院经检查无病出院、未治出院及健康人进行人工流产或绝育手术后正常出院者的住院床日数。

平均开放病床数 即实际开放总床日数/本年日历日数（365天）。

平均就诊次数 即总诊疗人次数/人口数。人口数系国家统计局常住人口。

年住院率 即入院人次数/人口数。人口数系国家统计局常住人口。

病床使用率 即实际占用总床日数/实际开放总床日数×100%。

病床周转次数 即出院人次数/平均开放床位数。

病床工作日 即实际占用总床日数/平均开放病床数。

出院者平均住院日 即出院者占用总床日数/出院人次数。

医生人均每日担负诊疗人次 即诊疗人次数/平均医师人数/251。

医生人均每日担负住院床日 即实际占用总床日数/平均医师人数/365。

居民两周就诊率 是指调查前两周内居民因病或身体不适到医疗机构就诊的人次数与调查人口数之比。

居民两周未就诊率 是指调查前两周内居民患病而未就诊的人次数与两周患病人次数之比。

居民住院率 是指调查前一年内居民因病住院人次数与调查人口数之比。

5-1-1 医疗卫生机构诊疗人次数

机构分类	2010	2015	2017	2018	2019	2020	2021
总诊疗人次数（万人次）	**583761.6**	**769342.5**	**818311.0**	**830801.7**	**871987.3**	**774104.8**	**847203.3**
医院	203963.3	308364.1	343892.1	357737.5	384240.5	332287.9	388380.1
综合医院	151058.2	225675.2	250228.7	258918.8	277879.5	238579.9	278129.9
中医医院	32770.2	48502.6	52849.2	54840.5	58620.2	51847.8	59667.8
中西医结合医院	2702.6	5401.4	6363.0	6821.0	7456.6	6542.4	7790.1
民族医院	553.8	966.8	1167.5	1391.1	1451.5	1309.1	1455.0
专科医院	16821.5	27702.5	33114.0	35553.5	38588.4	33753.3	41058.0
护理院（中心）	57.1	115.4	169.7	212.6	244.4	255.5	279.2
基层医疗卫生机构	361155.6	434192.7	442891.6	440632.0	453087.1	411614.4	425023.7
社区卫生服务中心（站）	48451.6	70645.0	76725.6	79909.4	85916.4	75472.1	83602.5
内：社区卫生服务中心	34740.4	55902.6	60743.2	63897.9	69110.7	62068.4	69596.6
卫生院	90118.7	106256.4	112298.3	112835.3	118644.1	110695.4	117416.8
街道卫生院	2698.7	792.1	1222.8	1239.6	1190.4	1179.1	1352.6
乡镇卫生院	87420.1	105464.3	111075.6	111595.8	117453.7	109516.3	116064.2
村卫生室	165702.3	189406.9	178932.5	167207.0	160461.7	142753.8	134184.3
门诊部	6561.3	9394.2	12044.7	13581.4	15631.7	15722.1	18692.1
诊所、卫生所、医务室、护理站	50321.7	58490.1	62890.5	67098.8	72433.3	66971.1	71128.0
专业公共卫生机构	18244.7	26391.6	31239.6	32153.7	34470.6	30052.5	33671.2
专科疾病防治院（所、站）	1896.6	2256.8	2189.0	2197.3	2148.7	1888.7	1902.1
内：专科疾病防治院	649.6	805.7	785.1	778.0	782.3	694.2	668.4
妇幼保健院（所、站）	15967.3	23529.1	28370.3	29246.5	31511.7	27309.8	30723.1
内：妇幼保健院	14224.8	21472.4	26341.1	27331.1	29714.5	25782.3	29246.7
急救中心（站）	380.9	605.6	680.3	710.0	810.2	853.9	1046.0
其他医疗卫生机构	397.9	394.2	287.7	278.5	189.2	150.0	128.3
疗养院	234.8	224.5	250.9	203.5	189.2	150.0	128.3
临床检验中心	163.1	169.7					
居民平均就诊次数（次）	4.4	5.6	5.9	6.0	6.2	5.5	6.0

5-1-2　2021年各类医疗卫生机构门诊服务情况

机构分类	诊疗人次数 （人次）	门急诊	观察室 留观 病例数 （例）	健康检查 人次数 （人次）	急诊 病死率 （%）	观察室 病死率 （%）	医师 日均担 负诊疗 人次数 （人次）
总　计	8472033436	8041352951	35060478	548730348	0.08	0.14	7.3
一、医院	3883800928	3781562439	22257103	286294583	0.09	0.18	6.5
综合医院	2781299079	2715261545	17331417	217482762	0.10	0.19	6.8
中医医院	596678465	575957033	2465326	39673227	0.07	0.20	6.6
中西医结合医院	77901102	75735248	439688	7488913	0.08	0.14	6.3
民族医院	14549773	13719306	19008	1102510	0.19	0.62	3.9
专科医院	410580306	398365792	1997925	20417599	0.04	0.06	5.4
口腔医院	51246558	50465066	3502	1545552	0.01		6.7
眼科医院	43407329	41282093	17987	2267800	0.01	0.01	8.2
耳鼻喉科医院	4682553	4634555	3744	109583			8.0
肿瘤医院	26133716	25381825	84508	1809923	0.11	0.14	3.6
心血管病医院	7299579	6181551	76438	671310	0.13	0.36	4.0
胸科医院	2870904	2859035	45629	83651	0.24	0.76	4.2
血液病医院	704519	688819	1237	1087	0.01		4.0
妇产（科）医院	40585158	39715183	62671	1304983	0.01		5.8
儿童医院	62575321	62656809	1280568	1271222	0.01		11.3
精神病医院	51187850	49994031	54050	1855644	0.03	0.17	4.0
传染病医院	20527234	19876658	42403	2351969	0.07	0.19	4.4
皮肤病医院	9255854	9167598	14797	73669			11.8
结核病医院	2457677	2397382	306	304855	0.03	0.65	4.4
麻风病医院	497684	496479	89				11.4
职业病医院	1006643	798428	9540	505957	0.03	0.09	3.2
骨科医院	18271113	17745947	20974	936518	0.04	0.01	3.9
康复医院	14418714	13369062	26604	2354197	0.16	0.05	3.0
整形外科医院	1374361	1274239	2616	66191	0.47	0.11	3.1
美容医院	11062587	10669544	31991	265146			5.0
其他专科医院	41014952	38711488	218360	2638253	0.06	0.09	4.7
护理院（中心）	2792203	2523515	3739	129572	1.69	0.29	1.4
二、基层医疗卫生机构	4250236916	3931744621	11546311	222432089	0.02	0.07	8.5
社区卫生服务中心（站）	836024848	785127506	4603503	67367744	0.01	0.01	13.9
社区卫生服务中心	695966057	651887220	3458113	58118886	0.01	0.01	14.7
社区卫生服务站	140058791	133240286	1145390	9248858	0.01		11.0
卫生院	1174167984	1100015736	6942808	113105696	0.02	0.12	8.9
街道卫生院	13526064	12282095	88223	1382143	0.08		9.7
乡镇卫生院	1160641920	1087733641	6854585	111723553	0.02	0.12	8.9
中心卫生院	506517186	475124177	2907796	45521686	0.03	0.02	8.9
乡卫生院	654124734	612609464	3946789	66201867	0.02	0.19	8.9
村卫生室	1341842957	1231645200					
门诊部	186921280	148229193		40634483			4.0
诊所、卫生所、医务室、护理站	711279847	666726986		1324166			7.0
三、专业公共卫生机构	336712298	327006836	1252214	39195968		0.01	7.6
专科疾病防治院（所、站）	19021230	18178017	23691	3434513	0.04	0.04	5.6
妇幼保健院（所、站）	307230983	298368734	1228523	35761455	0.01	0.01	7.8
内：妇幼保健院	292467256	284533129	1185143	30373169	0.01	0.01	8.1
急救中心	10460085	10460085					7.6
四、其他医疗卫生机构	1283294	1039055	4850	807708	0.21	0.10	2.2
疗养院	1283294	1039055	4850	807708	0.21	0.10	2.2

5-1-3 2021年各地区医疗卫生机构门诊服务情况

地区	诊疗人次数（人次）	门急诊	观察室留观病例数（例）	健康检查人次数（人次）	急诊病死率（%）	观察室病死率（%）	居民年平均就诊次数（次）
总 计	8472033436	8041352951	35060478	548730348	0.08	0.14	6.01
东 部	4215730696	4031560127	14414936	267858535	0.07	0.16	6.93
中 部	2192129000	2042015691	9444711	139963080	0.08	0.17	5.23
西 部	2064173740	1967777133	11200831	140908733	0.08	0.09	5.39
北 京	227475674	225933942	1414738	10219200	0.13	0.38	10.39
天 津	108534930	103078499	902853	5030863	0.11	0.14	7.90
河 北	398747102	367069520	1131828	22003129	0.18	0.16	5.35
山 西	134407356	124872779	505450	10941967	0.14	0.25	3.86
内蒙古	102913258	94659526	346994	6905868	0.15	0.37	4.29
辽 宁	167276200	154756593	1552364	11301767	0.14	0.14	3.96
吉 林	104602780	88776745	415657	5983107	0.15	0.24	4.40
黑龙江	96441142	88748851	232253	7271448	0.16	0.73	3.09
上 海	266913711	263442184	131779	14998979	0.13	1.47	10.72
江 苏	569762373	555054030	1108741	40240443	0.05	0.08	6.70
浙 江	671149102	644890982	1062695	37571896	0.04	0.27	10.26
安 徽	364060805	336532803	862207	21820375	0.07	0.07	5.96
福 建	267099877	250087731	524942	15326640	0.03	0.06	6.38
江 西	228645970	217397794	1035362	14427049	0.03	0.04	5.06
山 东	671527084	629214219	2646812	33858618	0.16	0.18	6.60
河 南	618732213	588066425	1290206	31460970	0.10	0.12	6.26
湖 北	343983592	321505585	1947262	26049386	0.07	0.05	5.90
湖 南	301255142	276114709	3156314	22008778	0.03	0.27	4.55
广 东	816694405	791169717	3751736	74108343	0.03	0.06	6.44
广 西	255696374	245459765	710038	19813442	0.04	0.06	5.08
海 南	50550238	46862710	186448	3198657	0.04	0.01	4.96
重 庆	193632766	186368522	1627967	11678017	0.07	0.02	6.03
四 川	546473842	515248163	1938532	34202600	0.08	0.08	6.53
贵 州	180877974	175926277	1067518	11824879	0.04	0.03	4.70
云 南	293658384	283789298	3047517	15037821	0.04	0.06	6.26
西 藏	16205050	14427284	39285	1952742	0.04	0.18	4.43
陕 西	187049488	182764732	314094	13317274	0.09	0.19	4.73
甘 肃	115204130	108024807	891470	8507561	0.09	0.05	4.63
青 海	26510454	24836983	217728	2096295	0.14	0.06	4.46
宁 夏	41167189	38942406	427910	2695111	0.11	0.03	5.68
新 疆	104784831	97329370	571778	12877123	0.22	0.44	4.05

5-1-4　2021年医疗卫生机构分科门急诊人次数及构成

科室分类	门急诊人次数（人次）	医院	构成（%）	医院
总　计	5995442111	3781562439	100.00	100.00
预防保健科	143157569	18046244	2.39	0.48
全科医疗科	742764747	47411136	12.39	1.25
内科	1286859807	798401574	21.46	21.11
外科	494143204	379171550	8.24	10.03
儿科	503983163	285460174	8.41	7.55
妇产科	480489254	283692972	8.01	7.50
眼科	133978973	125016518	2.23	3.31
耳鼻咽喉科	110011724	101121396	1.83	2.67
口腔科	193807112	127048354	3.23	3.36
皮肤科	119569565	111550850	1.99	2.95
医疗美容科	21320502	16394998	0.36	0.43
精神科	68511467	66889388	1.14	1.77
传染科	71306587	69719206	1.19	1.84
结核病科	8744522	5900055	0.15	0.16
肿瘤科	55833845	55806008	0.93	1.48
急诊医学科	241816075	217365006	4.03	5.75
康复医学科	57006186	37621323	0.95	0.99
职业病科	3543836	1903247	0.06	0.05
中医科	866185360	661778644	14.45	17.50
民族医学科	14597849	14561049	0.24	0.39
中西医结合科	88793281	85691120	1.48	2.27
重症医学科	2132956	2131206	0.04	0.06
其他	286884527	268880421	4.79	7.11

注：本表不包括门诊部、诊所（卫生所、医务室）、村卫生室数字。

5-2-1 医院诊疗人次数

年份	诊疗人次数（亿人次）	卫生健康部门	综合医院	中医医院	诊疗人次数：门急诊（亿人次）	卫生健康部门	综合医院	中医医院
1985	12.55	7.21	5.08	0.87	11.37	7.00	4.93	0.83
1986	13.02	7.76	5.36	1.04	12.18	7.54	5.22	0.99
1987	14.80	8.50	5.61	1.38	14.00	8.30	5.49	1.33
1988	14.63	8.38	5.48	1.44	13.76	8.18	5.36	1.41
1989	14.43	8.16	5.25	1.46	13.52	7.96	5.13	1.43
1990	14.94	8.58	5.47	1.60	14.05	8.32	5.30	1.55
1991	15.33	8.88	5.54	1.78	14.40	8.64	5.42	1.70
1992	15.35	8.84	5.50	1.78	14.31	8.60	5.35	1.74
1993	13.07	7.98	4.95	1.61	12.19	7.70	4.77	1.55
1994	12.69	7.75	4.81	1.58	11.86	7.47	4.62	1.53
1995	12.52	7.76	4.78	1.58	11.65	7.49	4.59	1.53
1996	12.81	8.08	4.78	1.70	11.61	7.55	4.54	1.58
1997	12.27	7.95	4.76	1.65	11.38	7.61	4.57	1.56
1998	12.39	8.17	4.88	1.62	11.51	7.84	4.69	1.57
1999	12.31	8.19	4.93	1.56	11.51	7.90	4.73	1.51
2000	12.86	8.76	5.27	1.64	11.83	8.32	5.00	1.54
2001	12.50	8.74	5.18	1.64	11.74	8.39	4.96	1.57
2002	12.43	9.27	6.69	1.79	11.58	8.78	6.35	1.70
2003	12.13	9.05	6.69	1.85	11.50	8.72	6.44	1.78
2004	13.05	9.73	7.44	1.97	12.45	9.44	7.18	1.90
2005	13.87	10.34	8.12	2.06	13.36	10.13	7.86	1.99
2006	14.71	10.97	8.60	2.19	14.24	10.80	8.35	2.14
2007	16.38	13.00	9.55	2.29	15.82	12.63	9.30	2.21
2008	17.82	14.45	10.54	2.64	17.37	14.12	10.30	2.57
2009	19.22	15.53	11.27	2.87	18.75	15.19	11.02	2.81
2010	20.40	16.60	11.98	3.12	19.92	16.23	11.73	3.03
2011	22.59	18.34	13.28	3.43	22.11	17.99	13.03	3.36
2012	25.42	20.49	14.74	3.85	24.83	20.07	14.45	3.76
2013	27.42	22.12	15.87	4.15	26.79	21.66	15.56	4.04
2014	29.72	23.80	17.17	4.31	29.03	23.32	16.83	4.21
2015	30.84	24.52	17.64	4.42	30.17	24.04	17.30	4.31
2016	32.70	25.88	18.62	4.60	31.97	25.36	18.27	4.49
2017	34.39	27.35	19.74	4.79	33.63	26.83	19.39	4.67
2018	35.77	28.37	20.45	4.94	34.95	27.81	20.08	4.81
2019	38.42	30.54	22.05	5.28	37.53	29.91	21.64	5.11
2020	33.23	26.15	18.79	4.67	32.32	25.53	18.38	4.51
2021	38.84	30.73	22.13	5.34	37.82	30.02	21.68	5.15

注：① 1993 年以前诊疗人次系推算数字；② 2002 年前医院数字包括妇幼保健院、专科疾病防治院数字；③ 2002 年以前综合医院不含高等院校附属医院。

5-2-2 各类医院诊疗人次数（按登记注册类型/主办单位/管理类别/等级/机构类别分）

单位：万人次

医院分类	2015	2017	2018	2019	2020	2021
总　计	308364.1	343892.1	357737.5	384240.5	332287.9	388380.1
按登记注册类型分						
公立医院	271243.6	295201.5	305123.7	327232.3	279193.8	327089.3
民营医院	37120.5	48690.5	52613.8	57008.2	53094.1	61290.8
按主办单位分						
政府办	253498.0	279419.9	289797.5	312018.8	266675.3	313545.9
社会办	32173.2	35191.2	37159.3	39108.3	34719.3	39803.5
个人办	22692.8	29281.0	30780.7	33113.4	30893.4	35030.7
按管理类别分						
非营利性	290055.6	319046.8	330849.1	354204.6	303626.3	353792.8
营利性	18308.5	24845.3	26888.4	30035.9	28661.6	34587.3
按医院等级分						
三级医院	149764.6	172642.5	185478.7	205701.2	179824.5	223144.4
二级医院	117233.1	126785.1	128493.4	134342.5	115606.8	125452.8
一级医院	20567.9	22217.3	22464.4	22965.2	20225.9	21648.8
未定级医院	20798.5	22247.1	21301.1	21231.7	16630.8	18134.1
按机构类别分						
综合医院	225675.2	250228.7	258918.8	277879.5	238579.9	278129.9
中医医院	48502.6	52849.2	54840.5	58620.2	51847.8	59667.8
中西医结合医院	5401.4	6363.0	6821.0	7456.6	6542.4	7790.1
民族医院	966.8	1167.5	1391.1	1451.5	1309.1	1455.0
专科医院	27702.5	33114.0	35553.5	38588.4	33753.3	41058.0
护理院（中心）	115.4	169.7	212.6	244.4	255.5	279.2

5-2-3 2021年各地区医院门诊服务情况

地区	诊疗人次数（人次）			健康检查人次数（人次）		
	合计	公立	民营	合计	公立	民营
总　计	3883800928	3270893279	612907649	286294583	232214304	54080279
东　部	1989425575	1678784905	310640670	145207771	115793841	29413930
中　部	929607267	773019902	156587365	66366614	52667539	13699075
西　部	964768086	819088472	145679614	74720198	63752924	10967274
北　京	142539643	117160107	25379536	4645012	3828049	816963
天　津	65576939	51636651	13940288	2946580	2409148	537432
河　北	173633794	139794956	33838838	13285380	10077967	3207413
山　西	73704314	62825809	10878505	6375474	5112170	1263304
内蒙古	56720728	50717137	6003591	3816262	3181838	634424
辽　宁	105715453	83159721	22555732	6548973	4686829	1862144
吉　林	59443931	49407958	10035973	3681448	2782580	898868
黑龙江	62530394	52877110	9653284	4796221	4071985	724236
上　海	170194818	156618724	13576094	8059332	7246089	813243
江　苏	252390544	191010569	61379975	17361702	10882212	6479490
浙　江	298425181	260276380	38148801	18112442	14667817	3444625
安　徽	139841008	112547812	27293196	7661734	5359421	2302313
福　建	107218938	94797240	12421698	9000638	7769492	1231146
江　西	88557756	76417166	12140590	5027512	4139298	888214
山　东	260234140	216533750	43700390	17127384	13789849	3337535
河　南	231608000	183041161	48566839	13609866	10493309	3116557
湖　北	152158807	134000386	18158421	14991907	12856011	2135896
湖　南	121763057	101902500	19860557	10222452	7852765	2369687
广　东	390943190	348091527	42851663	46085014	38953339	7131675
广　西	115504140	107333480	8170660	10659113	9973697	685416
海　南	22552935	19705280	2847655	2035314	1483050	552264
重　庆	84228139	68411290	15816849	6827283	5520605	1306678
四　川	233551134	194553205	38997929	15899945	13602143	2297802
贵　州	83099997	63921605	19178392	7255554	6287758	967796
云　南	124565515	100976700	23588815	7540463	6214661	1325802
西　藏	7697565	6029578	1667987	957112	708668	248444
陕　西	103367113	85343790	18023323	8645473	6753233	1892240
甘　肃	56082365	50644723	5437642	3887959	3278949	609010
青　海	14791478	12956991	1834487	1201029	847053	353976
宁　夏	21390581	18077578	3313003	1564327	1159362	404965
新　疆	63769331	60122395	3646936	6465678	6224957	240721

5-2-4 2021年各地区医院分科门急诊人次数（万人次）

地区	合计	预防保健科	全科医疗科	内科	外科	儿科	妇产科	眼科	耳鼻咽喉科	口腔科	皮肤科
总　计	378156.2	1804.6	4741.1	79840.2	37917.2	28546.0	28369.3	12501.7	10112.1	12704.8	11155.1
东　部	195574.4	935.1	2349.4	41726.7	19922.4	14351.9	14340.3	6473.3	5363.0	7096.4	6127.6
中　部	89248.0	522.1	1134.2	19571.5	9318.1	6537.3	6526.4	3128.3	2401.7	2529.0	2569.9
西　部	93333.9	347.4	1257.6	18542.0	8676.7	7656.8	7502.6	2900.1	2347.4	3079.5	2457.6
北　京	14228.9	17.0	175.0	2933.0	1432.0	915.6	830.8	447.2	325.1	693.6	389.4
天　津	6476.1	9.1	79.3	1805.2	626.5	357.2	379.6	212.7	115.1	260.6	126.9
河　北	16674.4	83.6	145.3	3734.5	1751.4	1125.0	1261.8	707.4	374.2	411.0	414.9
山　西	7042.8	37.4	84.7	1585.1	699.6	516.4	507.3	282.4	160.4	202.1	194.5
内蒙古	5508.6	7.5	65.2	1064.2	495.2	295.2	414.6	188.1	117.6	145.6	119.6
辽　宁	10342.1	21.1	71.4	2562.1	1113.9	594.7	801.3	518.7	254.7	313.9	296.9
吉　林	5646.9	9.6	51.9	1381.1	659.0	311.4	380.9	180.6	124.7	127.2	133.9
黑龙江	6139.8	15.4	39.5	1636.6	706.4	237.0	365.5	229.8	147.3	144.6	150.2
上　海	16850.4	63.9	158.7	4553.6	1828.6	1100.9	1040.3	413.5	586.3	630.7	674.4
江　苏	25063.8	62.9	215.5	5513.9	2843.2	2072.4	1667.0	740.8	642.4	941.4	868.7
浙　江	29567.2	87.5	677.7	5818.6	3355.1	2011.8	1871.3	974.6	912.9	1265.6	1077.3
安　徽	13577.6	93.6	208.2	2847.3	1705.8	1021.3	1131.0	458.3	394.7	419.2	435.2
福　建	10645.8	22.3	88.9	2315.3	911.7	914.9	841.8	349.4	324.2	291.5	281.0
江　西	8561.1	14.4	88.4	2132.2	783.9	621.0	574.7	249.0	240.0	207.8	245.0
山　东	25184.5	109.0	240.5	5116.9	2657.5	1989.7	1939.4	911.0	631.8	904.4	675.9
河　南	22238.7	92.6	275.2	5002.0	2138.7	1769.1	1555.1	804.9	561.7	531.7	638.9
湖　北	14344.7	198.0	205.4	2752.8	1399.3	1083.5	1003.7	498.4	425.3	532.7	451.7
湖　南	11696.3	61.2	180.8	2234.4	1225.4	977.5	1008.2	424.9	347.6	363.8	320.4
广　东	38348.6	447.7	450.9	6889.2	3187.3	3128.8	3476.7	1131.6	1142.0	1314.2	1258.4
广　西	11183.8	50.6	131.6	2184.3	870.3	730.0	942.9	327.1	321.3	355.8	297.5
海　南	2192.6	11.0	46.2	484.5	215.2	140.9	230.5	66.4	54.3	69.5	63.8
重　庆	8190.8	34.0	96.9	1687.2	694.4	809.1	515.4	244.1	196.0	341.6	192.5
四　川	22436.8	29.0	227.0	4531.3	2030.7	1725.7	1505.7	670.8	634.6	780.1	731.9
贵　州	8072.8	11.3	180.7	1598.8	841.5	657.9	798.3	186.8	210.7	252.1	195.8
云　南	12090.2	51.7	175.4	2367.4	1125.0	1217.6	1018.8	377.9	265.5	370.9	285.6
西　藏	743.1	14.6	14.6	143.5	78.0	59.7	74.6	15.8	13.5	15.8	8.3
陕　西	10162.3	60.9	103.2	1869.0	968.5	1132.3	1009.7	424.4	233.1	339.9	304.5
甘　肃	5382.5	8.1	50.1	1057.6	553.0	399.6	415.5	185.4	112.9	152.5	104.6
青　海	1443.8	0.8	26.3	290.6	171.9	93.4	134.3	43.6	26.4	60.7	26.6
宁　夏	2049.1	12.7	32.7	399.7	191.1	130.1	151.4	82.6	50.6	83.6	53.5
新　疆	6070.1	66.3	153.7	1348.4	656.9	406.0	521.5	153.5	165.2	180.8	137.2

医疗美容科	精神科	传染科	结核病科	肿瘤科	急诊医学科	康复医学科	职业病科	中医科	民族医学科	中西医结合科	重症医学科	其他
1639.5	6688.9	6971.9	590.0	5580.6	21736.5	3762.1	190.3	66177.9	1456.1	8569.1	213.1	26888.1
938.9	3409.0	3657.9	317.6	2920.8	10295.0	1857.0	64.4	34706.4	51.5	5470.0	70.7	13129.4
286.5	1573.2	1510.1	133.9	1502.0	5070.0	927.0	36.0	15495.8	20.1	1310.1	86.6	7058.3
414.2	1706.7	1803.9	138.6	1157.8	6372.0	978.0	89.9	15975.7	1384.5	1789.0	55.9	6700.4
76.9	202.3	239.2	14.5	229.6	350.0	115.0	9.2	3373.5	8.2	973.2	0.2	478.9
27.3	108.2	87.8	0.6	181.7	147.0	27.0	1.1	1507.6	8.2	99.8	3.2	303.6
32.7	281.1	350.5	11.2	220.4	809.0	108.0	2.7	2719.7	0.3	667.9	11.2	1450.0
18.0	160.8	124.8	10.2	99.4	356.0	59.0	12.2	1038.4		76.7	4.8	812.9
7.3	111.8	111.3	1.9	121.9	357.0	48.0	4.9	621.6	687.0	46.4	3.4	473.8
18.7	224.8	229.2	15.1	267.1	709.0	100.0	4.7	1217.0	12.4	116.8	2.3	876.2
19.0	143.1	74.1	3.0	116.0	349.0	32.0	0.7	936.4	5.8	91.6	2.2	514.0
16.7	139.3	107.4	4.7	156.4	485.0	46.0	3.5	854.5	1.8	44.5	1.6	606.3
65.4	243.1	336.1	142.0	296.9	249.0	156.0	7.5	2132.1		892.6	1.4	1277.6
153.3	501.4	473.3	10.3	449.4	1365.0	263.0	3.3	4762.8		495.4	5.7	1012.5
223.3	649.9	654.9	34.9	344.5	1148.0	286.0	3.5	6051.5	3.5	815.7	2.0	1298.0
33.5	219.5	226.8	21.4	221.4	675.0	135.0	5.8	2305.5	0.1	156.8	3.5	858.5
40.6	158.5	195.5	36.7	110.7	710.0	111.0	3.2	1977.8	5.3	235.8	8.1	712.4
21.7	123.8	191.0	15.3	125.7	510.0	67.0	5.0	1693.0		95.7	6.7	549.8
74.4	471.7	414.3	14.9	362.9	1381.0	219.0	17.1	3900.0	0.6	265.9	9.9	2876.8
49.9	362.6	405.2	15.8	382.8	1014.0	263.0	6.3	4424.1		287.7	56.0	1602.0
76.4	210.9	208.1	24.9	187.2	903.0	216.0	1.1	2207.6	10.9	447.3	8.2	1292.2
51.3	213.2	172.8	38.6	213.1	779.0	109.0	1.4	2036.4	1.5	109.6	3.6	822.5
217.6	542.6	656.6	33.4	422.9	3227.0	453.0	12.2	6763.3	13.0	876.8	25.7	26677.5
19.9	206.6	249.1	24.0	120.5	1001.0	88.0	19.4	2075.7	96.7	239.7	6.4	824.8
8.6	25.4	20.5	4.0	34.8	200.0	20.0		301.1	0.1	29.9	0.9	165.6
83.1	170.4	160.6	11.8	124.7	456.0	93.0	2.4	1669.3		159.8	2.0	447.1
140.8	621.2	300.0	22.6	268.7	1350.0	239.0	35.2	4308.7	66.5	716.5	12.1	1488.9
31.7	77.5	208.6	23.0	55.3	586.0	70.0	8.1	1233.5	13.5	166.9	3.5	661.7
44.8	183.7	312.1	6.8	152.2	969.0	107.0	3.5	2097.9	31.3	80.3	5.6	840.4
1.0	1.8	17.2	0.1	1.4	48.0	4.0	4.0	6.6	148.6	4.6		67.7
58.9	126.2	145.2	13.0	97.2	623.0	127.0	4.2	1617.0		165.8	8.4	730.6
12.4	65.6	94.9	11.4	68.1	299.0	113.0	6.5	1194.8	31.1	139.4	7.2	299.7
3.3	10.5	42.7	0.9	9.7	90.0	11.0		157.3	66.5	9.1	1.0	166.6
2.3	22.4	42.8	0.2	30.7	139.0	20.0	0.5	384.6	7.1	37.3	0.2	174.3
8.8	108.9	119.4	22.9	107.4	454.0	59.0	1.3	608.8	236.3	23.3	6.0	525.0

5-2-5 综合医院分科门诊人次数及构成

年份	合计	内科	外科	妇产科	儿科	中医科
门诊人次数（万人次）						
2000	79544.5	24546.5	9764.3	6649.4	5475.8	6603.2
2005	93248.9	28608.4	12582.6	9655.5	7553.0	5850.7
2006	98373.8	30041.4	13612.4	10627.4	8191.1	5921.3
2007	119227.3	33531.2	14661.3	12294.2	9797.7	4886.0
2008	130677.3	36075.8	15356.1	13484.5	11589.5	5247.1
2009	140012.5	38910.3	15977.7	14320.3	13009.5	5769.5
2010	147730.4	40660.9	16754.0	15456.2	13811.9	6185.4
2011	163983.3	44772.6	18394.3	17422.2	15235.0	6822.1
2012	183339.6	51344.9	22691.4	20196.9	17607.4	8031.6
2013	197235.6	55338.5	24576.2	21514.0	19234.3	8577.6
2014	213359.2	60136.7	26618.6	23960.6	20709.9	9152.9
2015	220867.6	62965.9	27847.3	23870.9	20969.2	9109.8
2016	233455.5	65887.6	29052.2	27347.6	22134.3	9210.3
2017	244949.5	69026.8	30518.3	27335.3	24220.1	9211.1
2018	253300.7	72162.0	32024.5	24206.9	27164.9	9215.7
2019	271883.7	77803.6	34039.3	26934.7	27766.9	9981.2
2020	232567.4	68575.3	30795.3	16602.5	23121.3	8574.7
2021	271526.2	78002.9	36201.3	28073.5	24682.3	9398.2
占比（%）						
2000	100.0	31.0	12.3	8.5	7.2	8.2
2005	100.0	30.7	13.5	10.4	8.1	6.3
2006	100.0	30.5	13.8	10.8	8.3	6.0
2007	100.0	28.1	12.3	10.3	8.2	4.1
2008	100.0	27.6	11.8	10.3	8.9	4.0
2009	100.0	27.8	11.4	10.2	9.3	4.1
2010	100.0	27.5	11.3	10.5	9.3	4.2
2011	100.0	27.3	11.2	10.6	9.3	4.2
2012	100.0	28.0	12.4	11.0	9.6	4.4
2013	100.0	28.1	12.5	10.9	9.8	4.3
2014	100.0	28.2	12.5	11.2	9.7	4.3
2015	100.0	28.5	12.6	10.8	9.5	4.1
2016	100.0	28.2	12.4	11.7	9.5	3.9
2017	100.0	28.2	12.5	11.2	9.9	3.8
2018	100.0	28.5	12.6	9.6	10.7	3.6
2019	100.0	28.6	12.5	9.9	10.2	3.7
2020	100.0	29.5	13.2	7.1	9.9	3.7
2021	100.0	28.7	13.3	10.3	9.1	3.5

注：本表2007年起系分科门急诊人次数及构成。

5-3-1 医疗卫生机构入院人次数

机构分类	2015	2017	2018	2019	2020	2021
入院人次数（万人次）	**21053**	**24436**	**25453**	**26596**	**23013**	**24732**
医院	16087	18915	20017	21183	18352	20155
综合医院	12335	14360	15040	15842	13588	14827
中医医院	2102	2493	2669	2878	2556	2766
中西医结合医院	203	261	289	313	276	316
民族医院	56	75	93	97	79	80
专科医院	1380	1706	1900	2024	1821	2129
护理院（中心）	10	21	26	30	33	37
基层医疗卫生机构	4036	4450	4376	4295	3707	3592
社区卫生服务中心（站）	322	365	354	350	299	325
内：社区卫生服务中心	306	344	340	340	293	319
卫生院	3694	4073	4010	3934	3402	3241
街道卫生院	18	26	25	25	18	18
乡镇卫生院	3676	4047	3985	3909	3383	3223
门诊部	20	11	12	11	6	26
专业公共卫生机构	887	1030	1029	1091	931	963
妇幼保健院（所、站）	836	982	981	1047	894	928
内：妇幼保健院	802	955	958	1030	879	915
专科疾病防治院（所、站）	51	48	48	44	37	36
内：专科疾病防治院	27	24	25	22	19	18
其他医疗卫生机构	43	41	32	27	22	22
疗养院	43	41	32	27	22	22
居民年住院率（%）	15.32	17.60	18.27	19.03	16.32	17.53

注：诊所、卫生所、医务室和村卫生室无住院数字。

5-3-2 2021年医疗卫生机构住院服务情况

机构分类	入院人次数（人次）	出院人次数（人次）	住院病人手术人次数（人次）	病死率（%）	每床出院人次数（人次）	每百门急诊入院人次数（人次）	医师日均担负住院床日（床日）
总　计	247318286	246421467	81031127	0.41	26.1	4.13	1.6
一、医院	201551444	200674617	75738381	0.49	27.1	5.33	2.2
综合医院	148273216	147851847	57459653	0.51	31.5	5.46	2.1
中医医院	27656621	27564410	8161294	0.43	27.0	4.80	2.0
中西医结合医院	3161964	3155464	1170573	0.72	24.0	4.18	1.8
民族医院	802341	799429	93748	0.32	19.0	5.85	1.5
专科医院	21288170	20943629	8849439	0.30	15.0	5.34	3.2
口腔医院	143668	142871	94673	0.18	7.6	0.28	0.1
眼科医院	2374019	2368038	2168330	0.01	36.0	5.75	1.1
耳鼻喉科医院	222153	222276	163743	0.03	30.2	4.79	1.4
肿瘤医院	4048757	4035741	1296897	0.33	42.2	15.95	2.9
心血管病医院	584039	581213	325441	0.47	28.5	9.45	1.8
胸科医院	444828	271559	206883	0.65	32.9	15.56	2.6
血液病医院	81763	81410	40918	0.24	29.8	11.87	3.0
妇产（科）医院	1568796	1561710	958857	0.04	25.1	3.95	0.9
儿童医院	2029295	2025897	887991	0.07	42.4	3.24	1.6
精神病医院	3276600	3194056	181367	0.27	4.9	6.55	10.4
传染病医院	1097323	1097728	309400	0.95	15.9	5.52	2.3
皮肤病医院	107562	106634	14396	0.01	11.8	1.17	0.9
结核病医院	278203	278853	164412	0.31	27.5	11.60	3.6
麻风病医院	1462	1375			1.1	0.29	2.6
职业病医院	51446	50971	8651	1.62	13.5	6.44	1.5
骨科医院	1509487	1500003	771182	0.11	20.6	8.51	2.3
康复医院	1059678	1050706	111679	0.80	9.4	7.93	3.5
整形外科医院	57002	56400	47842	0.37	19.5	4.47	0.4
美容医院	182454	160464	107559		14.4	1.71	0.1
其他专科医院	2169635	2155724	989218	0.51	16.9	5.60	1.9
护理院（中心）	369132	359838	3674	4.12	3.1	14.63	8.7
二、基层医疗卫生机构	35916708	35926168	1637117	0.08	21.0	1.89	0.5
社区卫生服务中心（站）	3250850	3240102	200155	0.33	12.9	0.41	0.4
社区卫生服务中心	3192971	3183025	195496	0.34	13.4	0.49	0.5
社区卫生服务站	57879	57077	4659	0.04	4.6	0.04	0.1
卫生院	32407305	32368159	1436962	0.05	22.7	2.95	1.2
街道卫生院	177283	175822	9831	0.07	14.5	1.44	0.8
乡镇卫生院	32230022	32192337	1427131	0.05	22.7	2.96	1.2
中心卫生院	15955345	15919471	769740	0.07	25.1	3.36	1.4
乡卫生院	16274677	16272866	657391	0.03	20.8	2.66	1.1
门诊部	256850	256850			15.1		
护理站	1703	1591		1.57	1.3	0.25	1.4
三、专业公共卫生机构	9633662	9606905	3654175	0.03	32.0	3.04	1.0
专科疾病防治（所、站）	355585	352956	17243	0.19	8.7	1.96	2.0
妇幼保健院（所、站）	9278077	9253949	3636932	0.02	35.6	3.11	0.9
内：妇幼保健院	9154626	9130823	3613860	0.02	36.6	3.22	1.0
四、其他医疗卫生机构	216472	213777	1454	0.20	9.9	20.83	3.5
疗养院	216472	213777	1454	0.20	9.9	20.83	3.5

5-3-3　2021年各地区医疗卫生机构住院服务情况

地区	入院人次数（人次）	出院人次数（人次）	住院病人手术人次数（人次）	病死率（%）	每床出院人次数（人次）	每百门急诊入院人次数（人次）	居民年住院率（%）
总　计	247318286	246421467	81031127	0.41	26.1	4.1	17.5
东　部	93562630	93240630	38527074	0.49	25.9	3.0	15.4
中　部	76867277	76529423	21117030	0.36	24.9	5.3	18.3
西　部	76888379	76651414	21387023	0.35	27.7	5.3	20.1
北　京	3676688	3498164	1632597	1.00	26.9	1.7	16.8
天　津	1626868	1626065	944399	0.65	23.7	1.8	11.8
河　北	10249846	10198594	2632451	0.40	22.4	4.4	13.8
山　西	4457746	4347762	1447486	0.25	19.0	4.6	12.8
内蒙古	3117507	3108646	825232	0.72	18.7	4.1	13.0
辽　宁	6142103	6102773	1918066	1.13	18.8	4.7	14.5
吉　林	3483678	3461063	872752	1.07	19.6	4.9	14.7
黑龙江	4421093	4402372	1415908	1.19	17.0	5.6	14.1
上　海	4480511	4472088	4017380	1.27	27.9	1.9	18.0
江　苏	14157022	14156314	5328512	0.20	25.9	3.3	16.6
浙　江	10812445	10830189	4241917	0.32	29.3	2.1	16.5
安　徽	9493168	9473351	3068294	0.38	23.1	4.0	15.5
福　建	5609624	5602034	2038870	0.15	25.1	3.2	13.4
江　西	8616450	8578879	2220788	0.21	27.9	6.0	19.1
山　东	18232182	18171478	5648573	0.45	27.0	4.6	17.9
河　南	19148935	19088912	4631729	0.26	26.5	4.8	19.4
湖　北	12146535	12119500	3966683	0.38	27.9	5.3	20.8
湖　南	15099672	15057584	3493390	0.17	28.3	7.6	22.8
广　东	17293456	17300290	9633613	0.52	29.4	2.8	13.6
广　西	10676278	10640272	2410169	0.34	33.4	5.6	21.2
海　南	1281885	1282641	490696	0.27	21.0	3.4	12.6
重　庆	7305056	7297813	1930713	0.44	30.3	5.9	22.7
四　川	18630422	18567031	5844122	0.44	28.1	5.2	22.3
贵　州	8449387	8394361	2121327	0.18	28.3	6.2	21.9
云　南	9938982	9920469	2754556	0.25	30.1	4.8	21.2
西　藏	321768	322881	83135	0.20	16.4	2.9	8.8
陕　西	7284159	7279055	2702552	0.32	25.6	5.4	18.4
甘　肃	4451043	4441802	885640	0.18	24.3	5.7	17.9
青　海	981659	972793	234256	0.35	23.1	4.9	16.5
宁　夏	1080938	1078886	318198	0.26	26.2	3.4	14.9
新　疆	4651180	4627405	1277123	0.46	24.9	5.4	18.0

5-3-4 2021年医疗卫生机构分科出院人次数及构成

科室分类	出院人次数（人次）	医院	构成（%）	医院
总　计	246421467	200674617	100.00	100.00
预防保健科	158008	63534	0.06	0.03
全科医疗科	9061216	1610270	3.68	0.80
内科	70876774	55210173	28.76	27.51
外科	44110157	39785133	17.90	19.83
儿科	20227445	14216151	8.21	7.08
妇产科	22081243	15325228	8.96	7.64
眼科	6495914	6303553	2.64	3.14
耳鼻咽喉科	3588655	3500459	1.46	1.74
口腔科	773254	608045	0.31	0.30
皮肤科	642258	584333	0.26	0.29
医疗美容科	312284	295707	0.13	0.15
精神科	4016140	3940785	1.63	1.96
传染科	2685456	2591848	1.09	1.29
结核病科	520463	443838	0.21	0.22
肿瘤科	12120696	12120285	4.92	6.04
急诊医学科	1690084	1546421	0.69	0.77
康复医学科	4422911	3480430	1.79	1.73
职业病科	174849	118260	0.07	0.06
中医科	32164253	29329533	13.05	14.62
民族医学科	829948	829105	0.34	0.41
中西医结合科	3768164	3761194	1.53	1.87
重症医学科	1122517	1122205	0.46	0.56
其他	4578778	3888127	1.86	1.94

5-4-1 医院入院人次数

年份	入院人次数（万人次）	卫生健康部门	综合医院	中医医院	每百门急诊入院人次数（人次）
1980	2247	1667	1383	41	2.4
1985	2560	1862	1485	79	2.3
1990	3182	2341	1769	195	2.3
1991	3276	2433	1825	223	2.3
1992	3262	2428	1799	232	2.3
1993	3066	2325	1723	231	2.5
1994	3079	2344	1728	241	2.6
1995	3073	2358	1710	251	2.6
1996	3100	2379	1704	267	2.7
1997	3121	2425	1725	274	2.7
1998	3238	2538	1794	287	2.8
1999	3379	2676	1884	298	2.9
2000	3584	2862	1996	321	3.0
2001	3759	3030	2100	349	3.2
2002	3997	3209	2577	394	3.5
2003	4159	3339	2727	438	3.6
2004	4673	3752	3108	498	3.8
2005	5108	4101	3394	544	3.8
2006	5562	4465	3656	610	3.9
2007	6487	5336	4257	693	4.1
2008	7392	6193	4874	847	4.3
2009	8488	7048	5525	986	4.5
2010	9524	7890	6172	1113	4.8
2011	10755	8849	6896	1285	4.9
2012	12727	10324	7978	1564	5.1
2013	14007	11251	8639	1736	5.2
2014	15375	12275	9398	1889	5.2
2015	16087	12583	9595	1946	5.2
2016	17528	13591	10351	2101	5.4
2017	18915	14588	11072	2282	5.5
2018	20017	15345	11567	2425	5.7
2019	21183	16483	12394	2610	5.6
2020	18352	14006	10459	2296	5.7
2021	20155	15526	11555	2480	5.3

注：① 1993 年以前入院人次数系推算数；② 2002 年之前医院数字包括妇幼保健院、专科疾病防治院；③ 2002 年以前综合医院不含高校附属医院。

5-4-2 各类医院入院人次数（按登记注册类型/主办单位/管理类别/等级/机构类别分）

医院分类	2015	2017	2018	2019	2020	2021
总入院人数（万人次）	16086.8	18915.4	20016.9	21183.1	18352.0	20155.1
按登记注册类型分						
公立医院	13721.4	15594.7	16351.3	17487.2	14835.4	16409.9
民营医院	2365.4	3320.7	3665.7	3695.9	3516.6	3745.3
按主办单位分						
政府办	12905.2	14845.7	15609.1	16770.8	14219.3	15781.2
社会办	1595.5	1913.5	2065.3	2106.8	1935.9	2077.0
个人办	1586.1	2156.3	2342.5	2305.5	2196.8	2297.0
按管理类别分						
非营利性	14894.9	17237.1	18140.2	19244.8	16456.4	18058.9
营利性	1192.0	1678.3	1876.8	1938.3	1895.6	2096.3
按医院等级分						
三级医院	6828.9	8396.3	9292.2	10482.7	9372.7	11252.3
二级医院	7121.2	8005.8	8176.7	8380.1	6965.2	6890.1
一级医院	965.2	1168.9	1209.5	1151.0	1116.7	1120.0
未评级医院	1171.7	1344.5	1338.7	1169.3	897.5	892.8
按机构类别分						
综合医院	12335.4	14360.1	15040.3	15841.6	13587.5	14827.3
中医医院	2101.8	2492.9	2668.9	2878.0	2556.1	2765.7
中西医结合医院	203.3	261.3	289.1	313.0	276.1	316.2
民族医院	56.2	74.8	92.6	96.7	79.0	80.2
专科医院	1380.5	1705.8	1899.6	2023.6	1820.5	2128.8
护理院（中心）	9.6	20.5	26.5	30.0	32.8	36.9

5-4-3 2021年各地区医院住院服务情况

地区	入院人次数（人次）			出院人次数（人次）			住院病人手术人次数（人次）		
	合计	公立	民营	合计	公立	民营	合计	公立	民营
总　计	201551444	164098921	37452523	200674617	163697597	36977020	75738381	65491535	10246846
东　部	80827004	66979224	13847780	80520099	66770543	13749556	35902303	31426721	4475582
中　部	61230510	49351399	11879111	60858966	49261452	11597514	19689533	16715717	2973816
西　部	59493930	47768298	11725632	59295552	47665602	11629950	20146545	17349097	2797448
北　京	3575132	3025124	550008	3396840	2847162	549678	1590108	1395183	194925
天　津	1609366	1513573	95793	1608828	1513746	95082	940913	901784	39129
河　北	8976729	7275808	1700921	8933276	7254829	1678447	2494734	2148868	345866
山　西	4127214	3294155	833059	4019200	3291012	728188	1382829	1180597	202232
内蒙古	2812238	2560308	251930	2802858	2555259	247599	786261	715923	70338
辽　宁	5792332	4546053	1246279	5752941	4516973	1235968	1892850	1553156	339694
吉　林	3331117	2623766	707351	3307760	2613034	694726	863347	714230	149117
黑龙江	4111198	3327366	783832	4093308	3320949	772359	1391988	1218953	173035
上　海	4324762	4057997	266765	4316285	4054315	261970	3928060	3751379	176681
江　苏	11683036	8492952	3190084	11682131	8510138	3171993	4855660	3887757	967903
浙　江	9891793	8470641	1421152	9906388	8491075	1415313	3940254	3484126	456128
安　徽	8317456	6566086	1751370	8300162	6565498	1734664	2849062	2295544	553518
福　建	4817488	4021131	796357	4810158	4018008	792150	1934259	1610139	324120
江　西	6412256	5172903	1239353	6377937	5162702	1215235	2016675	1747885	268790
山　东	14898858	12362492	2536366	14845499	12341280	2504219	5230814	4508265	722549
河　南	15246220	11845721	3400499	15135638	11792873	3342765	4251227	3488518	762709
湖　北	9039070	7841560	1197510	9026952	7842301	1184651	3714566	3289787	424779
湖　南	10645979	8679842	1966137	10598009	8673083	1924926	3219839	2780203	439636
广　东	14129087	12255085	1874002	14140349	12264645	1875704	8638873	7799421	839452
广　西	6933941	6195667	738274	6911761	6182624	729137	2191494	1952227	239267
海　南	1128421	958368	170053	1127404	958372	169032	455778	386643	69135
重　庆	5023308	3608214	1415094	5011953	3604215	1407738	1755184	1379412	375772
四　川	13569800	10323396	3246404	13527406	10300731	3226675	5510729	4755579	755150
贵　州	6721294	4732328	1988966	6669813	4708783	1961030	1979419	1601728	377691
云　南	7937920	6308607	1629313	7920996	6299057	1621939	2596841	2210409	386432
西　藏	306871	215240	91631	308048	215938	92110	69762	42513	27249
陕　西	6495223	5109526	1385697	6494974	5119428	1375546	2642468	2270869	371599
甘　肃	3618682	3177620	441062	3605683	3167432	438251	824091	740404	83687
青　海	895437	777323	118114	885678	769299	116379	232631	201376	31255
宁　夏	990983	853580	137403	989158	853047	136111	300897	268789	32108
新　疆	4188233	3906489	281744	4167224	3889789	277435	1256768	1209868	46900

5-4-4 2021年各地区医院分科出院人次数（人次）

地区	合计	预防保健科	全科医疗科	内科	外科	儿科	妇产科	眼科	耳鼻咽喉科	口腔科	皮肤科
总 计	200674617	63534	1610270	55210173	39785133	14216151	15325228	6303553	3500459	608045	584333
东 部	80520099	15868	522725	21743217	17181254	5244133	6603637	2891114	1362515	279576	159184
中 部	60858966	41689	513309	17700996	11595177	4275403	3979653	1684098	1085842	203009	192464
西 部	59295552	5977	574236	15765960	11008702	4696615	4741938	1728341	1052102	125460	232685
北 京	3396840		12612	792276	743120	169579	342338	156768	57801	12903	5554
天 津	1608828	1	9162	390082	326243	117350	122553	94889	27508	5627	2144
河 北	8933276	1134	53785	2896967	1807823	623807	661437	252560	102198	22296	12337
山 西	4019200	3764	19744	1300755	824312	323569	314806	120873	53574	11168	19210
内蒙古	2802858	343	10564	830339	486104	158112	200248	85635	27862	6026	3309
辽 宁	5752941	701	27307	2102659	1093645	241754	365096	197839	87741	18818	14401
吉 林	3307760	25	17491	1167516	673138	132821	184750	89267	40850	6574	5365
黑龙江	4093308	113	18727	1649598	704223	143496	172195	121265	51885	13960	9078
上 海	4316285	1609	29147	1036937	1041323	201845	369494	136966	115309	20195	16273
江 苏	11682131	1745	64417	3142499	2447031	683180	769260	347980	185178	48149	15368
浙 江	9906388	2	88696	2526370	2447879	470572	813515	316263	168572	31752	21503
安 徽	8300162	34861	61151	2070658	1742266	599162	646886	239110	156935	29099	16825
福 建	4810158	4	18083	1042016	1068256	429857	490561	248265	96130	10440	4035
江 西	6377937	298	67724	1782836	1236862	493788	382119	147817	123114	9797	20141
山 东	14845499	10457	69335	4199816	2907757	1118431	1064387	596223	233227	65434	31474
河 南	15135638	1806	131404	4377521	2696998	1216067	1019357	406743	254893	68525	36994
湖 北	9026952	748	55519	2476632	1767869	617241	573980	294131	192180	31491	64390
湖 南	10598009	74	141549	2875480	1949509	749259	685560	264892	212411	32395	20461
广 东	14140349	215	132156	3314899	3100792	1110324	1487187	487079	272484	41753	30815
广 西	6911761	2	70897	1655535	1187263	582458	583178	267490	142728	14114	21230
海 南	1127404		18025	298696	197385	77434	117809	56282	16367	2209	5280
重 庆	5011953		58426	1264381	931561	362879	290445	139599	117067	8987	13775
四 川	13527406	2060	93884	3702732	2621669	894150	835439	394116	266669	23644	58474
贵 州	6669813	1451	127101	1612045	1300565	607145	699374	156406	119240	17336	23728
云 南	7920996	1264	76552	2086174	1522241	677861	722590	232704	133633	14578	41569
西 藏	308048	17	2154	65650	62338	25186	65398	2336	2725	534	111
陕 西	6494974	18	32710	2056979	1150139	634375	501115	216133	97337	10416	18824
甘 肃	3605683	385	21310	841911	634594	290952	274109	81415	42433	8070	9939
青 海	885678	279	10824	221763	147893	72633	114562	23487	12828	3650	8632
宁 夏	989158		7264	261033	187613	78170	85204	35972	16560	4138	2822
新 疆	4167224	158	62550	1167418	776722	312694	370276	93048	73020	13967	30272

医疗美容科	精神科	传染科	结核病科	肿瘤科	急诊医学科	康复医学科	职业病科	中医科	民族医学科	中西医结合科	重症医学科	其他
295707	3940785	2591848	443838	12120285	1546421	3480430	118260	29329533	829105	3761194	1122205	3888127
161956	1395307	996252	216307	5898139	588729	1307515	25284	10213025	12162	1786488	437833	1477879
64298	1201396	739037	174180	3964850	549977	1119926	37275	9314976	10182	845130	374730	1191369
69453	1344082	856559	53351	2257296	407715	1052989	55701	9801532	806761	1129576	309642	1218879
20798	28855	45921	7860	331319	8307	39671	3568	298801	1124	189437	13648	114580
806	27378	15721	512	187118	2069	9064		182296		47460	9596	31249
5905	122033	78316	9138	392102	92346	72964	1545	1166097		338213	60882	159391
2179	53535	40493	12808	244554	17742	55067	8065	421162		54960	16845	100015
581	31549	43352	364	190358	23005	29739	1269	241938	320720	21094	14242	76105
3213	111602	82890	31475	571500	15578	79867	4173	519543	8013	56852	28230	90044
2561	85970	35040	5019	295023	13269	43133	1346	394739	1897	52294	9109	50563
3104	92971	58989	6191	321220	30577	54402	3781	465338	1470	45393	21432	103900
7759	16009	57430	118766	351892	51403	75889	889	301765		199025	12711	153649
16197	193538	212052	5882	1026321	87884	315311	3579	1667781		181284	58587	208908
38801	263477	131379	7612	626527	67962	171288	2022	1265054		252498	48762	145882
11081	138883	136219	37095	567622	126342	158172	1005	1265551	253	115395	37125	108466
12496	87952	57535	10314	290793	38436	60167	110	631600	787	109687	20746	81888
4021	126670	96524	13055	381451	93615	96895	4393	1064865	4	60995	32280	138673
23130	266702	141504	7494	1099294	169804	204757	8753	2130223	103	131168	95956	270070
15890	220932	135461	10541	957771	203875	273341	9259	2417288	5	210009	174382	296576
14824	202088	103399	28472	573556	24434	232935	648	1307519	5316	196985	51725	210870
10638	280347	132912	60999	623653	40123	205981	8778	1978514	1237	109099	31832	182306
28597	236181	161149	15082	939642	38886	263118	645	1923275	2135	269477	83046	201412
3658	207497	131443	6415	332526	18449	93611	5783	1257520	54769	160343	44210	70642
4254	41580	12355	2172	81631	16054	15419		126590		11387	5669	20806
19874	88330	64510	1277	232874	20896	124444	3724	1026911		157765	22561	61667
19540	535185	123531	7750	508065	30743	293254	29487	2317479	28286	363909	66090	311250
6722	112253	130567	6992	134060	77810	87649	2642	1147535	9084	129728	26895	133485
5087	162234	146122	634	266386	80776	148924	1685	1320951	9193	48999	26843	193996
2750	285	6524	9	1796	1576	2171		1234	58864	3757	807	1826
6956	89620	52176	13812	221582	46560	139279	4166	954200		101819	25206	121552
1917	43293	41903	689	115283	34375	56168	4500	837547	20846	102948	24273	116823
	5011	25934	119	34121	23913	7640		91333	50160	4543	5000	21353
150	6888	17081		44236	10634	18804	891	163086	2959	16505	5650	23498
2218	61937	73416	15290	176009	38978	51306	1554	441798	251880	18166	47865	86682

5-5 2021年医疗卫生机构床位利用情况

机构分类	实际开放总床日数（日）	平均开放病床数（张）	实际占用总床日数（日）	出院者占用总床日数（日）	病床周转次数（次）	病床工作日（日）	病床使用率（%）	平均住院日（日）
总　计	3252812722	8911816	2253440744	2158695612	27.65	252.9	69.28	8.8
一、医院	2574121355	7052387	1920233817	1852770685	28.45	272.3	74.60	9.2
综合医院	1650932101	4523102	1237279111	1208589837	32.69	273.5	74.94	8.2
中医医院	357780502	980221	264475394	257667911	28.12	269.8	73.92	9.3
中西医结合医院	45075872	123496	32110441	31188833	25.55	260.0	71.24	9.9
民族医院	14115371	38672	8361073	7884408	20.67	216.2	59.23	9.9
专科医院	470520014	1289096	353129932	328458214	16.25	273.9	75.05	15.7
口腔医院	4540587	12440	999392	963709	11.48	80.3	22.01	6.7
眼科医院	21441433	58744	8368914	7895123	40.31	142.5	39.03	3.3
耳鼻喉科医院	2517276	6897	1230860	1168123	32.23	178.5	48.90	5.3
肿瘤医院	34194871	93685	31703525	31471458	43.08	338.4	92.71	7.8
心血管病医院	6872783	18830	4831032	4773821	30.87	256.6	70.29	8.2
胸科医院	2922656	8007	2562766	2602721	33.91	320.1	87.69	9.6
血液病医院	919077	2518	790974	781292	32.33	314.1	86.06	9.6
妇产（科）医院	20309100	55641	8952209	8582644	28.07	160.9	44.08	5.5
儿童医院	17104470	46862	13247226	13116532	43.23	282.7	77.45	6.5
精神病医院	220249494	603423	195474577	176749167	5.29	323.9	88.75	55.3
传染病医院	24176702	66238	15842807	15671465	16.57	239.2	65.53	14.3
皮肤病医院	2767896	7583	990472	919148	14.06	130.6	35.78	8.6
结核病医院	3545648	9714	2924507	3005355	28.71	301.1	82.48	10.8
麻风病医院	567519	1555	143599	87506	0.88	92.4	25.30	63.6
职业病医院	1288994	3531	683633	687808	14.43	193.6	53.04	13.5
骨科医院	24308882	66600	15611430	15110833	22.52	234.4	64.22	10.1
康复医院	36743289	100667	24262511	22195449	10.44	241.0	66.03	21.1
整形外科医院	807635	2213	249917	248261	25.49	112.9	30.94	4.4
美容医院	3031728	8306	483002	420840	19.32	58.2	15.93	2.6
其他专科医院	42209974	115644	23776579	22006959	18.64	205.6	56.33	10.2
护理院（中心）	35697495	97801	24877866	18981482	3.68	254.4	69.69	52.8
二、基层医疗卫生机构	568006346	1556182	269097360	244913980	23.09	172.9	47.38	6.8
社区卫生服务中心（站）	80540558	220659	34669907	31605059	14.68	157.1	43.05	9.8
社区卫生服务中心	77936597	213525	33694710	31282848	14.91	157.8	43.23	9.8
社区卫生服务站	2603961	7134	975197	322211	8.00	136.7	37.45	5.6
卫生院	487242918	1334912	234358278	213293442	24.25	175.6	48.10	6.6
街道卫生院	4208803	11531	1681957	1512629	15.25	145.9	39.96	8.6
乡镇卫生院	483034115	1323381	232676321	211780813	24.33	175.8	48.17	6.6
中心卫生院	218719595	599232	113516501	105188801	26.57	189.4	51.90	6.6
乡卫生院	264314520	724149	119159820	106592012	22.47	164.6	45.08	6.6
门诊部								
护理站	222870	611	69175	15479	2.61	113.3	31.04	9.7
三、专业公共卫生机构	103937568	284760	61103695	58640906	33.74	214.6	58.79	6.1
专科疾病防治院（所、站）	13973004	38282	9090499	8257889	9.22	237.5	65.06	23.4
妇幼保健院（所、站）	89964564	246478	52013196	50383017	37.54	211.0	57.82	5.4
内：妇幼保健院	86768463	237722	51167533	49629192	38.41	215.2	58.97	5.4
四、其他医疗卫生机构	6747453	18486	3005872	2370041	11.56	162.6	44.55	11.1
疗养院	6747453	18486	3005872	2370041	11.56	162.6	44.55	11.1

5-6-1 医院病床使用情况

年份	病床使用率（%）	卫生健康部门	综合医院	中医医院	平均住院日（日）	卫生健康部门	综合医院	中医医院
1980	82.5	85.7	84.2	86.9	14.0	13.7	11.7	23.7
1985	82.7	87.9	87.0	83.9	15.8	15.4	13.3	23.3
1990	80.7	85.6	85.7	73.6	15.9	15.5	13.5	18.0
1991	81.2	85.8	86.2	74.0	16.0	15.5	13.4	17.4
1992	78.4	83.1	83.7	69.2	16.2	15.8	13.7	17.5
1993	70.9	75.7	76.3	62.5	15.6	15.2	13.3	15.4
1994	68.8	72.1	72.6	58.9	15.0	14.5	12.9	14.4
1995	66.9	70.2	70.8	57.4	14.8	14.2	12.6	13.9
1996	64.4	67.9	69.1	54.5	14.3	13.7	12.3	13.4
1997	61.5	65.0	65.4	52.1	13.8	13.3	11.9	13.1
1998	60.0	63.1	63.3	49.8	13.1	12.6	11.3	12.4
1999	59.6	63.1	63.2	50.5	12.7	12.1	11.0	12.0
2000	60.6	64.5	65.0	50.7	12.2	11.6	10.5	11.4
2001	61.1	65.3	65.6	51.5	11.8	11.3	10.3	10.9
2002	64.6	68.6	70.5	57.7	10.9	10.6	9.6	10.8
2003	65.3	69.3	70.6	59.4	11.0	10.8	10.0	10.9
2004	68.4	73.2	74.4	63.0	10.8	10.5	9.8	10.4
2005	70.3	75.3	76.6	65.7	10.9	10.6	9.8	10.8
2006	72.4	77.9	79.2	67.7	10.9	10.5	9.8	10.4
2007	78.2	84.3	85.6	73.2	10.8	10.5	9.8	10.4
2008	81.5	88.1	89.6	78.6	10.7	10.6	9.9	10.5
2009	84.7	91.5	93.0	83.1	10.5	10.4	9.7	10.4
2010	86.7	93.4	94.9	85.7	10.5	10.4	9.7	10.7
2011	88.5	95.2	96.6	88.1	10.3	10.2	9.6	10.5
2012	90.1	96.9	98.2	90.4	10.0	10.0	9.3	10.1
2013	89.0	95.9	96.9	90.5	9.8	9.8	9.1	10.1
2014	88.0	94.9	95.8	89.1	9.6	9.6	8.9	9.9
2015	85.4	92.2	93.1	86.6	9.6	9.5	8.9	9.9
2016	85.3	92.8	93.7	87.1	9.4	9.3	8.6	9.8
2017	85.0	93.1	94.0	87.8	9.3	9.2	8.5	9.6
2018	84.2	92.9	93.5	88.1	9.3	9.1	8.4	9.5
2019	83.6	93.0	94.1	87.3	9.1	8.9	8.2	9.4
2020	72.3	78.5	78.7	75.4	9.5	9.0	8.3	9.5
2021	74.6	81.4	81.7	77.2	9.2	8.7	7.9	9.3

注：2002 年以前医院数字包括妇幼保健院、专科疾病防治院数字，综合医院不含高校附属医院。

5-6-2 医院病床使用率（%）

医院分类	2015	2017	2018	2019	2020	2021
总　计	**85.4**	**85.0**	**84.2**	**83.6**	**72.3**	**74.6**
按登记注册类型分						
公立医院	90.4	91.3	91.1	91.2	77.4	80.3
民营医院	62.8	63.4	63.2	61.4	58.3	59.9
按主办单位分						
政府办	91.9	92.7	92.4	92.5	78.2	81.1
社会办	72.6	71.4	70.9	69.2	63.6	65.4
个人办	59.9	60.5	60.1	58.2	55.8	57.4
按管理类别分						
其中：非营利性	88.3	88.5	87.9	87.7	75.2	77.8
营利性	56.9	58.6	59.3	57.8	55.7	57.8
按医院等级分						
其中：三级医院	98.8	98.6	97.5	97.5	81.3	85.3
二级医院	84.1	84.0	83.0	81.6	70.7	71.1
一级医院	58.8	57.5	56.9	54.7	52.1	52.1
按机构类别分						
综合医院	86.1	86.0	85.1	84.8	72.5	74.9
中医医院	84.7	85.0	84.8	83.4	72.3	73.9
中西医结合医院	81.5	80.7	80.0	78.2	67.9	71.2
民族医院	71.4	68.3	71.6	70.9	58.9	59.2
专科医院	83.2	81.6	81.3	80.2	72.9	75.1
护理院（中心）	76.5	75.2	72.7	71.7	68.9	69.7

5-6-3 医院平均住院日（日）

医院分类	2015	2017	2018	2019	2020	2021
总　计	9.6	9.3	9.3	9.1	9.5	9.2
按登记注册类型分						
公立医院	9.8	9.4	9.3	9.1	9.3	9.0
民营医院	8.5	8.9	8.9	9.4	10.3	10.5
按主办单位分						
政府办	9.6	9.3	9.3	9.0	9.2	8.9
社会办	10.5	9.9	9.9	10.0	10.8	10.8
个人办	8.3	8.7	8.7	9.2	10.1	10.4
按管理类别分						
其中：非营利性	9.7	9.4	9.4	9.1	9.4	9.1
营利性	7.9	8.4	8.4	9.0	9.9	10.4
按医院等级分						
其中：三级医院	10.4	9.6	9.6	9.2	9.3	8.8
二级医院	8.9	8.8	8.8	8.8	9.3	9.4
一级医院	9.0	8.8	8.8	9.2	10.2	9.9
按机构类别分						
综合医院	8.9	8.5	8.5	8.3	8.5	8.2
中医医院	9.9	9.5	9.5	9.3	9.5	9.3
中西医结合医院	10.4	10.4	10.4	9.9	10.2	9.9
民族医院	10.4	9.8	9.8	10.0	10.1	9.9
专科医院	14.5	14.3	14.3	14.3	15.7	15.7
护理院（中心）	56.8	47.2	47.2	49.1	50.6	52.8

5-6-4 2021年各地区医院床位利用情况

地区	病床工作日（日）			病床使用率（%）			平均住院日（日）		
	合计	公立	民营	合计	公立	民营	合计	公立	民营
总　　计	272.3	293.1	218.7	74.6	80.3	59.9	9.2	9.0	10.5
东　　部	270.8	290.7	221.0	74.2	79.7	60.6	9.1	8.6	11.6
中　　部	268.7	289.7	211.1	73.6	79.4	57.8	9.5	9.4	9.9
西　　部	278.3	300.0	223.1	76.2	82.2	61.1	9.2	9.0	9.8
北　　京	267.3	285.6	213.2	73.2	78.2	58.4	8.9	8.6	10.6
天　　津	249.8	270.7	158.2	68.4	74.2	43.3	8.4	8.1	14.2
河　　北	251.5	273.6	193.6	68.9	75.0	53.0	9.2	9.0	10.0
山　　西	244.4	269.3	175.4	67.0	73.8	48.1	10.3	10.3	10.4
内 蒙 古	219.3	240.7	113.4	60.1	66.0	31.1	9.4	9.5	8.3
辽　　宁	228.9	249.2	182.4	62.7	68.3	50.0	10.1	10.1	10.1
吉　　林	242.5	261.3	198.1	66.4	71.6	54.3	9.9	9.6	11.0
黑 龙 江	202.7	204.8	195.9	55.5	56.1	53.7	10.8	10.4	12.3
上　　海	326.0	337.5	295.9	89.3	92.5	81.1	10.0	8.3	36.5
江　　苏	281.9	304.0	246.6	77.2	83.3	67.6	9.5	8.9	10.9
浙　　江	291.6	313.4	245.0	79.9	85.9	67.1	8.9	7.7	16.2
安　　徽	258.0	287.4	193.0	70.7	78.7	52.9	8.9	8.9	9.1
福　　建	268.5	285.4	216.3	73.6	78.2	59.3	8.7	8.7	8.8
江　　西	278.2	293.7	235.9	76.2	80.5	64.6	9.0	8.7	9.9
山　　东	274.7	298.4	207.4	75.3	81.7	56.8	8.8	8.7	9.5
河　　南	292.4	315.4	233.9	80.1	86.4	64.1	9.4	9.4	9.5
湖　　北	288.1	309.1	203.4	78.9	84.7	55.7	9.4	9.4	9.7
湖　　南	283.1	309.0	215.5	77.6	84.7	59.0	9.4	9.3	10.0
广　　东	271.1	288.4	217.6	74.3	79.0	59.6	8.7	8.2	12.3
广　　西	297.9	312.8	245.3	81.6	85.7	67.2	8.7	8.2	12.8
海　　南	249.3	268.2	191.4	68.3	73.5	52.4	9.1	9.1	9.1
重　　庆	285.3	321.9	214.7	78.2	88.2	58.8	9.7	10.2	8.6
四　　川	300.1	328.6	244.1	82.2	90.0	66.9	10.4	10.1	11.4
贵　　州	279.1	304.5	242.5	76.5	83.4	66.4	8.3	8.2	8.6
云　　南	286.5	315.9	220.0	78.5	86.6	60.3	8.7	8.5	9.3
西　　藏	206.6	208.8	199.0	56.6	57.2	54.5	8.2	9.2	5.9
陕　　西	264.4	286.9	208.4	72.4	78.6	57.1	9.0	8.9	9.4
甘　　肃	254.0	263.1	205.5	69.6	72.1	56.3	8.5	8.6	8.1
青　　海	243.2	256.3	169.9	66.6	70.2	46.5	9.0	9.3	6.9
宁　　夏	246.0	271.6	165.3	67.4	74.4	45.3	8.4	8.3	9.4
新　　疆	268.6	283.5	158.5	73.6	77.7	43.4	8.3	8.3	8.4

5-7-1　2021年各地区医院医师担负工作量

地区	医师日均担负诊疗人次数（人次）			医师日均担负住院床日数（床日）		
	合计	公立	民营	合计	公立	民营
总　计	**6.5**	**7.0**	**4.7**	**2.2**	**2.2**	**2.3**
东　部	7.4	8.0	5.2	1.9	1.9	2.0
中　部	5.6	5.8	4.0	2.4	2.4	2.2
西　部	6.2	6.7	4.6	2.5	2.4	2.8
北　京	8.0	8.6	5.9	1.2	1.3	1.0
天　津	8.1	8.3	7.5	1.2	1.4	0.6
河　北	5.0	5.4	3.8	1.7	1.8	1.4
山　西	4.6	5.0	3.0	1.8	1.9	1.5
内蒙古	4.9	5.0	4.4	1.6	1.7	1.2
辽　宁	5.0	5.2	4.3	2.0	2.0	1.9
吉　林	4.9	5.3	3.6	2.0	2.0	2.1
黑龙江	4.1	4.3	3.3	1.9	1.8	2.3
上　海	13.5	14.3	8.0	2.4	2.1	4.5
江　苏	7.1	7.7	5.7	2.2	2.1	2.5
浙　江	9.4	10.5	5.5	1.9	1.8	2.4
安　徽	6.0	6.7	4.2	2.3	2.4	1.9
福　建	7.5	8.2	4.5	2.1	2.1	2.1
江　西	5.8	6.2	4.0	2.6	2.5	3.1
山　东	5.5	5.9	4.3	2.0	2.0	1.8
河　南	5.6	5.9	4.7	2.4	2.5	2.2
湖　北	6.5	6.9	4.7	2.5	2.6	2.1
湖　南	4.8	5.2	3.5	2.8	2.9	2.6
广　东	9.1	9.6	6.5	2.0	1.9	2.5
广　西	6.8	7.2	3.7	2.5	2.4	3.6
海　南	5.8	6.4	3.7	1.9	1.9	1.8
重　庆	7.1	8.1	4.6	2.8	3.0	2.5
四　川	6.9	7.8	4.4	2.9	2.9	3.1
贵　州	5.4	5.7	4.6	2.8	2.5	3.6
云　南	7.1	7.4	5.9	2.8	2.7	2.9
西　藏	5.1	5.0	5.4	1.3	1.2	1.3
陕　西	5.8	6.2	4.6	2.3	2.3	2.4
甘　肃	5.5	5.8	3.7	2.2	2.3	1.9
青　海	5.0	5.0	4.9	1.9	1.9	1.6
宁　夏	6.4	6.6	5.5	1.8	1.8	1.6
新　疆	5.5	5.7	3.1	2.1	2.2	1.5

5-7-2 2021年各地区综合医院医师担负工作量

地区	医师日均担负诊疗人次数（人次）						医师日均担负住院床日数（床日）					
	合计	委属	省属	地级市属	县级市属	县属	合计	委属	省属	地级市属	县级市属	县属
总　计	**7.2**	**8.7**	**7.5**	**7.1**	**7.5**	**6.9**	**2.1**	**1.9**	**2.0**	**2.1**	**1.9**	**2.4**
东　部	8.1	9.2	8.6	7.9	8.3	7.3	1.8	1.6	1.8	1.8	1.7	2.0
中　部	6.3	8.3	6.1	5.9	6.0	6.1	2.3	2.5	2.4	2.3	2.1	2.5
西　部	7.0	7.9	6.8	6.8	7.0	7.5	2.3	1.7	2.1	2.3	2.2	2.6
北　京	8.8	8.8	8.2	9.2			1.2	1.2	1.3	1.1		
天　津	8.6		9.0	8.2			1.3		1.7	1.0		
河　北	5.6		4.7	4.9	5.8	6.5	1.8		1.9	1.9	1.6	1.8
山　西	5.4		6.0	4.8	5.3	6.0	1.9		2.0	1.8	1.7	1.9
内蒙古	5.3		5.8	4.8	4.5	6.0	1.6		2.2	1.6	1.3	1.7
辽　宁	5.4		5.8	5.3	5.1	5.3	1.9		1.8	2.0	1.8	1.8
吉　林	5.3	6.2	5.3	4.9	5.2	4.7	1.8	1.9	1.9	2.1	1.6	1.7
黑龙江	4.5		4.1	4.5	4.6	4.9	1.7		1.8	1.7	1.4	1.7
上　海	14.7	13.8	14.9	14.7			1.8	1.7	1.9	1.7		
江　苏	7.7		9.4	7.5	7.6	6.6	2.1		2.1	2.2	2.0	2.2
浙　江	10.8		11.1	9.3	11.6	11.1	1.7		1.9	1.8	1.6	1.8
安　徽	7.0		8.5	6.4	6.8	6.9	2.3		2.5	2.2	2.0	2.4
福　建	8.4		7.0	8.0	9.1	9.2	2.0		1.9	2.0	1.8	2.0
江　西	6.5		6.2	5.7	6.9	7.1	2.4		2.8	2.4	2.2	2.4
山　东	6.2	5.9	7.7	5.9	6.2	5.9	1.9	2.1	2.0	1.8	1.8	2.2
河　南	6.1		5.6	5.9	6.4	6.4	2.5		2.7	2.3	2.3	2.8
湖　北	7.1	9.8	7.6	7.2	6.7	6.1	2.6	3.2	2.2	2.6	2.3	2.9
湖　南	5.6	9.7	5.5	5.6	5.1	5.1	2.6	2.5	2.6	2.6	2.5	2.7
广　东	9.3	9.2	7.3	9.1	10.0	9.0	1.8	1.7	1.9	1.9	1.6	2.0
广　西	7.9		7.1	7.3	8.8	9.1	2.3		2.0	2.2	2.3	2.6
海　南	6.6		7.0	6.0	6.6	6.3	1.8		2.2	1.5	1.6	1.5
重　庆	8.3		7.5	8.7		7.9	2.6		2.3	2.6		3.1
四　川	8.1	8.2	8.1	7.9	8.4	8.0	2.6	1.4	2.1	2.6	2.6	2.9
贵　州	6.0		6.2	5.2	5.8	6.7	2.4		2.2	2.4	2.2	2.6
云　南	7.6		7.7	6.4	7.1	8.8	2.6		2.2	2.5	2.4	2.9
西　藏	5.3		6.8	4.6	7.2	5.1	1.1		1.5	1.4	0.4	0.9
陕　西	6.3	7.5	5.7	6.0	6.6	6.5	2.3	2.0	2.0	2.2	2.2	2.6
甘　肃	6.1		5.5	5.9	6.0	6.7	2.2		1.7	2.2	1.9	2.5
青　海	5.6		4.7	5.5	5.6	6.8	2.0		2.0	2.0	1.9	1.9
宁　夏	6.6		6.6	6.6	6.4	6.5	1.8		1.8	1.6	2.2	1.9
新　疆	6.3		6.7	5.9	5.2	7.1	2.3		2.3	1.9	1.9	2.8

5-7-3 综合医院工作效率

医院级别	年份	医师日均担负		医师人均年业务收入（万元）	病床使用率（%）	平均住院日（日）
		诊疗人次数（人次）	住院床日数（床日）			
医院合计	2015	7.8	2.6	145.1	93.1	8.9
	2017	7.8	2.6	159.9	94.0	8.5
	2018	7.7	2.6	167.5	93.5	8.4
	2019	7.9	2.5	177.8	94.1	8.2
	2020	6.5	2.1	159.3	78.7	8.3
	2021	7.2	2.1	175.5	81.7	7.9
委属	2015	10.2	2.3	322.1	102.1	9.1
	2017	10.4	2.4	373.2	105.0	8.5
	2018	10.1	2.3	386.1	106.1	8.1
	2019	10.5	2.3	407.1	106.3	7.7
	2020	7.6	1.7	331.6	80.4	7.8
	2021	8.7	1.9	392.4	96.1	7.1
省属	2015	8.6	2.6	235.2	101.1	9.8
	2017	8.2	2.5	252.6	101.6	9.3
	2018	8.1	2.5	265.8	100.6	8.8
	2019	8.2	2.4	278.2	100.9	8.5
	2020	6.4	1.9	245.1	81.1	8.5
	2021	7.5	2.0	278.6	87.7	7.8
地级市（地区）属	2015	7.7	2.6	151.3	97.0	10.1
	2017	7.5	2.5	164.4	97.0	9.5
	2018	7.5	2.5	172.4	96.2	9.3
	2019	7.7	2.5	183.2	97.0	8.9
	2020	6.3	2.0	166.6	81.4	8.9
	2021	7.1	2.1	181.5	84.9	8.4
县级市（区）属	2015	8.1	2.4	109.5	89.0	8.5
	2017	8.1	2.4	119.8	90.0	8.2
	2018	8.0	2.4	124.5	89.3	8.2
	2019	8.3	2.4	131.4	89.6	8.0
	2020	6.8	1.9	118.7	74.4	8.1
	2021	7.5	1.9	127.8	76.4	7.9
县属	2015	6.9	3.0	96.4	88.2	7.6
	2017	7.1	3.0	106.7	89.7	7.5
	2018	7.1	3.0	111.7	89.8	7.6
	2019	7.3	2.9	118.5	90.4	7.5
	2020	6.4	2.5	109.2	78.3	7.6
	2021	6.9	2.4	113.3	78.5	7.6

注：本表系卫生健康部门医院数字。

5-8-1 2021年公立医院出院病人疾病转归情况

疾病名称 （ICD-10）	出院 人次数 （人次）	疾病 构成 （%）	病死率 （%）	平　均 住院日 （日）	次均 医药费用 （元）
总　计	81016861	100.00	0.51	7.80	11309.02
1. 传染病和寄生虫病小计	1773787	2.19	0.76	8.74	8304.02
其中：肠道传染病	216012	0.27	0.08	5.35	3632.10
内：伤寒和副伤寒	1965	0.00	0.10	8.36	5995.21
细菌性痢疾	4671	0.01	0.06	6.81	4171.00
结核病	329838	0.41	0.30	12.92	10795.10
内：肺结核	242721	0.30	0.33	12.96	9633.78
百日咳	1399	0.00	0.00	8.73	5356.55
猩红热	3499	0.00	0.00	6.00	2350.38
性传播模式疾病	16515	0.02	0.02	7.40	5412.32
内：梅毒	7631	0.01	0.03	9.47	6581.05
淋球菌感染	1233	0.00	0.00	7.17	2896.58
乙型脑炎	69	0.00	1.45	15.70	35464.20
斑疹伤寒	12307	0.02	0.14	6.65	5508.32
病毒性肝炎	105576	0.13	0.12	9.76	7468.09
人类免疫缺陷病毒病（HIV）	33299	0.04	1.52	12.01	8524.30
血吸虫病	10640	0.01	0.13	8.43	4519.83
丝虫病	34	0.00	0.00	9.74	13869.41
钩虫病	458	0.00	0.00	6.98	6933.57
2. 肿瘤小计	5595244	6.91	1.44	9.46	21718.46
恶性肿瘤计	3261534	4.03	2.39	11.53	27136.36
其中：鼻咽恶性肿瘤	24197	0.03	2.66	11.24	15530.94
食管恶性肿瘤	108532	0.13	3.08	13.86	26933.19
胃恶性肿瘤	220337	0.27	3.01	13.29	33278.50
小肠恶性肿瘤	12459	0.02	3.80	16.41	41785.19
结肠恶性肿瘤	170710	0.21	2.68	14.41	39177.02
直肠乙状结肠连接处、直肠、肛门 和肛管恶性肿瘤	163616	0.20	1.82	14.23	37778.14
肝和肝内胆管恶性肿瘤	213266	0.26	4.35	10.68	25219.65
喉恶性肿瘤	20744	0.03	1.47	13.88	24523.14
气管、支气管、肺恶性肿瘤	634053	0.78	3.30	11.01	29230.92
骨、关节软骨恶性肿瘤	9810	0.01	2.19	12.31	34082.68
乳房恶性肿瘤	244881	0.30	0.89	10.36	18986.73
女性生殖器官恶性肿瘤	182642	0.23	1.44	12.48	24265.47
男性生殖器官恶性肿瘤	105517	0.13	1.03	10.02	22091.69
泌尿道恶性肿瘤	154028	0.19	1.15	11.53	27284.57
脑恶性肿瘤	31155	0.04	3.07	16.47	53625.33
白血病	98892	0.12	3.55	14.32	30191.74
原位癌计	162585	0.20	0.11	7.09	16993.71
其中：子宫颈原位癌	92850	0.11	0.03	5.82	10022.32
良性肿瘤计	1871944	2.31	0.02	6.17	13445.66
其中：皮肤良性肿瘤	59471	0.07	0.00	3.51	5179.42

疾病名称 （ICD-10）	出院 人次数 （人次）	疾病 构成 （%）	病死率 （%）	平　均 住院日 （日）	次均 医药费用 （元）
乳房良性肿瘤	321183	0.40	0.00	3.28	7496.82
子宫平滑肌瘤	358750	0.44	0.03	7.73	15380.50
卵巢良性肿瘤	35559	0.04	0.01	7.42	16225.44
前列腺良性肿瘤	222	0.00	0.00	10.39	14457.69
甲状腺良性肿瘤	47709	0.06	0.00	6.82	14317.08
交界恶性和动态未知的肿瘤	298423	0.37	0.70	8.85	17013.51
3. 血液、造血器官及免疫疾病小计	703273	0.87	0.30	6.79	8793.09
其中：贫血	456583	0.56	0.28	6.39	7956.51
4. 内分泌、营养和代谢疾病小计	2780177	3.43	0.18	8.24	8474.49
其中：甲状腺功能亢进	94696	0.12	0.08	6.56	5732.17
糖尿病	2094542	2.59	0.15	8.84	7896.73
5. 精神和行为障碍小计	463992	0.57	0.06	20.03	8373.48
其中：依赖性物质引起的精神和行为障碍	26405	0.03	0.19	9.78	4288.10
酒精引起的精神和行为障碍	25539	0.03	0.18	9.40	4158.00
精神分裂症、分裂型和妄想性障碍	73172	0.09	0.04	58.76	12213.49
情感障碍	65427	0.08	0.03	17.22	9341.94
6. 神经系统疾病小计	2604027	3.21	0.24	9.40	9543.16
其中：中枢神经系统炎性疾病	71824	0.09	0.82	11.59	17556.74
帕金森病	72963	0.09	0.06	9.49	11463.57
癫痫	194081	0.24	0.32	6.63	8166.40
7. 眼和附器疾病小计	2122759	2.62	0.00	3.61	6594.69
其中：晶状体疾患	1077092	1.33	0.00	3.06	6889.75
内：老年性白内障	854228	1.05	0.00	3.00	6709.71
视网膜脱离和断裂	61439	0.08	0.00	5.02	13689.68
青光眼	110842	0.14	0.01	5.87	6574.33
8. 耳和乳突疾病小计	790000	0.98	0.00	6.88	6125.17
其中：中耳和乳突疾病	149849	0.18	0.01	6.51	8921.16
9. 循环系统疾病小计	14040942	17.33	0.91	8.76	13904.14
其中：急性风湿热	5658	0.01	0.34	8.84	5808.74
高血压	920099	1.14	0.10	7.52	6467.37
内：高血压性心脏、肾脏病	115257	0.14	0.56	8.54	8646.13
缺血性心脏病	4254063	5.25	0.86	7.41	14591.15
内：心绞痛	1876418	2.32	0.08	7.05	14551.86
急性心肌梗死	651925	0.80	3.91	8.08	26514.17
肺栓塞	60867	0.08	4.55	10.44	18545.12
心律失常	511185	0.63	0.29	6.38	25149.02
心力衰竭	943838	1.16	1.64	8.73	9833.42
脑血管病	5752604	7.10	0.88	10.40	13246.15
内：颅内出血	700624	0.86	3.87	14.37	28438.29
脑梗死	3882761	4.79	0.55	9.81	10744.12
大脑动脉闭塞和狭窄	76581	0.09	0.59	9.42	15316.24

疾病名称 （ICD-10）	出院 人次数 （人次）	疾病 构成 （%）	病死率 （%）	平　均 住院日 （日）	次均 医药费用 （元）
静脉炎和血栓形成	111958	0.14	0.13	9.35	22394.57
下肢静脉曲张	190566	0.24	0.01	6.61	11301.85
10. 呼吸系统疾病小计	9624167	11.88	0.72	7.70	7344.01
其中：急性上呼吸道感染	1264581	1.56	0.01	4.78	2267.14
流行性感冒	24254	0.03	0.07	5.02	2936.52
肺炎	3251958	4.01	1.05	7.96	6998.72
慢性鼻窦炎	167370	0.21	0.00	6.65	11135.47
慢性扁桃体和腺样体疾病	294649	0.36	0.00	5.40	9071.42
慢性下呼吸道疾病	2018671	2.49	0.54	9.15	8904.34
内：哮喘	168202	0.21	0.13	7.30	6659.75
外部物质引起的肺病	71156	0.09	2.72	15.56	15922.99
11. 消化系统疾病小计	8707687	10.75	0.32	6.93	10079.43
其中：口腔疾病	235797	0.29	0.02	6.02	8078.23
胃及十二指肠溃疡	417689	0.52	0.51	7.76	9871.50
阑尾疾病	795172	0.98	0.01	6.17	10257.90
疝	623233	0.77	0.04	5.78	11105.08
内：腹股沟疝	564461	0.70	0.02	5.45	10213.30
肠梗阻	420342	0.52	0.44	7.00	8876.02
酒精性肝病	41849	0.05	1.25	9.31	12112.43
肝硬化	350805	0.43	1.16	9.83	13199.37
胆石病和胆囊炎	1263340	1.56	0.08	7.70	14690.92
急性胰腺炎	361669	0.45	0.30	8.56	12391.41
12. 皮肤和皮下组织疾病小计	664573	0.82	0.10	8.68	7136.32
其中：皮炎及湿疹	87181	0.11	0.03	7.76	5120.38
牛皮癣	34437	0.04	0.01	8.59	6946.08
荨麻疹	52192	0.06	0.01	5.66	3140.44
13. 肌肉骨骼系统和结缔组织疾病小计	3226631	3.98	0.04	8.87	16265.99
其中：炎性多关节炎	318950	0.39	0.04	8.36	8426.19
内：类风湿关节炎	174202	0.22	0.04	8.57	8594.18
痛风	97901	0.12	0.03	7.77	6150.55
其他关节病	332682	0.41	0.01	9.75	29408.23
系统性结缔组织病	277446	0.34	0.22	7.97	9661.59
内：系统性红斑狼疮	115801	0.14	0.20	7.10	8571.12
脊椎关节强硬	308474	0.38	0.01	9.27	12208.42
椎间盘疾病	741537	0.92	0.02	9.38	13787.93
骨密度和骨结构疾病	258393	0.32	0.02	7.44	15469.92
内：骨质疏松	220789	0.27	0.02	6.92	14328.73
骨髓炎	19243	0.02	0.06	17.56	19998.37
14. 泌尿生殖系统疾病小计	5130943	6.33	0.19	7.32	10013.82
其中：肾小球疾病	271319	0.33	0.06	7.82	7787.79
肾盂肾炎	58840	0.07	0.09	8.85	7029.37
肾衰竭	846927	1.05	0.99	12.03	12829.34
尿石病	383610	0.47	0.01	6.07	11518.31
膀胱炎	43877	0.05	0.03	7.43	7942.07
尿道狭窄	19359	0.02	0.00	8.19	10185.07

疾病名称 （ICD-10）	出院 人次数 （人次）	疾病 构成 （%）	病死率 （%）	平　均 住院日 （日）	次均 医药费用 （元）
男性生殖器官疾病	694671	0.86	0.02	6.97	8504.93
内：前列腺增生	318216	0.39	0.03	9.83	13314.07
乳房疾患	191803	0.24	0.02	4.54	6998.25
女性盆腔器官炎性疾病	240560	0.30	0.02	6.52	6521.65
子宫内膜异位	142976	0.18	0.02	7.22	15070.73
女性生殖器脱垂	73433	0.09	0.02	9.42	16278.03
15. 妊娠、分娩和产褥期小计	4969524	6.13	0.02	4.62	5566.72
其中：异位妊娠	221401	0.27	0.02	5.81	9050.98
医疗性流产	473683	0.58	0.01	2.98	2344.90
妊娠高血压	127710	0.16	0.04	6.10	8585.59
前置胎盘、胎盘早剥和产前出血	70311	0.09	0.03	6.33	9194.69
梗阻性分娩	93221	0.12	0.00	5.80	9017.35
分娩时会阴、阴道裂伤	309475	0.38	0.00	3.57	4356.74
产后出血	83659	0.10	0.02	5.10	8150.59
顺产	451745	0.56	0.01	3.58	3547.37
16. 起源于围生期疾病小计	976865	1.21	0.11	6.70	8214.76
其中：产伤	2712	0.00	0.00	5.33	5802.23
出生窒息	29396	0.04	0.49	7.06	9382.54
新生儿吸入综合征	40502	0.05	0.10	6.30	7619.07
围生期的感染	58070	0.07	0.18	7.16	8671.70
胎儿和新生儿的溶血性疾病	37076	0.05	0.03	5.62	6073.67
新生儿硬化病	205	0.00	1.46	6.51	6831.11
17. 先天性畸形、变形和染色体异常小计	395700	0.49	0.12	7.01	17951.60
神经系统其他先天性畸形	7232	0.01	0.08	11.98	20976.12
循环系统先天性畸形	155061	0.19	0.24	7.09	24501.49
内：先天性心脏病	121971	0.15	0.21	6.90	23062.35
唇裂和腭裂	5415	0.01	0.00	6.59	10047.32
消化系统先天性畸形	24607	0.03	0.14	8.26	16769.26
生殖泌尿系统先天性畸形	74302	0.09	0.01	6.38	9691.87
肌肉骨骼系统先天性畸形	43962	0.05	0.04	7.23	20033.93
18. 症状、体征和检验异常小计	1441258	1.78	1.28	6.23	7155.21
19. 损伤、中毒小计	5866126	7.24	0.57	10.75	16776.62
其中：骨折	3229823	3.99	0.30	11.90	21074.50
内：颅骨和面骨骨折	141727	0.17	0.09	8.71	10459.50
股骨骨折	457161	0.56	0.26	13.71	33152.02
多部位骨折	10540	0.01	1.59	18.75	42336.49
颅内损伤	645193	0.80	3.27	12.66	17860.47
烧伤和腐蚀伤	107070	0.13	0.36	12.92	16288.28
药物、药剂和生物制品中毒	78106	0.10	0.79	3.23	5461.66
非药用物质的毒性效应	196293	0.24	1.09	5.28	7016.42
医疗并发症计	181348	0.22	0.17	10.78	14698.81
内：手术和操作并发症	70912	0.09	0.13	13.63	11871.67
假体装置、植入物和 移植物并发症	83650	0.10	0.13	8.49	17055.54
20. 其他接受医疗服务小计	9139186	11.28	0.16	6.02	9722.10

5-8-2 2021年城市及县级公立医院出院病人疾病转归情况

疾病名称 （ICD-10）	城市医院			县级医院		
	出院 人次数 （人次）	疾病 构成 （%）	平　均 住院日 （日）	出院 人次数 （人次）	疾病 构成 （%）	平　均 住院日 （日）
总　计	49342679	100.00	7.87	31674182	100.00	7.69
1. 传染病和寄生虫病小计	938468	1.90	9.26	835319	2.64	8.16
其中：肠道传染病	94931	0.19	5.73	121081	0.38	5.05
内：伤寒和副伤寒	810	0.00	9.38	1155	0.00	7.63
细菌性痢疾	1659	0.00	7.93	3012	0.01	6.19
结核病	173860	0.35	12.39	155978	0.49	13.51
内：肺结核	118256	0.24	12.14	124465	0.39	13.75
百日咳	892	0.00	8.88	507	0.00	8.47
猩红热	1401	0.00	6.11	2098	0.01	5.92
性传播模式疾病	11285	0.02	7.37	5230	0.02	7.47
内：梅毒	6354	0.01	9.08	1277	0.00	11.46
淋球菌感染	516	0.00	6.86	717	0.00	7.39
乙型脑炎	47	0.00	14.64	22	0.00	17.95
斑疹伤寒	3623	0.01	6.98	8684	0.03	6.51
病毒性肝炎	60844	0.12	9.44	44732	0.14	10.21
人类免疫缺陷病毒病（HIV）	12338	0.03	13.34	20961	0.07	11.22
血吸虫病	4297	0.01	9.67	6343	0.02	7.59
丝虫病	22	0.00	10.64	12	0.00	8.08
钩虫病	258	0.00	7.20	200	0.00	6.69
2. 肿瘤小计	4331655	8.78	9.50	1263589	3.99	9.33
恶性肿瘤计	2523688	5.11	11.62	737846	2.33	11.22
其中：鼻咽恶性肿瘤	18044	0.04	11.86	6153	0.02	9.43
食管恶性肿瘤	67105	0.14	14.46	41427	0.13	12.90
胃恶性肿瘤	153102	0.31	13.83	67235	0.21	12.06
小肠恶性肿瘤	9591	0.02	16.97	2868	0.01	14.54
结肠恶性肿瘤	130418	0.26	14.69	40292	0.13	13.52
直肠乙状结肠连接处、直肠、 肛门 　　　和肛管恶性肿瘤	120712	0.24	14.61	42904	0.14	13.17
肝和肝内胆管恶性肿瘤	159180	0.32	10.79	54086	0.17	10.36
喉恶性肿瘤	17777	0.04	14.14	2967	0.01	12.38
气管、支气管、肺恶性肿瘤	479943	0.97	11.02	154110	0.49	10.98
骨、关节软骨恶性肿瘤	8226	0.02	12.56	1584	0.01	11.01
乳房恶性肿瘤	189658	0.38	10.54	55223	0.17	9.73
女性生殖器官恶性肿瘤	137283	0.28	12.91	45359	0.14	11.16
男性生殖器官恶性肿瘤	82595	0.17	10.04	22922	0.07	9.94
泌尿道恶性肿瘤	126962	0.26	11.40	27066	0.09	12.13
脑恶性肿瘤	26830	0.05	16.60	4325	0.01	15.69
白血病	79415	0.16	15.45	19477	0.06	9.71
原位癌计	133240	0.27	6.91	29345	0.09	7.90
其中：子宫颈原位癌	74006	0.15	5.51	18844	0.06	7.02
良性肿瘤计	1469018	2.98	6.15	402926	1.27	6.26
其中：皮肤良性肿瘤	46740	0.09	3.39	12731	0.04	3.94

注：县级医院包括县和县级市医院。

疾病名称 （ICD-10）	城市医院			县级医院		
	出院 人次数 （人次）	疾病 构成 （%）	平　均 住院日 （日）	出院 人次数 （人次）	疾病 构成 （%）	平　均 住院日 （日）
乳房良性肿瘤	264393	0.54	3.18	56790	0.18	3.74
子宫平滑肌瘤	254655	0.52	7.50	104095	0.33	8.30
卵巢良性肿瘤	28405	0.06	7.32	7154	0.02	7.82
前列腺良性肿瘤	115	0.00	9.04	107	0.00	11.83
甲状腺良性肿瘤	34696	0.07	6.65	13013	0.04	7.27
交界恶性和动态未知的肿瘤	205692	0.42	9.23	92731	0.29	8.00
3. 血液、造血器官及免疫疾病小计	428654	0.87	7.38	274619	0.87	5.88
其中：贫血	259617	0.53	7.11	196966	0.62	5.43
4. 内分泌、营养和代谢疾病小计	1779475	3.61	8.38	1000702	3.16	7.98
其中：甲状腺功能亢进	69353	0.14	6.48	25343	0.08	6.78
糖尿病	1293186	2.62	9.13	801356	2.53	8.37
5. 精神和行为障碍小计	277929	0.56	19.35	186063	0.59	21.06
其中：依赖性物质引起的精神和行为障碍	9163	0.02	12.88	17242	0.05	8.13
酒精引起的精神和行为障碍	8624	0.02	12.34	16915	0.05	7.91
精神分裂症、分裂型和妄想性障碍	39227	0.08	55.84	33945	0.11	62.13
情感障碍	47401	0.10	16.82	18026	0.06	18.26
6. 神经系统疾病小计	1556217	3.15	10.00	1047810	3.31	8.51
其中：中枢神经系统炎性疾病	47516	0.10	13.14	24308	0.08	8.55
帕金森病	51818	0.11	9.92	21145	0.07	8.45
癫痫	121785	0.25	6.77	72296	0.23	6.39
7. 眼和附器疾病小计	1482205	3.00	3.39	640554	2.02	4.11
其中：晶状体疾患	709285	1.44	2.80	367807	1.16	3.56
内：老年性白内障	550091	1.11	2.73	304137	0.96	3.51
视网膜脱离和断裂	58047	0.12	4.94	3392	0.01	6.40
青光眼	80389	0.16	5.59	30453	0.10	6.59
8. 耳和乳突疾病小计	449325	0.91	7.23	340675	1.08	6.42
其中：中耳和乳突疾病	99416	0.20	6.56	50433	0.16	6.42
9. 循环系统疾病小计	8117566	16.45	8.95	5923376	18.70	8.51
其中：急性风湿热	1571	0.00	9.62	4087	0.01	8.54
高血压	532151	1.08	7.98	387948	1.22	6.90
内：高血压性心脏、肾脏病	70372	0.14	8.98	44885	0.14	7.86
缺血性心脏病	2661991	5.39	7.50	1592072	5.03	7.28
内：心绞痛	1349028	2.73	7.12	527390	1.67	6.85
急性心肌梗死	444784	0.90	8.32	207141	0.65	7.55
肺栓塞	44552	0.09	10.59	16315	0.05	10.01
心律失常	366715	0.74	6.47	144470	0.46	6.14
心力衰竭	469316	0.95	9.25	474522	1.50	8.20
脑血管病	3032833	6.15	10.91	2719771	8.59	9.83
内：颅内出血	369848	0.75	14.76	330776	1.04	13.93
脑梗死	2012378	4.08	10.31	1870383	5.91	9.27
大脑动脉闭塞和狭窄	49827	0.10	9.25	26754	0.08	9.75

疾病名称 （ICD-10）	城市医院			县级医院		
	出院 人次数 （人次）	疾病 构成 （%）	平　均 住院日 （日）	出院 人次数 （人次）	疾病 构成 （%）	平　均 住院日 （日）
静脉炎和血栓形成	79905	0.16	9.42	32053	0.10	9.18
下肢静脉曲张	125912	0.26	6.21	64654	0.20	7.38
10. 呼吸系统疾病小计	4576873	9.28	8.24	5047294	15.94	7.21
其中：急性上呼吸道感染	432601	0.88	4.89	831980	2.63	4.72
流行性感冒	10687	0.02	5.26	13567	0.04	4.83
肺炎	1582171	3.21	8.57	1669787	5.27	7.37
慢性鼻窦炎	107618	0.22	6.60	59752	0.19	6.75
慢性扁桃体和腺样体疾病	212381	0.43	5.18	82268	0.26	5.95
慢性下呼吸道疾病	934655	1.89	9.65	1084016	3.42	8.72
内：哮喘	95362	0.19	7.43	72840	0.23	7.13
外部物质引起的肺病	48522	0.10	16.68	22634	0.07	13.17
11. 消化系统疾病小计	5101928	10.34	7.07	3605759	11.38	6.72
其中：口腔疾病	153621	0.31	6.15	82176	0.26	5.80
胃及十二指肠溃疡	223470	0.45	8.01	194219	0.61	7.47
阑尾疾病	389489	0.79	6.13	405683	1.28	6.20
疝	351794	0.71	5.60	271439	0.86	6.00
内：腹股沟疝	313177	0.63	5.15	251284	0.79	5.82
肠梗阻	225091	0.46	7.69	195251	0.62	6.20
酒精性肝病	24056	0.05	9.65	17793	0.06	8.86
肝硬化	216588	0.44	10.05	134217	0.42	9.47
胆石病和胆囊炎	779139	1.58	7.77	484201	1.53	7.59
急性胰腺炎	205297	0.42	9.13	156372	0.49	7.82
12. 皮肤和皮下组织疾病小计	428896	0.87	8.91	235677	0.74	8.25
其中：皮炎及湿疹	59369	0.12	8.15	27812	0.09	6.92
牛皮癣	29492	0.06	8.61	4945	0.02	8.47
荨麻疹	29590	0.06	6.00	22602	0.07	5.21
13. 肌肉骨骼系统和结缔组织疾病小计	2117788	4.29	8.86	1108843	3.50	8.88
其中：炎性多关节炎	214492	0.43	8.44	104458	0.33	8.19
内：类风湿关节炎	127428	0.26	8.55	46774	0.15	8.63
痛风	56706	0.11	8.09	41195	0.13	7.33
其他关节病	231995	0.47	9.54	100687	0.32	10.24
系统性结缔组织病	238665	0.48	8.04	38781	0.12	7.52
内：系统性红斑狼疮	101074	0.20	7.11	14727	0.05	7.02
脊椎关节强硬	172451	0.35	9.60	136023	0.43	8.85
椎间盘疾病	414095	0.84	9.56	327442	1.03	9.15
骨密度和骨结构疾病	169995	0.34	7.33	88398	0.28	7.65
内：骨质疏松	144514	0.29	6.75	76275	0.24	7.23
骨髓炎	13486	0.03	18.38	5757	0.02	15.65
14. 泌尿生殖系统疾病小计	3241043	6.57	7.23	1889900	5.97	7.49
其中：肾小球疾病	208783	0.42	7.84	62536	0.20	7.76
肾盂肾炎	36755	0.07	9.11	22085	0.07	8.43
肾衰竭	552643	1.12	11.37	294284	0.93	13.25
尿石病	209251	0.42	6.29	174359	0.55	5.81
膀胱炎	26684	0.05	7.51	17193	0.05	7.31
尿道狭窄	13885	0.03	8.43	5474	0.02	7.57

疾病名称 （ICD-10）	城市医院			县级医院		
	出院 人次数 （人次）	疾病 构成 （%）	平　均 住院日 （日）	出院 人次数 （人次）	疾病 构成 （%）	平　均 住院日 （日）
男性生殖器官疾病	413034	0.84	6.91	281637	0.89	7.05
内：前列腺增生	195599	0.40	9.84	122617	0.39	9.80
乳房疾患	139272	0.28	4.24	52531	0.17	5.32
女性盆腔器官炎性疾病	133977	0.27	6.55	106583	0.34	6.49
子宫内膜异位	105334	0.21	7.10	37642	0.12	7.55
女性生殖器脱垂	46712	0.09	9.39	26721	0.08	9.47
15. 妊娠、分娩和产褥期小计	2655141	5.38	4.76	2314383	7.31	4.46
其中：异位妊娠	134450	0.27	5.70	86951	0.27	5.97
医疗性流产	279146	0.57	2.93	194537	0.61	3.05
妊娠高血压	74576	0.15	6.39	53134	0.17	5.71
前置胎盘、胎盘早剥和产前出血	45620	0.09	6.66	24691	0.08	5.73
梗阻性分娩	42911	0.09	5.99	50310	0.16	5.64
分娩时会阴、阴道裂伤	160431	0.33	3.70	149044	0.47	3.43
产后出血	49050	0.10	5.33	34609	0.11	4.78
顺产	138950	0.28	3.85	312795	0.99	3.46
16. 起源于围生期疾病小计	512168	1.04	7.52	464697	1.47	5.79
其中：产伤	1310	0.00	5.54	1402	0.00	5.13
出生窒息	12591	0.03	8.17	16805	0.05	6.23
新生儿吸入综合征	15956	0.03	7.12	24546	0.08	5.77
围生期的感染	35310	0.07	7.61	22760	0.07	6.47
胎儿和新生儿的溶血性疾病	23475	0.05	5.66	13601	0.04	5.55
新生儿硬化病	65	0.00	7.38	140	0.00	6.11
17. 先天性畸形、变形和染色体异常小计	319533	0.65	7.07	76167	0.24	6.73
神经系统其他先天性畸形	5167	0.01	12.17	2065	0.01	11.50
循环系统先天性畸形	130947	0.27	7.18	24114	0.08	6.56
内：先天性心脏病	100762	0.20	7.02	21209	0.07	6.34
唇裂和腭裂	4894	0.01	6.51	521	0.00	7.31
消化系统先天性畸形	19421	0.04	9.09	5186	0.02	5.16
生殖泌尿系统先天性畸形	57557	0.12	6.36	16745	0.05	6.43
肌肉骨骼系统先天性畸形	34750	0.07	7.26	9212	0.03	7.15
18. 症状、体征和检验异常小计	816303	1.65	6.42	624955	1.97	5.98
19. 损伤、中毒小计	3037124	6.16	11.01	2829002	8.93	10.47
其中：骨折	1730864	3.51	11.77	1498959	4.73	12.05
内：颅骨和面骨骨折	78237	0.16	8.64	63490	0.20	8.79
股骨骨折	248058	0.50	13.65	209103	0.66	13.79
多部位骨折	6800	0.01	18.82	3740	0.01	18.62
颅内损伤	304175	0.62	13.38	341018	1.08	12.00
烧伤和腐蚀伤	63778	0.13	14.57	43292	0.14	10.48
药物、药剂和生物制品中毒	36455	0.07	3.59	41651	0.13	2.91
非药用物质的毒性效应	75955	0.15	6.31	120338	0.38	4.63
医疗并发症计	131758	0.27	11.02	49590	0.16	10.17
内：手术和操作并发症	48605	0.10	14.22	22307	0.07	12.35
假体装置、植入物和 移植物并发症	64766	0.13	8.35	18884	0.06	8.97
20. 其他接受医疗服务小计	7174388	14.54	5.75	1964798	6.20	7.03

5-9-1 2021年医院出院病人年龄别疾病构成（％）（合计）

疾病名称 （ICD-10）	5 岁以下	5～14 岁	15～44 岁	45～59 岁	60 岁及以上
总　计	7.0	3.7	21.6	25.7	42.0
1. 传染病和寄生虫病小计	25.4	7.6	18.0	19.3	29.6
其中：肠道传染病	52.4	6.8	10.9	10.8	19.1
内：伤寒和副伤寒	16.5	10.6	32.2	20.7	20.0
细菌性痢疾	27.5	11.7	21.3	17.9	21.6
结核病	0.2	1.2	29.6	27.5	41.5
内：肺结核	0.1	1.0	27.3	27.8	43.9
百日咳	63.5	35.2	0.6	0.3	0.4
猩红热	33.6	64.5	1.7	0.2	0.1
性传播模式疾病	2.5	0.8	48.2	28.8	19.7
内：梅毒	4.5	0.3	39.1	32.9	23.2
淋球菌感染	3.3	1.2	70.2	16.4	8.8
乙型脑炎	7.2	40.6	24.6	17.4	10.1
斑疹伤寒	4.0	4.6	21.2	36.6	33.7
病毒性肝炎	0.1	0.7	45.6	37.4	16.2
人类免疫缺陷病毒病（HIV）	0.0	0.8	28.7	39.8	30.6
血吸虫病	0.0	0.1	11.3	28.3	60.3
丝虫病	0.0	2.9	23.5	23.5	50.0
钩虫病	0.2	1.5	2.8	14.6	80.8
2. 肿瘤小计	0.4	0.9	21.4	34.9	42.3
恶性肿瘤计	0.2	0.4	12.3	31.9	55.1
其中：鼻咽恶性肿瘤	0.0	0.3	21.3	47.0	31.4
食管恶性肿瘤	0.0	0.0	0.7	19.9	79.4
胃恶性肿瘤	0.0	0.0	4.0	24.1	71.9
小肠恶性肿瘤	0.0	0.1	6.6	30.8	62.5
结肠恶性肿瘤	0.0	0.0	6.1	26.5	67.4
直肠乙状结肠连接处、直肠、肛门 和肛管恶性肿瘤	0.0	0.0	5.0	28.4	66.6
肝和肝内胆管恶性肿瘤	0.1	0.1	9.1	39.2	51.5
喉恶性肿瘤	0.0	0.0	1.5	30.6	67.9
气管、支气管、肺恶性肿瘤	0.0	0.0	5.2	28.7	66.0
骨、关节软骨恶性肿瘤	0.7	11.4	28.4	24.7	34.9
乳房恶性肿瘤	0.0	0.0	19.8	49.8	30.4
女性生殖器官恶性肿瘤	0.0	0.1	15.5	50.3	34.0
男性生殖器官恶性肿瘤	0.1	0.0	1.8	7.7	90.5
泌尿道恶性肿瘤	0.2	0.1	5.7	24.7	69.3
脑恶性肿瘤	1.9	6.7	27.0	34.1	30.3
白血病	2.7	6.5	24.6	26.7	39.6
原位癌计	0.0	0.0	34.0	40.1	25.8
其中：子宫颈原位癌	0.0	0.0	48.3	41.2	10.5
良性肿瘤计	0.8	1.6	36.1	40.4	21.1
其中：皮肤良性肿瘤	8.0	13.2	41.8	21.5	15.4

注：本表系卫生健康部门综合医院数字。

疾病名称 （ICD-10）	5 岁以下	5 ～ 14 岁	15 ～ 44 岁	45 ～ 59 岁	60 岁及以上
乳房良性肿瘤	0.0	0.6	68.8	26.7	4.0
子宫平滑肌瘤	0.0	0.0	39.6	57.3	3.1
卵巢良性肿瘤	0.1	1.9	59.4	24.9	13.8
前列腺良性肿瘤	0.0	0.0	2.7	9.5	87.8
甲状腺良性肿瘤	0.0	0.4	28.5	45.1	25.9
交界恶性和动态未知的肿瘤	0.4	1.3	18.3	29.7	50.3
3. 血液、造血器官及免疫疾病小计	6.0	15.6	19.2	21.3	37.9
其中：贫血	4.3	11.2	18.1	22.1	44.4
4. 内分泌、营养和代谢疾病小计	0.8	2.4	17.2	35.7	44.0
其中：甲状腺功能亢进	0.1	1.6	42.3	37.6	18.3
糖尿病	0.1	0.5	14.1	36.7	48.6
5. 精神和行为障碍小计	4.9	6.3	32.1	30.7	26.1
其中：依赖性物质引起的精神和行为障碍	0.2	2.0	47.2	36.6	13.9
酒精引起的精神和行为障碍	0.2	1.9	47.4	37.0	13.5
精神分裂症、分裂型和妄想性障碍	0.0	0.8	47.6	37.6	14.0
情感障碍	0.0	9.8	50.2	22.4	17.6
6. 神经系统疾病小计	2.7	4.0	12.9	28.2	52.3
其中：中枢神经系统炎性疾病	17.4	24.3	20.3	18.6	19.4
帕金森病	0.0	0.0	1.4	15.2	83.4
癫痫	9.6	15.9	24.2	20.3	30.0
7. 眼和附器疾病小计	1.1	2.4	8.8	22.5	65.2
其中：晶状体疾患	0.1	0.2	2.1	15.3	82.4
内：老年性白内障			0.3	12.2	87.5
视网膜脱离和断裂	0.6	2.0	23.2	40.8	33.5
青光眼	0.2	1.0	9.7	24.9	64.2
8. 耳和乳突疾病小计	2.4	4.4	23.1	33.4	36.7
其中：中耳和乳突疾病	8.9	12.2	32.9	29.2	16.8
9. 循环系统疾病小计	0.3	0.4	6.5	24.5	68.3
其中：急性风湿热	0.3	7.0	24.3	28.5	39.9
高血压	0.1	0.1	11.6	31.4	56.8
内：高血压性心脏、肾脏病	0.0	0.0	7.7	21.0	71.2
缺血性心脏病	0.1	0.0	3.6	24.4	71.9
内：心绞痛	0.1	0.0	3.2	26.3	70.4
急性心肌梗死	0.0	0.0	6.4	27.1	66.5
肺栓塞	0.0	0.0	7.0	17.3	75.7
心律失常	0.3	1.2	11.7	26.9	60.0
心力衰竭	0.5	0.3	2.7	11.6	84.8
脑血管病	0.1	0.1	3.8	24.5	71.5
内：颅内出血	0.3	0.4	7.4	31.3	60.6
脑梗死	0.1	0.0	2.6	22.2	75.1
大脑动脉闭塞和狭窄	0.0	0.1	4.7	27.1	68.1

疾病名称 （ICD-10）	5 岁以下	5～14 岁	15～44 岁	45～59 岁	60 岁及以上
静脉炎和血栓形成	0.1	0.1	10.5	26.2	63.2
下肢静脉曲张	0.0	0.0	10.3	42.9	46.7
10. 呼吸系统疾病小计	32.1	12.1	9.0	11.8	34.9
其中：急性上呼吸道感染	55.9	25.7	10.3	4.6	3.6
流行性感冒	37.4	45.2	11.5	3.0	2.9
肺炎	51.1	12.2	5.6	7.9	23.1
慢性鼻窦炎	1.2	8.4	39.1	33.3	18.0
慢性扁桃体和腺样体疾病	20.4	56.0	18.0	4.3	1.2
慢性下呼吸道疾病	2.5	1.4	4.0	14.2	77.8
内：哮喘	6.3	6.4	17.6	32.9	36.8
外部物质引起的肺病	3.5	0.6	4.5	22.4	68.9
11. 消化系统疾病小计	4.3	3.8	22.5	30.0	39.4
其中：口腔疾病	11.0	14.9	32.9	19.9	21.4
胃及十二指肠溃疡	0.1	0.7	17.1	30.0	52.0
阑尾疾病	1.0	14.2	43.7	22.7	18.4
疝	13.8	7.8	10.2	21.3	46.9
内：腹股沟疝	15.1	8.5	10.3	21.0	45.2
肠梗阻	7.8	3.1	12.2	23.5	53.3
酒精性肝病	0.0	0.0	17.5	48.4	34.1
肝硬化	0.1	0.1	11.7	42.4	45.7
胆石病和胆囊炎	0.0	0.2	20.6	33.0	46.1
急性胰腺炎	0.1	0.7	39.6	30.4	29.2
12. 皮肤和皮下组织疾病小计	5.2	8.3	31.6	23.8	31.1
其中：皮炎及湿疹	4.4	6.0	23.8	24.9	40.9
牛皮癣	0.2	3.0	40.7	34.0	22.1
荨麻疹	15.3	27.7	32.0	15.6	9.4
13. 肌肉骨骼系统和结缔组织疾病小计	0.9	1.6	19.1	33.5	44.8
其中：炎性多关节炎	0.3	1.7	16.9	35.1	46.1
内：类风湿关节炎	0.0	0.1	12.7	39.5	47.7
痛风	0.0	0.1	23.7	30.0	46.2
其他关节病	0.2	0.2	4.1	27.1	68.4
系统性结缔组织病	6.2	4.2	34.7	29.8	25.0
内：系统性红斑狼疮	0.1	5.9	57.6	26.3	10.2
脊椎关节强硬	0.0	0.1	18.9	45.6	35.4
椎间盘疾病	0.0	0.1	20.8	37.8	41.3
骨密度和骨结构疾病	0.1	0.9	4.2	11.5	83.3
内：骨质疏松	0.0	0.0	0.7	9.1	90.2
骨髓炎	1.4	8.7	22.9	33.0	34.0
14. 泌尿生殖系统疾病小计	1.2	3.3	32.2	31.6	31.7
其中：肾小球疾病	1.7	6.1	30.8	31.6	29.8
肾盂肾炎	0.5	0.9	30.9	27.4	40.3
肾衰竭	0.0	0.2	16.8	32.0	51.0
尿石病	0.1	0.4	28.8	38.8	31.9
膀胱炎	0.5	0.9	17.1	30.0	51.5
尿道狭窄	0.5	2.5	15.9	26.1	55.0

疾病名称 （ICD-10）	5 岁以下	5～14 岁	15～44 岁	45～59 岁	60 岁及以上
男性生殖器官疾病	5.2	17.6	16.4	10.4	50.4
内：前列腺增生	0.0	0.0	0.2	8.0	91.8
乳房疾患	0.1	0.5	57.7	34.5	7.2
女性盆腔器官炎性疾病	0.1	0.7	58.8	31.7	8.8
子宫内膜异位			62.3	37.3	0.4
女性生殖器脱垂			6.0	30.5	63.5
15. 妊娠、分娩和产褥期小计			99.6	0.4	
其中：异位妊娠			99.0	1.0	
医疗性流产			99.0	1.0	
妊娠高血压			99.4	0.6	
前置胎盘、胎盘早剥和产前出血			99.5	0.5	
梗阻性分娩			99.8	0.2	
分娩时会阴、阴道裂伤			99.9	0.1	
产后出血			99.7	0.3	
顺产			99.9	0.1	
16. 起源于围生期疾病小计	100.0				
其中：产伤	100.0				
出生窒息	100.0				
新生儿吸入综合征	100.0				
围生期的感染	100.0				
胎儿和新生儿的溶血性疾病	100.0				
新生儿硬化病	100.0				
17. 先天性畸形、变形和染色体异常小计	21.3	18.9	27.4	19.6	12.8
神经系统其他先天性畸形	44.6	11.2	21.3	16.9	6.0
循环系统先天性畸形	10.4	7.5	28.3	31.8	22.1
内：先天性心脏病	9.5	5.6	25.4	35.1	24.4
唇裂和腭裂	76.3	13.6	8.9	0.9	0.2
消化系统先天性畸形	53.7	15.5	11.9	11.0	8.0
生殖泌尿系统先天性畸形	25.4	40.8	22.8	6.9	4.0
肌肉骨骼系统先天性畸形	37.7	20.8	20.7	11.4	9.3
18. 症状、体征和检验异常小计	8.3	5.1	17.2	24.9	44.4
19. 损伤、中毒小计	2.2	4.9	27.8	31.5	33.6
其中：骨折	1.0	4.5	23.8	31.4	39.2
内：颅骨和面骨骨折	3.6	10.7	46.8	26.1	12.8
股骨骨折	0.7	1.7	6.8	13.2	77.6
多部位骨折	0.3	3.1	26.6	34.1	35.9
颅内损伤	2.2	5.1	24.5	30.7	37.5
烧伤和腐蚀伤	21.7	6.5	27.1	27.2	17.4
药物、药剂和生物制品中毒	12.0	10.9	38.8	14.7	23.5
非药用物质的毒性效应	5.3	7.0	25.8	27.3	34.7
医疗并发症计	1.3	3.4	25.4	32.3	37.6
内：手术和操作并发症	1.1	5.1	28.8	31.0	34.1
假体装置、植入物和移植物并发症	0.4	1.2	20.5	33.9	43.9
20. 其他接受医疗服务小计	1.0	1.3	15.2	36.9	45.5

5-9-2 2021年医院出院病人年龄别疾病构成（％）（男）

疾病名称 （ICD-10）	5岁以下	5～14岁	15～44岁	45～59岁	60岁及以上
总　计	8.3	4.5	15.9	25.9	45.4
1. 传染病和寄生虫病小计	25.3	7.7	18.7	19.4	28.9
其中：肠道传染病	56.0	7.5	10.8	9.2	16.5
内：伤寒和副伤寒	19.1	10.8	30.5	20.3	19.2
细菌性痢疾	30.1	13.8	22.6	16.0	17.5
结核病	0.2	0.9	26.6	29.2	43.1
内：肺结核	0.1	0.6	24.5	29.9	44.9
百日咳	63.0	36.1	0.4	0.3	0.3
猩红热	34.0	64.3	1.6	0.1	0.0
性传播模式疾病	2.5	0.4	47.4	26.8	22.9
内：梅毒	4.1	0.2	34.9	34.2	26.6
淋球菌感染	2.6	0.7	81.8	9.2	5.7
乙型脑炎	5.3	50.0	21.1	18.4	5.3
斑疹伤寒	4.5	6.2	26.0	33.9	29.4
病毒性肝炎	0.1	0.6	48.3	36.7	14.3
人类免疫缺陷病毒病（HIV）	0.0	0.7	31.7	36.9	30.6
血吸虫病	0.0	0.1	10.6	28.0	61.2
丝虫病	0.0	0.0	41.2	17.6	41.2
钩虫病	0.6	2.4	2.4	13.2	81.4
2. 肿瘤小计	0.5	1.0	11.7	30.0	56.7
恶性肿瘤计	0.2	0.5	8.1	27.1	64.1
其中：鼻咽恶性肿瘤	0.0	0.3	20.6	47.3	31.7
食管恶性肿瘤	0.0	0.0	0.7	22.3	76.9
胃恶性肿瘤	0.0	0.0	2.6	23.0	74.4
小肠恶性肿瘤	0.0	0.0	6.7	31.2	62.0
结肠恶性肿瘤	0.0	0.0	6.0	26.6	67.4
直肠乙状结肠连接处、直肠、肛门 　　和肛管恶性肿瘤	0.0	0.0	4.3	28.1	67.5
肝和肝内胆管恶性肿瘤	0.1	0.1	9.8	41.7	48.3
喉恶性肿瘤	0.0	0.0	1.4	31.0	67.6
气管、支气管、肺恶性肿瘤	0.0	0.0	3.0	25.2	71.8
骨、关节软骨恶性肿瘤	0.6	10.9	29.0	24.3	35.1
乳房恶性肿瘤	0.1	0.0	6.5	32.0	61.5
男性生殖器官恶性肿瘤	0.1	0.0	1.8	7.7	90.5
泌尿道恶性肿瘤	0.1	0.1	5.5	24.8	69.6
脑恶性肿瘤	2.0	6.6	27.2	33.7	30.5
白血病	2.7	6.8	25.1	25.5	39.9
原位癌计	0.0	0.0	8.5	32.4	59.0
良性肿瘤计	1.3	2.7	22.4	39.4	34.3
其中：皮肤良性肿瘤	8.6	15.1	37.4	21.2	17.6

注：本表系卫生健康部门综合医院数字。

疾病名称 （ICD-10）	5 岁以下	5～14 岁	15～44 岁	45～59 岁	60 岁及以上
乳房良性肿瘤	0.1	1.3	33.8	32.5	32.3
前列腺良性肿瘤	0.0	0.0	2.7	9.5	87.8
甲状腺良性肿瘤	0.1	0.6	23.4	44.0	31.9
交界恶性和动态未知的肿瘤	0.5	1.4	12.8	26.8	58.5
3. 血液、造血器官及免疫疾病小计	7.4	18.4	17.1	18.0	39.0
其中：贫血	5.4	13.6	15.0	18.6	47.4
4. 内分泌、营养和代谢疾病小计	0.8	1.9	19.5	37.7	39.9
其中：甲状腺功能亢进	0.1	1.1	46.3	35.8	16.8
糖尿病	0.1	0.4	18.1	39.7	41.7
5. 精神和行为障碍小计	7.8	6.8	34.5	27.4	23.5
其中：依赖性物质引起的精神和行为障碍	0.2	1.6	45.6	38.6	14.1
酒精引起的精神和行为障碍	0.1	1.6	45.5	38.8	14.0
精神分裂症、分裂型和妄想性障碍	0.0	0.5	50.0	36.9	12.6
情感障碍	0.0	5.5	53.7	23.4	17.4
6. 神经系统疾病小计	3.1	4.6	14.8	27.6	50.0
其中：中枢神经系统炎性疾病	17.2	24.4	20.1	18.9	19.4
帕金森病	0.0	0.0	1.5	14.9	83.6
癫痫	8.4	14.8	23.8	22.1	30.8
7. 眼和附器疾病小计	1.3	3.0	10.3	23.7	61.7
其中：晶状体疾患	0.1	0.3	3.0	17.3	79.3
内：老年性白内障			0.4	13.6	86.0
视网膜脱离和断裂	0.6	2.7	26.4	40.8	29.4
青光眼	0.4	1.5	14.4	27.3	56.5
8. 耳和乳突疾病小计	3.0	6.0	25.1	30.8	35.0
其中：中耳和乳突疾病	10.4	15.6	34.0	24.2	15.7
9. 循环系统疾病小计	0.3	0.5	8.0	27.0	64.2
其中：急性风湿热	0.2	10.5	24.9	23.6	40.8
高血压	0.1	0.1	16.9	33.3	49.5
内：高血压性心脏、肾脏病	0.0	0.0	11.3	24.7	63.9
缺血性心脏病	0.1	0.0	5.3	28.9	65.7
内：心绞痛	0.1	0.0	4.8	30.8	64.3
急性心肌梗死	0.0	0.0	8.6	32.9	58.4
肺栓塞	0.0	0.0	8.7	19.1	72.1
心律失常	0.3	1.4	12.6	27.4	58.3
心力衰竭	0.6	0.3	3.7	14.5	80.8
脑血管病	0.2	0.1	4.7	26.8	68.3
内：颅内出血	0.3	0.4	9.0	32.5	57.8
脑梗死	0.1	0.0	3.4	25.4	71.1
大脑动脉闭塞和狭窄	0.0	0.1	5.9	30.3	63.8

疾病名称 （ICD-10）	5 岁以下	5 ～ 14 岁	15 ～ 44 岁	45 ～ 59 岁	60 岁及以上
静脉炎和血栓形成	0.1	0.2	11.7	28.3	59.8
下肢静脉曲张	0.0	0.0	10.4	41.4	48.1
10. 呼吸系统疾病小计	31.6	12.1	8.6	10.9	36.8
其中：急性上呼吸道感染	56.5	27.2	9.6	3.7	3.0
流行性感冒	38.5	46.7	9.6	2.5	2.7
肺炎	52.1	11.8	5.1	7.5	23.5
慢性鼻窦炎	1.2	8.9	43.1	31.1	15.7
慢性扁桃体和腺样体疾病	21.2	59.9	15.9	2.4	0.7
慢性下呼吸道疾病	2.3	1.3	3.3	12.6	80.4
内：哮喘	9.3	9.6	17.5	29.7	34.0
外部物质引起的肺病	2.6	0.5	4.1	24.3	68.5
11. 消化系统疾病小计	4.9	4.1	24.0	29.2	37.8
其中：口腔疾病	11.6	17.4	31.1	19.5	20.5
胃及十二指肠溃疡	0.1	0.8	19.7	31.0	48.4
阑尾疾病	1.2	16.1	43.7	21.7	17.3
疝	13.7	6.5	10.0	21.8	47.9
内：腹股沟疝	14.2	6.8	9.8	21.7	47.5
肠梗阻	8.1	3.3	11.6	22.2	54.7
酒精性肝病	0.0	0.0	17.3	48.8	33.8
肝硬化	0.1	0.1	15.1	47.6	37.2
胆石病和胆囊炎	0.0	0.2	19.5	32.1	48.1
急性胰腺炎	0.1	0.6	47.9	29.5	21.9
12. 皮肤和皮下组织疾病小计	5.3	8.5	31.5	23.3	31.4
其中：皮炎及湿疹	4.8	6.5	18.6	22.0	48.0
牛皮癣	0.2	2.2	41.3	33.8	22.6
荨麻疹	20.2	36.7	24.2	11.0	7.9
13. 肌肉骨骼系统和结缔组织疾病小计	1.3	2.2	23.2	32.3	41.1
其中：炎性多关节炎	0.3	1.9	20.4	31.0	46.4
内：类风湿关节炎	0.0	0.2	9.3	33.3	57.1
痛风	0.0	0.1	25.3	31.2	43.4
其他关节病	0.2	0.3	6.4	26.0	67.2
系统性结缔组织病	16.2	6.0	23.0	23.3	31.4
内：系统性红斑狼疮	0.1	9.4	53.7	22.0	14.7
脊椎关节强硬	0.0	0.1	18.7	42.1	39.0
椎间盘疾病	0.0	0.1	25.2	35.8	38.9
骨密度和骨结构疾病	0.3	2.7	12.0	14.4	70.6
内：骨质疏松	0.0	0.1	1.5	7.5	91.0
骨髓炎	1.1	7.9	24.3	34.6	32.1
14. 泌尿生殖系统疾病小计	2.1	6.1	23.2	27.1	41.4
其中：肾小球疾病	1.9	7.0	30.8	30.8	29.6
肾盂肾炎	0.9	1.5	17.4	28.6	51.6
肾衰竭	0.0	0.2	18.4	32.5	48.9
尿石病	0.1	0.3	30.9	37.9	30.7
膀胱炎	0.7	1.1	16.1	26.7	55.4
尿道狭窄	0.5	2.6	16.0	25.8	55.1

疾病名称 （ICD-10）	5 岁以下	5～14 岁	15～44 岁	45～59 岁	60 岁及以上
男性生殖器官疾病	5.2	17.6	16.4	10.4	50.4
内：前列腺增生	0.0	0.0	0.2	8.0	91.9
乳房疾患	0.7	3.4	54.1	17.9	23.9
15. 起源于围生期疾病小计	100.0				
其中：产伤	100.0				
出生窒息	100.0				
新生儿吸入综合征	100.0				
围生期的感染	100.0				
胎儿和新生儿的溶血性疾病	100.0				
新生儿硬化	100.0				
16. 先天性畸形、变形和染色体异常小计	25.8	25.4	23.1	15.5	10.2
神经系统其他先天性畸形	56.4	13.1	17.4	9.4	3.7
循环系统先天性畸形	10.9	8.0	29.3	31.2	20.6
内：先天性心脏病	10.6	5.9	26.4	34.6	22.4
唇裂和腭裂	75.9	14.7	8.4	0.7	0.3
消化系统先天性畸形	59.0	17.9	9.5	7.5	6.1
生殖泌尿系统先天性畸形	30.5	48.4	14.5	4.1	2.5
肌肉骨骼系统先天性畸形	39.5	24.1	23.0	7.8	5.5
17. 症状、体征和检验异常小计	9.2	5.6	15.9	23.4	46.0
18. 损伤、中毒小计	2.3	5.7	32.5	32.3	27.2
其中：骨折	1.1	5.8	30.5	33.4	29.2
内：颅骨和面骨骨折	3.1	10.4	48.4	26.0	12.1
股骨骨折	1.0	2.8	12.9	18.7	64.6
多部位骨折	0.2	3.3	33.5	36.0	26.9
颅内损伤	2.1	5.2	25.9	30.3	36.5
烧伤和腐蚀伤	20.6	6.3	30.4	28.1	14.6
药物、药剂和生物制品中毒	19.3	7.6	31.6	15.2	26.3
非药用物质的毒性效应	6.1	7.3	26.7	26.7	33.3
医疗并发症计	1.5	4.3	25.2	30.4	38.5
内：手术和操作并发症	1.2	5.9	29.0	29.6	34.4
假体装置、植入物和移植物并发症	0.6	1.9	17.8	31.1	48.5
19. 其他接受医疗服务小计	1.1	1.6	11.7	31.6	54.0

5-9-3　2021年医院出院病人年龄别疾病构成（％）（女）

疾病名称 （ICD-10）	5 岁以下	5～14 岁	15～44 岁	45～59 岁	60 岁及以上
总　计	**5.8**	**2.8**	**27.3**	**25.5**	**38.7**
1. 传染病和寄生虫病小计	25.5	7.5	17.1	19.2	30.6
其中：肠道传染病	48.0	5.9	11.2	12.6	22.3
内：伤寒和副伤寒	13.7	10.5	33.9	21.1	20.8
细菌性痢疾	24.7	9.2	19.9	20.0	26.1
结核病	0.2	1.9	35.4	24.0	38.4
内：肺结核	0.1	1.8	33.6	23.1	41.4
百日咳	64.3	34.0	0.8	0.3	0.6
猩红热	32.7	64.9	1.9	0.4	0.1
性传播模式疾病	2.5	1.2	49.1	31.5	15.7
内：梅毒	5.0	0.6	45.4	30.9	18.1
淋球菌感染	4.9	2.2	47.2	30.7	15.1
乙型脑炎	9.7	29.0	29.0	16.1	16.1
斑疹伤寒	3.4	3.0	16.9	39.0	37.5
病毒性肝炎	0.2	0.7	39.7	39.1	20.2
人类免疫缺陷病毒病（HIV）	0.0	1.0	21.5	46.8	30.6
血吸虫病	0.0	0.0	12.4	28.6	59.0
丝虫病	0.0	5.9	5.9	29.4	58.8
钩虫病	0.0	1.0	3.1	15.5	80.4
2. 肿瘤小计	0.4	0.7	28.3	39.1	31.5
恶性肿瘤计	0.2	0.4	17.1	37.4	44.9
其中：鼻咽恶性肿瘤	0.0	0.3	23.1	46.2	30.5
食管恶性肿瘤	0.0	0.0	0.4	11.0	88.6
胃恶性肿瘤	0.0	0.0	7.8	27.1	65.1
小肠恶性肿瘤	0.1	0.1	6.4	30.4	63.0
结肠恶性肿瘤	0.0	0.0	6.3	26.2	67.4
直肠乙状结肠连接处、直肠、 肛门 　　　　和肛管恶性肿瘤	0.0	0.0	6.0	28.9	65.1
肝和肝内胆管恶性肿瘤	0.2	0.2	6.5	29.1	64.0
喉恶性肿瘤	0.0	0.1	3.5	23.8	72.7
气管、支气管、肺恶性肿瘤	0.0	0.0	8.6	34.1	57.3
骨、关节软骨恶性肿瘤	0.7	12.0	27.5	25.2	34.5
乳房恶性肿瘤	0.0	0.0	19.9	49.9	30.2
女性生殖器官恶性肿瘤	0.0	0.1	15.5	50.3	34.0
泌尿道恶性肿瘤	0.2	0.2	6.4	24.7	68.6
脑恶性肿瘤	1.8	6.8	26.8	34.6	30.0
白血病	2.6	6.1	24.0	28.1	39.2
原位癌计	0.0	0.0	39.6	41.8	18.6
其中：子宫颈原位癌	0.0	0.0	48.3	41.2	10.4
良性肿瘤计	0.7	1.2	41.0	41.6	15.6
其中：皮肤良性肿瘤	7.5	11.7	45.4	21.8	13.6

注：本表系卫生健康部门综合医院数字。

疾病名称 （ICD-10）	5 岁以下	5～14 岁	15～44 岁	45～59 岁	60 岁及以上
乳房良性肿瘤	0.0	0.6	68.8	26.7	3.9
子宫平滑肌瘤	0.0	0.0	39.6	57.3	3.1
卵巢良性肿瘤	0.1	1.9	56.6	25.9	15.6
甲状腺良性肿瘤	0.0	0.4	29.9	45.5	24.2
交界恶性和动态未知的肿瘤	0.4	1.1	23.4	32.5	42.6
3. 血液、造血器官及免疫疾病小计	4.7	13.1	21.0	24.4	36.9
其中：贫血	3.3	9.1	20.8	25.1	41.8
4. 内分泌、营养和代谢疾病小计	0.7	2.8	14.8	33.7	48.1
其中：甲状腺功能亢进	0.1	1.9	40.2	38.6	19.1
糖尿病	0.1	0.6	9.2	33.1	57.0
5. 精神和行为障碍小计	2.4	5.8	29.9	33.5	28.3
其中：依赖性物质引起的精神和行为障碍	0.5	3.7	54.7	28.0	13.1
酒精引起的精神和行为障碍	0.2	3.7	56.2	28.5	11.4
精神分裂症、分裂型和妄想性障碍	0.0	1.2	44.5	38.4	15.9
情感障碍	0.0	11.8	48.8	21.9	17.5
6. 神经系统疾病小计	2.2	3.3	10.9	28.9	54.7
其中：中枢神经系统炎性疾病	17.6	24.0	20.6	18.3	19.4
帕金森病	0.0	0.0	1.2	15.6	83.2
癫痫	11.5	17.8	24.8	17.1	28.7
7. 眼和附器疾病小计	1.0	2.0	7.5	21.5	68.0
其中：晶状体疾患	0.1	0.1	1.4	13.7	84.7
内：老年性白内障			0.2	11.2	88.6
视网膜脱离和断裂	0.5	1.1	18.9	40.7	38.8
青光眼	0.2	0.7	6.4	23.1	69.7
8. 耳和乳突疾病小计	1.9	3.2	21.6	35.2	38.0
其中：中耳和乳突疾病	7.5	9.0	31.8	33.7	17.9
9. 循环系统疾病小计	0.3	0.4	4.6	21.3	73.4
其中：急性风湿热	0.4	4.5	24.0	32.1	39.1
高血压	0.1	0.1	6.4	29.5	64.0
内：高血压性心脏、肾脏病	0.0	0.0	3.4	16.6	79.9
缺血性心脏病	0.1	0.0	1.3	18.7	79.9
内：心绞痛	0.1	0.0	1.3	20.8	77.9
急性心肌梗死	0.0	0.0	1.1	13.2	85.6
肺栓塞	0.0	0.0	5.3	15.5	79.1
心律失常	0.2	1.0	10.8	26.4	61.5
心力衰竭	0.5	0.3	1.6	8.5	89.1
脑血管病	0.1	0.1	2.6	21.4	75.8
内：颅内出血	0.4	0.4	4.8	29.4	65.0
脑梗死	0.1	0.0	1.4	17.8	80.8
大脑动脉闭塞和狭窄	0.0	0.1	3.3	22.7	73.9

续表

疾病名称 （ICD-10）	5 岁以下	5～14 岁	15～44 岁	45～59 岁	60 岁及以上
静脉炎和血栓形成	0.1	0.1	9.2	23.9	66.7
下肢静脉曲张	0.0	0.0	10.2	44.9	44.8
10. 呼吸系统疾病小计	32.8	12.2	9.7	13.1	32.2
其中：急性上呼吸道感染	55.2	23.5	11.3	5.7	4.2
流行性感冒	36.1	43.2	14.0	3.7	3.1
肺炎	49.9	12.8	6.2	8.5	22.7
慢性鼻窦炎	1.2	7.6	32.8	36.9	21.5
慢性扁桃体和腺样体疾病	19.2	50.4	21.2	7.2	2.0
慢性下呼吸道疾病	2.9	1.5	5.4	17.0	73.2
内：哮喘	3.8	3.9	17.7	35.5	39.1
外部物质引起的肺病	7.9	1.0	6.5	14.0	70.6
11. 消化系统疾病小计	3.6	3.4	20.5	31.0	41.5
其中：口腔疾病	10.3	12.2	34.9	20.3	22.3
胃及十二指肠溃疡	0.1	0.6	11.3	27.9	60.1
阑尾疾病	0.9	12.1	43.7	23.7	19.6
疝	14.3	14.9	11.5	17.9	41.4
内：腹股沟疝	23.3	24.3	14.4	14.6	23.4
肠梗阻	7.4	2.8	13.1	25.3	51.3
酒精性肝病	0.0	0.0	20.8	36.9	42.3
肝硬化	0.1	0.1	5.5	32.8	61.5
胆石病和胆囊炎	0.0	0.2	21.4	33.6	44.8
急性胰腺炎	0.1	0.8	25.1	32.0	42.0
12. 皮肤和皮下组织疾病小计	5.2	7.9	31.9	24.5	30.6
其中：皮炎及湿疹	3.8	5.5	30.4	28.4	31.8
牛皮癣	0.4	4.5	39.5	34.5	21.1
荨麻疹	11.1	20.0	38.7	19.6	10.6
13. 肌肉骨骼系统和结缔组织疾病小计	0.7	1.3	16.3	34.4	47.4
其中：炎性多关节炎	0.3	1.4	13.6	38.8	45.8
内：类风湿关节炎	0.0	0.1	13.8	41.5	44.5
痛风	0.0	0.2	5.5	16.4	77.9
其他关节病	0.2	0.1	3.2	27.6	68.9
系统性结缔组织病	3.2	3.7	38.2	31.7	23.1
内：系统性红斑狼疮	0.0	5.4	58.2	26.8	9.5
脊椎关节强硬	0.0	0.1	19.1	47.9	32.9
椎间盘疾病	0.0	0.1	16.9	39.5	43.5
骨密度和骨结构疾病	0.1	0.4	2.0	10.7	86.8
内：骨质疏松	0.0	0.0	0.5	9.5	90.0
骨髓炎	1.9	10.8	19.5	29.3	38.5
14. 泌尿生殖系统疾病小计	0.4	0.9	39.8	35.5	23.4
其中：肾小球疾病	1.4	4.8	30.8	32.7	30.2
肾盂肾炎	0.4	0.8	35.2	27.0	36.7
肾衰竭	0.1	0.2	14.5	31.3	54.0
尿石病	0.1	0.4	24.0	41.0	34.5
膀胱炎	0.3	0.8	17.7	32.1	49.0
尿道狭窄	0.5	1.2	14.4	32.0	51.9

疾病名称 （ICD-10）	5 岁以下	5～14 岁	15～44 岁	45～59 岁	60 岁及以上
乳房疾患	0.1	0.3	57.9	35.5	6.3
女性盆腔器官炎性疾病	0.1	0.7	58.8	31.7	8.8
子宫内膜异位			62.4	37.3	0.4
女性生殖器脱垂			6.0	30.5	63.5
15. 妊娠、分娩和产褥期小计			99.6	0.4	
其中：异位妊娠			99.0	1.0	
医疗性流产			99.0	1.0	
妊娠高血压			99.4	0.6	
前置胎盘、胎盘早剥和产前出血			99.5	0.5	
梗阻性分娩			99.8	0.2	
分娩时会阴、阴道裂伤			99.9	0.1	
产后出血			99.7	0.3	
顺产			99.9	0.1	
16. 起源于围生期疾病小计	100.0				
其中：产伤	100.0				
出生窒息	100.0				
新生儿吸入综合征	100.0				
围生期的感染	100.0				
胎儿和新生儿的溶血性疾病	100.0				
新生儿硬化病	100.0				
17. 先天性畸形、变形和染色体异常小计	16.2	11.5	32.4	24.1	15.7
神经系统其他先天性畸形	32.6	9.4	25.3	24.5	8.2
循环系统先天性畸形	9.9	7.1	27.5	32.3	23.3
内：先天性心脏病	8.7	5.3	24.5	35.5	26.0
唇裂和腭裂	76.6	12.6	9.4	1.2	0.2
消化系统先天性畸形	45.2	11.6	15.6	16.6	10.9
生殖泌尿系统先天性畸形	5.5	11.2	55.5	18.0	9.9
肌肉骨骼系统先天性畸形	35.9	17.2	18.2	15.4	13.4
18. 症状、体征和检验异常小计	7.3	4.6	18.7	26.8	42.6
19. 损伤、中毒小计	2.2	3.9	20.9	30.2	42.8
其中：骨折	1.0	2.9	14.9	28.7	52.6
内：颅骨和面骨骨折	5.1	11.4	42.3	26.5	14.6
股骨骨折	0.4	0.9	2.5	9.3	86.9
多部位骨折	0.4	2.6	15.1	31.0	50.8
颅内损伤	2.6	4.9	22.1	31.2	39.3
烧伤和腐蚀伤	23.8	6.9	21.1	25.7	22.6
药物、药剂和生物制品中毒	8.1	12.7	42.7	14.5	22.1
非药用物质的毒性效应	4.4	6.7	24.8	27.9	36.1
医疗并发症计	1.1	2.4	25.5	34.3	36.6
内：手术和操作并发症	1.1	3.8	28.5	33.0	33.6
假体装置、植入物和移植物并发症	0.2	0.8	22.5	36.0	40.4
20. 其他接受医疗服务小计	0.9	1.0	18.8	42.4	37.0

5-10-1 调查地区居民两周就诊率（%）

	合计			城市			农村		
	2008	2013	2018	2008	2013	2018	2008	2013	2018
调查人数（人）	177501	273688	256304	46510	133393	134080	130991	140295	122224
就诊人次数（人次）	25813	35681	61412	5914	17728	31103	19899	17953	30309
两周就诊率	14.5	13.0	24.0	12.7	13.3	23.2	15.2	12.8	24.8
分性别两周就诊率									
男性	13.1	11.9	21.9	11.3	12.2	21.5	13.8	11.7	22.4
女性	16.0	14.1	26.0	14.0	14.3	24.9	16.7	13.9	27.2
年龄别两周就诊率									
0～4 岁	24.8	14.6	24.9	19.1	15.3	23.9	26.0	14.1	25.9
5～14 岁	9.1	6.2	11.8	6.8	6.3	11.5	9.6	6.1	12.1
15～24 岁	4.7	3.4	8.0	3.2	3.3	7.5	5.1	3.5	8.5
25～34 岁	6.1	4.8	10.7	4.5	4.9	9.6	6.7	4.5	12.2
35～44 岁	11.4	8.5	14.3	7.0	8.0	12.5	12.8	8.9	16.7
45～54 岁	16.0	13.7	23.3	10.9	13.2	21.5	18.1	14.1	25.0
55～64 岁	21.6	19.7	32.7	18.4	19.1	31.2	22.9	20.4	34.5
65 岁及以上	30.3	26.4	42.6	30.3	27.8	43.6	30.3	24.8	41.4
文化程度别两周就诊率									
文盲半文盲	25.6	22.8	39.2	25.3	25.8	42.8	25.6	21.4	37.6
小学	18.4	18.6	33.4	22.2	21.5	36.0	17.8	16.9	31.7
初中	10.7	11.5	23.4	12.0	13.2	24.6	10.3	10.1	22.1
高中、技校	9.2	9.8	19.6	9.1	10.3	20.2	9.3	8.6	18.4
中专	10.7	10.7	18.1	12.6	11.9	19.1	7.0	7.5	15.4
大专	8.0	7.9	13.6	8.8	8.2	13.9	5.0	6.5	12.4
大学及以上	8.2	5.9	12.4	8.4	6.3	12.6	6.8	2.7	11.6
医疗保障形式别两周就诊率									
城镇职工基本医保	14.6	13.4	22.8	14.5	13.4	22.9	15.1	13.6	22.2
城镇居民医疗保险	10.5	12.4	－	10.4	12.4	－	11.1	12.5	－
新型农村合作医疗	15.5	13.3	－	20.2	15.4	－	15.3	12.5	－
城乡居民基本医保	－	－	24.6	－	－	23.9	－	－	25.0
其他社会医疗保险	8.1	14.8	25.9	7.3	16.6	25.1	10.3	12.3	31.6
无社会医疗保险	10.8	8.4	17.4	8.2	6.7	13.9	14.2	12.5	23.1
就业状况别两周就诊率									
在岗	13.3	11.5	19.3	6.9	10.2	15.8	14.6	12.4	22.6
离退休	24.3	21.4	37.1	23.9	21.6	37.2	26.6	20.3	36.1
学生	4.9	3.1	7.2	3.0	3.2	7.1	5.6	3.0	7.4
无业、失业、半失业	19.3	19.9	35.3	12.9	18.1	33.5	23.7	21.8	36.7

5-10-2　2018年调查地区居民两周就诊率（%）

	合计	城市				农村			
		小计	东	中	西	小计	东	中	西
调查人数（人）	256304	134080	52826	40099	41155	122224	34675	41492	46057
就诊人次数（人次）	61412	31103	12809	7698	10596	30309	9172	9744	11393
两周就诊率	24.0	23.2	24.2	19.2	25.7	24.8	26.5	23.5	24.7
分性别两周就诊率									
男性	21.9	21.5	22.8	18.3	22.8	22.4	24.3	21.6	21.7
女性	26.0	24.9	25.7	20.0	28.5	27.2	28.6	25.4	27.9
年龄别两周就诊率									
0～4岁	24.9	23.9	21.8	22.9	27.2	25.9	27.5	27.8	23.0
5～14岁	11.8	11.5	11.4	9.5	13.4	12.1	13.4	12.4	11.0
15～24岁	8.0	7.5	8.0	5.6	8.8	8.5	9.8	8.7	7.9
25～34岁	10.7	9.6	9.1	8.6	11.5	12.2	12.4	13.0	11.6
35～44岁	14.3	12.5	11.4	10.9	15.6	16.7	15.7	17.0	17.2
45～54岁	23.3	21.5	21.2	17.0	26.2	25.0	24.5	22.8	27.5
55～64岁	32.7	31.2	34.2	25.6	32.9	34.5	35.9	30.8	37.0
65岁及以上	42.6	43.6	48.2	34.3	47.3	41.4	45.2	35.6	44.3
文化程度别两周就诊率									
文盲半文盲	39.2	42.8	41.8	35.1	48.9	37.6	41.4	36.8	36.0
小学	33.4	36.0	37.7	28.3	40.1	31.7	36.5	28.5	31.3
初中	23.4	24.6	26.6	21.2	25.3	22.1	22.8	20.7	22.9
高中、技校	19.6	20.2	24.0	16.4	19.3	18.4	21.0	16.6	17.6
中专	18.1	19.1	20.4	16.2	20.8	15.4	14.6	15.0	16.9
大专	13.6	13.9	15.7	12.3	13.1	12.4	12.5	12.4	12.4
大学及以上	12.4	12.6	13.0	11.2	13.1	11.6	13.1	13.8	7.6
医疗保障形式别两周就诊率									
城镇职工基本医保	22.8	22.9	25.0	20.4	22.0	22.2	21.9	19.5	27.6
城乡居民基本医保	24.6	23.9	24.2	18.9	27.9	25.0	27.2	23.8	24.6
其他社会医疗保险	25.9	25.1	26.3	19.1	31.5	31.6	40.0	24.1	14.8
无社保	17.4	13.9	13.4	12.9	16.1	23.1	22.4	20.1	28.3
就业状况别两周就诊率									
在岗	19.3	15.8	14.4	11.9	20.8	22.6	22.6	19.8	24.9
离退休	37.1	37.2	45.1	28.5	36.2	36.1	37.7	29.1	44.4
学生	7.2	7.1	8.1	6.7	6.4	7.4	10.0	6.9	6.5
失业	30.9	28.3	26.8	21.6	36.9	35.1	44.4	26.7	37.8
无业	35.6	34.2	35.1	28.8	38.9	36.8	40.3	36.1	34.6

5-11-1 调查地区居民疾病别两周就诊率（‰）

	合计			城市			农村		
	2008	2013	2018	2008	2013	2018	2008	2013	2018
传染病计	1.9	0.4	0.9	1.2	0.5	0.9	2.1	0.4	0.9
寄生虫病计	0.0	0.0	0.0	0.0	0.0	0.0	0.0	0.0	0.0
恶性肿瘤计	1.7	0.8	2.0	1.9	0.9	2.3	1.6	0.6	1.7
良性肿瘤计	0.7	0.3	0.7	0.9	0.3	0.5	0.7	0.3	0.9
内分泌、营养和代谢疾病计	3.9	6.3	16.7	8.7	8.8	21.0	2.1	3.9	12.1
其中：糖尿病	2.9	5.6	13.9	7.6	7.8	17.4	1.3	3.4	10.1
血液、造血器官疾病	1.3	0.4	1.4	0.8	0.3	1.3	1.5	0.5	1.6
精神病小计	0.8	0.4	1.4	0.9	0.4	1.6	0.8	0.5	1.1
神经系病计	2.2	1.0	4.5	1.8	1.1	4.6	2.4	1.0	4.4
眼及附器疾病	1.3	0.7	2.7	1.2	0.7	3.2	1.3	0.6	2.1
耳和乳突疾病	0.5	0.3	1.4	0.5	0.3	1.4	0.5	0.3	1.3
循环系统疾病	26.4	27.5	63.3	36.4	30.1	64.1	22.8	24.9	62.4
其中：心脏病	7.9	3.1	8.2	11.9	3.4	8.0	6.5	2.8	8.5
高血压	12.3	21.4	46.1	19.3	23.8	48.2	9.9	19.2	43.9
脑血管病	4.3	2.2	6.0	3.6	2.3	5.1	4.6	2.2	7.0
呼吸系统疾病	46.9	27.0	58.2	29.1	25.4	51.7	53.2	28.5	65.3
其中：急上呼感染	37.2	23.1	48.2	21.7	21.5	42.3	42.7	24.6	54.6
肺炎	2.0	0.6	1.3	1.0	0.5	1.2	2.4	0.6	1.4
老慢支	3.3	1.3	2.9	2.4	1.3	2.4	3.6	1.4	3.5
消化系统疾病	22.1	8.6	26.7	14.3	7.6	23.7	24.9	9.6	30.1
其中：急性胃炎	11.9	4.3	12.7	6.3	3.8	10.9	13.9	4.9	14.7
肝硬化	0.4	0.1	0.5	0.4	0.2	0.5	0.5	0.1	0.5
胆囊疾病	1.8	0.8	1.6	1.5	0.7	1.3	1.9	0.9	1.9
泌尿生殖系统疾病	6.4	3.2	9.6	5.9	3.3	9.4	6.6	3.1	10.0
妊娠、分娩病及产褥期并发症	0.1	0.1	0.5	0.1	0.1	0.6	0.1	0.1	0.5
皮肤皮下组织	3.4	1.5	7.4	2.8	1.5	7.8	3.7	1.5	6.9
肌肉、骨骼结缔组织	17.1	7.2	27.9	13.7	6.5	24.8	18.2	7.8	31.3
其中：类风湿关节炎	5.3	1.7	4.1	2.2	1.4	3.3	6.4	2.0	4.9
先天异常	0.0	0.0	0.1		0.0	0.1	0.1	0.0	0.1
围生期疾病	0.0	0.0	0.0	0.0	0.0	0.1	0.0	0.0	0.0
损伤和中毒	6.2	2.9	5.1	4.9	2.5	4.3	6.6	3.4	5.9
其他	0.5	0.4	6.3	0.5	0.4	6.2	0.6	0.3	6.4
不详	1.8	0.7	2.8	1.5	0.8	2.7	2.0	0.6	2.9

5-11-2 2018年调查地区居民疾病别两周就诊率（‰）

	合计	城市				农村			
		小计	东	中	西	小计	东	中	西
传染病计	0.9	0.9	1.1	0.6	0.9	0.9	1.3	0.6	0.9
寄生虫病计	0.0	0.0	0.1		0.1	0.0		0.0	0.0
恶性肿瘤计	2.0	2.3	2.4	2.5	1.9	1.7	1.8	2.3	1.0
良性肿瘤计	0.7	0.5	0.4	0.6	0.5	0.9	1.0	1.1	0.8
内分泌、营养和代谢疾病计	16.7	21.0	27.1	15.7	18.2	12.1	17.3	11.9	8.4
其中：糖尿病	13.9	17.4	23.2	12.9	14.4	10.1	14.4	10.5	6.5
血液、造血器官疾病	1.4	1.3	0.9	0.9	2.1	1.6	1.2	1.9	1.6
精神病小计	1.4	1.6	1.9	1.1	1.7	1.1	1.4	0.9	1.1
神经系病计	4.5	4.6	4.5	5.0	4.4	4.4	5.1	3.1	5.1
眼及附器疾病	2.7	3.2	3.2	3.2	3.2	2.1	2.3	1.7	2.2
耳和乳突疾病	1.4	1.4	1.4	1.4	1.5	1.3	1.4	1.5	1.1
循环系统疾病	63.3	64.1	82.6	55.7	48.4	62.4	71.9	66.3	51.8
其中：心脏病	8.2	8.0	8.7	8.3	6.8	8.5	9.8	8.9	7.1
高血压	46.1	48.2	65.6	39.7	34.0	43.9	52.8	45.0	36.3
脑血管病	6.0	5.1	5.2	5.6	4.4	7.0	6.7	9.3	5.1
呼吸系统疾病	58.2	51.7	46.0	38.7	71.7	65.3	67.7	61.6	67.0
其中：急上呼感染	48.2	42.3	37.5	31.8	58.7	54.6	58.0	51.4	54.8
肺炎	1.3	1.2	1.2	0.9	1.4	1.4	1.1	1.7	1.2
老慢支	2.9	2.4	1.7	1.2	4.3	3.5	2.7	2.5	4.9
消化系统疾病	26.7	23.7	21.2	18.7	31.6	30.1	27.3	27.7	34.5
其中：急性胃炎	12.7	10.9	9.4	7.8	15.9	14.7	14.5	13.1	16.3
肝病硬化	0.5	0.5	0.6	0.3	0.6	0.5	0.3	0.7	0.6
胆囊疾病	1.6	1.3	0.8	1.3	1.8	1.9	0.9	1.2	3.4
泌尿生殖系统疾病	9.6	9.4	8.5	9.0	10.9	10.0	9.5	10.8	9.6
妊娠、分娩病及产褥期并发症	0.5	0.6	0.6	0.5	0.6	0.5	0.6	0.4	0.5
皮肤皮下组织	7.4	7.8	6.9	7.3	9.4	6.9	7.5	6.1	7.1
肌肉、骨骼结缔组织	27.9	24.8	21.0	21.0	33.4	31.3	32.3	22.3	38.6
其中：类风湿关节炎	4.1	3.3	1.9	2.0	6.5	4.9	4.1	3.2	7.0
先天异常	0.1	0.1	0.1	0.0	0.2	0.1	0.2	0.1	0.0
围生期疾病	0.0	0.1	0.1	0.0	0.0	0.0	0.0		0.0
损伤和中毒	5.1	4.3	4.6	3.0	5.1	5.9	7.0	5.2	5.7
其他	6.3	6.2	5.8	4.6	8.2	6.4	5.0	6.5	7.3
不详	2.8	2.7	2.2	2.3	3.6	2.9	2.7	2.9	3.1

5-12-1　调查地区居民住院率（%）

	合计			城市			农村		
	2008	2013	2018	2008	2013	2018	2008	2013	2018
住院人次数（人次）	12139	24740	35223	3293	12110	17246	8846	12630	17977
住院率	6.8	9.0	13.7	7.1	9.1	12.9	6.8	9.0	14.7
分性别住院率									
男性	6.0	8.0	12.5	6.6	8.2	11.6	5.9	7.8	13.4
女性	7.6	10.1	15.0	7.6	9.9	14.0	7.7	10.2	16.0
年龄别住院率									
0～4 岁	8.1	8.6	13.0	3.3	7.4	11.2	9.1	9.5	14.8
5～14 岁	2.1	2.2	3.8	1.2	1.9	3.0	2.3	2.4	4.4
15～24 岁	4.6	5.0	6.2	2.0	4.1	4.8	5.3	5.7	7.5
25～34 岁	6.9	7.3	11.1	5.6	6.9	10.6	7.4	7.8	11.9
35～44 岁	4.7	5.5	8.0	3.3	4.8	7.4	5.2	6.1	8.8
45～54 岁	6.2	7.3	11.0	5.2	6.9	9.6	6.6	7.6	12.4
55～64 岁	9.3	12.4	17.4	9.7	11.8	15.7	9.2	13.1	19.3
65 岁及以上	15.3	19.9	27.2	19.4	21.5	26.4	12.9	18.0	28.1
文化程度别住院率									
文盲半文盲	10.0	14.7	22.4	14.5	16.3	21.8	9.4	14.0	22.7
小学	8.8	12.8	19.1	12.3	14.4	18.8	8.1	11.8	19.2
初中	6.5	8.7	13.4	7.1	9.6	13.7	6.4	7.9	13.1
高中、技校	4.9	6.8	11.1	5.2	6.9	11.1	4.6	6.5	11.2
中专	7.6	9.2	14.2	7.8	9.4	14.0	7.1	8.7	14.7
大专	6.8	6.8	10.5	6.9	6.8	10.4	6.4	6.5	10.7
大学及以上	5.5	6.2	10.1	5.8	6.4	10.5	3.3	4.8	7.3
医疗保障形式别住院率									
城镇职工基本医保	9.2	11.2	14.8	9.2	11.3	15.0	8.8	10.5	13.8
城镇居民基本医保	5.1	7.1	－	4.9	7.1	－	6.3	6.9	－
新型农村合作医疗	6.9	9.0	－	7.8	8.6	－	6.9	9.1	－
城乡居民基本医保	－	－	13.7	－	－	11.8	－	－	14.9
其他社会医疗保险	5.1	8.0	12.2	4.4	8.0	11.1	7.1	7.9	19.1
无社保	4.3	5.1	7.4	4.0	4.5	6.2	4.8	6.6	9.3
就业状况别住院率									
在岗	6.5	7.7	10.2	3.9	6.3	8.4	7.0	8.7	11.8
离退休	14.8	17.7	22.7	14.8	17.6	22.3	15.2	18.0	25.8
学生	1.4	1.3	2.2	0.6	1.3	1.8	1.7	1.2	2.6
无业、失业、半失业	9.9	15.0	23.6	7.8	13.4	20.4	11.4	16.8	26.3

5-12-2 2018年调查地区居民住院率（%）

	合计	城市				农村			
		小计	东	中	西	小计	东	中	西
住院人次数	35223	17246	5834	5192	6220	17977	3973	6849	7155
住院率	13.7	12.9	11.0	12.9	15.1	14.7	11.5	16.5	15.5
分性别住院率									
男性	12.5	11.6	10.0	11.8	13.5	13.4	10.1	15.5	13.9
女性	15.0	14.0	12.0	14.1	16.6	16.0	12.8	17.5	17.2
年龄别住院率									
0～4 岁	13.0	11.2	8.7	12.7	12.9	14.8	9.1	17.2	16.9
5～14 岁	3.8	3.0	2.4	2.7	4.0	4.4	2.4	4.5	5.6
15～24 岁	6.2	4.8	3.7	3.8	7.0	7.5	5.6	7.1	8.6
25～34 岁	11.1	10.6	9.4	9.7	13.4	11.9	10.5	11.8	13.1
35～44 岁	8.0	7.4	6.4	7.0	9.0	8.8	6.7	9.3	9.7
45～54 岁	11.0	9.6	7.3	9.8	12.0	12.4	8.8	14.3	13.5
55～64 岁	17.4	15.7	13.3	16.4	18.6	19.3	15.4	21.1	20.9
65 岁及以上	27.2	26.4	23.2	26.2	30.8	28.1	21.8	31.2	30.5
文化程度别住院率									
文盲半文盲	22.4	21.8	19.6	21.6	23.8	22.7	18.6	25.7	22.6
小学	19.1	18.8	18.1	17.4	20.6	19.2	15.1	22.7	18.9
初中	13.4	13.7	11.6	14.6	15.7	13.1	10.5	13.9	14.7
高中、技校	11.1	11.1	9.9	11.6	12.2	11.2	10.6	12.3	10.5
中专	14.2	14.0	10.8	14.0	18.8	14.7	11.7	16.8	15.8
大专	10.5	10.4	8.7	10.2	13.3	10.7	9.5	10.3	12.4
大学及以上	10.1	10.5	8.0	11.7	13.5	7.3	8.2	7.8	5.7
医疗保障形式别住院率									
城镇职工基本医保	14.8	15.0	12.0	17.1	18.1	13.8	11.3	16.6	17.4
城乡居民基本医保	13.7	11.8	10.6	10.7	14.1	14.9	11.6	16.7	15.6
其他社会医疗保险	12.2	11.1	7.2	20.1	19.2	19.1	15.0	44.8	3.7
无社保	7.4	6.2	7.0	5.0	6.8	9.3	7.8	9.8	10.8
就业状况别住院率									
在岗	10.2	8.4	6.7	7.7	11.0	11.8	8.8	12.9	13.2
离退休	22.7	22.3	18.8	22.7	27.4	25.8	18.4	29.6	30.7
学生	2.2	1.8	1.3	1.1	2.9	2.6	1.6	1.9	3.5
失业	22.9	17.0	15.4	14.1	21.9	32.3	26.5	34.4	34.0
无业	23.7	20.8	20.1	18.9	23.8	25.9	21.7	28.0	27.1

5-13-1 调查地区居民疾病别住院率（‰）

	合计			城市			农村		
	2008	2013	2018	2008	2013	2018	2008	2013	2018
传染病计	1.1	1.0	0.8	0.6	0.8	0.5	1.3	1.2	1.1
寄生虫病计	0.1	0.1	0.1	0.0	0.1	0.1	0.1	0.0	0.2
恶性肿瘤计	2.9	3.9	5.8	4.4	4.9	6.0	2.3	3.0	5.6
良性肿瘤计	1.7	2.0	2.0	1.8	2.0	1.8	1.7	2.0	2.2
内分泌、营养和代谢疾病计	2.0	3.5	5.8	4.5	4.7	7.0	1.1	2.3	4.5
其中：糖尿病	1.6	2.6	4.4	3.9	3.6	5.4	0.7	1.6	3.3
血液、造血器官疾病	0.5	0.6	1.3	0.3	0.5	1.3	0.6	0.7	1.4
精神病小计	0.5	0.5	0.8	0.5	0.5	0.6	0.5	0.4	0.9
神经系病计	1.1	1.6	3.1	1.2	1.7	3.4	1.0	1.5	2.8
眼及附器疾病	1.2	1.9	3.1	1.5	2.0	3.1	1.0	1.7	3.1
耳和乳突疾病	0.1	0.3	0.7	0.1	0.3	0.8	0.1	0.2	0.6
循环系统疾病	13.7	20.4	29.1	21.7	21.9	26.5	10.8	18.9	32.1
其中：心脏病	5.5	6.9	10.2	9.6	8.1	9.1	4.0	5.8	11.4
高血压	3.2	4.9	6.8	4.6	5.1	7.0	2.7	4.7	6.7
脑血管病	4.1	6.9	9.6	5.9	7.1	7.7	3.4	6.7	11.7
呼吸系统疾病	10.2	13.3	21.9	6.1	11.5	18.4	11.7	15.1	25.7
其中：急上呼感染	3.8	5.4	8.7	1.4	3.9	6.1	4.7	6.9	11.6
肺炎	2.6	2.9	5.0	1.4	2.8	5.0	3.0	3.1	4.9
老慢支	1.6	1.9	3.5	1.5	1.8	2.9	1.6	2.0	4.2
消化系统疾病	9.1	10.2	13.9	8.1	9.8	13.0	9.5	10.5	14.9
其中：急性胃炎	1.9	2.3	3.3	1.1	1.9	2.8	2.2	2.8	3.9
肝硬化	0.4	0.5	0.7	0.2	0.6	0.5	0.5	0.3	0.9
胆囊疾病	1.9	1.9	2.3	2.4	2.0	2.1	1.8	1.9	2.4
泌尿生殖系统疾病	3.9	5.4	8.2	3.5	5.2	7.3	4.0	5.6	9.3
妊娠、分娩病及产褥期并发症	9.0	9.8	12.0	6.3	9.5	13.3	9.9	10.0	10.7
皮肤皮下组织	0.6	1.2	2.2	0.6	1.2	1.9	0.6	1.1	2.5
肌肉、骨骼结缔组织	2.7	6.0	13.7	3.0	6.1	12.5	2.6	5.8	14.9
其中：类风湿关节炎	0.6	1.0	1.4	0.5	0.8	0.9	0.6	1.2	1.9
先天异常	0.1	0.2	0.2	0.0	0.1	0.1	0.1	0.2	0.2
围生期疾病	0.2	0.3	0.3	0.1	0.3	0.2	0.2	0.3	0.3
损伤和中毒	6.2	6.9	6.6	4.4	5.8	4.8	6.8	7.9	8.6
其他	0.6	0.9	4.6	0.5	1.0	5.2	0.6	0.7	4.0
不详	1.2	0.6	1.1	1.5	0.7	0.9	1.1	0.6	1.3

5-13-2 2018年调查地区居民疾病别住院率（‰）

	合计	城市				农村			
		小计	东	中	西	小计	东	中	西
传染病计	0.8	0.5	0.5	0.5	0.5	1.1	0.5	1.2	1.6
寄生虫病计	0.1	0.1	0.0	0.1	0.0	0.2	0.1	0.4	0.1
恶性肿瘤计	5.8	6.0	6.4	5.6	6.1	5.6	7.0	6.4	3.8
良性肿瘤计	2.0	1.8	2.0	1.7	1.7	2.2	2.6	2.2	2.1
内分泌、营养和代谢疾病计	5.8	7.0	5.9	8.3	7.2	4.5	4.0	5.4	4.0
其中：糖尿病	4.4	5.4	4.1	6.6	5.8	3.3	2.6	4.4	2.9
血液、造血器官疾病	1.3	1.3	1.2	1.3	1.4	1.4	0.8	1.5	1.7
精神病小计	0.8	0.6	0.4	0.6	0.8	0.9	0.7	0.9	1.2
神经系病计	3.1	3.4	2.6	4.3	3.6	2.8	2.2	3.0	3.1
眼及附器疾病	3.1	3.1	2.7	3.2	3.6	3.1	3.2	3.0	3.1
耳和乳突疾病	0.7	0.8	0.7	0.8	0.8	0.6	0.4	0.7	0.7
循环系统疾病	29.1	26.5	23.2	31.2	26.1	32.1	26.5	42.3	27.1
其中：心脏病	10.2	9.1	7.6	10.8	9.4	11.4	8.6	16.0	9.4
高血压	6.8	7.0	5.9	8.0	7.4	6.7	4.4	7.8	7.4
脑血管病	9.6	7.7	7.0	9.9	6.4	11.7	10.9	16.1	8.3
呼吸系统疾病	21.9	18.4	14.8	15.7	25.6	25.7	14.8	28.5	31.4
其中：急上呼感染	8.7	6.1	4.5	4.8	9.5	11.6	5.2	13.9	14.4
肺炎	5.0	5.0	5.2	4.2	5.6	4.9	3.3	5.1	6.0
老慢支	3.5	2.9	2.2	1.9	4.8	4.2	2.9	4.5	5.0
消化系统疾病	13.9	13.0	10.6	13.1	15.9	14.9	10.8	15.6	17.4
其中：急性胃炎	3.3	2.8	1.8	2.7	4.4	3.9	2.0	4.0	5.1
肝病硬化	0.7	0.5	0.4	0.5	0.8	0.9	1.2	0.9	0.8
胆囊疾病	2.3	2.1	1.7	2.3	2.4	2.4	1.5	2.5	3.0
泌尿生殖系统疾病	8.2	7.3	6.1	6.5	9.4	9.3	6.5	10.9	9.9
妊娠、分娩病及产褥期并发症	12.0	13.3	13.2	11.2	15.3	10.7	11.2	9.3	11.6
皮肤皮下组织	2.2	1.9	1.4	1.9	2.7	2.5	1.6	2.6	3.0
肌肉、骨骼结缔组织	13.7	12.5	8.2	12.3	18.3	14.9	9.3	15.7	18.4
其中：类风湿关节炎	1.4	0.9	0.5	0.7	1.5	1.9	0.8	1.9	2.8
先天异常	0.2	0.1	0.0	0.1	0.2	0.2	0.2	0.2	0.2
围生期疾病	0.3	0.2	0.2	0.1	0.2	0.3	0.3	0.1	0.5
损伤和中毒	6.6	4.8	4.0	5.0	5.6	8.6	7.6	9.3	8.9
其他	4.6	5.2	5.7	5.0	4.7	4.0	3.3	4.3	4.4
不详	1.1	0.9	0.5	0.8	1.4	1.3	1.0	1.7	1.3

5-14-1　调查地区居民经常就诊单位构成（%）

	合计	城市	农村
2008 年			
患者两周首诊单位			
私人诊所	16.5	12.5	17.8
卫生室（站）	33.0	12.3	39.5
卫生院、社区中心	24.2	23.5	24.4
县市区医院	17.3	23.7	15.3
地市医院	4.7	15.4	1.3
省医院	3.2	11.2	0.7
其他医院	1.0	1.4	0.9
2013 年			
患者一般性疾病就诊单位			
卫生室	47.4	30.4	64.4
卫生服务站	11.2	18.5	3.8
卫生院	13.9	5.4	22.4
社区中心	8.6	14.6	2.6
综合医院	15.6	25.8	5.3
中医院	1.6	2.2	1.0
其他	1.8	3.0	0.7
2018 年			
患者两周首诊单位			
卫生室（站）	41.5	31.6	51.9
社区卫生服务站	5.8	9.6	1.8
社区卫生服务中心	7.6	13.4	1.6
卫生院	12.6	7.1	18.3
县／市／区级医院	19.5	19.9	19.2
地／市级医院	5.0	8.3	1.7
省医院	3.5	5.8	1.0
民营医院	2.4	2.6	2.3
其他	2.0	1.8	2.2

5-14-2　2018年调查地区两周患者首诊机构构成（%）

	合计	城市				农村			
		小计	东	中	西	小计	东	中	西
卫生室（站）	41.5	31.6	20.4	38.9	41.4	51.9	50.7	55.0	50.1
社区卫生服务站	5.8	9.6	16.7	4.7	3.5	1.8	3.6	0.5	1.5
社区卫生服务中心	7.6	13.4	19.9	7.9	8.8	1.6	3.7	0.8	0.7
卫生院	12.6	7.1	6.4	4.8	9.9	18.3	18.8	18.0	18.1
县／市／区级医院	19.5	19.9	20.2	21.9	17.9	19.2	17.7	18.4	21.2
地／市级医院	5.0	8.3	8.2	10.5	6.6	1.7	1.9	1.7	1.6
省医院	3.5	5.8	5.3	6.3	6.2	1.0	0.6	1.3	1.1
民营医院	2.4	2.6	1.5	3.8	3.2	2.3	1.4	2.3	2.9
其他	2.0	1.8	1.4	1.3	2.6	2.2	1.6	2.0	2.9

5-15-1　调查地区住户距最近医疗单位距离和时间构成（%）

	合计	城市	农村
2008 年			
到最近医疗点距离			
不足 1 千米	65.6	83.5	58.0
1～千米	15.5	10.0	17.9
2～千米	8.4	4.3	10.1
3～千米	3.9	1.3	5.0
4～千米	2.0	0.5	2.6
5 千米及以上	4.5	0.5	6.3
到最近医疗点所需时间			
10 分钟以内	69.9	80.2	65.6
10～分钟	19.0	16.9	19.8
20～分钟	6.9	2.3	8.8
30 分钟以上	4.2	0.7	5.7
2013 年			
到最近医疗点距离			
不足 1 千米	63.9	71.0	56.7
1～千米	16.7	15.1	18.3
2～千米	9.7	7.7	11.6
3～千米	4.2	3.1	5.3
4～千米	2.1	1.3	3.0
5 千米及以上	3.4	1.8	5.0
到最近医疗点所需时间			
15 分钟及以内	84.0	87.8	80.2
16～20 分钟	7.9	6.9	8.9
20 分钟以上	8.1	5.3	10.9
2018 年			
到最近医疗点距离			
不足 1 千米	58.2	62.5	53.1
1～千米	22.1	21.8	22.5
2～千米	10.8	9.6	12.1
3～千米	4.0	3.3	4.7
4～千米	1.5	1.1	2.0
5 千米及以上	3.4	1.6	5.6
到最近医疗点所需时间			
15 分钟及以内	89.9	91.9	87.6
16～20 分钟	5.2	4.8	5.6
20～30 分钟	3.6	2.7	4.7
30 分钟以上	1.3	0.6	2.1

5-15-2　2018年调查地区住户距最近医疗单位距离和时间构成（%）

	合计	城市				农村			
		小计	东	中	西	小计	东	中	西
到最近医疗点距离									
不足 1 千米	58.2	62.5	61.8	65.5	60.5	53.1	60.4	56.4	44.0
1～千米	22.1	21.8	23.1	20.0	22.0	22.5	21.7	21.8	23.8
2～千米	10.8	9.6	9.7	8.7	10.5	12.1	9.4	12.6	13.8
3～千米	4.0	3.3	2.9	3.2	3.8	4.7	3.2	4.3	6.4
4～千米	1.5	1.1	0.9	1.1	1.3	2.0	1.5	1.3	3.1
5 千米及以上	3.4	1.6	1.5	1.5	1.8	5.6	3.7	3.6	8.9
到最近医疗点所需时间									
15 分钟及以内	89.9	91.9	94.6	91.6	89.0	87.6	93.3	88.1	82.6
16～20 分钟	5.2	4.8	3.6	5.0	6.1	5.6	3.6	5.3	7.5
20～30 分钟	3.6	2.7	1.6	2.9	3.9	4.7	2.4	4.6	6.7
30 分钟以上	1.3	0.6	0.3	0.6	1.0	2.1	0.7	2.0	3.2

5-16-1 调查地区居民医疗保障制度构成（%）

	合计	城市	农村
2008 年			
城镇职工基本医保	12.7	44.2	1.5
公费医疗	1.0	3.0	0.3
城镇居民基本医保	3.8	12.5	0.7
新型农村合作医疗	68.7	9.5	89.7
其他社会医疗保险	1.0	2.8	0.4
无社会医疗保险	12.9	28.1	7.5
2013 年			
城镇职工医疗保险	21.0	38.1	4.6
城镇居民医疗保险	13.2	22.0	4.7
新型农村合作医疗	51.1	26.9	74.1
城乡居民合作医疗	9.9	5.7	13.8
其他社会医疗保险	0.5	0.9	0.1
无社会医疗保险	4.4	6.4	2.6
2018 年			
城镇职工基本医保	23.4	38.8	6.6
城乡居民基本医保	73.3	57.1	91.1
其他社会医疗保险	0.4	0.7	0.1
无社会医疗保险	2.9	3.5	2.3

5-16-2 2018年调查地区居民社会医疗保障制度构成（%）

	合计	城市				农村			
		小计	东	中	西	小计	东	中	西
城镇职工基本医保	23.4	38.8	45.1	38.1	31.2	6.6	12.7	5.5	2.9
城乡居民基本医保	73.3	57.1	50.5	57.1	65.5	91.1	84.2	92.0	95.4
其他社会医疗保险	0.4	0.7	1.2	0.5	0.2	0.1	0.2	0.1	0.1
无社会医疗保险	2.9	3.5	3.2	4.2	3.0	2.3	2.9	2.5	1.6

六、基层医疗卫生服务

简要说明

一、本章主要介绍全国及31个省、自治区、直辖市基层医疗卫生机构门诊、住院和床位利用情况，包括诊疗人次、入院人数、病床使用率、平均住院日、医师人均工作量、医药费用等。

二、本章数据来源于卫生资源与医疗服务统计年报。

三、本章及其他有关社区卫生服务中心（站）数据系登记注册机构数，均不包括医疗机构下设的未注册的社区卫生服务站数。

主要指标解释

家庭卫生服务人次数　是指医生赴病人家中提供医疗、预防和保健服务的人次数。

6-1-1 基层医疗卫生机构医疗服务量

机构分类	诊疗人次数（万人次）					入院人次数（万人次）				
	2017	2018	2019	2020	2021	2017	2018	2019	2020	2021
总　计	442891.6	440632.0	453087.1	411614.4	425023.7	4450.0	4375.1	4295.1	3707.5	3591.7
按主办单位分										
政府办	185182.3	187324.8	196973.7	180292.3	190440.1	4321.7	4254.0	4183.9	3596.4	3485.9
非政府办	257709.3	253307.2	256113.3	231322.1	234583.6	128.3	122.2	111.2	111.0	105.8
按机构类别分										
社区卫生服务中心	60743.2	63897.9	69110.7	62068.4	69596.6	344.2	339.5	339.5	292.7	319.3
其中：政府办	50205.8	52848.1	56709.7	51211.9	56603.9	274.0	273.2	278.2	238.0	264.9
社区卫生服务站	15982.4	16011.5	16805.7	13403.7	14005.9	21.2	14.5	10.4	6.6	5.8
其中：政府办	3689.7	3487.4	3510.0	2352.3	2680.0	6.4	4.5	3.3	2.5	1.8
街道卫生院	1222.8	1239.6	1190.4	1179.1	1352.6	26.1	24.9	24.9	18.4	17.7
乡镇卫生院	111075.6	111595.8	117453.6	109516.3	116064.2	4047.2	3985.1	3909.4	3383.3	3223.0
其中：政府办	110164.0	110649.2	116443.7	108398.4	115145.3	4015.9	3951.9	3879.2	3338.0	3200.6
村卫生室	178932.5	167207.0	160461.7	142753.8	134184.3					
门诊部	12044.7	13581.4	15631.7	15722.1	18692.1	11.4	12.2	10.9	6.4	25.7
诊所（医务室）	62890.5	67098.8	72433.2	66971.1	71128.0				0.0	0.2
构成（%）	100.0	100.0	100.0	100.0	100.0	100.0	100.0	100.0	100.0	100.0
按主办单位分										
政府办	41.8	42.5	43.5	43.8	44.8	97.1	97.2	97.4	97.0	97.1
非政府办	58.2	57.5	56.5	56.2	55.2	2.9	2.8	2.6	3.0	2.9
按机构类别分										
社区卫生服务中心	13.7	14.5	15.3	15.1	16.4	7.7	7.8	7.9	7.9	8.9
社区卫生服务站	3.6	3.6	3.7	3.3	3.3	0.5	0.3	0.2	0.2	0.2
街道卫生院	0.3	0.3	0.3	0.3	0.3	0.6	0.6	0.6	0.5	0.5
乡镇卫生院	25.1	25.3	25.9	26.6	27.3	90.9	91.1	91.0	91.3	89.7
村卫生室	40.4	37.9	35.4	34.7	31.6					
门诊部	2.7	3.1	3.5	3.8	4.4	0.3	0.3	0.3	0.2	0.7
诊所（医务室）	14.2	15.1	16.0	16.3	16.7					

6-1-2 2021年各地区基层医疗卫生机构工作情况

地区	机构数 （个）	床位数 （张）	人员数 （人）	诊疗人次数 （万人次）	入院人次数 （万人次）
总　计	977790	1699776	4431546	425024	3592
东　部	373823	525396	1893807	206349	875
中　部	308224	615697	1278992	118225	1274
西　部	295743	558683	1258747	100449	1443
北　京	9777	5243	90223	7876	2
天　津	5489	5867	40627	4086	1
河　北	85029	79694	231013	21025	86
山　西	39101	37686	113655	5611	22
内蒙古	23684	27301	79084	4193	21
辽　宁	30919	39426	106568	5899	30
吉　林	24155	20529	85941	4305	12
黑龙江	18772	32718	80082	3148	25
上　海	5656	15537	82090	9161	3
江　苏	33387	104712	295296	30214	206
浙　江	33021	29765	206280	34823	36
安　徽	27629	81997	175843	21690	97
福　建	27463	37451	126663	14939	59
江　西	35216	65449	122162	12678	166
山　东	82062	121696	355827	38406	258
河　南	75174	150946	312631	36579	305
湖　北	34823	101445	186551	17638	259
湖　南	53354	124927	202127	16577	388
广　东	55139	75834	326305	37434	186
广　西	32643	81584	173984	11736	291
海　南	5881	10171	32919	2486	8
重　庆	20268	57673	106424	10174	206
四　川	76875	148484	296157	29212	450
贵　州	27465	54012	122227	9156	142
云　南	24869	62247	154815	15462	164
西　藏	6600	4216	19061	819	1
陕　西	33185	40533	125026	7697	54
甘　肃	24373	33146	75591	5347	64
青　海	6011	5693	19555	1126	8
宁　夏	4242	3884	20193	1752	3
新　疆	15528	39910	66630	3774	40

6-2 社区卫生服务机构、床位、人员数

	2015	2017	2018	2019	2020	2021
机构数合计（个）	**34321**	**34652**	**34997**	**35013**	**35365**	**36160**
社区卫生服务中心	8806	9147	9352	9561	9826	10122
社区卫生服务站	25515	25505	25645	25452	25539	26038
按主办单位分						
政府办	18246	18014	17715	17374	17330	17673
非政府办	16075	16638	17282	17639	18035	18487
按床位分						
无床	27357	27556	27769	27769	28253	28622
1～9 张	2053	1993	1962	1939	1652	1877
10～49 张	3573	3538	3630	3688	3718	3811
50～99 张	1057	1235	1282	1299	1376	1447
100 张及以上	281	330	354	352	366	403
床位数合计（张）	**200979**	**218358**	**231274**	**237445**	**238343**	**251720**
社区卫生服务中心	178410	198586	209024	214559	225539	239139
社区卫生服务站	22569	19772	22250	22886	12804	12581
人员数合计（人）	**504817**	**554694**	**582852**	**610345**	**647875**	**682912**
卫生技术人员	431158	474010	499296	524709	558404	592061
内：执业（助理）医师	181670	198203	209392	220271	233761	245328
注册护士	153393	175984	189207	202408	219574	237441
其他技术人员	20305	23752	24680	25756	27263	33310
管理人员	20790	22749	23455	23918	24457	17082
工勤技能人员	32564	34183	35421	35962	37751	40459

注：2021 年管理人员中不包括同时担负临床或监督工作和管理工作的人员。

6-3 2021年社区卫生服务中心分科床位、门急诊人次数、出院人次数及构成

科室分类	床位		门急诊		出院	
	床位数（张）	构成（%）	人次数（万人次）	构成（%）	人次数（万人次）	构成（%）
总　计	**239139**	**100.0**	**65188.7**	**100.0**	**318.3**	**100.0**
预防保健科	3511	1.5	6880.7	10.6	0.9	0.3
全科医疗科	81181	33.9	33533.3	51.4	81.4	25.6
内科	68336	28.6	7445.9	11.4	123.1	38.7
外科	20729	8.7	2028.4	3.1	31.2	9.8
儿科	5647	2.4	1536.9	2.4	8.7	2.7
妇产科	9194	3.8	1477.9	2.3	11.4	3.6
中医科	17785	7.4	6878.6	10.6	24.9	7.8
其他	32756	13.7	5407	8.3	36.8	11.5

6-4 社区卫生服务中心收入、支出及病人医药费用

指标名称	2015	2017	2018	2019	2020	2021
机构数（个）	7932	8384	8631	8937	9184	9574
平均每个中心总收入（万元）	1337.1	1647.2	1845.8	2063.5	2228.5	2388.1
其中：医疗收入	794.0	972.0	1104.9	1228.3	1234.5	1326.7
内：药品收入	519.8	631.4	716.2	835.1	880.1	900.3
财政补助收入	487.8	616.0	676.1	746.6	890.0	896.6
上级补助收入	23.0	21.7	23.6	18.7	18.9	22.6
平均每个中心总费用（万元）	1276.4	1599.4	1801.2	2019.9	2170.5	2293.6
其中：业务活动费	1015.5	1542.2	1741.3	1876.0	2014.0	2120.1
内：药品费	474.3	594.2	685.9	803.5	831.6	851.7
平均每个中心人员经费（万元）	489.8	620.5	681.0	739.9	802.6	869.3
职工人均年业务收入（万元）	16.6	19.5	21.5	23.0	22.3	23.6
医师人均年业务收入（万元）	47.6	56.3	61.9	66.2	63.9	67.9
门诊病人次均医药费（元）	97.7	117.0	132.3	142.6	165.9	165.8
其中：药费	67.3	80.4	90.5	102.2	124.9	118.9
药费所占比重（%）	68.9	68.7	68.4	71.7	75.3	71.7
住院病人次均医药费（元）	2760.6	3059.1	3194.0	3323.9	3560.3	3649.9
其中：药费	1189.7	1208.4	1169.6	1177.3	1126.7	1088.8
药费所占比重（%）	43.1	39.5	36.6	35.4	31.6	29.8

6-5 各地区社区卫生服务中心（站）医疗服务情况

地区	社区卫生服务中心						社区卫生服务站	
	诊疗人次数	入院人次数	病床使用率（%）	平均住院日（日）	医师日均担负诊疗人次数	医师日均担负住院床日	诊疗人次数	医师日均担负诊疗人次数
2015	559025520	3055499	54.7	9.8	16.3	0.7	147424820	14.1
2017	607432288	3442497	54.8	9.5	16.2	0.7	159823646	14.1
2018	638978662	3395371	52.0	9.9	16.1	0.6	160115334	13.7
2019	691106915	3395234	49.7	9.7	16.5	0.6	168056582	13.9
2020	620683853	2927288	42.8	10.3	13.9	0.5	134037234	10.8
2021	695966057	3192971	43.2	9.8	14.6	0.5	140058791	11.0
东　部	500535129	993378	43.9	14.5	17.0	0.3	73831252	12.7
中　部	105175415	1057710	38.8	7.9	10.3	0.6	37167137	9.8
西　部	90255513	1141883	47.5	7.6	11.2	0.8	29060402	9.3
北　京	57221228	15219	25.5	27.6	17.1	0.1	7645001	19.5
天　津	16785324	2191	18.7	21.3	17.3	0.1	2190968	27.8
河　北	7958594	41287	26.0	9.1	8.1	0.3	8024333	6.5
山　西	5124051	20825	17.9	9.9	7.7	0.2	3931754	5.6
内蒙古	5257355	20519	18.0	7.9	7.0	0.2	2748740	5.5
辽　宁	9500575	26874	20.6	10.6	8.1	0.2	3805628	6.0
吉　林	7118905	13102	20.7	9.9	9.1	0.2	291719	4.6
黑龙江	8050606	23240	14.0	8.5	7.5	0.2	499055	4.2
上　海	71036340	25566	72.7	160.9	20.2	0.8		
江　苏	69912697	366501	45.9	10.1	14.1	0.5	11954567	17.2
浙　江	104907628	96057	42.7	13.9	21.1	0.2	3042911	20.9
安　徽	20286845	116004	28.2	5.5	15.2	0.4	12418894	12.3
福　建	25342764	48324	25.4	7.9	22.2	0.2	3407715	9.9
江　西	4854273	37163	31.0	6.5	10.6	0.4	3295140	11.6
山　东	31416334	255089	47.0	9.5	11.1	0.7	17549107	12.6
河　南	22816971	236884	44.0	9.7	10.7	0.8	8433598	10.1
湖　北	18260349	234166	44.4	8.4	10.4	0.8	5723799	14.4
湖　南	18663415	376326	52.7	7.0	9.4	1.0	2573178	6.8
广　东	105070800	105288	36.6	9.6	19.6	0.1	13789630	19.3
广　西	9156203	68187	57.5	8.6	12.3	0.6	1893464	10.3
海　南	1382845	10982	26.1	6.8	8.1	0.5	2421392	14.1
重　庆	12085499	354452	64.8	7.8	9.7	1.5	1652472	10.2
四　川	30421525	365645	56.4	7.8	14.9	1.0	4686371	12.6
贵　州	8819474	136354	40.2	5.9	10.3	0.8	2951798	8.2
云　南	7738748	105285	47.0	7.8	11.5	0.9	3071522	10.1
西　藏	186282		0.2		6.2		41496	5.2
陕　西	5963237	40283	20.9	7.5	9.6	0.3	2714786	8.8
甘　肃	3564659	33953	44.8	6.6	7.6	0.5	3302855	10.3
青　海	935688	5226	26.1	8.2	8.1	0.3	1523781	13.2
宁　夏	1589037	690	8.3	8.8	17.0	0.1	2870526	22.0
新　疆	4537806	11289	18.1	10.0	11.5	0.2	1602591	4.4

6-6 2021年各地区家庭卫生服务人次数

地　区	合计	医院	社区卫生 服务中心（站）	街　道 卫生院	其他医疗 卫生机构
总　计	118784375	7497876	39486959	1183011	70616529
东　部	48704514	2072364	20946555	628605	25056990
中　部	41603250	2520549	11278911	438345	27365445
西　部	28476611	2904963	7261493	116061	18194094
北　京	689370	65076	617729		6565
天　津	995552	26102	634389		335061
河　北	2795269	195029	836229		1764011
山　西	2654666	114814	1063914	102998	1372940
内蒙古	1067200	139000	526287		401913
辽　宁	1089427	185511	718770		185146
吉　林	1824565	310958	828922		684685
黑龙江	1196630	171771	550377		474482
上　海	738620	16220	722400		
江　苏	6135596	222952	3259508		2653136
浙　江	6870970	116535	3411931	4749	3337755
安　徽	11856088	201135	3353305	252456	8049192
福　建	5732128	12875	1685797		4033456
江　西	2927429	281430	413147		2232852
山　东	16440945	1081552	4427314	604859	10327220
河　南	8384109	379895	1676440	39507	6288267
湖　北	6083192	924250	1895785	43384	3219773
湖　南	6676571	136296	1497021		5043254
广　东	6957163	96186	4536066	18997	2305914
广　西	2335549	135247	441612		1758690
海　南	259474	54326	96422		108726
重　庆	2169887	48838	929461	44119	1147469
四　川	9039128	324258	2680755	25377	6008738
贵　州	1992206	133362	446891	30847	1381106
云　南	1799089	470717	144563	15718	1168091
西　藏	1231754	134033	63067		1034654
陕　西	1062594	63244	362927		636423
甘　肃	1688928	63361	386379		1239188
青　海	651097	14445	169646		467006
宁　夏	1483996	46267	552863		884866
新　疆	3955183	1332191	557042		2065950

6-7　乡镇卫生院机构、床位、人员数

	2015	2017	2018	2019	2020	2021
机构数合计（个）	36817	36551	36461	36112	35762	34943
中心卫生院	10579	10547	10513	10519	10476	10432
乡卫生院	26238	26004	25948	25593	25286	24511
按主办单位分						
政府办	36344	36083	35973	35655	35259	34494
非政府办	473	468	488	457	503	449
按床位分						
无床	1519	1532	1547	1547	1394	1388
1～9 张	5358	5004	4918	4742	4531	4213
10～49 张	21785	20313	19772	19440	19031	18371
50～99 张	6486	7496	7832	7976	7992	7848
100 张及以上	1669	2206	2392	2611	2814	3123
床位数合计（张）	1196122	1292076	1333909	1369914	1390325	1417410
中心卫生院	528268	569665	589231	608975	618983	633477
乡卫生院	667854	722411	744678	760939	771342	783933
人员数合计（人）	1277697	1360272	1391324	1445043	1481181	1492416
卫生技术人员	1078532	1151278	1181125	1232224	1267426	1284512
内：执业（助理）医师	440889	466049	479025	502912	520116	525274
注册护士	298881	340952	359726	391384	408550	424982
其他技术人员	57654	63191	64549	67272	69517	79071
管理人员	42202	43368	43109	43008	42069	24526
工勤技能人员	99309	102435	102541	102539	102169	104307

注：2021 年管理人员中不包括同时担负临床或监督工作和管理工作的人员。

6-8　2021年乡镇卫生院分科床位、门急诊人次数、出院人次数及构成

科室分类	床位		门急诊		出院	
	床位数（张）	构成（%）	人次数（万人次）	构成（%）	人次数（万人次）	构成（%）
总　计	1417410	100.0	108773	100.0	3219.2	100.0
预防保健科	11351	0.8	4720	4.3	8.2	0.3
全科医疗科	294143	20.8	26928	24.8	650.3	20.2
内科	524511	37.0	39118	36.0	1423.6	44.2
外科	192988	13.6	9314	8.6	398.4	12.4
儿科	87921	6.2	6100	5.6	204.8	6.4
妇产科	95966	6.8	4586	4.2	135.9	4.2
中医科	111512	7.9	9731	8.9	255.7	7.9
其他	99018	7.0	8277	7.6	142.4	4.4

6-9 乡镇卫生院收入、支出及病人医药费用

指标名称	2015	2017	2018	2019	2020	2021
机构数	36178	35929	35841	35667	35317	34505
平均每院总收入（万元）	619.3	766.5	830.3	912.7	974.5	1063.3
其中：医疗收入	325.5	398.1	426.0	469.6	461.5	501.4
内：药品收入	163.2	193.2	203.5	234.7	230.5	240.3
财政补助收入	272.3	342.1	373.8	399.2	460.6	495.4
上级补助收入	8.4	10.1	11.9	10.7	10.8	14.0
平均每个中心总费用（万元）	594.1	748.8	816.3	884.1	946.0	1079.3
其中：业务活动费用	480.5	720.2	783.7	824.2	878.8	988.7
内：药品费	150.8	180.2	190.1	215.4	213.8	228.2
平均每院人员经费（万元）	253.7	334.8	367.9	390.9	419.8	479.6
职工人均年业务收入（万元）	9.6	11.0	11.5	11.8	11.3	12.0
医师人均年业务收入（万元）	27.8	32.0	33.3	34.7	32.2	34.1
门诊病人次均医药费（元）	60.1	66.5	71.5	77.3	84.7	89.0
其中：药费	32.6	36.2	39.3	46.2	51.8	51.5
药费所占比重（%）	54.2	54.4	55.0	59.7	61.2	57.9
住院病人次均医药费（元）	1487.4	1717.1	1834.2	1969.6	2083.0	2166.5
其中：药费	675.4	725.2	730.7	757.5	731.2	719.4
药费所占比重（%）	45.4	42.2	39.8	38.5	35.1	33.2

注：2010 年医疗卫生支出为医疗支出，药品支出为药品费。

6-10-1 乡镇卫生院医疗服务情况

年份	诊疗人次数 （亿人次）	入院人次数 （万人次）	病床周 转次数 （次）	病床 使用率 （%）	平均 住院日 （日）
1985	11.00	1771	26.4	46.0	5.9
1990	10.65	1958	28.6	43.4	5.2
1991	10.82	2016	29.1	43.5	5.1
1992	10.34	1960	28.7	42.9	5.1
1993	8.98	1855	27.9	38.4	4.6
1994	9.73	1913	29.4	40.5	4.6
1995	9.38	1960	29.9	40.2	4.6
1996	9.44	1916	28.6	37.0	4.4
1997	9.16	1918	26.0	34.5	4.5
1998	8.74	1751	24.4	33.3	4.6
1999	8.38	1688	24.2	32.8	4.6
2000	8.24	1708	24.8	33.2	4.6
2001	8.24	1700	23.7	31.3	4.5
2002	7.10	1625	28.0	34.7	4.0
2003	6.91	1608	28.1	36.2	4.2
2004	6.81	1599	27.0	37.1	4.4
2005	6.79	1622	25.8	37.7	4.6
2006	7.01	1836	28.8	39.4	4.6
2007	7.59	2662	36.7	48.4	4.8
2008	8.27	3313	42.0	55.8	4.4
2009	8.77	3808	42.9	60.7	4.8
2010	8.74	3630	38.4	59.0	5.2
2011	8.66	3449	35.2	58.1	5.6
2012	9.68	3908	37.4	62.1	5.7
2013	10.07	3937	36.1	62.8	5.9
2014	10.29	3733	33.2	60.5	6.3
2015	10.55	3676	32.0	59.9	6.4
2016	10.82	3800	32.2	60.6	6.4
2017	11.10	4047	33.0	61.3	6.3
2018	11.20	3985	31.5	59.6	6.4
2019	11.70	3909	30.0	57.5	6.5
2020	10.95	3383	25.6	50.4	6.6
2021	11.61	3223	24.3	48.2	6.6
中心卫生院	5.07	1596	26.6	51.9	6.6
乡卫生院	6.54	1628	22.5	45.1	6.6

注：1993 年以前的诊疗人次数及入院人次数系推算数字。

6-10-2 2021年各地区乡镇卫生院医疗服务情况

地区	诊疗人次数	门急诊人次数	入院人次数	出院人次数	病床使用率（%）	平均住院日（日）	医师日均担负 诊疗人次数（人次）	医师日均担负 住院床日（床日）
总　计	1160641920	1087733641	32230022	32192337	48.2	6.6	8.9	1.2
东　部	448775489	421927119	7539506	7519361	42.7	7.2	9.5	0.9
中　部	373358571	348141266	11504492	11517693	47.1	6.5	8.6	1.3
西　部	338507860	317665256	13186024	13155283	54.0	6.3	8.6	1.5
北　京								
天　津	7656691	7299912	10554	10563	9.6	7.0	11.5	0.1
河　北	37609362	35504439	793995	786574	27.7	6.8	5.3	0.6
山　西	14413819	13360288	180646	178531	17.3	9.1	5.0	0.4
内蒙古	9584266	9156904	177806	177880	23.8	6.3	3.8	0.5
辽　宁	11415873	11114027	248119	247650	28.5	8.8	5.3	0.9
吉　林	6891078	6395714	93335	93544	22.9	6.7	3.3	0.4
黑龙江	7563435	6971707	210792	210555	21.7	6.2	3.7	0.6
上　海								
江　苏	89543589	87888994	1679722	1680060	52.6	7.9	9.0	1.0
浙　江	100366177	96624453	239415	241759	38.0	9.4	18.2	0.3
安　徽	71435970	63718372	849248	848061	29.4	6.7	10.5	0.7
福　建	39453860	34162198	538723	538104	31.0	6.5	12.6	0.8
江　西	39260558	37394649	1592044	1589558	49.8	5.8	8.8	1.6
山　东	81195025	72139025	2243117	2233529	53.2	7.5	8.1	1.3
河　南	126408899	123082630	2759921	2809267	49.8	7.0	12.5	1.5
湖　北	51148596	47674256	2335624	2322600	59.8	6.9	7.2	1.6
湖　南	56236216	49543650	3482882	3465577	60.9	6.0	6.9	1.9
广　东	72960819	68641079	1743091	1739376	48.5	5.9	9.3	1.0
广　西	49088743	47264840	2844320	2833049	58.8	5.4	8.8	2.0
海　南	8574093	8552992	42770	41746	23.1	9.4	8.5	0.4
重　庆	22427961	21022529	1687723	1693331	73.8	6.8	7.0	2.5
四　川	92716339	82664988	4113329	4097587	66.9	7.1	9.7	2.2
贵　州	38172625	37434454	1258131	1255329	43.6	5.2	9.0	1.1
云　南	62222985	60252147	1519479	1518581	47.1	5.6	13.3	1.3
西　藏	3943835	3074998	8372	8297	9.6	4.0	7.0	0.1
陕　西	19532332	19120624	494833	490606	28.8	7.1	6.6	0.8
甘　肃	13376207	12499977	596686	597671	50.3	5.8	4.6	1.0
青　海	3201070	2636368	71514	71076	34.8	6.4	5.3	0.6
宁　夏	5977592	5350833	31218	31156	30.1	7.3	9.8	0.4
新　疆	18263905	17186594	382613	380720	45.4	7.5	8.7	1.3

6-11　2021年各地区村卫生室基本情况

地区	机构数（个）	人员总数（人）	执业（助理）医师	注册护士	乡村医生和卫生员	诊疗人次数（人次）	门急诊人次数（人次）
总　计	599292	1363361	475824	193057	690561	1341842957	1231645200
东　部	206251	481714	196145	71185	214384	585934538	540027291
中　部	207292	494081	176546	75074	242461	464172737	417825923
西　部	185749	383647	103133	46798	233716	291735682	273791986
北　京	2559	4196	1422	417	2357	935102	880632
天　津	2214	7358	2571	1042	3745	4112398	3552638
河　北	59967	111796	48160	9382	54254	116465412	99817194
山　西	26355	51765	16313	5822	29630	18333217	16133749
内蒙古	12965	28411	10900	4324	13187	12809858	10084723
辽　宁	16235	31685	10894	4793	15998	20535554	13935845
吉　林	9463	21486	6666	3193	11627	13679139	8182094
黑龙江	10128	27426	10511	3052	13863	8849704	6248900
上　海	1147	4532	2935	1097	500	6597125	6486990
江　苏	14936	72623	36228	15133	21262	77698211	75769284
浙　江	11221	29328	15344	7529	6455	46696960	45339059
安　徽	15630	45822	15860	3193	26769	66035600	61008530
福　建	16847	33649	11933	4923	16793	43924155	42085364
江　西	27189	56391	17259	9654	29478	57698067	53642505
山　东	52940	134201	45749	16900	71552	177238902	164840789
河　南	58488	150042	57099	21473	71470	174694861	161026941
湖　北	22961	65425	21173	14350	29902	68136101	63191819
湖　南	37078	75724	31665	14337	29722	56746048	48391385
广　东	25448	44604	18379	7417	18808	86732332	82712326
广　西	19088	34587	5790	1850	26947	25122660	24419269
海　南	2737	7742	2530	2552	2660	4998387	4607170
重　庆	9495	20647	6341	969	13337	26839232	25136798
四　川	50309	92979	28257	10652	54070	82047021	77770031
贵　州	20105	34149	6556	2941	24652	28265997	27071777
云　南	13588	46416	8622	6011	31783	52603154	51506200
西　藏	5258	12370	1252	666	10452	1311911	1037131
陕　西	22394	36070	14050	3035	18985	30294690	28998248
甘　肃	16301	34979	10860	7844	16275	17237013	15146536
青　海	4472	9835	2474	1278	6083	3449629	3119885
宁　夏	2159	5805	1785	1301	2719	3252942	3093161
新　疆	9615	27399	6246	5927	15226	8501575	6408227

注：本表包括乡镇卫生院在村卫生室工作的执业（助理）医师和注册护士数。

6-12 各地区县及县级市医院工作情况

地区	县医院					县级市医院				
	机构数（个）	床位数（张）	人员数（人）	诊疗人次数（人次）	入院人次数（人次）	机构数（个）	床位数（张）	人员数（人）	诊疗人次数（人次）	入院人次数（人次）
2015	8919	1462234	1455619	644862576	49989782	4155	741710	816226	386039266	22953907
2017	9828	1669441	1634777	714653301	57575376	4654	841746	906372	426450839	26066923
2018	10516	1773940	1723831	745235603	59938545	4958	910854	962162	441514104	27507689
2019	11007	1897108	1839669	802598660	62260013	5168	958797	1023214	475407390	29089504
2020	11322	1941802	1896806	729279479	54619427	5482	1028348	1085769	432550490	26029744
2021	11545	2018029	1986255	817628184	55723554	5749	1084110	1137520	498108612	28057059
东　部	3123	519153	556635	259148635	13785388	2332	447265	491604	252158682	11616126
中　部	3874	756060	707574	265275840	20462861	1857	352979	342033	128469108	8890966
西　部	4548	742816	722046	293203709	21475305	1560	283866	303883	117480822	7549967
北　京										
天　津										
河　北	1023	127995	137532	60296881	3244672	429	54767	65004	29543846	1354203
山　西	535	56162	59659	21400929	1174028	189	18014	20288	6514947	375595
内蒙古	303	44053	48135	18900112	931450	74	13632	17385	5863060	267681
辽　宁	182	31140	29540	10131913	625006	267	46213	41151	13073565	904608
吉　林	192	31864	38097	13317705	755277	249	38667	40869	13394262	803603
黑龙江	270	41457	37359	11289364	775704	257	31464	33695	9054575	541500
上　海										
江　苏	410	63067	69598	31071248	1890057	447	87351	97064	50282714	2344125
浙　江	312	57319	69728	49048761	1541675	331	72562	97421	70784112	2175708
安　徽	538	119874	108164	46783451	3113635	104	22858	22398	11642354	578363
福　建	223	48536	48631	24345609	1189911	119	25923	25633	14551831	578223
江　西	400	85403	78789	34354774	2546634	116	24155	21349	9162166	662932
山　东	676	131186	138204	56865028	3854254	452	88785	99574	41978849	2407537
河　南	1025	206819	200675	78782420	6052984	345	78778	76102	32183335	2077765
湖　北	220	63239	54677	21840988	1802171	321	77052	71757	30017284	2141350
湖　南	694	151242	130154	37506209	4242428	276	61991	55575	16500185	1709858
广　东	215	46613	50430	23160433	1206726	233	62275	57049	28128473	1668121
广　西	318	73557	81739	34792719	2384618	82	20428	19606	8694907	553223
海　南	82	13297	12972	4228762	233087	54	9389	8708	3815292	183601
重　庆	198	37902	34870	14040363	1103375					
四　川	905	158362	135924	60121798	4455699	326	63951	62170	28688043	1699183
贵　州	697	100894	92039	34550325	3198388	232	40789	40231	14561089	1137870
云　南	654	112747	106072	52675116	3687055	310	59070	61131	23967725	1654270
西　藏	110	5766	7369	2601963	84210					
陕　西	466	77461	84672	27032467	2038282	94	16151	20761	6988569	431897
甘　肃	332	62328	57489	21588667	1642229	35	6975	7176	2809713	170322
青　海	119	12633	12314	4785688	285868	30	3605	4157	1300077	68583
宁　夏	61	9241	9964	4426205	248757	18	2205	2712	1646850	48793
新　疆	385	47872	51459	17688286	1415374	359	57060	68554	22960789	1518145

6-13 各地区县及县级市妇幼保健院（所、站）工作情况

地区	县妇幼保健院（所、站）					县级市妇幼保健院（所、站）				
	机构数（个）	床位数（张）	人员数（人）	诊疗人次数（人次）	入院人次数（人次）	机构数（个）	床位数（张）	人员数（人）	诊疗人次数（人次）	入院人次数（人次）
2015	1566	74303	115909	63136415	2810760	392	31381	56337	37832079	1371778
2017	1523	81457	140226	74912356	3070421	394	34812	66886	43381244	1574957
2018	1505	84976	146428	76885878	2917213	402	36196	71432	44308820	1535579
2019	1497	87039	156560	82013037	3011326	406	38257	76475	47736255	1600678
2020	1470	88464	164983	74023377	2599314	417	40612	80732	42693863	1393331
2021	1446	91464	172743	79561479	2579748	422	41856	86327	48119118	1417342
东　部	316	22128	43892	22826438	567637	141	17455	36793	24484758	649126
中　部	446	35129	60985	25624067	976275	150	14504	28302	12323856	413947
西　部	684	34207	67866	31110974	1035836	131	9897	21232	11310504	354269
北　京										
天　津										
河　北	98	5947	11394	4671587	121219	23	1808	3815	2110483	47106
山　西	80	1822	5094	1557575	23539	11	449	1306	441474	14112
内蒙古	70	2114	4002	1380192	24170	13	281	924	399154	2282
辽　宁	23	590	1399	489439	6837	14	474	1095	434990	6682
吉　林	21	500	1653	199357	3292	21	812	2638	892049	12258
黑龙江	46	1311	2561	439040	6881	26	836	2104	493638	6760
上　海										
江　苏	19	1120	2353	991848	21445	23	1672	3540	2460858	45892
浙　江	33	1447	4454	3601794	59767	19	3245	8168	7851042	165750
安　徽	51	2618	4406	2113379	44861	10	565	909	532605	5920
福　建	42	3040	4248	2162485	43402	11	1206	2229	1816927	28801
江　西	61	5477	8841	4349423	175830	12	993	2110	1030383	41443
山　东	54	5720	11284	5940606	164703	26	4242	8638	4363636	124880
河　南	83	12204	19058	8683580	376777	21	3991	6702	3447665	118250
湖　北	37	4838	7181	3261919	142572	28	4462	7064	3310932	118079
湖　南	67	6359	12191	5019794	202523	21	2396	5469	2175110	97125
广　东	36	4065	8150	4698800	149886	20	4336	8748	5126501	220558
广　西	60	6738	13768	7666678	326227	10	1667	3240	2169150	94984
海　南	11	199	610	269879	378	5	472	560	320321	9457
重　庆	14	835	1761	853665	32601					
四　川	109	5401	11325	6180319	196609	22	1751	4294	2696395	75815
贵　州	62	4891	8169	2405345	116157	13	954	2154	565864	26882
云　南	95	5015	10985	6326757	150619	26	2284	5511	3205685	81929
西　藏	29	153	204	105829	1553					
陕　西	69	4174	8872	2525587	103778	7	931	1531	568615	25438
甘　肃	64	2633	4519	1707359	51038	7	486	772	333096	12625
青　海	35	315	687	238470	3183	7	108	229	43806	1024
宁　夏	11	415	953	364377	8535	2	26	171	55393	350
新　疆	66	1523	2621	1356396	21366	24	1409	2406	1273346	32940

6-14 各地区县及县级市专科疾病防治院（所、站）工作情况

地区	县专科疾病防治院（所、站）					县级市专科疾病防治院（所、站）				
	机构数（个）	床位数（张）	人员数（人）	诊疗人次数（人次）	入院人次数（人次）	机构数（个）	床位数（张）	人员数（人）	诊疗人次数（人次）	入院人次数（人次）
2010	517	8081	13061	4169366	89564	263	4468	8347	3511977	59013
2015	497	10443	12802	4415846	144283	264	6163	8634	3727678	95425
2017	466	10422	11909	4199859	131068	260	7169	8494	3792502	102637
2018	450	10544	11800	4032517	136670	250	6963	8183	3948467	109535
2019	432	11528	12075	3913819	125527	254	7457	9010	4044001	109799
2020	378	9893	10553	3292321	92736	247	8074	9011	3685811	87693
2021	325	9856	9884	3107397	85412	222	8670	8439	3637518	97746
东　部	116	3548	3540	1455848	19175	81	3639	3996	2544631	28954
中　部	152	4785	4807	1152107	48072	119	4591	3669	785549	56856
西　部	57	1523	1537	499442	18165	22	440	774	307338	11936
北　京										
天　津										
河　北	3	25	41	40419		1	15	43	10566	
山　西	3	20	23	4040	23					
内蒙古	6	127	76	17636		1		8	7275	
辽　宁	17	114	200	28383	1056	10	119	250	14387	1178
吉　林	19	305	512	43081	1153	21	190	485	64179	343
黑龙江	9	6	160	29960	4	8	32	195	33393	71
上　海										
江　苏	3	11	33	9666		8	10	293	358390	3
浙　江	3		164	83522		5	303	358	568654	1673
安　徽	9	242	533	26393	3246	10	425	254	40935	278
福　建	10	564	284	157416	3102	3	100	73	101352	508
江　西	55	1918	1659	616025	24499	19	1571	839	193252	12939
山　东	33	1010	1181	416595	6105	26	2095	1478	567870	13358
河　南	6	120	241	46065	4735	5	1102	402	133278	10897
湖　北	9	491	481	63582	2877	39	715	871	208523	11423
湖　南	42	1683	1198	322961	11535	17	556	623	111989	20905
广　东	39	1796	1507	666667	8894	24	997	1404	882350	12234
广　西	15	128	368	204751	1347	4	50	114	86712	4409
海　南	8	28	130	53180	18	4		97	41062	
重　庆	2		39	14131						
四　川	9	750	280	32440	4161	6	35	92	75451	
贵　州	1	204	60	6765	905	4	20	78	21211	203
云　南	21	311	661	220119	11752	6	295	450	116689	7324
西　藏										
陕　西	1		44							
甘　肃	2	3	9	3600						
青　海						1	40	32		
宁　夏										
新　疆										

七、中医药服务

简要说明

一、本章主要介绍全国及31个省、自治区、直辖市中医类医疗卫生机构门诊、住院和床位利用情况，包括诊疗人次、出院人数、病床使用率、平均住院日、医师人均工作量、医药费用等。

二、本章数据来源于卫生资源与医疗服务统计年报。

三、本章涉及的相关指标解释与"医疗卫生机构""医疗服务"章一致。

主要指标解释

中医类医疗卫生机构　包括中医类医院、中医类门诊部、中医类诊所和中医类研究机构。

中医类医疗机构　包括中医类医院、中医类门诊部、中医类诊所。

中医类医院　包括中医医院、中西医结合医院、民族医医院。

中医类门诊部　包括中医门诊部、中西医结合门诊部、民族医门诊部。

中医类诊所　包括中医诊所、中西医结合诊所、民族医诊所。

中医类临床科室　包括中医科各专业、中西医结合科、民族医学科。

7-1-1 中医类医疗机构诊疗人次数

机构分类	2015	2017	2018	2019	2020	2021
中医类总诊疗量（万人次）	90912.4	101885.4	107147.1	116390.0	105764.1	120233.0
中医类医院	54870.9	60379.8	63052.7	67528.2	59699.2	68912.9
中医医院	48502.6	52849.2	54840.5	58620.1	51847.8	59667.8
中西医结合医院	5401.4	6363.0	6821.0	7456.6	6542.4	7790.1
民族医医院	966.8	1167.5	1391.1	1451.5	1309.1	1455.0
中医类门诊部	1761.9	2322.6	2821.0	3182.7	3113.6	3505.9
中医门诊部	1567.4	2063.9	2504.8	2816.6	2741.0	3104.9
中西医结合门诊部	192.1	253.0	310.0	360.8	368.2	394.8
民族医门诊部	2.4	5.7	6.2	5.3	4.4	6.2
中医类诊所	11781.4	13660.9	14973.2	16469.8	15738.2	16875.7
中医诊所	9215.8	10894.3	11993.5	13363.2	12808.7	13256.9
中西医结合诊所	2446.7	2644.4	2856.9	2987.6	2816.8	2918.3
民族医诊所	118.8	122.2	122.8	119.0	112.7	122.0
中医诊所（备案）						578.5
非中医类机构中医类临床科室	22498.3	25522.2	26300.3	29209.2	27213.2	30938.4
中医类诊疗量占总诊疗量（不包含村卫生室的比例%）	15.7	15.9	16.1	16.4	16.8	16.9

7-1-2 非中医类医疗机构中医类临床科室诊疗人次数

机构分类	2015	2017	2018	2019	2020	2021
门急诊量（万人次）	22498.3	25522.2	26300.3	29209.2	27213.2	30938.4
综合医院	10069.2	10273.2	10269.7	11112.4	9542.6	10499.3
专科医院	563.5	653.0	682.8	787.8	742.9	862.6
社区卫生服务中心（站）	5571.7	6611.4	6939.4	8018.7	7299.2	8286.1
乡镇卫生院	5662.9	6930.8	7323.4	8057.8	8592.7	9731.3
其他机构	631.1	1053.8	1085.1	1232.5	1035.9	1559.1
占同类机构诊疗量的%						
综合医院	4.5	4.1	4.0	4.0	4.0	3.8
专科医院	2.0	2.0	1.9	2.0	2.2	2.1
社区卫生服务中心（站）	7.9	8.6	8.7	9.3	9.7	9.9
乡镇卫生院	5.4	6.2	6.6	6.9	7.8	8.4
其他机构	0.7	1.0	1.0	1.0	0.9	1.5

7-1-3 村卫生室中医诊疗人次数

机构分类	2015	2017	2018	2019	2020	2021
中医诊疗量（万人次）	76569.4	72059.2	68695.9	66354.8	60326.5	57567.1
以中医为主	6187.8	5606.8	5139.8	4956.1	4444.3	4164.0
以中西医结合为主	70381.6	66452.5	63556.1	61398.7	55882.2	53403.0
中医占村卫生室诊疗量的%	40.4	40.3	41.1	41.4	42.3	42.9

7-2-1 中医类医院诊疗人次数（万人次）

机构分类	2015	2017	2018	2019	2020	2021
中医医院合计	48502.6	52849.2	54840.5	58620.1	51847.8	59667.8
按医院等级分						
其中：三级医院	23346.6	25241.8	26558.6	28723.2	26043.8	31804.9
内：三甲医院	19899.2	21273.5	22250.7	24159.6	21142.9	25214.1
二级医院	22292.9	24371.4	24971.5	26288.4	22696.7	24430.1
一级医院	1319.1	1636.6	1744.7	1946.8	1713.4	1920.8
按登记注册类型分						
公立医院	46016.5	49364.4	51044.8	54437.1	47762.6	54978.8
民营医院	2486.2	3484.9	3795.7	4183.0	4085.2	4689.1
按医院类别分						
其中：中医综合医院	46764.7	50848.7	52660.5	56326.4	49768.6	57224.8
中医专科医院	1738.0	2000.5	2179.9	2293.8	2079.2	2443.1
中西医结合医院	5401.4	6363.0	6821.0	7456.6	6542.4	7790.1
民族医医院	966.8	1167.5	1391.1	1451.5	1309.1	1455.0
蒙医	428.1	588.0	753.1	808.2	657.1	751.0
藏医	280.0	298.6	328.2	302.0	321.9	290.7
维医	134.3	152.0	172.7	193.7	177.5	204.3
傣医	9.8	10.1	15.4	17.2	12.1	25.3
其他	114.6	118.9	121.8	130.4	140.4	183.7

7-2-2 中医医院分科门急诊人次数

科　别	门急诊人次数（万人次）		构成（%）	
	2020	2021	2020	2021
总　计	50011.1	57595.7	100.0	100.0
内科	15787.5	17298.1	31.6	30.0
外科	3051.6	3416.7	6.1	5.9
妇科	3938.4	4131.0	7.9	7.2
儿科	2849.0	3555.8	5.7	6.2
骨伤科	4123.4	4735.5	8.2	8.2
肛肠科	653.2	770.8	1.3	1.3
针灸科	1852.4	1999.3	3.7	3.5
推拿科	780.8	865.1	1.6	1.5
皮肤科	2103.6	2429.8	4.2	4.2
眼科	1002.9	1163.3	2.0	2.0
耳鼻喉科	1242.4	1478.5	2.5	2.6
其他	12626.0	15752.0	25.3	27.4

7-2-3　2021年各地区中医类诊疗人次数（万人次）

地　区	总计	中医类医院	中医医院	中西医结合医院	民族医医院	中医类门诊部	中医类诊所	非中医类医疗机构中医类临床科室
总　计	**120233.0**	**68912.9**	**59667.8**	**7790.1**	**1455.0**	**3505.9**	**16875.7**	**30938.4**
东　部	62162.6	35374.8	30148.7	5200.3	25.8	2587.1	6890.2	17310.5
中　部	25963.6	16083.7	14950.2	1117.1	16.4	542.3	3390.9	5946.6
西　部	32106.8	17454.4	14569.0	1472.7	1412.7	376.4	6594.6	7681.3
北　京	5942.8	3870.2	2900.3	961.7	8.2	110.8	70.1	1891.7
天　津	2284.8	1262.7	1175.3	87.5		167.9	28.0	826.2
河　北	4835.4	3045.0	2430.3	614.7		50.6	775.9	963.9
山　西	1778.4	977.5	907.3	70.2		18.6	344.5	437.8
内蒙古	2109.6	1267.3	529.5	21.5	716.3	26.3	392.9	423.1
辽　宁	1813.3	1211.5	1093.4	105.7	12.4	23.7	192.7	385.4
吉　林	1609.0	1169.3	1082.2	83.6	3.5	31.7	201.6	206.4
黑龙江	1275.6	917.5	894.1	21.6	1.8	29.9	113.2	215.1
上　海	4603.1	2576.2	1703.4	872.8		293.7	39.4	1693.8
江　苏	7549.4	4858.1	4365.0	493.1		203.6	612.1	1875.6
浙　江	11290.2	6014.4	5248.5	765.9		1048.4	1465.3	2762.0
安　徽	4359.8	2317.3	2173.4	143.9		204.1	677.5	1160.9
福　建	3823.0	1982.4	1764.0	213.2	5.3	284.3	752.7	803.6
江　西	2765.8	1709.9	1612.0	97.9		46.2	490.9	518.8
山　东	7154.3	3865.6	3606.7	258.9		43.4	1242.3	2003.1
河　南	7058.6	4421.6	4224.5	197.1		77.8	597.5	1961.7
湖　北	3762.7	2506.1	2066.4	429.5	10.3	91.5	408.9	756.1
湖　南	3353.8	2064.5	1990.2	73.4	0.8	42.5	556.9	689.8
广　东	12393.1	6371.1	5576.9	794.2		347.7	1627.7	4046.5
广　西	3487.4	2260.7	1924.9	233.5	102.3	33.7	477.4	715.6
海　南	473.1	317.4	284.9	32.5		13.0	83.9	58.8
重　庆	3759.9	1655.2	1529.7	125.4		60.7	1271.5	772.6
四　川	9930.2	4588.9	3938.5	580.6	69.8	106.0	2569.9	2665.4
贵　州	2148.6	1281.8	1129.0	145.0	7.8	10.5	334.8	521.5
云　南	3418.9	2005.1	1918.6	56.2	30.3	74.5	440.7	898.6
西　藏	268.0	148.4	2.3	1.8	144.4	1.5	80.7	37.3
陕　西	2641.7	1597.9	1450.0	147.9		25.5	397.7	620.6
甘　肃	2181.5	1290.7	1150.5	107.7	32.5	3.8	418.9	468.1
青　海	379.1	209.9	135.5	9.6	64.8	22.3	54.9	91.9
宁　夏	627.0	379.9	340.1	32.8	7.0	5.9	74.4	166.8
新　疆	1154.9	768.8	520.6	10.6	237.7	5.7	80.6	299.8

注：本表中村卫生室中医诊疗人次数，是2021年村卫生室新增指标；总计不包含村卫生室中医诊疗人次数。

7-3-1 中医类出院人次数

机构分类	2015	2017	2018	2019	2020	2021
中医类医疗机构出院人次数	26914631	32909642	35846857	38589419	35041909	38005653
中医类医院	23493099	28160546	30410418	32740411	29070582	31519303
中医医院	20915263	24818618	26612919	28666239	25521800	27564410
中西医结合医院	2020219	2599168	2879720	3114518	2759849	3155464
民族医医院	557617	742760	917779	959654	788933	799429
中医类门诊部	19150	11977	7112	6022	3064	7699
中医门诊部	16340	11030	6214	5030	1996	2808
中西医结合门诊部	2810	947	898	992	1068	4179
民族医门诊部						712
非中医类医疗机构中医类临床科室	3402382	4737119	5429327	5842986	5968263	6478651
中医类出院人次数占总出院人次数的 %	12.9	13.6	14.1	14.6	15.3	15.4

7-3-2 非中医类医疗机构中医类临床科室出院人次数

机构分类	2015	2017	2018	2019	2020	2021
出院人次数	3402382	4737119	5429327	5842986	5968263	6478651
综合医院	1955243	2497745	2804286	2968186	2843526	3166152
专科医院	220710	289241	332329	344365	384047	429833
社区卫生服务中心（站）	120778	163791	191417	203104	221179	251745
乡镇卫生院	1087064	1749695	2053437	2267987	2455667	2557005
其他机构	18587	36647	47858	59344	63844	73916
占同类机构出院人次数的 %						
综合医院	1.8	1.7	1.9	1.9	2.1	2.1
专科医院	1.6	1.7	1.8	1.7	2.1	2.1
社区卫生服务中心（站）	3.8	4.5	5.4	5.8	7.4	7.8
乡镇卫生院	3.0	4.3	5.2	5.8	7.3	7.9
其他机构	0.2	0.3	0.3	0.4	0.5	0.5

7-4-1　中医类医院出院人次数

机构分类	2015	2017	2018	2019	2020	2021
中医医院合计	20915263	24818618	26612919	28666239	25521800	27564410
按医院等级分						
其中：三级医院	7726841	9363540	10266435	11688111	10825999	13080814
内：三甲医院	6392631	7615032	8330155	9499335	8327492	9529040
二级医院	12183571	14196420	14933157	15502153	13377547	13153905
一级医院	352744	511584	604484	663374	659325	709207
按登记注册类型分						
公立医院	19670638	22954282	24492834	26321981	23225745	25054157
民营医院	1244625	1864336	2120085	2344258	2296055	2510253
按医院类别分						
中医综合医院	20099234	23818115	25499155	27502602	24414075	26310040
中医专科医院	816029	1000503	1113764	1163637	1107725	1254370
中西医结合医院	2020219	2599168	2879720	3114518	2759849	3155464
民族医医院	557617	742760	917779	959654	788933	799429
蒙医	175376	310586	452352	439738	342003	348604
藏医	95775	107657	113422	128959	138036	142135
维医	204896	234876	263647	291872	215204	215591
傣医	5717	5853	5809	7086	6182	6973
其他	75853	83788	82549	91999	87508	86126

7-4-2　中医医院分科出院人次数

科　别	出院人次数		构成（%）	
	2020	2021	2020	2021
总　计	25521800	27564410	100.0	100.0
内科	9041051	9498208	35.4	34.5
外科	3431392	3616535	13.4	13.1
妇科	1855530	1753590	7.3	6.4
儿科	1314068	1632891	5.2	5.9
骨伤科	3275621	3619005	12.8	13.1
肛肠科	801893	907228	3.1	3.3
针灸科	1142272	1188194	4.5	4.3
推拿科	330131	367145	1.3	1.3
皮肤科	152937	18128	0.6	0.1
眼科	414557	468876	1.6	1.7
耳鼻喉科	325719	372442	1.3	1.4
其他	3436629	4122168	13.5	15.0

7-4-3 2021年各地区中医类出院人次数

地 区	总计	中医类医院	中医医院	中西医结合医院	民族医医院	中医类门诊部	非中医类医疗机构中医类临床科室
总 计	38005653	31519303	27564410	3155464	799429	7699	6478651
东 部	12971735	11403330	9766684	1626722	9924	1887	1566518
中 部	11380660	9609979	8956723	644108	9148	2661	1768020
西 部	13653258	10505994	8841003	884634	780357	3151	3144113
北 京	501969	466353	273663	191566	1124		35616
天 津	241532	214819	173004	41815			26713
河 北	1632391	1466569	1159940	306629			165822
山 西	514560	420984	370554	50430		491	93085
内蒙古	630134	557055	221814	14537	320704	891	72188
辽 宁	621044	550654	498480	44161	8013	536	69854
吉 林	478205	435344	385929	48283	1132	1	42860
黑龙江	590636	520850	504655	14725	1470	85	69701
上 海	517233	439561	248534	191027			77672
江 苏	1976557	1804062	1634759	169303			172495
浙 江	1567814	1483784	1253852	229932		52	83978
安 徽	1478014	1298024	1203385	94639		20	179970
福 建	784792	675839	580681	94371	787		108953
江 西	1270309	1099849	1041988	57861		35	170425
山 东	2597817	2121568	2015820	105748		1299	474950
河 南	2957716	2452177	2314386	137791		1975	503564
湖 北	1687282	1397557	1223097	169144	5316	13	289712
湖 南	2403938	1985194	1912729	71235	1230	41	418703
广 东	2385117	2056291	1815396	240895			328826
广 西	1804958	1319410	1134439	145174	39797		485548
海 南	145469	123830	112555	11275			21639
重 庆	1403933	1072161	935114	137047		2	331770
四 川	3298273	2443757	2147498	267433	28826	515	854001
贵 州	1509334	1049043	945782	97632	5629	1122	459169
云 南	1623473	1248689	1208026	30925	9738		374784
西 藏	63956	57889	45	800	57044		6067
陕 西	1129121	1002094	913801	88293			127027
甘 肃	1094227	867664	769694	75916	22054	110	226453
青 海	162782	132698	81683	3054	47961	511	29573
宁 夏	188181	154776	139954	12423	2399		33405
新 疆	744886	600758	343153	11400	246205		144128

7-5-1 中医医院病床使用及工作效率

	病床使用率（%）		平均住院日		医师日均担负诊疗人次数		医师日均担负住院床日	
	2020	2021	2020	2021	2020	2021	2020	2021
中医医院合计	72.3	73.9	9.5	9.3	6.1	6.6	2.0	2.0
按医院等级分								
其中：三级医院	79.7	82.7	10.4	9.9	6.8	7.4	2.0	2.1
内：三甲医院	79.4	83.4	10.7	10.2	6.8	7.7	2.0	2.0
二级医院	70.7	70.7	8.8	8.8	5.7	6.0	2.1	2.0
一级医院	43.8	45.1	8.9	9.1	4.2	4.4	1.1	1.1
按登记注册类型分								
公立医院	75.2	77.0	9.5	9.3	6.3	6.9	2.0	2.1
民营医院	52.7	54.2	9.5	9.7	4.0	4.3	1.6	1.6
按医院类别分								
中医综合医院	73.0	74.5	9.4	9.2	6.1	6.7	2.0	2.0
中医专科医院	62.0	65.8	11.6	11.5	4.6	5.0	2.0	2.1

7-5-2　2021年各地区中医医院病床使用及工作效率

地　区	病床使用率（%）	平均住院日	医师日均担负诊疗人次数	医师日均担负住院床日
总　　计	73.9	9.3	6.6	2.0
北　京	58.9	11.2	9.9	0.7
天　津	69.0	11.0	8.7	1.0
河　北	65.3	9.4	4.9	1.6
山　西	57.3	11.0	4.8	1.5
内蒙古	47.1	9.5	4.8	1.4
辽　宁	51.6	11.0	4.4	1.6
吉　林	62.8	11.3	5.6	1.6
黑龙江	51.4	10.4	4.0	1.7
上　海	82.7	8.0	17.9	1.4
江　苏	78.4	8.7	7.8	1.7
浙　江	75.5	9.4	10.4	1.6
安　徽	68.2	8.5	6.3	2.1
福　建	69.8	8.9	8.5	1.7
江　西	76.3	9.0	5.6	2.3
山　东	78.2	9.6	4.8	1.8
河　南	80.6	10.2	5.6	2.2
湖　北	77.6	10.0	6.0	2.4
湖　南	80.2	9.3	4.2	2.6
广　东	75.6	8.6	9.4	1.8
广　西	79.1	7.8	6.5	2.2
海　南	59.9	8.7	6.0	1.4
重　庆	78.7	9.4	7.1	2.8
四　川	83.9	10.0	7.2	2.7
贵　州	78.8	8.3	5.2	2.6
云　南	82.2	8.9	7.0	2.8
西　藏				
陕　西	71.1	9.8	5.5	2.3
甘　肃	72.0	8.9	5.7	2.5
青　海	75.3	9.5	5.4	2.1
宁　夏	67.1	9.0	6.9	1.8
新　疆	83.1	8.9	5.6	2.3

7-6 公立中医类医院病人医药费用

	次均门诊费用（元）	药费	门诊药费占门诊费用（%）	次均住院费用（元）	药费	住院药费占住院费用（%）
中医医院						
2015	208.2	122.5	58.8	6715.9	2564.5	38.2
2017	229.8	128.0	55.7	7197.6	2341.1	32.5
2018	243.0	132.8	54.6	7510.3	2231.2	29.7
2019	255.3	139.2	54.5	7867.2	2272.7	28.9
2020	284.4	151.5	53.3	8450.5	2277.2	26.9
2021	289.5	150.3	51.9	8739.6	2256.7	25.8
其中：三级医院						
2015	254.3	158.9	62.5	10056.9	3851.0	38.3
2017	282.5	166.4	58.9	10481.8	3384.0	32.3
2018	297.5	170.9	57.5	10770.8	3151.9	29.3
2019	311.6	177.0	56.8	10981.5	3121.2	28.4
2020	342.3	189.6	55.4	11581.6	3088.9	26.7
2021	340.7	184.2	54.1	11398.4	2900.6	25.4
二级医院						
2015	163.3	86.2	52.8	4653.0	1770.5	38.1
2017	177.0	89.3	50.5	5055.9	1662.6	32.9
2018	186.9	93.0	49.8	5291.0	1600.0	30.2
2019	194.8	98.0	50.3	5495.9	1621.3	29.5
2020	218.9	107.7	49.2	5877.0	1607.4	27.4
2021	222.2	105.1	47.3	6026.2	1598.2	26.5
中西医结合医院						
2015	248.7	142.5	57.3	10688.5	4119.8	38.5
2017	274.8	143.9	52.4	11881.1	3802.6	32.0
2018	290.3	146.7	50.5	12458.3	3623.5	29.1
2019	301.1	149.6	49.7	13031.2	3728.5	28.6
2020	329.8	154.7	46.9	14005.0	3764.3	26.9
2021	333.5	152.8	45.8	14261.2	3649.2	25.6
民族医医院						
2015	156.6	88.5	56.5	4523.9	1741.0	38.5
2017	175.8	91.3	51.9	5319.0	1655.4	31.1
2018	187.3	95.5	51.0	5649.4	1622.8	28.7
2019	201.7	97.4	48.3	5992.8	1629.8	27.2
2020	231.7	107.5	46.4	6404.1	1635.4	25.5
2021	228.9	101.0	44.1	6539.2	1567.3	24.0

7-7-1 中医类医疗卫生机构数（个）

机构名称	2015	2017	2018	2019	2020	2021
总　计	46541	54243	60738	65809	72355	77336
中医类医院	3966	4566	4939	5232	5482	5715
中医医院	3267	3695	3977	4221	4426	4630
按登记注册类型分						
公立医院	2335	2303	2293	2311	2332	2347
民营医院	932	1392	1684	1910	2094	2283
按医院级别分						
其中：三级医院	399	422	448	476	535	593
内：三甲医院	307	314	326	352	368	377
二级医院	1756	1818	1848	1906	1926	1948
一级医院	513	724	874	986	1155	1263
按医院类别分						
中医综合医院	2752	3093	3345	3570	3748	3929
中医专科医院	515	602	632	651	678	701
肛肠医院	65	88	88	81	84	81
骨伤医院	200	210	224	226	242	248
按摩医院	14	17	17	16	18	16
针灸医院	24	28	31	31	31	30
其他专科医院	212	259	272	297	303	326
中西医结合医院	446	587	650	699	732	756
民族医医院	253	284	312	312	324	329
蒙医医院	69	89	108	108	110	109
藏医医院	41	45	44	43	44	42
维医医院	96	98	112	116	125	134
傣医医院	1	1	1	1	1	1
其他民族医医院	46	51	47	44	44	43
中医类门诊部	1640	2418	2958	3267	3539	3840
中医门诊部	1304	2015	2495	2772	3000	3276
中西医结合门诊部	320	374	436	468	508	529
民族医门诊部	16	29	27	27	31	35
中医类诊所	40888	47214	52799	57268	63291	67743
中医诊所	32968	38882	43802	48289	53560	54434
中西医结合诊所	7386	7747	8389	8360	9090	9424
民族医诊所	534	585	608	619	641	624
中医类研究机构	47	45	42	42	43	38
中医（药）研究院（所）	35	36	33	33	34	32
中西医结合研究所	3	2	2	2	2	1
民族医（药）学研究所	9	7	7	7	7	5

7-7-2 设有中医类临床科室的非中医类医疗卫生机构数

机构名称	2015	2017	2018	2019	2020	2021
设立中医类临床科室的机构数（个）						
二级及以上公立综合医院	3948	3932	3986	4010	4071	4110
社区卫生服务中心	3013	3391	3630	3940	4590	4944
乡镇卫生院	11886	12985	13835	14654	17414	18609
设有中医类临床科室的机构占同类机构总数的 %						
二级及以上公立综合医院	82.3	83.6	84.4	85.0	86.7	88.3
社区卫生服务中心	51.1	53.1	54.7	56.3	63.1	65.8
乡镇卫生院	33.4	36.6	39.1	41.7	50.1	55.1

注：本表不含分支机构。下表同。

7-7-3 提供中医服务的基层医疗卫生机构数

机构名称	2015	2017	2018	2019	2020	2021
社区卫生服务中心（个）	**5899**	**6387**	**6640**	**6995**	**7271**	**7513**
其中：提供中医服务的机构	5718	6274	6540	6878	7201	7480
所占比重（%）	96.9	98.2	98.5	98.3	99.0	99.6
社区卫生服务站（个）	**9552**	**10289**	**10880**	**11615**	**11995**	**12381**
其中：提供中医服务的机构	7734	8792	9490	9981	10868	11509
所占比重（%）	81.0	85.5	87.2	85.9	90.6	93.0
乡镇卫生院（个）	**33070**	**35509**	**35350**	**35154**	**34757**	**33760**
其中：提供中医服务的机构	33052	34095	34304	34148	34068	33470
所占比重（%）	93.0	96.0	97.0	97.1	98.0	99.1
村卫生室（个）	**587472**	**584851**	**577553**	**573186**	**568590**	**559992**
其中：提供中医服务的机构	354113	388518	398471	408588	423492	447455
所占比重（%）	60.3	66.4	69.0	71.3	74.5	79.9

注：①2015 年起按配备中医类别执业（助理）医师、有中草药收入、中医处方、开展中医医疗技术和中医药健康管理的社区卫生服务中心（站）、乡镇卫生院数及以中医、中西医结合、民族医为主、有中药柜、开展中医医疗技术和中医药健康管理的村卫生室统计；②本表不含分支机构。

7-7-4　2021年各地区中医类医疗卫生机构数（个）

地　区	总计	中医类医院	中医医院	中西医结合医院	民族医医院	中医类门诊部	中医类诊所	中医类研究机构
总　计	77336	5715	4630	756	329	3840	67743	38
东　部	30484	1985	1715	265	5	2136	26343	20
中　部	19817	1851	1586	257	8	1129	16831	6
西　部	27035	1879	1329	234	316	575	24569	12
北　京	1022	217	167	48	2	143	653	9
天　津	414	58	55	3	0	151	202	3
河　北	4958	322	275	47	0	124	4512	0
山　西	3397	254	217	37	0	73	3070	0
内蒙古	3233	247	140	12	95	124	2862	0
辽　宁	2693	223	207	14	2	120	2349	1
吉　林	2567	144	131	10	3	162	2261	0
黑龙江	1831	190	177	10	3	178	1463	0
上　海	509	33	23	10	0	182	292	2
江　苏	2845	191	152	39	0	313	2341	0
浙　江	3449	228	194	34	0	445	2776	0
安　徽	2161	196	147	49	0	167	1796	2
福　建	2149	98	88	9	1	178	1872	1
江　西	1603	149	126	23	0	81	1372	1
山　东	6082	387	347	40	0	101	5591	3
河　南	3242	499	431	68	0	140	2601	2
湖　北	2054	172	146	25	1	242	1640	0
湖　南	2962	247	211	35	1	86	2628	1
广　东	5909	199	185	14	0	350	5359	1
广　西	2341	140	114	21	5	37	2161	3
海　南	454	29	22	7	0	29	396	0
重　庆	3636	188	133	55	0	94	3354	0
四　川	8166	343	266	34	43	91	7728	4
贵　州	1527	145	116	22	7	23	1359	0
云　南	1970	186	163	19	4	48	1734	2
西　藏	222	53	1	1	51	2	167	0
陕　西	2412	189	172	17	0	74	2148	1
甘　肃	1715	169	116	36	17	7	1537	2
青　海	375	59	15	6	38	44	272	0
宁　夏	387	37	31	4	2	11	339	0
新　疆	1051	123	62	7	54	20	908	0

7-8-1 中医类床位数

机构名称	2015	2017	2018	2019	2020	2021
总　计	957523	1135615	1234237	1328752	1432900	1505309
中医类医院	819412	951356	1021548	1091630	1148135	1197032
中医医院	715393	818216	872052	932578	981142	1022754
中西医结合医院	78611	99680	110579	117672	124614	132094
民族医医院	25408	33460	38917	41380	42379	42184
中医类门诊部	585	494	548	536	438	947
中医门诊部	370	409	423	402	294	590
中西医结合门诊部	197	72	112	124	142	303
民族医门诊部	18	13	13	10	2	54
非中医类医疗机构中医类临床科室	137526	183765	212141	236586	284327	307330

7-8-2 中医类医院床位数

机构名称	2015	2017	2018	2019	2020	2021
总　计	819412	951356	1021548	1091630	1148135	1197032
中医医院	715393	818216	872052	932578	981142	1022754
按登记注册类型分						
公立医院	654413	725568	762845	808825	843867	874616
民营医院	60980	92648	109207	123753	137275	148138
按医院级别分						
其中：三级医院	275734	309116	331888	361544	398921	439220
内：三甲医院	231582	253520	272774	297379	315926	325819
二级医院	385656	439174	458579	484133	489999	488566
一级医院	21278	31070	37468	41572	49422	50820
按医院类别分						
中医综合医院	672158	765893	815208	873317	916245	955544
中医专科医院	43235	52323	56844	59261	64897	67210
肛肠医院	4477	6677	6621	6207	6467	6273
骨伤医院	23935	28105	30375	31818	34115	36871
针灸医院	1552	2058	2115	2120	2169	2158
按摩医院	1357	1590	1819	1844	1858	1969
其他专科医院	11914	13893	15914	17272	20288	19939
中西医结合医院	78611	99680	110579	117672	124614	132094
民族医医院	25408	33460	38917	41380	42379	42184
蒙医医院	8498	13294	18043	18603	18655	18851
藏医医院	7409	8958	8933	10519	10368	9220
维医医院	6159	7198	7680	8001	9282	9653
傣医医院	214	214	212	200	200	200
其他民族医医院	3128	3796	4049	4057	3874	4260

7-8-3 非中医类医疗卫生机构中医类临床科室床位数

科　别	非中医类医疗卫生机构中医类临床科室床位数（张）			占同类机构床位数的 %		
	2019	2020	2021	2019	2020	2021
总　计	236586	284327	307330			
综合医院	115551	133628	142415	2.5	2.9	3.0
专科医院	20743	26333	27311	1.8	2.1	2.0
社区卫生服务中心（站）	13678	16167	18756	5.8	6.8	7.5
乡镇卫生院	81846	101833	111512	6.0	7.3	7.9
其他医疗卫生机构	4768	6366	7336	0.9	1.1	1.2

7-8-4　中医医院分科床位及构成

科　别	床位数（张）			构成（%）		
	2019	2020	2021	2019	2020	2021
总　计	932578	981142	1022754	100.0	100.0	100.0
内科	311380	325779	331379	33.4	33.2	32.4
外科	117650	120972	122819	12.6	12.3	12.0
儿科	45001	43976	46717	4.8	4.5	4.6
妇产科	59418	58859	57554	6.4	6.0	5.6
眼科	11833	12038	12125	1.3	1.2	1.2
耳鼻喉科	10604	10940	11031	1.1	1.1	1.1
皮肤科	6997	7791	7673	0.8	0.8	0.8
骨伤科	129382	133882	139927	13.9	13.7	13.7
肛肠科	30267	32601	33926	3.3	3.3	3.3
针灸科	47704	51770	52800	5.1	5.3	5.2
推拿科	14902	17145	17900	1.6	1.8	1.8
其他	147440	165389	188903	15.8	16.9	18.5

7-8-5 2021年各地区中医类医疗机构床位数

地 区	总计	中医类医院	中医医院	中西医结合医院	民族医医院	中医类门诊部	非中医类医疗机构中医类临床科室
总 计	1505309	1197032	1022754	132094	42184	947	307330
东 部	520540	432583	367960	64027	596	265	87692
中 部	475341	384297	352600	31035	662	367	90677
西 部	509428	380152	302194	37032	40926	315	128961
北 京	29463	27900	15695	11989	216		1563
天 津	11196	9598	8415	1183		12	1586
河 北	74904	62273	50045	12228		10	12621
山 西	33942	25318	21565	3753		65	8559
内蒙古	39756	33160	14452	1240	17468	107	6489
辽 宁	41858	34874	31864	2690	320	84	6900
吉 林	27385	23667	21207	2294	166	56	3662
黑龙江	37610	31375	30363	756	256	41	6194
上 海	13738	11459	6817	4642			2279
江 苏	67563	57778	51685	6093		12	9773
浙 江	57730	53220	44102	9118		77	4433
安 徽	62659	51290	46160	5130		25	11344
福 建	30479	25045	21856	3129	60		5434
江 西	47231	39426	36878	2548		57	7748
山 东	105271	78685	73528	5157		70	26516
河 南	119366	94152	87283	6869		53	25161
湖 北	64944	51840	45414	6226	200	26	13078
湖 南	82204	67229	63730	3459	40	44	14931
广 东	81010	65976	58917	7059			15034
广 西	57000	40148	33061	5732	1355		16852
海 南	7328	5775	5036	739			1553
重 庆	48998	37276	31038	6238		28	11694
四 川	117110	83988	72554	9383	2051	53	33069
贵 州	49933	32505	28953	3167	385	30	17398
云 南	54468	40908	38595	1934	379	20	13540
西 藏	3756	3252	90	50	3112	10	494
陕 西	45383	38431	34926	3505			6952
甘 肃	46092	34546	28889	4196	1461	14	11532
青 海	8384	6850	3101	216	3533	35	1499
宁 夏	8007	6141	5333	567	241	1	1865
新 疆	30541	22947	11202	804	10941	17	7577

7-9-1 中医药人员数

人员类别	2015	2017	2018	2019	2020	2021
中医药人员总数（万人）	58.0	66.4	71.5	76.7	82.9	88.5
中医类别执业（助理）医师	45.2	52.7	57.5	62.5	68.3	73.2
见习中医师	1.4	1.6	1.6	1.5	1.5	1.6
中药师（士）	11.4	12.0	12.4	12.7	13.1	13.7
占同类人员总数的 %						
中医类别执业（助理）医师	14.9	15.6	16.0	16.2	16.7	17.1
见习中医师	6.4	7.7	7.6	7.9	8.2	9.6
中药师（士）	26.9	26.6	26.5	26.3	26.4	26.3

7-9-2 2021年各地区中医药人员数

地　区	合计	中医类别执业（助理）医师	见习中医师	中药师（士）
总　计	884815	731677	16419	136719
东　部	381681	313392	4867	63422
中　部	241071	199017	3599	38455
西　部	262063	219268	7953	34842
北　京	28777	22432	387	5958
天　津	14255	11510	176	2569
河　北	51741	45112	599	6030
山　西	23387	19607	213	3567
内蒙古	23791	18811	318	4662
辽　宁	23993	19026	312	4655
吉　林	16789	13885	144	2760
黑龙江	17598	14137	195	3266
上　海	13166	11078	26	2062
江　苏	44935	36459	702	7774
浙　江	45360	36192	572	8596
安　徽	31860	27621	462	3777
福　建	25018	20357	560	4101
江　西	22339	18145	505	3689
山　东	67488	55396	852	11240
河　南	61058	51736	954	8368
湖　北	28840	22444	617	5779
湖　南	39200	31442	509	7249
广　东	62545	52082	556	9907
广　西	28737	23737	1748	3252
海　南	4403	3748	125	530
重　庆	23978	20627	371	2980
四　川	73036	64217	1195	7624
贵　州	21232	17367	1351	2514
云　南	22878	19292	1071	2515
西　藏	3269	2884	75	310
陕　西	22987	17727	439	4821
甘　肃	19952	16774	692	2486
青　海	4667	3889	129	649
宁　夏	4347	3358	98	891
新　疆	13189	10585	466	2138

7-9-3 中医类医疗卫生机构人员数

机构类别	2015	2017	2018	2019	2020	2021
总　计	1044242	1226170	1321902	1421203	1513024	1602459
中医类医院	940387	1094773	1169359	1250689	1321390	1394421
中医医院	824022	943444	998777	1069481	1127425	1189337
中医综合医院	781741	892497	944007	1011178	1064791	1121782
中医专科医院	42281	50947	54770	58303	62634	67555
中西医结合医院	93209	118230	130085	138965	149371	158319
民族医医院	23156	33099	40497	42243	44594	46765
中医类门诊部	21434	32731	40468	44868	48248	51144
中医门诊部	17848	27845	34588	38341	41015	43862
中西医结合门诊部	3482	4692	5697	6340	7033	7072
民族医门诊部	104	194	183	187	200	210
中医类诊所	79314	96111	109662	123116	140877	154378
中医诊所	60344	75072	86846	99055	114017	118823
中西医结合诊所	18185	20110	21821	23075	25824	26821
民族医诊所	785	929	995	986	1036	1073
中医类研究机构	3107	2555	2413	2530	2509	2516
中医（药）研究院（所）	2616	2355	2239	2357	2373	2377
中西医结合研究所	87	89	84	87	78	82
民族医（药）学研究所	404	111	90	86	58	57

7-9-4 中医类医疗机构卫生技术人员数

机构类别	中医类别执业（助理）医师（人）		中药师（士）（人）		注册护士（人）		中医类别占同类机构执业（助理）医师总数的 %		中药师（士）占同类机构药师（士）总数的 %	
	2020	2021	2020	2021	2020	2021	2020	2021	2020	2021
总 计	288939	313026	54822	57596	545017	584784	56.5	57.4	58.6	58.5
中医类医院	202166	216881	38196	39392	506394	542962	50.0	50.7	51.0	50.5
中医医院	176697	189102	33601	34495	433444	464899	51.4	52.0	51.6	51.0
中医综合医院	167061	178842	31938	32717	410554	440031	51.3	52.0	51.6	50.9
中医专科医院	9636	10260	1663	1778	22890	24868	52.9	52.6	52.7	53.0
中西医结合医院	16517	18217	2676	2851	59595	63933	35.7	36.8	38.6	39.6
民族医医院	8952	9562	1919	2046	13355	14130	62.1	63.6	65.3	66.0
中医类门诊部	17853	19694	3163	3307	9602	10466	79.8	81.0	80.5	79.9
中医门诊部	16690	18471	2968	3116	7267	8010	86.8	87.3	84.1	83.4
中西医结合门诊部	1094	1151	181	179	2294	2409	35.8	37.6	47.5	46.4
民族医门诊部	69	72	14	12	41	47	82.1	70.6	82.4	80.0
中医类诊所	68920	75955	13463	14034	29021	31356	81.2	82.2	91.5	91.6
中医诊所	60719	62961	12545	13030	19366	21198	86.3	86.3	93.0	93.0
中西医结合诊所	7682	8266	842	931	9532	10023	55.8	58.1	73.5	73.7
民族医诊所	519	524	76	73	123	135	75.0	74.2	91.6	89.0

7-9-5 非中医类医疗卫生机构中医类人员数

机构类别	中医类别执业（助理）医师（人）		中药师（士）（人）		中医类别占同类机构执业（助理）医师总数的 %		中药师（士）占同类机构药师（士）总数的 %	
	2020	2021	2020	2021	2020	2021	2020	2021
总 计	393241	418651	76269	79123	11.0	11.2	18.9	18.7
综合医院	123263	131148	31118	32374	7.8	7.9	15.5	15.6
专科医院	24529	26989	5673	6102	8.7	8.8	15.0	14.9
社区卫生服务中心	37753	40631	8706	9192	20.8	21.1	25.2	25.2
社区卫生服务站	15337	15790	1807	1812	29.5	29.9	33.0	33.2
乡镇卫生院	91168	95506	18897	18651	17.5	18.2	23.8	23.0
门诊部	11946	13323	2025	2248	8.5	8.0	25.7	25.5
诊所	26794	26960	3013	3120	10.4	9.9	36.9	36.2
妇幼保健机构	9069	10264	2289	2480	6.0	6.4	13.3	13.4
专科疾病防治机构	1026	945	380	341	6.9	6.9	14.7	14.3
村卫生室	39655	44048	－	812	17.6	18.6	－	20.7
其他医疗卫生机构	12701	13047	2361	1991	8.1	8.0	27.3	21.4

7-9-6 2021年各地区中医医院人员数

地区	合计	卫生技术人员							其他技术人员	仅从事管理人员	工勤技能人员
		小计	执业（助理）医师	执业医师	注册护士	药师（士）	技师（士）	其他			
总　计	1189337	1016890	363624	338570	464899	67654	66967	53746	52604	37661	82182
东　部	489676	417912	158031	149060	184559	29917	26072	19333	22589	15054	34121
中　部	370168	316732	113393	103785	147054	20711	21537	14037	18005	11218	24213
西　部	329493	282246	92200	85725	133286	17026	19358	20376	12010	11389	23848
北　京	33451	27046	11749	11278	10204	2426	1732	935	1428	1598	3379
天　津	13758	11922	5428	5303	4403	1025	635	431	761	513	562
河　北	57207	48640	19930	17727	20410	2588	2913	2799	3463	1189	3915
山　西	23780	20077	7640	6976	8629	1426	1415	967	1170	736	1797
内蒙古	15269	12915	4492	4033	5890	884	844	805	890	525	939
辽　宁	32724	26849	9910	9337	11888	1989	1791	1271	1968	1155	2752
吉　林	24966	20313	7748	7212	8889	1381	1383	912	1378	1172	2103
黑龙江	29887	24303	9060	8287	10311	1737	1702	1493	1429	1351	2804
上　海	11430	9735	3824	3806	4078	829	727	277	624	583	488
江　苏	70646	60546	22586	21999	27990	4286	3791	1893	3446	1929	4725
浙　江	63572	54498	20334	19518	24511	4107	3351	2195	2485	1723	4866
安　徽	43037	38295	13917	13017	18213	2332	2315	1518	1858	941	1943
福　建	27151	23478	8335	7930	10389	1812	1734	1208	1126	859	1688
江　西	37197	32752	11684	10924	15243	2275	2262	1288	1290	850	2305
山　东	91405	79713	30103	27728	36197	4945	4918	3550	5026	1975	4691
河　南	100831	84809	30245	26558	38706	5173	6398	4287	6351	2625	7046
湖　北	45215	39715	13935	12919	18777	2739	2688	1576	1705	1611	2184
湖　南	65255	56468	19164	17892	28286	3648	3374	1996	2824	1932	4031
广　东	81751	70046	23937	22607	31905	5513	4092	4599	2078	3129	6498
广　西	43996	37252	11827	11187	18105	2474	2488	2358	1317	1311	4116
海　南	6581	5439	1895	1827	2584	397	388	175	184	401	557
重　庆	29836	25312	8607	7990	12448	1449	1604	1204	966	1406	2152
四　川	75412	64328	22102	20826	30966	3955	4354	2951	2550	2341	6193
贵　州	31839	27645	8714	8172	13076	1365	2090	2400	1333	1073	1788
云　南	39093	34424	11059	10173	16185	1976	2171	3033	1773	746	2150
西　藏	45	29	20	17	5	1	2	1	3	3	10
陕　西	42352	36307	10541	9788	16403	2238	2687	4438	466	2595	2984
甘　肃	27817	24299	8114	7262	11634	1207	1541	1803	1436	637	1445
青　海	4016	3422	1017	907	1511	295	252	347	322	46	226
宁　夏	6520	5679	1967	1864	2472	494	347	399	191	206	444
新　疆	13298	10634	3740	3506	4591	688	978	637	763	500	1401

7-9-7 2020年公立中医医院人员性别、年龄、学历及职称构成（％）

分类	卫生技术人员							其他技术人员	管理人员
	合计	执业（助理）医师	执业医师	注册护士	药师（士）	技师（士）	其他		
总　计	100.0	100.0	100.0	100.0	100.0	100.0	100.0	100.0	100.0
按性别分									
男	27.6	54.2	54.5	2.3	33.5	39.6	39.2	38.5	43.4
女	72.4	45.8	45.5	97.7	66.5	60.4	60.8	61.5	56.6
按年龄分									
25 岁以下	8.3	0.5	0.2	12.7	3.7	8.7	25.0	4.9	3.0
25～34 岁	45.0	34.7	33.8	54.1	38.0	44.4	47.5	40.6	29.1
35～44 岁	24.9	32.2	32.3	20.4	25.8	24.8	15.4	28.2	26.1
45～54 岁	15.6	21.4	21.7	10.8	23.2	16.3	8.6	20.3	29.2
55～59 岁	4.0	6.6	7.0	1.6	7.0	4.1	2.2	4.3	9.4
60 岁及以上	2.2	4.7	5.0	0.4	2.5	1.6	1.2	1.7	3.2
按工作年限分									
5 年以下	24.7	19.1	18.6	26.8	15.2	25.1	51.0	23.1	16.1
5～9 年	25.4	21.0	20.8	30.3	22.5	24.2	20.7	24.6	17.3
10～19 年	23.3	24.4	24.4	24.2	22.2	21.5	14.4	22.5	19.5
20～29 年	15.8	20.4	20.5	12.2	21.7	17.7	7.9	17.1	23.0
30 年及以上	10.7	15.1	15.8	6.5	18.5	11.6	5.9	12.7	24.2
按学历分									
研究生	6.8	16.9	18.5	0.1	3.8	1.8	4.2	2.8	5.0
大学本科	34.8	51.9	55.8	20.7	35.8	33.9	37.5	36.3	40.8
大专	38.3	22.6	18.5	50.7	33.2	44.5	40.1	37.3	32.9
中专	19.1	7.9	6.5	28.1	22.5	18.2	15.4	15.9	14.0
高中及以下	1.1	0.8	0.7	0.5	4.6	1.5	2.9	7.7	7.4
按专业技术资格分									
正高	2.7	6.5	7.1	0.4	1.3	1.0	0.4	0.2	3.3
副高	7.9	15.6	17.0	3.4	5.6	5.2	1.3	2.7	8.0
中级	21.5	29.4	31.8	17.5	23.6	19.4	5.7	13.8	15.9
师级／助理	31.8	35.6	35.8	29.5	35.8	32.7	21.9	23.5	15.3
士级	29.1	8.1	4.0	43.5	26.5	33.2	43.7	37.6	14.6
不详	7.1	4.8	4.3	5.7	7.1	8.6	27.0	22.3	42.9
按聘任技术职务分									
正高	2.5	6.1	6.7	0.3	1.3	0.8	0.3	0.4	5.3
副高	7.9	15.6	17.1	3.3	5.6	5.1	1.2	2.7	11.8
中级	21.9	30.0	32.4	17.7	24.2	20.2	5.6	13.5	24.0
师级／助理	31.8	35.3	35.1	30.1	35.4	32.3	20.7	26.0	25.8
士级	27.4	7.3	3.8	42.1	25.7	31.7	35.4	34.1	20.4
待聘	8.5	5.7	5.0	6.5	7.9	10.0	36.7	23.3	12.7

7-9-8 2021年公立中医医院人员性别、年龄、学历及职称构成（%）

分类	卫生技术人员							其他技术人员	管理人员
	合计	执业（助理）医师	执业医师	注册护士	药师（士）	技师（士）	其他		
总　计	100.0	100.0	100.0	100.0	100.0	100.0	100.0	100.0	100.0
按性别分									
男	27.2	53.8	54.1	2.9	32.4	38.9	42.9	38.9	43.2
女	72.8	46.2	45.9	97.1	67.6	61.1	57.1	61.1	56.8
按年龄分									
25 岁以下	9.0	0.6	0.2	13.8	4.3	10.3	19.2	5.0	3.2
25～34 岁	47.1	34.1	33.7	55.4	40.5	48.2	57.6	43.8	32.6
35～44 岁	24.7	33.6	33.9	20.0	26.9	23.3	15.0	28.9	28.1
45～54 岁	14.5	21.8	21.9	9.7	21.8	14.4	6.4	18.2	27.6
55～59 岁	3.3	6.6	6.8	0.9	5.6	3.2	1.3	3.3	7.4
60 岁及以上	1.4	3.4	3.6	0.2	1.0	0.7	0.5	0.7	1.2
按工作年限分									
5 年以下	27.4	19.1	18.5	29.6	18.3	29.5	54.5	26.7	18.7
5～9 年	25.8	21.7	21.8	29.9	23.3	25.2	22.7	25.8	18.6
10～19 年	24.0	25.7	25.9	25.0	24.4	21.4	13.5	23.5	22.1
20～29 年	13.8	19.4	19.3	10.2	19.0	15.0	5.9	14.4	20.8
30 年及以上	9.0	14.1	14.4	5.4	15.0	9.0	3.4	9.6	19.8
按学历分									
研究生	8.0	21.1	22.4	0.2	5.2	2.1	4.8	3.8	7.2
大学本科	43.0	56.0	58.2	31.8	45.5	44.4	49.1	43.9	50.0
大专	36.9	18.1	15.5	51.1	31.7	41.6	35.2	34.7	29.8
中专及中技	11.6	4.5	3.6	16.8	15.1	11.2	9.5	11.5	8.0
技校	0.1	0.0	0.0	0.1	0.2	0.1	0.2	0.9	0.4
高中及以下	0.4	0.3	0.2	0.1	2.3	0.6	1.1	5.3	4.7
按专业技术资格分									
正高	2.6	6.7	7.2	0.4	1.4	0.9	0.3	0.4	3.0
副高	8.1	17.1	18.2	3.6	6.0	5.6	0.9	2.7	8.2
中级	22.6	32.7	34.7	18.6	24.9	19.8	4.4	14.8	17.0
师级／助理	33.9	37.3	36.9	32.4	36.6	34.5	25.6	25.6	16.5
士级	29.6	4.8	1.8	42.9	28.2	35.6	51.9	41.2	14.0
不详	3.2	1.4	1.3	2.1	2.9	3.6	16.9	15.3	41.3
按聘任技术职务分									
正高	2.5	6.5	6.9	0.4	1.3	0.8	0.3	0.4	4.1
副高	7.8	16.6	17.7	3.4	5.8	5.4	0.9	2.5	11.3
中级	21.9	32.2	34.1	17.9	24.1	19.1	4.0	13.0	22.7
师级／助理	33.0	37.2	36.7	31.8	35.4	32.9	20.2	25.6	24.1
士级	27.1	4.8	2.0	40.6	25.8	32.5	38.8	34.6	18.2
待聘	7.7	2.8	2.6	5.9	7.6	9.3	35.9	23.9	19.8

八、妇幼保健

简要说明

一、本章主要介绍全国及31个省、自治区、直辖市孕产妇保健、儿童保健、婚前保健、母婴保健技术服务执业机构与人员等情况。主要包括5岁以下儿童死亡率、孕产妇死亡率，产前检查率、产后访视率、住院分娩率、孕产妇系统管理率，低出生体重率、5岁以下儿童低体重患病率、新生儿访视率、3岁以下儿童系统管理率、7岁以下儿童保健管理率、0～6岁儿童眼保健和视力检查覆盖率，婚前医学检查率、婚前医学检查检出疾病人数，以及各类母婴保健技术服务执业机构与人员数。

二、除全国新生儿死亡率、婴儿死亡率、5岁以下儿童死亡率、孕产妇死亡率系妇幼健康监测地区监测结果外，其他数据来源于妇幼健康年报。

三、妇幼健康监测网：1990年起，在30个省、自治区、直辖市建立孕产妇死亡监测网（247个监测点）和5岁以下儿童死亡监测网（81个监测点），动态监测全国孕产妇死亡和5岁以下儿童死亡情况。1996年起实行孕产妇死亡监测、5岁以下儿童死亡监测和出生缺陷监测三网合一，抽取116个监测点建立全国妇幼健康监测网；2007年起全国妇幼健康监测点扩大到336个。因行政区划调整，目前监测点为327个。

主要指标解释

新生儿死亡率 指年内出生至28天内（0～27天）死亡的新生儿人数与活产数之比。

婴儿死亡率 指年内不满1周岁的婴儿死亡人数与活产数之比。

5岁以下儿童死亡率 指年内不满5周岁的儿童死亡人数与活产数之比。

孕产妇死亡率 指年内孕产妇死亡人数与活产数之比。

活产数 指年内妊娠满28周及以上（如孕周不详，可参考出生体重达1000克及以上），娩出后有心跳、呼吸、脐带搏动、随意肌收缩4项生命体征之一的新生儿数。

孕产妇系统管理率 指年内孕产妇系统管理人数与活产数之比。

产前检查率 指年内接受过1次及以上产前检查的产妇人数与活产数之比。

产后访视率 指年内接受过1次及以上产后访视的产妇人数与活产数之比。

住院分娩率 指年内在取得助产技术资质的机构分娩的活产数与所有活产数之比。

低出生体重率 指年内出生体重低于2500克的婴儿数与活产数之比。

5岁以下儿童低体重患病率 指年内5岁以下低体重儿童数与所有参加体格检查的5岁以下儿童数之比。

新生儿访视率 指年内新生儿出院后1周内接受1次及1次以上访视的新生儿人数与活产数之比。

3岁以下儿童系统管理率 指年内3岁以下儿童系统管理人数与3以下儿童数之比。

7岁以下儿童健康管理率 指年内7岁以下儿童健康管理人数与7岁以下儿童数之比。

0～6岁儿童眼保健和视力检查覆盖率 指年内接受1次及以上眼保健和视力检查的0～6岁儿童数与0～6岁儿童数之比。

婚前医学检查率 指年内进行婚前医学检查人数与结婚登记人数之比。

婚前医学检查检出疾病人数 指检出患有指定传染病、严重遗传性疾病、有关精神病、生殖系统疾病、内科系统疾病的人数。如果一人同时检出两种或以上疾病，按一人统计。

取得母婴保健技术服务资质的机构数　指年内持有《母婴保健技术服务执业许可证》可提供相应母婴保健技术服务的医疗机构数。

取得母婴保健技术服务资质的人员数　指年内持有《母婴保健技术服务执业许可证》可提供相应母婴保健技术服务的人员数。如果一人如具备多项资质，应按照相应类别分别统计。

8-1　监测地区5岁以下儿童和孕产妇死亡率

年份	新生儿死亡率（‰）			婴儿死亡率（‰）			5岁以下儿童死亡率（‰）			孕产妇死亡率（1/10万）		
	合计	城市	农村	合计	城市	农村	合计	城市	农村	合计	城市	农村
2000	22.8	9.5	25.8	32.2	11.8	37.0	39.7	13.8	45.7	53.0	29.3	69.6
2001	21.4	10.6	23.9	30.0	13.6	33.8	35.9	16.3	40.4	50.2	33.1	61.9
2002	20.7	9.7	23.2	29.2	12.2	33.1	34.9	14.6	39.6	43.2	22.3	58.2
2003	18.0	8.9	20.1	25.5	11.3	28.7	29.9	14.8	33.4	51.3	27.6	65.4
2004	15.4	8.4	17.3	21.5	10.1	24.5	25.0	12.0	28.5	48.3	26.1	63.0
2005	13.2	7.5	14.7	19.0	9.1	21.6	22.5	10.7	25.7	47.7	25.0	53.8
2006	12.0	6.8	13.4	17.2	8.0	19.7	20.6	9.6	23.6	41.1	24.8	45.5
2007	10.7	5.5	12.8	15.3	7.7	18.6	18.1	9.0	21.8	36.6	25.2	41.3
2008	10.2	5.0	12.3	14.9	6.5	18.4	18.5	7.9	22.7	34.2	29.2	36.1
2009	9.0	4.5	10.8	13.8	6.2	17.0	17.2	7.6	21.1	31.9	26.6	34.0
2010	8.3	4.1	10.0	13.1	5.8	16.1	16.4	7.3	20.1	30.0	29.7	30.1
2011	7.8	4.0	9.4	12.1	5.8	14.7	15.6	7.1	19.1	26.1	25.2	26.5
2012	6.9	3.9	8.1	10.3	5.2	12.4	13.2	5.9	16.2	24.5	22.2	25.6
2013	6.3	3.7	7.3	9.5	5.2	11.3	12.0	6.0	14.5	23.2	22.4	23.6
2014	5.9	3.5	6.9	8.9	4.8	10.7	11.7	5.9	14.2	21.7	20.5	22.2
2015	5.4	3.3	6.4	8.1	4.7	9.6	10.7	5.8	12.9	20.1	19.8	20.2
2016	4.9	2.9	5.7	7.5	4.2	9.0	10.2	5.2	12.4	19.9	19.5	20.0
2017	4.5	2.6	5.3	6.8	4.1	7.9	9.1	4.8	10.9	19.6	16.6	21.1
2018	3.9	2.2	4.7	6.1	3.6	7.3	8.4	4.4	10.2	18.3	15.5	19.9
2019	3.5	2.0	4.1	5.6	3.4	6.6	7.8	4.1	9.4	17.8	16.5	18.6
2020	3.4	2.1	3.9	5.4	3.6	6.2	7.5	4.4	8.9	16.9	14.1	18.5
2021	3.1	1.9	3.6	5.0	3.2	5.8	7.1	4.1	8.5	16.1	15.4	16.5

8-2　监测地区孕产妇主要疾病死亡率及死因构成

年份	主要疾病死亡率（1/10万）						占死亡总数（%）					
	产科出血	妊娠期高血压疾病	心脏病	羊水栓塞	产褥感染	肝病	产科出血	妊娠期高血压疾病	心脏病	羊水栓塞	产褥感染	肝病
合计												
2010	8.3	3.7	3.3	2.8	0.4	0.9	27.8	12.3	10.9	9.2	1.2	3.1
2013	6.6	2.6	1.8	3.1	0.2	0.6	28.2	11.4	7.8	13.3	0.6	2.6
2014	5.7	2.0	2.5	3.2	0.2	1.0	26.3	9.1	11.4	14.9	1.1	4.6
2015	4.2	2.3	3.3	1.9	0.1	1.0	21.1	11.6	16.4	9.5	0.7	4.7
2016	4.7	1.6	2.0	2.2	0.2	0.7	23.5	7.8	10.2	10.9	1.0	3.8
2017	5.7	2.0	1.5	2.7	0.1	0.4	29.0	10.4	7.9	13.9	0.6	2.2
2018	4.2	1.7	1.8	2.3	0.2	0.7	23.2	9.5	10.0	12.3	0.9	3.8
2019	3.0	2.0	2.6	1.5	0.3	0.4	16.9	11.1	14.5	8.7	1.9	2.4
2020	4.3	1.8	2.1	1.2	0.5	0.2	25.3	10.8	12.7	7.0	3.2	1.3
2021	3.6	1.3	1.9	1.0	0.3	0.3	22.1	8.0	11.5	6.2	1.8	1.8
城市												
2010	8.0	1.9	2.8	2.5	0.3	0.9	27.1	6.3	9.4	8.3	1.0	3.1
2013	5.6	2.1	2.1	2.7	0.0	0.9	25.0	9.2	9.2	11.8	0.0	3.9
2014	4.3	1.4	2.3	2.7	0.2	0.8	21.2	7.1	11.1	13.1	1.0	4.0
2015	3.5	0.9	5.2	0.7	0.2	0.7	17.9	4.8	26.2	3.6	1.2	3.6
2016	4.0	0.5	2.4	1.6	0.3	0.3	20.3	2.7	12.2	8.1	1.4	1.4
2017	5.1	1.1	1.3	2.1	0.2	0.0	30.7	6.8	8.0	12.5	1.1	0.0
2018	3.8	1.4	2.1	1.9	0.5	0.2	24.2	9.1	13.6	12.1	3.0	1.5
2019	1.5	1.5	3.3	1.0	0.3	0.3	9.2	9.2	20.0	6.2	1.5	1.5
2020	3.0	2.0	1.0	1.6	0.3	0.3	20.9	14.0	7.0	11.6	2.3	2.3
2021	3.3	1.2	2.1	0.8	0.0	0.4	21.6	8.1	13.5	5.4	0.0	2.7
农村												
2010	8.4	4.3	3.4	2.8	0.4	0.9	28.0	14.2	11.3	9.4	1.3	3.1
2013	6.9	2.8	1.7	3.3	0.2	0.5	29.3	12.1	7.3	13.8	0.9	2.2
2014	6.3	2.2	2.6	3.4	0.3	1.1	28.3	10.0	11.6	15.5	1.2	4.8
2015	4.5	3.0	2.4	2.4	0.1	1.1	22.5	14.7	12.0	12.0	0.5	5.2
2016	4.9	1.9	1.9	2.4	0.2	0.9	24.7	9.6	9.6	11.9	0.9	4.6
2017	6.0	2.5	1.7	3.0	0.1	0.6	28.4	11.8	7.9	14.4	0.4	3.1
2018	4.5	1.9	1.6	2.5	0.0	1.0	22.4	9.7	8.3	12.4	0.0	4.8
2019	3.8	2.2	2.2	1.8	0.4	0.5	20.4	12.0	12.0	9.9	2.1	2.8
2020	5.0	1.8	2.7	1.0	0.6	0.2	27.0	9.6	14.8	5.2	3.5	0.9
2021	3.7	1.3	1.7	1.1	0.4	0.2	22.4	7.9	10.5	6.6	2.6	1.3

8-3-1 孕产妇保健情况

年份	活产数	系统管理率（%）	产前检查率（%）	产后访视率（%）	住院分娩率（%）		
					合计	市	县
1985	...	...	...	...	43.7	73.6	36.4
1990	14517207	...	...	...	50.6	74.2	45.1
1991	15293237	...	...	...	50.6	72.8	45.5
1992	11746275	...	69.7	69.7	52.7	71.7	41.2
1993	10170690	...	72.2	71.0	56.5	68.3	51.0
1994	11044607	...	76.3	74.5	65.6	76.4	50.4
1995	11539613	...	78.7	78.8	58.0	70.7	50.2
1996	11412028	65.5	83.7	80.1	60.7	76.5	51.7
1997	11286021	68.3	85.9	82.3	61.7	76.4	53.0
1998	10961516	72.3	87.1	83.9	66.2	79.0	58.1
1999	10698467	75.4	89.3	85.9	70.0	83.3	61.5
2000	10987691	77.2	89.4	86.2	72.9	84.9	65.2
2001	10690630	78.6	90.3	87.2	76.0	87.0	69.0
2002	10591949	78.2	90.1	86.7	78.7	89.4	71.6
2003	10188005	75.5	88.9	85.4	79.4	89.9	72.6
2004	10892614	76.4	89.7	85.9	82.8	91.4	77.1
2005	11415809	76.7	89.8	86.0	85.9	93.2	81.0
2006	11770056	76.5	89.7	85.7	88.4	94.1	84.6
2007	12506498	77.3	90.9	86.7	91.7	95.8	88.8
2008	13307045	78.1	91.0	87.0	94.5	97.5	92.3
2009	13825431	80.9	92.2	88.7	96.3	98.5	94.7
2010	14218657	84.1	94.1	90.8	97.8	99.2	96.7
2011	14507141	85.2	93.7	91.0	98.7	99.6	98.1
2012	15442995	87.6	95.0	92.6	99.2	99.7	98.8
2013	15108153	89.5	95.6	93.5	99.5	99.9	99.2
2014	15178881	90.0	96.2	93.9	99.6	99.9	99.4
2015	14544524	91.5	96.5	94.5	99.7	99.9	99.5
2016	18466561	91.6	96.6	94.6	99.8	100.0	99.6
2017	17578815	89.6	96.5	94.0	99.9	100.0	99.8
2018	15207729	89.9	96.6	93.8	99.9	99.9	99.8
2019	14551298	90.3	96.8	94.1	99.9	100.0	99.8
2020	12034516	92.7	97.4	95.5	99.9	100.0	99.9
2021	10515287	92.9	97.6	96.0	99.9	100.0	99.9

注：2016—2021年活产数均源自全国住院分娩月报，包括户籍和非户籍活产数；2015年及以前年份活产数源自全国妇幼卫生年报，仅包括户籍活产数。

8-3-2 2021年各地区孕产妇保健情况

地区	活产数	系统管理率（%）	产前检查率（%）	产后访视率（%）	住院分娩率（%）		
					合计	市	县
总计	10515287	92.9	97.6	96.0	99.9	100.0	99.9
北京	146898	97.9	98.4	98.2	100.0	100.0	
天津	71685	95.2	98.9	97.5	100.0	100.0	
河北	513164	91.4	97.4	94.0	100.0	100.0	100.0
山西	246235	91.4	98.2	95.4	100.0	100.0	100.0
内蒙古	144597	95.4	98.1	96.6	100.0	100.0	100.0
辽宁	201021	92.9	98.3	96.3	100.0	100.0	100.0
吉林	98630	96.2	98.4	98.5	100.0	100.0	100.0
黑龙江	98792	94.2	98.7	97.1	100.0	100.0	100.0
上海	125005	96.2	98.3	97.7	99.8	99.8	
江苏	478323	94.3	98.7	97.6	100.0	100.0	100.0
浙江	434433	96.5	98.4	98.2	100.0	100.0	100.0
安徽	437901	91.4	96.8	95.5	100.0	100.0	100.0
福建	330750	92.7	98.2	95.8	100.0	100.0	100.0
江西	347910	94.5	97.6	96.3	100.0	100.0	100.0
山东	741198	94.5	97.0	95.5	100.0	100.0	100.0
河南	858698	86.9	95.2	91.3	100.0	100.0	100.0
湖北	358048	93.1	97.3	95.5	100.0	100.0	100.0
湖南	445061	95.1	97.7	96.6	100.0	100.0	99.9
广东	1282722	94.4	98.1	96.9	100.0	100.0	99.9
广西	488166	90.3	98.1	97.7	100.0	100.0	100.0
海南	95854	92.3	98.5	97.9	100.0	100.0	99.9
重庆	206256	93.4	98.4	95.7	100.0	100.0	99.9
四川	565491	95.1	97.9	96.6	99.8	100.0	99.7
贵州	465226	92.1	97.0	95.3	99.7	99.9	99.7
云南	451374	91.1	98.7	97.2	99.9	99.9	99.9
西藏	51126	75.1	86.6	86.5	98.6	99.4	98.4
陕西	310684	96.5	98.6	97.2	99.9	100.0	99.9
甘肃	221902	92.0	97.5	96.3	99.9	100.0	99.9
青海	62383	92.5	97.2	94.8	99.8	100.0	99.7
宁夏	73147	97.9	99.2	98.8	100.0	100.0	100.0
新疆	162607	94.3	99.1	98.0	99.9	99.9	99.8

8-4 儿童保健情况

年份 地区	低出生体重率（%）	5岁以下儿童 低体重患病率（%）	新生儿 访视率 （%）	3岁以下 儿童系统 管理率（%）	7岁以下 儿童保健 管理率（%）	0～6岁儿童眼保 健和视力检查覆 盖率（%）
2010	2.34	1.55	89.6	81.5	83.4	...
2013	2.44	1.37	93.2	89.0	90.7	...
2014	2.61	1.48	93.6	89.8	91.3	...
2015	2.64	1.49	94.3	90.7	92.1	...
2016	2.73	1.44	94.6	91.1	92.4	...
2017	2.88	1.40	93.9	91.1	92.6	...
2018	3.13	1.43	93.7	91.2	92.7	...
2019	3.24	1.37	94.1	91.9	93.6	...
2020	3.25	1.19	95.5	92.9	94.3	...
2021	3.70	1.21	96.2	92.8	94.6	93.0
北　京	5.40	0.20	98.0	96.1	99.1	98.9
天　津	4.67	0.60	98.9	96.1	93.7	92.7
河　北	2.77	1.42	94.3	92.2	94.0	91.7
山　西	3.45	0.78	96.1	92.7	93.7	92.4
内蒙古	3.70	0.63	97.2	95.1	94.8	92.4
辽　宁	3.22	0.68	96.5	93.6	94.2	92.8
吉　林	3.71	0.30	97.2	94.2	95.6	93.8
黑龙江	2.77	0.70	97.7	94.5	95.3	92.9
上　海	5.50	0.28	97.7	97.3	99.6	99.6
江　苏	3.50	0.36	98.1	96.3	95.6	92.6
浙　江	4.48	0.53	99.0	97.1	98.0	96.7
安　徽	3.08	0.52	96.1	90.7	93.3	92.5
福　建	4.23	0.87	96.4	94.2	95.8	92.8
江　西	2.79	2.04	96.4	92.9	93.7	92.0
山　东	2.05	0.76	96.2	94.8	94.9	95.0
河　南	3.63	1.18	91.5	89.9	91.4	92.9
湖　北	3.24	1.11	95.5	91.6	94.1	92.3
湖　南	4.04	1.00	97.7	93.9	94.8	93.8
广　东	4.85	2.27	95.9	92.3	96.1	91.9
广　西	5.89	3.19	97.2	82.5	94.4	94.4
海　南	5.61	2.61	98.3	88.0	93.6	91.8
重　庆	2.89	0.78	96.6	91.7	93.9	93.8
四　川	3.20	1.11	96.8	95.5	95.7	92.6
贵　州	3.53	1.18	95.5	93.1	93.8	93.0
云　南	4.52	1.43	97.6	93.1	94.2	93.6
西　藏	2.53	2.12	89.8	84.8	84.2	40.4
陕　西	2.56	0.66	97.7	95.2	96.2	94.6
甘　肃	3.27	0.96	96.7	93.8	94.3	91.8
青　海	3.49	0.82	94.1	92.8	91.4	92.2
宁　夏	3.43	0.50	99.1	96.2	96.4	95.2
新　疆	4.73	0.82	96.9	96.2	95.9	95.0

8-5 婚前保健情况

年份地区	结婚登记人数（人）	婚前医学检查人数（人）	婚前医学检查率（%）	婚前医学检查检出疾病人数（人）
2010	20373786	6257617	31.0	629925
2013	22484981	11722101	52.9	945631
2014	21659134	12046543	55.3	957574
2015	20391247	11815398	58.7	937389
2016	19454089	11621213	59.7	934512
2017	18038460	10953214	61.4	892876
2018	16850892	10196029	61.1	860959
2019	15420502	9532488	62.4	810997
2020	13360651	9138571	68.4	783337
2021	12437355	8818874	70.9	774596
北　京	135578	82560	60.9	7325
天　津	80844	37886	46.9	5437
河　北	513057	409259	79.8	14142
山　西	403288	339098	84.1	35213
内蒙古	196519	144937	73.8	5970
辽　宁	395601	55933	14.1	3344
吉　林	174466	92959	53.3	4288
黑龙江	268112	110043	41.0	2719
上　海	175946	28165	16.0	2626
江　苏	545712	497625	91.2	46927
浙　江	326216	284259	87.1	60826
安　徽	689904	650480	94.3	67409
福　建	317275	134303	42.3	17572
江　西	456214	442179	96.9	60449
山　东	696028	611760	87.9	30697
河　南	1142222	845325	74.0	30823
湖　北	392042	210766	53.8	22993
湖　南	524476	477600	91.1	35050
广　东	1034008	498763	48.2	61577
广　西	455352	453410	99.6	26009
海　南	115818	48458	41.8	4603
重　庆	372514	201882	54.2	29391
四　川	831159	775239	93.3	101206
贵　州	475822	132167	27.8	3951
云　南	567700	520954	91.8	46461
西　藏	67294	11204	16.6	228
陕　西	402056	236055	58.7	10880
甘　肃	233549	88441	37.9	4581
青　海	64670	40892	63.2	2478
宁　夏	65208	57098	87.6	10055
新　疆	318705	299174	93.9	19366

8-6 2021年母婴保健技术服务执业机构数

年份 地区	婚前医学检查机构 （个）	产前诊断机构 （个）	助产技术机构 （个）	结扎手术机构 （个）	终止妊娠手术机构 （个）
2021	3601	1069	21932	19757	27158
北　京	16	9	115	125	273
天　津	17	4	82	67	226
河　北	180	19	1012	991	1160
山　西	131	8	540	625	741
内蒙古	113	15	345	420	520
辽　宁	88	24	334	259	452
吉　林	67	12	166	234	342
黑龙江	102	6	321	328	483
上　海	17	11	86	97	118
江　苏	118	26	710	723	1715
浙　江	106	22	453	529	1228
安　徽	112	17	1372	1284	1461
福　建	87	23	648	261	319
江　西	121	14	1132	1030	1199
山　东	161	39	820	1041	1549
河　南	174	20	1392	975	1514
湖　北	131	36	1160	1289	1424
湖　南	139	27	958	1034	1457
广　东	235	66	1763	1388	1802
广　西	104	29	1282	724	1216
海　南	30	6	219	79	157
重　庆	40	6	636	544	817
四　川	225	22	1274	1278	1888
贵　州	104	16	1289	1125	1152
云　南	437	15	1561	1135	1463
西　藏	46	12	97	113	111
陕　西	132	7	476	507	712
甘　肃	100	5	623	631	603
青　海	53	53	227	124	187
宁　夏	23	3	131	114	156
新　疆	192	497	708	683	713

8-7　2021年母婴保健技术服务执业人员数（人）

年份地区	婚前医学检查人员	产前诊断人员	产科医师	助产士	结扎手术人员	终止妊娠手术人员
2021	27569	15306	195024	191779	183642	209131
北　京	312	304	2899	1833	2530	3446
天　津	95	20	1241	1585	1040	1860
河　北	1315	430	11878	10587	11238	12540
山　西	813	125	5107	4181	5150	5502
内蒙古	678	204	3121	2658	3238	3485
辽　宁	496	399	4608	3116	3739	4712
吉　林	278	300	2622	1675	2991	3306
黑龙江	456	102	3332	2059	3123	3731
上　海	200	453	2235	1586	2083	2187
江　苏	1095	519	10362	7980	9820	12971
浙　江	832	844	8978	9979	8120	10953
安　徽	780	1348	8424	6478	7664	8293
福　建	533	770	5055	9587	3470	3768
江　西	871	334	6765	6167	6673	6933
山　东	1296	1062	13843	8677	14489	16099
河　南	2582	637	14034	13127	12354	14623
湖　北	1056	676	9615	10756	10057	10069
湖　南	769	631	9476	6354	9328	10593
广　东	3279	1927	17529	18831	17386	18806
广　西	680	991	8659	11833	7612	8704
海　南	160	66	1459	2143	1147	1438
重　庆	236	238	4473	3596	3558	4209
四　川	1835	1284	10031	8511	9902	11416
贵　州	784	512	7066	10986	6204	6574
云　南	2896	460	7999	12425	6717	7703
西　藏	182	8	414	398	618	634
陕　西	773	57	6048	4098	5691	6264
甘　肃	1126	207	3551	5844	3814	3778
青　海	152	184	916	1090	783	979
宁　夏	124	27	915	1024	899	970
新　疆	885	187	2369	2615	2204	2585

九、人民健康水平

简要说明

一、本章主要介绍全国人民健康水平和营养状况。包括人口出生率、死亡率、预期寿命、患病率、居民长期失能和残障情况、城乡青少年和儿童身体发育情况、居民营养状况等。

二、出生率、死亡率和预期寿命数据摘自《中国统计年鉴》；居民患病率数据来源于2008年、2013年、2018年国家卫生服务调查（调查情况介绍见第五部分医疗服务）；城乡性别年龄别平均身高和体重数据来源于2002年、2012年居民营养与健康状况监测；居民营养状况数据来源于1992年全国营养调查，2002年、2012年居民营养与健康状况监测、2015—2017年中国居民营养与健康状况监测。

主要指标解释

出生率　又称粗出生率。指年内一定地区出生人数与同期平均人数之比，一般用‰表示。出生人数指活产数，年平均人数指年初和年底人口数的平均数，也可用年中人口数代替。

死亡率　又称粗死亡率。指年内一定地区的死亡人数与同期平均人数之比，一般用‰表示。

人口自然增长率　指年内一定地区的人口自然增加数（出生人数减死亡人数）与同期平均人数之比（或者人口自然增长率＝出生率－死亡率），一般用‰表示。

婴儿死亡率　指年内一定地区未满1岁婴儿死亡人数与同年出生的活产数之比，一般用‰表示。

预期寿命　某年某地区新出生的婴儿预期存活的平均年数，又称出生期望寿命、人均预期寿命，一般用"岁"表示。

两周患病率　即调查前两周内患病人数（或例数）/调查人数×100%。

慢性病患病率　两种定义：按人数计算的慢性病患病率，是指调查前半年内慢性病患病人数与调查人数之比；按例数计算的慢性病患病率，是指调查前半年内慢性病患病例数（含一人多次得病）与调查人数之比。"慢性病患病"是指：①调查前半年内经过医生诊断明确有慢性病（包括慢性感染性疾病如结核等和慢性非感染性疾病如冠心病和高血压等）；②半年以前经医生诊断有慢性病，在调查前半年内时有发作，并采取了治疗措施如服药、理疗等。二者有其一者，即认为患慢性病。

9-1-1 人口出生率、死亡率与自然增长率

年份	出生率 （‰）	死亡率 （‰）	自然增长率 （‰）
1955	32.60	12.28	20.32
1960	20.86	25.43	-4.57
1965	37.88	9.50	28.38
1970	33.43	7.60	25.83
1975	23.01	7.32	15.69
1978	18.25	6.25	12.00
1979	17.82	6.21	11.61
1980	18.21	6.34	11.87
1981	20.91	6.36	14.55
1982	22.28	6.60	15.68
1983	20.19	6.90	13.29
1984	19.90	6.82	13.08
1985	21.04	6.78	14.26
1986	22.43	6.86	15.57
1987	23.33	6.72	16.61
1988	22.37	6.64	15.73
1989	21.58	6.54	15.04
1990	21.06	6.67	14.39
1991	19.68	6.70	12.98
1992	18.24	6.64	11.60
1993	18.09	6.64	11.45
1994	17.70	6.49	11.21
1995	17.12	6.57	10.55
1996	16.98	6.56	10.42
1997	16.57	6.51	10.06
1998	15.64	6.50	9.14
1999	14.64	6.46	7.58
2000	14.03	6.45	7.58
2001	13.38	6.43	6.95
2002	12.86	6.41	6.45
2003	12.41	6.40	6.01
2004	12.29	6.42	5.87
2005	12.40	6.51	5.89
2006	12.09	6.81	5.28
2007	12.10	6.93	5.17
2008	12.14	7.06	5.08
2009	11.95	7.08	4.87
2010	11.90	7.11	4.79
2011	13.27	7.14	6.13
2012	14.57	7.13	7.43
2013	13.03	7.13	5.90
2014	13.83	7.12	6.71
2015	11.99	7.07	4.93
2016	13.57	7.04	6.53
2017	12.64	7.06	5.58
2018	10.86	7.08	3.78
2019	10.41	7.09	3.32
2020	8.52	7.07	1.45
2021	7.52	7.18	0.34

资料来源：相关年份《中国统计年鉴》。

9-1-2 各地区人口出生率和死亡率

地区	出生率（‰）								死亡率（‰）							
	1990	2000	2005	2010	2015	2018	2019	2020	1990	2000	2005	2010	2015	2018	2019	2020
总　计	21.06	14.03	12.40	11.90	11.99	10.86	10.41	8.52	6.67	6.45	6.51	7.11	7.07	7.08	7.09	7.07
北　京	13.01	8.39	6.29	7.48	7.96	8.24	8.12	6.99	5.81	6.99	5.20	4.41	4.95	5.58	5.49	5.19
天　津	15.61	7.50	7.44	8.18	5.84	6.67	6.73	5.99	5.78	6.67	6.01	5.58	5.61	5.42	5.30	5.92
河　北	20.46	13.86	12.84	13.22	11.35	11.26	10.83	8.16	6.82	6.65	6.75	6.41	5.79	6.38	6.12	7.22
山　西	22.54	21.36	12.02	10.68	9.98	9.63	9.12	8.26	6.56	7.32	6.00	5.38	5.56	5.32	5.85	7.02
内蒙古	21.19	12.65	10.08	9.30	7.72	8.35	8.23	7.20	7.21	6.84	5.46	5.54	5.32	5.95	5.66	7.30
辽　宁	16.30	10.67	7.01	6.68	6.17	6.39	6.45	5.16	6.59	6.74	6.04	6.26	6.59	7.39	7.25	8.59
吉　林	19.49	10.31	7.89	7.91	5.87	6.62	6.05	4.84	6.56	5.85	5.32	5.88	5.53	6.26	6.90	7.81
黑龙江	18.11	10.54	7.87	7.35	6.00	5.98	5.73	3.75	6.35	5.48	5.20	5.03	6.60	6.67	6.74	8.23
上　海	10.31	6.02	7.04	7.05	7.52	7.20	7.00	5.02	6.64	7.17	6.08	5.07	5.07	5.40	5.50	5.58
江　苏	20.54	11.83	9.24	9.73	9.05	9.32	9.12	6.65	6.53	6.68	7.03	6.88	7.03	7.03	7.04	6.49
浙　江	15.33	13.90	11.10	10.27	10.52	11.02	10.51	7.13	6.31	6.61	6.08	5.54	5.50	5.58	5.52	6.56
安　徽	24.47	13.06	12.43	12.70	12.92	12.41	12.03	9.45	6.25	5.53	6.23	5.95	5.94	5.96	6.04	7.96
福　建	24.44	16.96	11.60	11.27	13.90	13.20	12.90	9.21	6.71	6.08	5.62	5.16	6.10	6.20	6.10	6.24
江　西	24.59	16.85	13.79	13.72	13.20	13.43	12.59	9.48	7.54	5.29	5.96	6.06	6.24	6.06	6.03	6.61
山　东	18.21	11.38	12.14	11.65	12.55	13.26	11.77	8.56	6.96	6.70	6.31	6.26	6.67	7.18	7.50	7.25
河　南	24.92	11.60	11.55	11.52	12.70	11.72	11.02	9.24	6.52	5.58	6.30	6.57	7.05	6.80	6.84	7.15
湖　北	21.60	8.55	8.74	10.36	10.74	11.54	11.35	8.28	7.30	5.75	5.69	6.02	5.83	7.00	7.08	7.67
湖　南	23.93	10.40	11.90	13.10	13.58	12.19	10.39	8.53	7.23	5.94	6.75	6.70	6.86	7.08	7.28	7.92
广　东	22.26	18.20	11.70	11.18	11.12	12.79	12.54	10.28	5.76	5.43	4.68	4.21	4.32	4.55	4.46	4.70
广　西	20.20	16.47	14.26	14.13	14.05	14.12	13.31	11.36	6.60	5.06	6.09	5.48	6.15	5.96	6.14	6.46
海　南	24.86	26.12	14.65	14.71	14.57	14.48	12.87	10.36	6.26	4.74	5.72	5.73	6.00	6.01	6.11	5.85
重　庆	}19.11	11.43	9.40	9.17	11.05	11.02	10.48	7.47	}7.66	7.98	6.40	6.40	7.19	7.54	7.57	7.70
四　川		10.16	9.70	8.93	10.30	11.05	10.70	7.60		6.73	6.80	6.62	6.94	7.01	7.09	8.48
贵　州	23.09	20.30	14.59	13.96	13.00	13.90	13.65	13.70	7.90	6.29	7.21	6.55	7.20	6.85	6.95	7.17
云　南	23.60	17.06	14.72	13.10	12.88	13.19	12.63	10.96	7.92	6.60	6.75	6.56	6.48	6.32	6.20	7.92
西　藏	23.98	17.70	17.94	15.80	15.75	15.22	14.60	13.96	7.55	6.60	7.15	5.55	5.10	4.58	4.46	5.37
陕　西	23.48	11.00	10.02	9.73	10.10	10.67	10.55	8.95	6.52	5.92	6.01	6.01	6.28	6.24	6.28	7.11
甘　肃	20.68	13.23	12.59	12.05	12.36	11.07	10.60	10.55	6.20	5.92	6.57	6.02	6.15	6.65	6.75	7.91
青　海	24.34	19.85	15.70	14.94	14.72	14.31	13.66	11.43	7.47	6.21	6.31	6.17	6.00	6.25	6.08	6.65
宁　夏	24.34	15.42	15.93	14.14	12.62	13.32	13.72	11.59	5.52	4.92	4.95	5.10	4.58	5.54	5.69	5.88
新　疆	26.44	14.50	16.42	14.85	15.59	10.69	8.14	6.94	7.82	5.17	5.04	4.14	4.51	4.56	4.45	5.46

注：①本表数字摘自《中国统计年鉴》；②1981年广东省出生率和死亡率包括海南数据。

9-2-1 婴儿死亡率与预期寿命

年份	婴儿死亡率（‰）	预期寿命（岁）		
		合计	男	女
新中国成立前	200 左右	35.0	…	…
1973—1975	47.0	…	63.6	66.3
1981	34.7	67.9	66.4	69.3
1990	…	68.55	66.84	70.47
1996		70.8		
2000	32.2	71.40	69.63	73.33
2005	19.0	73.0	71.0	74.0
2010	13.1	74.83	72.38	77.37
2015	8.1	76.3	73.6	79.4
2016	7.5	76.5		
2017	6.8	76.7		
2018	6.1	77.0		
2019	5.6	77.3		
2020	5.4	77.93	75.37	80.88
2021	5.0	78.2		

资料来源：①1973—1975 年系全国 3 年肿瘤死亡回顾调查数字；②1981 年、1990 年、2000 年、2010 年、2020 年预期寿命系人口普查数，2005 年、2015 年系 1% 人口抽样调查数；③2000 年及以后年份婴儿死亡率系妇幼卫生监测地区数字；④2016 年、2017 年、2018 年、2019 年人均预期寿命系根据生命登记及人口普查数估算，2021 年为初算数据。

9-2-2 各地区预期寿命

地区	1990 年预期寿命（岁）合计	男	女	2000 年预期寿命（岁）合计	男	女	2010 年预期寿命（岁）合计	男	女	2020 年预期寿命（岁）合计	男	女
总　计	68.55	66.84	70.47	71.40	69.63	73.33	74.83	72.38	77.37	77.93	75.37	80.88
北　京	72.86	71.07	74.93	76.10	74.33	78.01	80.18	78.28	82.21	82.49	80.43	84.62
天　津	72.32	71.03	73.73	74.91	73.31	76.63	78.89	77.42	80.48	81.30	79.32	83.40
河　北	70.35	68.47	72.53	72.54	70.68	74.57	74.97	72.70	77.47	77.75	75.20	80.52
山　西	68.97	67.33	70.93	71.65	69.96	73.57	74.92	72.87	77.28	77.91	75.64	80.47
内蒙古	65.68	64.47	67.22	69.87	68.29	71.79	74.44	72.04	77.27	77.56	74.98	80.45
辽　宁	70.22	68.72	71.94	73.34	71.51	75.36	76.38	74.12	78.86	78.68	75.96	81.54
吉　林	67.95	66.65	69.49	73.10	71.38	75.04	76.18	74.12	78.44	78.41	75.62	81.40
黑龙江	66.97	65.50	68.73	72.37	70.39	74.66	75.98	73.52	78.81	78.25	75.33	81.42
上　海	74.90	72.77	77.02	78.14	76.22	80.04	80.26	78.20	82.44	82.55	80.39	84.87
江　苏	71.37	69.26	73.57	73.91	71.69	76.23	76.63	74.60	78.81	79.32	77.02	81.83
浙　江	71.38	69.66	74.24	74.70	72.50	77.21	77.73	75.58	80.21	80.19	78.09	82.58
安　徽	69.48	67.75	71.36	71.85	70.18	73.59	75.08	72.65	77.84	77.96	75.52	80.72
福　建	68.57	66.49	70.93	72.55	70.30	75.07	75.76	73.27	78.64	78.49	75.81	81.55
江　西	66.11	64.87	67.49	68.95	68.37	69.32	74.33	71.94	77.06	77.64	78.08	80.52
山　东	70.57	68.64	72.67	73.92	71.70	76.26	76.46	74.05	79.06	79.18	76.46	82.11
河　南	70.15	67.96	72.55	71.54	69.67	73.41	74.57	71.84	77.59	77.60	74.59	80.84
湖　北	67.25	65.51	69.23	71.08	69.31	73.02	74.87	72.68	77.35	78.00	75.73	80.53
湖　南	66.93	65.41	68.70	70.66	69.05	72.47	74.70	72.28	77.48	77.88	75.36	80.75
广　东	72.52	69.71	75.43	73.27	70.79	75.93	76.49	74.00	79.37	79.31	76.75	82.22
广　西	68.72	67.17	70.34	71.29	69.07	73.75	75.11	71.77	79.05	78.06	74.64	81.98
海　南	70.01	66.93	73.28	72.92	70.66	75.26	76.30	73.20	80.01	79.05	75.83	82.84
重　庆	}66.33	}65.06	}67.70	71.73	69.84	73.89	75.70	73.16	78.60	78.56	75.86	81.64
四　川				71.20	69.25	73.39	74.75	72.25	77.59	77.79	75.01	80.93
贵　州	64.29	63.04	65.63	65.96	64.54	67.57	71.10	68.43	74.11	75.20	72.09	78.71
云　南	63.49	62.08	64.98	65.49	64.24	66.89	69.54	67.06	72.43	74.02	70.98	77.55
西　藏	59.64	57.64	61.57	64.37	62.52	66.15	68.17	66.33	70.07	72.19	70.27	74.75
陕　西	67.40	66.23	68.79	70.07	68.92	71.30	74.68	72.84	76.74	77.80	75.59	80.24
甘　肃	67.24	66.35	68.25	67.47	66.77	68.26	72.23	70.60	74.06	75.64	73.64	77.85
青　海	60.57	59.29	61.96	66.03	64.55	67.70	69.96	68.11	72.07	73.96	71.72	76.43
宁　夏	66.94	65.95	68.05	70.17	68.71	71.84	73.38	71.31	75.71	76.58	74.89	78.40
新　疆	63.59	61.95	63.26	67.41	65.98	69.14	72.35	70.30	74.86	75.65	73.66	77.89

资料来源：1990 年、2000 年、2010 年、2020 年人口普查数字。

9-3-1　调查地区居民两周患病率

指标名称	合计			城市			农村		
	2008	2013	2018	2008	2013	2018	2008	2013	2018
调查人数	177501	273688	256304	46510	133393	134080	130991	140295	122224
患病人次数	33473	66067	82563	10326	37660	43226	23147	28407	39337
两周患病率（%）	18.9	24.1	32.2	22.2	28.2	32.2	17.7	20.2	32.2
分性别两周患病率（%）									
男性	17.0	22.4	30.8	20.3	26.8	31.4	15.9	18.3	30.1
女性	20.7	25.9	33.6	24.0	29.6	33.0	19.4	22.2	34.2
年龄别两周患病率（%）									
0～4 岁	17.4	10.6	22.0	14.7	11.5	20.8	18.0	9.9	23.3
5～14 岁	7.7	5.3	13.1	6.4	5.7	12.4	8.0	5.0	13.6
15～24 岁	5.0	3.7	10.6	5.1	4.2	10.5	5.0	3.3	10.7
25～34 岁	7.5	5.7	13.8	6.3	5.9	13.3	8.0	5.3	14.6
35～44 岁	13.6	12.4	19.9	10.2	12.9	18.2	14.8	12.0	22.1
45～54 岁	22.7	24.3	33.1	21.4	26.3	31.9	23.3	22.5	34.3
55～64 岁	32.3	42.0	46.7	35.5	47.0	46.8	31.0	37.0	46.5
65 岁及以上	46.6	62.2	58.4	58.1	73.6	60.7	39.8	48.8	55.7
文化程度别两周患病率（%）									
文盲半文盲	33.8	42.1	49.8	42.7	52.4	52.9	32.5	37.4	48.4
小学	24.6	34.7	44.4	36.9	46.0	48.0	22.4	28.2	42.0
初中	15.5	23.1	33.8	24.0	31.0	37.3	12.9	16.6	30.2
高中、技校	14.3	22.2	29.5	17.6	25.0	30.9	10.9	16.7	26.6
中专	17.9	24.8	27.7	22.1	28.5	29.7	9.9	14.2	22.5
大专	16.1	17.6	20.8	18.1	19.0	21.6	8.1	11.2	17.9
大学及以上	14.3	15.1	18.9	15.5	16.3	19.3	5.9	7.4	16.5
医疗保障形式别两周患病率（%）									
城镇职工基本医保	28.4	38.3	35.7	28.6	38.9	35.7	26.6	33.0	35.1
城镇居民基本医保	14.6	23.6	－	14.2	22.9	－	16.7	26.2	－
新型农村合作医疗	17.8	19.7	－	21.2	22.0	－	17.7	18.8	－
其他社会医疗保险	13.9	22.8	28.5	14.1	25.2	28.2	13.2	19.7	30.9
无医疗保险	14.8	13.1	22.2	14.4	13.3	20.3	15.3	12.4	25.5
就业状况别两周患病率（%）									
在岗	16.8	18.7	27.5	11.5	17.3	23.4	17.9	19.8	31.4
离退休	46.3	63.2	55.5	47.2	64.4	55.5	39.9	53.9	55.4
学生	4.7	3.4	9.7	4.7	3.9	9.7	4.8	2.9	9.7
无业、失业、半失业	28.9	39.5	45.2	22.2	38.7	44.6	33.6	40.2	45.7

资料来源：国家卫生服务调查。2018 年医保类型将城镇居民基本医保、新农合、城乡居民合作医疗等合并成城乡居民基本医保。

9-3-2　2018年调查地区居民两周患病率

指标名称	合计	城市				农村			
		小计	东	中	西	小计	东	中	西
调查人数	256304	134080	52826	40099	41155	122224	34675	41492	46057
患病人次数	82563	43226	17063	12770	13393	39337	11381	13157	14799
两周患病率（%）	32.2	32.2	32.3	31.8	32.5	32.2	32.8	31.7	32.1
分性别两周患病率（%）									
男性	30.8	31.4	31.6	31.6	31.0	30.1	31.1	29.9	29.7
女性	33.6	33.0	33.0	32.1	34.0	34.2	34.6	33.5	34.7
年龄别两周患病率（%）									
0～4 岁	22.0	20.8	18.5	19.0	25.0	23.3	23.3	23.0	23.4
5～14 岁	13.1	12.4	11.4	11.0	14.8	13.6	12.6	13.0	14.7
15～24 岁	10.6	10.5	10.7	9.0	11.5	10.7	10.8	10.1	10.9
25～34 岁	13.8	13.3	11.9	13.2	15.5	14.6	14.0	14.3	15.2
35～44 岁	19.9	18.2	15.9	18.9	20.6	22.1	19.1	21.7	24.4
45～54 岁	33.1	31.9	31.4	30.4	34.0	34.3	33.5	32.7	36.4
55～64 岁	46.7	46.8	48.2	45.4	46.4	46.5	47.2	44.3	48.3
65 岁及以上	58.4	60.7	63.6	59.5	58.0	55.7	57.5	53.2	56.8
文化程度别两周患病率（%）									
文盲半文盲	49.8	52.9	54.8	50.5	52.8	48.4	53.2	46.8	46.9
小学	44.4	48.0	49.9	46.2	47.5	42.0	45.2	41.3	40.4
初中	33.8	37.3	38.8	36.8	35.9	30.2	30.1	29.9	30.6
高中、技校	29.5	30.9	32.4	31.4	28.0	26.6	28.5	27.2	24.1
中专	27.7	29.7	28.5	31.7	29.1	22.5	19.8	24.3	23.7
大专	20.8	21.6	20.5	23.5	21.0	17.9	17.6	18.3	17.9
大学及以上	18.9	19.3	18.0	21.7	19.3	16.5	17.4	17.2	14.9
医疗保障形式别两周患病率（%）									
城镇职工基本医保	35.7	35.7	34.6	39.3	33.7	35.1	32.6	37.7	38.8
城乡居民合作医疗	31.5	30.6	31.3	27.7	32.4	32.1	33.2	31.5	32.0
其他社会医疗保险	28.5	28.2	26.0	32.5	34.2	30.9	32.5	37.9	18.5
无社保	22.2	20.3	19.0	20.3	22.1	25.5	23.8	24.4	29.2
就业状况别两周患病率（%）									
在岗	27.5	23.4	21.3	21.9	27.3	31.4	31.1	29.7	33.0
离退休	55.5	55.5	57.8	54.9	52.4	55.4	53.6	54.9	58.8
学生	9.7	9.7	9.1	9.8	10.3	9.7	10.5	8.9	9.9
失业	41.2	37.8	38.0	35.1	40.1	46.6	43.9	42.7	52.9
无业	45.6	45.5	49.9	41.5	44.7	45.8	47.3	45.9	44.3

资料来源：2018 年国家卫生服务调查。

9-4-1 调查地区居民疾病别两周患病率（‰）

指标名称	合计			城市			农村		
	2008	2013	2018	2008	2013	2018	2008	2013	2018
传染病计	2.1	1.0	1.3	1.7	0.9	1.4	2.2	1.0	1.2
寄生虫病计	0.1	0.1	0.1	0.0	0.0	0.1	0.1	0.1	0.0
恶性肿瘤计	1.4	1.7	2.8	2.2	2.2	3.2	1.1	1.3	2.5
良性肿瘤计	0.8	0.5	0.9	1.0	0.5	0.8	0.7	0.5	1.0
内分泌、营养和代谢疾病计	7.4	28.4	41.7	17.8	41.5	53.6	3.7	15.9	28.7
其中：糖尿病	6.0	26.5	36.5	15.5	38.8	47.1	2.6	14.8	24.9
血液、造血器官疾病计	1.4	0.8	1.9	1.0	0.7	1.8	1.6	0.9	1.9
精神病小计	1.3	1.5	3.5	1.7	1.7	3.7	1.2	1.4	3.4
神经系病计	3.4	2.7	6.9	3.1	3.0	7.2	3.5	2.5	6.5
眼及附器疾病	1.6	1.3	3.0	2.0	1.5	3.4	1.4	1.1	2.7
耳和乳突疾病	0.5	0.4	1.1	0.6	0.4	1.2	0.5	0.3	1.1
循环系统疾病	50.3	116.8	154.3	91.7	144.2	168.0	35.6	90.7	139.3
其中：心脏病	10.7	10.2	19.2	20.4	12.8	20.6	7.2	7.7	17.7
高血压	31.4	98.9	117.7	60.8	123.2	131.6	20.9	75.8	102.4
脑血管病	5.8	6.1	13.0	7.7	6.3	11.4	5.2	5.9	14.8
呼吸系统疾病	47.8	41.3	74.6	40.5	42.4	68.8	50.4	40.2	80.9
其中：急上呼感染	38.0	34.4	61.6	30.8	35.3	56.0	40.6	33.6	67.7
肺炎	1.1	0.6	0.9	0.8	0.6	0.9	1.2	0.7	1.0
老慢支	4.1	2.7	4.0	3.3	2.4	3.6	4.4	2.9	4.5
消化系统疾病	26.4	15.0	35.8	20.6	14.1	31.4	28.5	15.8	40.8
其中：急性胃炎	13.6	7.5	17.4	8.6	6.9	14.8	15.4	8.0	20.3
肝硬化	0.6	0.4	1.1	0.8	0.5	1.1	0.6	0.3	1.1
胆囊疾病	2.8	1.6	2.7	2.4	1.6	2.2	3.0	1.7	3.3
泌尿生殖系统疾病	6.6	5.2	10.3	5.7	5.6	9.6	6.9	4.9	11.1
妊娠、分娩病及产褥期并发症	0.1	0.1	0.4	0.1	0.1	0.4	0.1	0.1	0.4
皮肤皮下组织病	3.0	2.1	6.5	2.7	2.1	6.6	3.1	2.0	6.5
肌肉、骨骼结缔组织病	25.0	16.5	36.8	21.1	15.2	30.3	26.4	17.7	44.0
其中：类风湿关节炎	7.6	4.1	6.3	4.8	3.5	4.9	8.6	4.6	7.9
先天异常	0.1	0.1	0.2	0.2	0.1	0.2	0.1	0.2	0.2
围生期疾病	0.0	0.0	0.0	0.0	0.0	0.1	0.0	0.0	0.0
损伤和中毒	5.6	4.2	4.1	4.4	3.9	3.4	6.0	4.5	4.8
其他	0.6	0.6	6.9	0.6	0.7	6.9	0.6	0.4	6.9
不详	3.1	1.1	3.5	3.5	1.4	3.4	2.9	0.9	3.7

资料来源：国家卫生服务调查。

9-4-2 2018年调查地区居民疾病别两周患病率（‰）

指标名称	合计	城市				农村			
		小计	东	中	西	小计	东	中	西
传染病计	1.3	1.4	1.4	1.1	1.6	1.2	1.4	0.9	1.4
寄生虫病计	0.1	0.1	0.0	0.0	0.1	0.0		0.1	0.1
恶性肿瘤计	2.8	3.2	3.5	3.1	2.8	2.5	2.9	3.0	1.7
良性肿瘤计	0.9	0.8	0.7	0.9	0.9	1.0	1.0	1.1	1.0
内分泌、营养和代谢疾病计	41.7	53.6	60.9	55.0	42.8	28.7	37.5	31.0	19.9
其中：糖尿病	36.5	47.1	53.7	49.3	36.5	24.9	33.0	27.5	16.5
血液、造血器官疾病计	1.9	1.8	1.5	1.4	2.6	1.9	1.6	2.0	2.0
精神病小计	3.5	3.7	3.7	3.6	3.7	3.4	4.0	3.0	3.3
神经系病计	6.9	7.2	6.9	7.8	6.9	6.5	6.1	6.2	7.2
眼及附器疾病	3.0	3.4	3.3	3.3	3.5	2.7	3.0	2.2	2.9
耳和乳突疾病	1.1	1.2	1.2	1.1	1.3	1.1	1.3	1.2	0.9
循环系统疾病	154.3	168.0	191.3	183.5	123.0	139.3	159.1	156.3	109.0
其中：心脏病	19.2	20.6	20.8	25.8	15.4	17.7	17.6	22.1	13.8
高血压	117.7	131.6	155.6	139.1	93.4	102.4	124.0	110.2	79.2
脑血管病	13.0	11.4	10.5	14.8	9.1	14.8	13.2	20.3	11.0
呼吸系统疾病	74.6	68.8	57.0	59.4	93.2	80.9	76.0	73.1	91.6
其中：急上呼感染	61.6	56.0	46.5	47.8	76.2	67.7	64.7	60.2	76.7
肺炎	0.9	0.9	0.9	0.8	1.0	1.0	0.8	1.1	1.2
老慢支	4.0	3.6	2.2	3.0	5.9	4.5	3.5	4.2	5.5
消化系统疾病	35.8	31.4	27.1	27.4	40.7	40.8	36.5	37.1	47.2
其中：急性胃炎	17.4	14.8	12.9	11.0	20.9	20.3	19.4	17.9	23.0
肝硬化	1.1	1.1	1.3	1.0	1.1	1.1	0.8	1.6	1.0
胆囊疾病	2.7	2.2	1.3	2.5	3.1	3.3	1.6	2.4	5.4
泌尿生殖系统疾病	10.3	9.6	8.8	9.6	10.7	11.1	9.3	11.0	12.5
妊娠、分娩病及产褥期并发症	0.4	0.4	0.4	0.4	0.5	0.4	0.5	0.3	0.4
皮肤皮下组织病	6.5	6.6	6.1	6.5	7.4	6.5	6.6	6.2	6.6
肌肉、骨骼结缔组织病	36.8	30.3	25.5	29.5	37.1	44.0	36.3	37.8	55.4
其中：类风湿关节炎	6.3	4.9	3.2	4.4	7.4	7.9	5.8	7.0	10.4
先天异常	0.2	0.2	0.2	0.2	0.2	0.2	0.3	0.3	0.1
围生期疾病	0.0	0.1	0.1	0.0	0.0	0.0	0.0		0.0
损伤和中毒	4.1	3.4	3.0	3.2	4.1	4.8	5.0	4.7	4.8
其他	6.9	6.9	6.1	6.0	8.7	6.9	5.1	6.4	8.6
不详	3.5	3.4	2.5	2.6	5.2	3.7	3.6	3.4	4.1

资料来源：2018年国家卫生服务调查。

9-5-1　调查地区居民慢性病患病率（‰）

指标名称	合计			城市			农村		
	2008	2013	2018	2008	2013	2018	2008	2013	2018
慢性病患病率									
按人数计算	157.4	245.2	342.9	205.3	263.2	334.9	140.4	227.2	352.1
分性别慢性病患病率									
男性	142.1	234.5	336.1	196.0	260.1	336.0	123.7	209.6	336.3
女性	172.7	255.5	349.3	214.2	266.1	333.8	157.4	244.5	367.5
年龄别慢性病患病率									
0～4 岁	6.4			7.9			6.1		
5～14 岁	8.6			7.0			9.0		
15～24 岁	19.5	14.4	36.6	14.3	17.0	34.5	21.0	12.2	38.7
25～34 岁	47.0	38.3	70.7	33.0	38.4	62.0	52.6	38.2	82.9
35～44 岁	105.6	115.0	150.6	89.0	111.6	128.5	111.2	118.4	180.0
45～54 岁	214.1	235.4	312.6	220.0	241.6	291.5	211.6	230.0	332.9
55～64 岁	328.8	389.0	483.9	389.6	410.5	481.5	305.0	367.8	486.5
65 岁及以上	467.8	539.9	623.3	562.4	589.8	642.9	412.0	481.7	600.0
疾病别慢性病患病率									
传染病计	2.7	2.3	2.8	1.7	2.2	2.5	3.1	2.3	3.2
寄生虫病计	0.1	0.4	0.2	0.1	0.3	0.1	0.1	0.4	0.2
恶性肿瘤计	2.0	2.9	5.1	3.3	3.5	5.6	1.5	2.3	4.6
良性肿瘤计	1.2	1.1	1.9	1.8	1.2	1.8	1.0	1.0	2.1
内分泌、营养和代谢疾病计	12.9	39.1	62.5	31.4	54.6	77.1	6.3	23.6	45.6
其中：糖尿病	10.7	35.1	53.1	27.5	48.9	65.6	4.8	21.3	38.8
血液、造血器官疾病计	2.0	2.1	3.9	1.6	1.9	3.4	2.2	2.2	4.4
精神病小计	2.1	3.0	6.2	2.3	3.1	5.6	2.0	3.0	6.8
神经系病计	4.2	4.3	8.4	4.0	4.5	8.6	4.2	4.2	8.1
眼及附器疾病	2.7	2.8	3.7	4.0	3.0	3.8	2.2	2.5	3.6
耳和乳突疾病	0.5	0.3	0.9	0.5	0.3	0.9	0.5	0.3	0.9
循环系统疾病	85.5	180.3	251.0	153.3	203.7	256.3	61.5	156.8	244.9
其中：心脏病	17.6	22.1	39.0	34.4	25.9	40.2	11.7	18.3	37.6
高血压	54.9	142.5	181.4	100.8	161.8	188.6	38.5	123.1	173.1
脑血管病	9.7	12.2	22.9	13.6	12.1	19.5	8.3	12.3	26.7
呼吸系统疾病	14.7	15.6	26.1	15.7	15.8	24.6	14.3	15.5	27.9
其中：老慢支	6.9	7.2	9.6	6.6	6.2	8.2	7.1	8.1	11.1
消化系统疾病	24.5	24.9	43.8	21.9	23.7	37.1	25.5	26.1	51.5
其中：急性胃炎	10.7	12.0	20.0	7.9	10.8	16.6	11.7	13.2	23.8
肝硬化	1.2	1.3	3.2	1.5	1.5	2.9	1.0	1.1	3.5
胆囊疾病	5.1	5.0	7.8	5.0	4.9	6.7	5.2	5.1	9.1
泌尿生殖系统疾病	9.3	10.3	16.3	9.4	10.5	14.7	9.3	10.1	18.1
妊娠、分娩病及产褥期并发症	0.0	0.0	0.1	0.0	0.0	0.1	0.0	0.0	0.2
皮肤皮下组织	1.3	1.3	2.9	1.3	1.3	2.7	1.3	1.3	3.0
肌肉、骨骼结缔组织	31.0	37.3	58.6	27.4	34.3	45.9	32.3	40.3	73.3
其中：类风湿关节炎	10.2	9.7	11.6	7.2	8.0	8.3	11.3	11.4	15.3
先天异常	0.4	0.4	0.5	0.5	0.3	0.4	0.4	0.5	0.5
围生期疾病	0.0	0.0	0.0				0.0	0.0	0.0
损伤和中毒	1.4	1.3	1.0	1.4	1.4	0.7	1.4	1.2	1.2
其他	0.3	1.0	3.5	0.2	1.1	3.4	0.3	1.0	3.5

　　资料来源：国家卫生服务调查。2013 年、2018 年系 15 岁以上慢性病患病率。此表除疾病别慢性病患病率为按例数计算外，其他慢性病患病率均按人数计算。

9-5-2 2018年调查地区15岁及以上居民慢性病患病率（‰）

指标名称	合计	城市				农村			
		小计	东	中	西	小计	东	中	西
慢性病患病率									
按人数计算	342.9	334.9	328.1	346.8	331.8	352.1	338.9	375.0	341.5
分性别慢性病患病率									
男性	336.1	336.0	329.6	356.2	324.2	336.3	327.1	362.3	320.5
女性	349.3	333.8	326.7	338.1	338.8	367.5	350.4	387.0	362.6
年龄别慢性病患病率									
0～4 岁									
5～14 岁									
15～24 岁	36.6	34.5	28.0	27.5	48.0	38.7	36.3	40.9	38.6
25～34 岁	70.7	62.0	55.1	58.9	75.6	82.9	56.2	89.6	98.5
35～44 岁	150.6	128.5	110.5	137.4	144.2	180.0	136.8	187.8	203.0
45～54 岁	312.6	291.5	277.6	299.0	299.1	332.9	301.3	337.6	353.0
55～64 岁	483.9	481.5	482.1	489.6	471.6	486.5	474.2	495.1	488.5
65 岁及以上	623.3	642.9	650.8	646.3	628.7	600.0	594.9	614.3	588.8
疾病别慢性病患病率									
传染病计	2.8	2.5	1.7	1.8	4.1	3.2	1.9	3.3	4.3
寄生虫病计	0.2	0.1	0.0	0.4	0.0	0.2	0.0	0.5	0.1
恶性肿瘤计	5.1	5.6	6.0	5.6	5.0	4.6	5.5	5.5	3.2
良性肿瘤计	1.9	1.8	1.6	1.7	2.3	2.1	1.8	2.5	2.0
内分泌、营养、代谢及免疫	62.5	77.1	82.8	79.4	67.2	45.6	55.1	50.4	34.0
其中：糖尿病	53.1	65.6	70.0	68.9	56.3	38.8	48.2	43.0	27.8
血液、造血器官疾病计	3.9	3.4	2.4	3.0	5.2	4.4	2.5	4.5	5.7
精神病小计	6.2	5.6	4.9	5.5	6.8	6.8	6.4	7.3	6.8
神经系病计	8.4	8.6	8.0	9.2	8.7	8.1	7.1	9.4	7.8
眼及附器疾病	3.7	3.8	3.6	3.3	4.4	3.6	3.2	3.5	4.0
耳和乳突疾病	0.9	0.9	0.8	0.7	1.3	0.9	0.7	1.2	0.9
循环系统疾病	251.0	256.3	264.8	284.1	217.3	244.9	253.6	278.0	208.0
其中：心脏病	39.0	40.2	35.7	51.2	35.1	37.6	35.1	47.5	30.5
高血压	181.4	188.6	205.6	200.2	154.5	173.1	190.4	185.1	148.8
脑血管病	22.9	19.5	16.7	23.9	18.8	26.7	21.0	38.5	20.4
呼吸系统疾病	26.1	24.6	18.7	21.6	35.4	27.9	21.0	26.9	34.1
其中：老慢支	9.6	8.2	5.1	6.7	13.9	11.1	7.7	10.8	14.2
消化系统疾病	43.8	37.1	29.8	34.1	49.7	51.5	39.5	51.0	61.2
其中：急性胃炎	20.0	16.6	13.2	12.8	25.0	23.8	19.3	22.3	28.6
肝硬化	3.2	2.9	2.6	2.8	3.4	3.5	3.0	4.7	2.9
胆囊疾病	7.8	6.7	4.5	7.6	8.7	9.1	4.5	8.2	13.6
泌尿生殖系统疾病	16.3	14.7	12.4	15.0	17.4	18.1	13.3	20.6	19.5
妊娠、分娩病及产褥期并发症	0.1	0.1	0.0	0.0	0.1	0.2	0.0	0.2	0.4
皮肤皮下组织	2.9	2.7	2.4	2.8	3.1	3.0	3.0	3.1	3.0
肌肉、骨骼结缔组织	58.6	45.9	35.0	44.7	61.4	73.3	49.4	75.3	89.9
其中：类关节炎	11.6	8.3	5.3	7.3	13.2	15.3	9.2	14.6	20.8
先天异常	0.5	0.4	0.4	0.5	0.5	0.5	0.4	0.7	0.5
围生期疾病	0.0	0.0	0.0			0.0	0.0		
损伤和中毒	1.0	0.7	0.5	0.9	1.0	1.2	1.0	1.4	1.2
其他	3.5	3.4	2.5	3.2	4.8	3.5	2.5	4.6	3.4

资料来源：2018年国家卫生服务调查。此表除疾病别慢性病患病率为按例数计算外，其他慢性病患病率均按人数计算。

9-6-1　城市6岁以下儿童身体发育情况

年龄	男　性				女　性			
	体重（千克）		身高（厘米）		体重（千克）		身高（厘米）	
	平均值	标准误	平均值	标准误	平均值	标准误	平均值	标准误
1 月	5.79	0.32	58.67	1.12	5.39	0.24	56.82	0.79
2 月	6.63	0.11	60.82	0.32	6.22	0.14	60.69	0.37
3 月	7.41	0.09	64.16	0.32	6.90	0.10	62.40	0.36
4 月	8.13	0.15	66.71	0.56	7.69	0.17	64.72	0.35
5 月	8.55	0.15	68.44	0.41	8.00	0.16	66.38	0.29
6 月	8.86	0.11	69.94	0.29	8.22	0.11	67.97	0.29
7 月	9.43	0.16	70.67	0.22	8.70	0.14	70.27	0.36
8 月	9.53	0.12	72.16	0.25	8.82	0.12	70.98	0.32
9 月	9.74	0.11	73.44	0.30	9.15	0.08	72.13	0.23
10 月	10.15	0.19	74.92	0.28	9.22	0.08	73.51	0.29
11 月	10.09	0.18	75.53	0.47	9.86	0.14	74.91	0.40
12 月	10.54	0.19	76.71	0.39	9.97	0.26	75.98	0.63
13 月	11.25	0.35	79.60	1.05	10.04	0.30	76.85	0.84
14 月	11.09	0.16	79.21	0.57	10.56	0.17	78.56	0.46
15 月	11.25	0.18	79.94	0.48	10.67	0.26	78.86	0.67
16 月	11.04	0.25	78.28	2.46	10.41	0.25	78.89	0.55
17 月	11.66	0.15	82.55	0.44	10.90	0.19	81.27	0.45
18 月	11.70	0.14	82.67	0.59	11.17	0.24	81.99	0.54
19 月	11.70	0.24	83.77	0.53	10.98	0.13	82.04	0.41
20 月	11.84	0.17	84.65	0.59	10.55	0.46	80.49	2.03
21 月	12.15	0.24	84.96	0.35	11.16	0.55	84.81	0.72
22 月	12.49	0.25	86.00	0.39	11.81	0.25	85.31	0.47
23 月	12.23	0.36	86.21	0.85	12.67	0.52	86.80	0.53
2 岁	13.54	0.11	90.73	0.37	12.78	0.08	89.32	0.34
2.5 岁	14.59	0.12	94.52	0.29	14.05	0.17	93.59	0.33
3 岁	15.98	0.24	99.01	0.40	15.27	0.22	98.45	0.49
3.5 岁	16.51	0.18	101.78	0.32	15.89	0.15	100.44	0.36
4 岁	17.60	0.21	105.75	0.26	16.96	0.23	105.00	0.42
4.5 岁	19.25	0.48	109.39	0.46	18.16	0.25	108.32	0.61
5 岁	20.98	0.47	112.98	0.71	19.27	0.20	111.20	0.36
5.5 岁	21.57	0.33	115.83	0.76	20.94	0.39	115.15	0.70

资料来源：2015—2017 年中国居民营养与健康状况监测。

9-6-2　农村6岁以下儿童身体发育情况

| 年龄 | 男　　性 | | | | 女　　性 | | | |
| | 体重（千克） | | 身高（厘米） | | 体重（千克） | | 身高（厘米） | |
	平均值	标准误	平均值	标准误	平均值	标准误	平均值	标准误
1 月	5.91	0.14	58.09	0.66	5.39	0.10	56.65	0.40
2 月	6.68	0.09	61.08	0.32	6.22	0.07	59.86	0.25
3 月	7.47	0.11	63.30	0.25	6.97	0.09	62.21	0.27
4 月	7.99	0.07	65.76	0.21	7.51	0.10	64.40	0.29
5 月	8.46	0.09	67.57	0.28	7.88	0.09	65.98	0.22
6 月	8.90	0.08	69.68	0.26	8.16	0.09	67.80	0.25
7 月	9.13	0.08	70.60	0.35	8.76	0.11	69.12	0.26
8 月	9.38	0.10	71.98	0.27	9.04	0.11	71.01	0.27
9 月	9.61	0.08	73.20	0.29	9.04	0.09	71.71	0.25
10 月	9.84	0.11	74.18	0.33	9.40	0.08	72.99	0.21
11 月	9.97	0.10	74.92	0.26	9.63	0.09	74.34	0.21
12 月	10.27	0.11	75.94	0.28	9.74	0.10	75.34	0.26
13 月	10.79	0.12	77.98	0.47	9.89	0.11	75.86	0.30
14 月	10.42	0.15	77.16	0.53	10.18	0.14	77.26	0.35
15 月	10.92	0.13	79.42	0.33	10.15	0.13	77.72	0.34
16 月	10.95	0.13	80.13	0.34	10.48	0.17	78.29	0.39
17 月	11.25	0.13	81.16	0.39	10.60	0.28	79.72	0.66
18 月	11.63	0.21	82.02	0.49	10.70	0.20	80.43	0.34
19 月	11.37	0.13	82.23	0.34	10.97	0.15	81.47	0.43
20 月	11.74	0.16	83.12	0.33	11.38	0.13	82.45	0.24
21 月	12.37	0.26	84.29	0.58	11.07	0.17	82.83	0.46
22 月	12.01	0.16	84.45	0.74	11.42	0.19	83.92	0.56
23 月	12.21	0.13	85.52	0.36	11.88	0.15	85.29	0.34
2 岁	13.09	0.09	88.75	0.20	12.44	0.10	87.52	0.21
2.5 岁	14.19	0.14	93.04	0.23	13.51	0.10	91.85	0.29
3 岁	15.30	0.14	97.16	0.29	14.58	0.15	95.87	0.30
3.5 岁	16.57	0.19	100.94	0.33	15.61	0.15	99.67	0.27
4 岁	17.18	0.11	104.14	0.29	16.52	0.12	103.23	0.24
4.5 岁	18.37	0.15	107.50	0.34	17.57	0.12	106.21	0.26
5 岁	19.37	0.15	110.37	0.34	18.50	0.17	109.51	0.33
5.5 岁	20.48	0.19	113.79	0.40	19.61	0.20	112.51	0.39

资料来源：2015—2017 年中国居民营养与健康状况监测。

9-6-3 青少年身体发育情况

年龄 （岁）	男性						女性					
	平均体重 （千克）			平均身高 （厘米）			平均体重 （千克）			平均身高 （厘米）		
	2002	2012	2015—2017	2002	2012	2015—2017	2002	2012	2015—2017	2002	2012	2015—2017
城市												
6	22.2	24.6	24.2	118.4	122.1	122.2	21.1	23.3	22.9	117.0	120.6	121.4
7	24.8	26.2	26.8	124.0	126.0	126.9	23.2	24.5	24.9	122.6	124.4	125.6
8	27.2	29.7	30.1	129.0	131.4	132.1	26.0	28.0	28.3	128.3	130.5	131.0
9	30.4	33.1	34.0	134.4	136.1	138.2	28.6	31.4	31.8	133.5	136.0	137.8
10	33.8	37.3	37.7	139.6	141.7	143.2	32.8	34.5	36.2	139.9	141.4	144.3
11	37.4	41.8	43.4	144.9	147.5	149.9	36.7	40.1	41.4	145.8	148.5	150.5
12	40.5	45.2	48.0	149.5	153.3	156.1	40.5	43.9	46.2	150.5	152.8	155.6
13	44.9	50.6	55.7	156.6	160.0	163.5	44.5	47.5	49.1	154.5	156.6	158.7
14	49.4	56.2	56.7	162.0	165.6	166.3	47.2	50.5	50.8	157.2	158.6	158.3
15	55.2	57.7	63.0	167.6	167.7	171.3	50.8	51.5	54.1	158.3	158.8	160.2
16	57.2	60.4	64.6	168.4	170.1	172.3	52.2	52.9	54.3	158.8	159.6	160.3
17	58.7	61.7	64.7	170.2	171.0	173.2	51.9	52.7	52.8	158.6	159.3	160.1
农村												
6	19.4	22.4	23.1	113.1	118.4	120.8	18.7	21.6	21.7	112.9	117.5	119.5
7	21.7	24.9	24.6	119.6	123.9	124.1	20.6	23.7	23.3	118.2	122.6	122.8
8	23.9	27.4	28.1	124.6	128.7	130.1	22.9	26.6	26.3	123.8	128.0	128.4
9	26.1	30.8	30.8	129.1	133.3	134.1	25.4	29.0	29.0	128.8	133.1	133.5
10	28.6	34.0	33.5	134.2	138.4	138.7	28.2	33.1	33.3	134.3	139.2	140.1
11	31.9	37.8	37.3	139.2	144.0	144.1	31.8	36.3	37.8	140.0	144.4	146.4
12	35.4	41.8	42.0	144.5	149.6	150.5	35.8	41.0	42.1	145.4	149.8	151.4
13	39.3	46.3	47.2	149.9	155.9	157.6	40.5	44.8	45.3	150.1	153.5	153.5
14	45.1	50.7	51.6	157.2	161.3	162.9	44.1	47.7	47.5	153.2	156.0	155.9
15	48.6	54.0	57.7	161.4	165.2	168.6	46.7	50.0	51.5	154.8	156.9	158.0
16	53.0	56.3	60.1	165.2	166.8	170.4	49.2	50.8	51.8	156.0	157.5	158.5
17	54.9	58.0	59.7	166.3	168.3	170.3	51.2	51.6	52.1	157.0	158.1	157.9

资料来源：2002 年、2012 年、2015—2017 年中国居民营养与健康状况监测。

9-7-1　城乡居民每人每日营养素摄入量

营养素名称	合计				城市				农村			
	1992	2002	2012	2015—2017	1992	2002	2012	2015—2017	1992	2002	2012	2015—2017
能量（千卡）	2328.3	2250.5	2172.1	2007.4	2394.6	2134.0	2052.6	1940.0	2294.0	2295.5	2286.4	2054.3
蛋白质（克）	68.0	65.9	64.5	60.4	75.1	69.0	65.4	62.7	64.3	64.6	63.6	58.7
脂肪（克）	58.3	76.2	79.9	79.1	77.7	85.5	83.8	80.4	48.3	72.7	76.2	78.1
碳水化合物（克）	378.4	321.2	300.8	266.7	340.5	268.3	261.1	245.5	397.9	341.6	338.8	281.5
膳食纤维（克）	13.3	12.0	10.8	10.4	11.6	11.1	10.8	10.8	14.1	12.4	10.9	10.1
视黄醇当量（微克）	476.0	469.2	443.5	432.9	605.5	547.2	514.5	486.7	409.0	439.1	375.4	395.4
硫胺素（毫克）	1.2	1.0	0.9	0.8	1.1	1.0	0.9	0.8	1.2	1.0	1.0	0.8
核黄素（毫克）	0.8	0.8	0.8	0.7	0.9	0.9	0.8	0.8	0.7	0.7	0.7	0.7
维生素E（毫克）		35.6	35.9	37.4		37.3	37.5	35.8		35.0	34.3	38.6
钾（毫克）		1700.1	1616.9	1547.2		1722.4	1660.7	1658.2		1691.5	1574.3	1469.9
钠（毫克）		6268.2	5702.7	6046.0		6007.7	5858.8	6028.1		6368.8	5554.6	6058.5
钙（毫克）	405.4	388.8	366.1	356.3	457.9	438.6	412.4	398.7	378.2	369.6	321.4	326.8
铁（毫克）	23.4	23.2	21.5	21.0	25.5	23.7	21.9	21.1	22.4	23.1	21.2	21.0
锌（毫克）		11.3	10.7	10.3		11.5	10.6	10.1		11.2	10.8	10.5
硒（微克）		39.9	44.6	41.6		46.5	47.0	45.0		37.4	42.2	39.3

资料来源：1992年全国营养调查，2002年、2012年、2015—2017年中国居民营养与健康状况监测。

9-7-2 城乡居民膳食结构（%）

食物分类	合计			城市			农村		
	2002	2012	2015—2017	2002	2012	2015—2017	2002	2012	2015—2017
能量的食物来源									
谷类	57.9	53.1	51.5	48.5	47.1	47.0	61.5	58.8	54.6
动物性食物类	12.6	15.0	17.2	17.6	17.6	20.3	10.7	12.5	15.0
其他	29.5	31.9	31.3	33.9	35.3	32.7	27.8	28.7	30.4
能量的营养素来源									
蛋白质	11.8	12.1	12.0	13.1	12.9	13.0	11.3	11.2	11.5
脂肪	29.6	32.9	34.6	35.0	36.1	36.4	27.5	29.7	33.2
碳水化合物	58.6	55.0	53.4	51.9	51.0	50.6	61.2	59.1	55.3
蛋白质的食物来源									
谷类	52.0	47.3	46.9	40.7	39.7	40.2	56.5	54.6	51.5
豆类	7.5	5.4	5.9	7.3	6.3	6.4	7.6	4.5	5.6
动物性食物类	25.1	30.7	35.2	35.8	36.2	40.5	21.0	25.4	31.4
其他	15.4	16.6	12.0	16.2	17.8	12.8	14.9	15.5	11.5
脂肪的食物来源									
动物性食物	39.2	35.9	38.6	36.2	34.3	38.8	40.4	37.4	38.4
植物性食物	60.8	64.1	61.4	63.8	65.7	61.2	59.6	62.6	61.6

资料来源：2002 年、2012 年、2015—2017 年中国居民营养与健康状况监测。

9-7-3 城乡居民每人每日食物摄入量（克）

食物分类	合计		城市		农村	
	2012	2015—2017	2012	2015—2017	2012	2015—2017
米及其制品	177.7	168.5	130.8	131.6	222.7	193.6
面及其制品	142.8	121.0	134.7	117.3	150.4	123.6
其他谷类	16.8	16.3	15.9	15.0	17.6	17.2
薯类	35.8	41.9	28.4	35.6	42.8	46.2
杂豆类	3.3	4.0	2.9	4.2	3.7	3.9
大豆及其制品	10.9	10.3	12.4	11.3	9.4	9.6
新鲜蔬菜	269.4	265.9	283.3	286.5	256.1	252.0
腌菜	3.9	3.8	4.8	3.2	3.1	4.3
新鲜水果	40.7	38.1	48.8	55.7	32.9	26.2
坚果	3.8	3.6	4.7	4.4	2.8	3.1
乳类及其制品	24.7	25.9	37.8	42.2	12.1	14.8
蛋类	24.3	23.4	29.5	30.4	19.4	18.7
畜肉类	72.5	72.0	79.3	79.5	65.9	66.9
禽肉类	14.7	13.0	16.3	15.5	13.1	11.3
动物内脏	2.5	2.9	2.9	3.0	2.2	2.9
鱼虾类	23.7	24.3	32.4	29.7	15.4	20.6
烹调油	42.1	43.2	43.1	42.0	41.0	44.1
糕点类	7.4	6.5	8.3	9.8	6.6	4.2
淀粉及糖	6.4	7.1	7.0	7.1	5.9	7.1
糖及糖果		2.5		2.6		2.4
淀粉		4.6		4.5		4.7
烹调盐	10.5	9.3	10.3	8.9	10.7	9.6
酱油	7.9	6.1	9.1	7.0	6.8	5.4
酒精	2.1	2.3	2.2	1.8	2.0	2.6
其他		16.6		18.9		15.0

资料来源：2012年、2015—2017年中国居民营养与健康状况监测。

十、疾病控制与公共卫生

简要说明

一、本章主要介绍全国及31个省、自治区、直辖市疾病控制与公共卫生情况，包括法定报告传染病发病率及死亡率，高血压病患病率和治疗率，恶性肿瘤死亡率，血吸虫病、寄生虫病和地方病防治情况，农村改水和改厕进展情况等。

二、传染病发病率、死亡率、病死率数据来源于法定报告传染病统计资料；血吸虫病、寄生虫和地方病防治情况来源于寄生虫和地方病统计年报资料；农村改厕情况来源于爱卫会农村改厕统计年报资料；高血压病患病率和治疗率来源于2012年中国居民营养与健康状况监测、2018年中国居民慢性病及危险因素监测；恶性肿瘤死亡率来源于1973—1975年、1990—1992年、2004—2005年《中国恶性肿瘤死亡抽样回顾调查》《2019中国肿瘤登记年报》。

三、随着新的传染性疾病的出现和流行，甲、乙类法定报告传染病病种有所调整。1989年及以前法定报告传染病包括鼠疫、副霍乱、白喉、流脑、百日咳、猩红热、麻疹、流感、痢疾、伤寒和副伤寒、病毒性肝炎、脊髓灰质炎、乙脑、疟疾、黑热病、森林脑炎、恙虫病、出血热和钩端螺旋体病19种。根据1989年颁布的《中华人民共和国传染病防治法》，1990—1995年甲、乙类法定报告传染病包括鼠疫、霍乱、病毒性肝炎、痢疾、伤寒和副伤寒、艾滋病、淋病、梅毒、脊髓灰质炎、麻疹、百日咳、白喉、流脑、猩红热、流行性出血热、狂犬病、钩端螺旋体病、布鲁菌病、炭疽、流行性和地方性斑疹伤寒、流行性乙型脑炎、黑热病、疟疾、登革热25种。1996年乙类传染病增加新生儿破伤风和肺结核；2002年增加HIV感染者；2003年增加传染性非典型肺炎；2005年增加血吸虫病和人禽流感；2009年增加甲型H1N1流感；2013年乙类传染病增加人感染H7N9禽流感，甲型H1N1流感从乙类调整至丙类，2020年对新型冠状病毒肺炎纳入乙类传染病并按照甲类传染病管理。

四、建国初期及20世纪60年代末至70年代初期，各地疫情报告系统不够健全，传染病发病和死亡漏报情况比较严重。

主要指标解释

甲乙类法定报告传染病发病率　是指某年某地区每10万人口中甲、乙类法定报告传染病发病数。即法定报告传染病发病率＝甲、乙类法定报告传染病发病数/人口数×100000。

甲乙类法定报告传染病死亡率　是指某年某地区每10万人口中甲、乙类法定报告传染病死亡数。即法定报告传染病死亡率＝甲、乙类法定报告传染病死亡数/人口数×100000。

1岁儿童免疫接种率　是指按照儿童免疫程序进行合格接种的人数占全部应接种人数的百分比。

大骨节病临床Ⅰ度以上病人数　是指年底实有Ⅰ度以上病人总数及病人总数中12岁以下病人数。

碘缺乏病消除县数　是指通过国家评估组评估达到消除标准的县数。

地方性砷中毒（水型）轻病区　0.05mg/L＜水砷含量≤0.2mg/L，患病率＜10%的病区村。

地方性砷中毒（水型）中病区　0.2mg/L＜水砷含量≤0.5mg/L，患病率在10%～30%的病区村。

地方性砷中毒（水型）重病区　水砷含量＞0.5mg/L以上，患病率＞30%的病区村。

10-1-1　2021年甲乙类法定报告传染病发病数及死亡数排序

顺位	发 病		死 亡	
	疾病名称	发病人数	疾病名称	死亡人数
1	病毒性肝炎	1226165	艾滋病	19623
2	肺结核	639548	肺结核	1763
3	梅毒	480020	病毒性肝炎	520
4	淋病	127803	狂犬病	150
5	布鲁菌病	69767	流行性出血热	64
6	艾滋病	60154	梅毒	30
7	细菌性和阿米巴性痢疾	50403	流行性乙型脑炎	6
8	猩红热	29503	流行性脑脊髓膜炎	5
9	新型冠状病毒肺炎	15243	细菌性和阿米巴性痢疾	3
10	百日咳	9611	布鲁菌病	3
11	流行性出血热	9187	疟疾*	3
12	伤寒和副伤寒	7244	炭疽	2
13	疟疾*	783	百日咳	2
14	麻疹	552	钩端螺旋体病	2
15	钩端螺旋体病	403	新型冠状病毒肺炎	2
16	炭疽	392	新生儿破伤风	1
17	流行性乙型脑炎	207	鼠疫	—
18	狂犬病	157	霍乱	—
19	流行性脑脊髓膜炎	63	传染性非典型肺炎	—
20	登革热	41	脊髓灰质炎	—
21	新生儿破伤风	23	人感染高致病性禽流感	—
22	血吸虫病	13	麻疹	—
23	霍乱	5	登革热	—
24	鼠疫	1	伤寒和副伤寒	—
25	传染性非典型肺炎	—	白喉	—
26	脊髓灰质炎	—	猩红热	—
27	人感染高致病性禽流感	—	淋病	—
28	白喉	—	血吸虫病	—
29	人感染 H7N9 禽流感	—	人感染 H7N9 禽流感	—

注：*疟疾数据系按照终审日期以及按照报告地区统计的中国籍病例。

10-1-2　2021年甲乙类法定报告传染病发病率、死亡率排序

顺位	发 病		死 亡	
	疾病名称	发病率（1/10万）	疾病名称	死亡率（1/10万）
1	病毒性肝炎	86.98	艾滋病	1.39
2	肺结核	45.37	肺结核	0.13
3	梅毒	34.05	病毒性肝炎	0.04
4	淋病	9.07	狂犬病	0.01
5	布鲁菌病	4.95	流行性出血热	0.00
6	艾滋病	4.27	梅毒	0.00
7	细菌性和阿米巴性痢疾	3.58	流行性乙型脑炎	0.00
8	猩红热	2.09	流行性脑脊髓膜炎	0.00
9	新型冠状病毒肺炎	1.08	细菌性和阿米巴性痢疾	0.00
10	百日咳	0.68	布鲁菌病	0.00
11	流行性出血热	0.65	疟疾	0.00
12	伤寒和副伤寒	0.51	炭疽	0.00
13	疟疾	0.06	百日咳	0.00
14	麻疹	0.04	钩端螺旋体病	0.00
15	钩端螺旋体病	0.03	新型冠状病毒肺炎	0.00
16	炭疽	0.03	新生儿破伤风	0.00
17	流行性乙型脑炎	0.01	鼠疫	–
18	狂犬病	0.01	霍乱	–
19	流行性脑脊髓膜炎	0.00	传染性非典型肺炎	–
20	登革热	0.00	脊髓灰质炎	–
21	新生儿破伤风	0.00	人感染高致病性禽流感	–
22	血吸虫病	0.00	麻疹	–
23	霍乱	0.00	登革热	–
24	鼠疫	0.00	伤寒和副伤寒	–
25	传染性非典型肺炎	–	白喉	–
26	脊髓灰质炎	–	猩红热	–
27	人感染高致病性禽流感	–	淋病	–
28	白喉	–	血吸虫病	–
29	人感染 H7N9 禽流感	–	人感染 H7N9 禽流感	–

注：新生儿破伤风的报告发病率和报告死亡率单位为‰。

10-1-3 甲乙类法定报告传染病发病率、死亡率

年份	总计		鼠疫		霍乱		病毒性肝炎	
	发病率 （1/10万）	死亡率 （1/10万）	发病率 （1/10万）	死亡率 （1/10万）	发病率 （1/10万）	死亡率 （1/10万）	发病率 （1/10万）	死亡率 （1/10万）
1950	163.37	6.70	0.68	0.25				
1955	2139.69	18.43	0.01					
1960	2448.35	7.47	0.01	0.01				0.16
1965	3501.36	18.71			0.01		61.84	0.23
1970	7061.86	7.73	0.01				32.23	0.15
1975	5070.27	7.40			0.07		85.15	0.22
1980	2079.79	3.76			4.16	0.03	111.47	0.18
1981	1884.43	3.51			3.84	0.04	106.01	0.21
1982	1532.85	3.16			1.40	0.01	91.57	0.21
1983	1302.95	2.68			1.78	0.01	72.44	0.18
1984	1043.22	2.59			1.63	0.01	67.87	0.20
1985	874.82	2.41			0.63	0.01	76.68	0.22
1986	725.91	1.97			1.04	0.01	97.27	0.20
1987	558.74	1.83			0.52		108.23	0.23
1988	465.89	1.49			0.67	0.01	132.47	0.19
1989	339.26	1.26			0.51		113.11	0.15
1990	297.24	1.17	0.01		0.06		117.57	0.16
1991	284.50	0.87			0.02		116.87	0.14
1992	235.91	0.55			0.04		109.12	0.11
1993	189.49	0.47			0.95	0.01	88.77	0.10
1994	196.12	0.46			2.96	0.03	73.52	0.09
1995	176.37	0.34			0.95	0.01	63.63	0.09
1996	166.10	0.33	0.01		0.31		63.41	0.08
1997	199.29	0.43			0.10		66.05	0.09
1998	204.39	0.41			0.97	0.02	65.78	0.07
1999	204.44	0.41			0.42		71.68	0.06
2000	192.59	0.36	0.02		0.15		64.91	0.07
2001	191.09	0.36	0.01		0.22		65.46	0.06
2002	182.25	0.39	0.01		0.05	0.00	66.10	0.08
2003	192.18	0.48			0.02		68.55	0.08
2004	244.66	0.55	0.00	0.00	0.02	0.00	88.69	0.08
2005	268.31	0.76	0.00	0.00	0.07	0.00	91.42	0.09
2006	266.83	0.81	0.00		0.01	0.00	102.09	0.10
2007	272.39	0.99	0.00		0.01		108.44	0.09
2008	268.01	0.94	0.00	0.00	0.01		106.54	0.08
2009	263.52	1.12	0.00	0.00	0.01		107.30	0.08
2010	238.69	1.07	0.00	0.00	0.01		98.74	0.07
2011	241.44	1.14	0.00	0.00	0.00		102.34	0.06
2012	238.76	1.24	0.00	0.00	0.01		102.48	0.06
2013	225.80	1.20			0.00	0.00	92.45	0.05
2014	226.98	1.19	0.00	0.00	0.00		90.25	0.04
2015	223.60	1.22			0.00		89.47	0.03
2016	215.68	1.31	0.00		0.00		89.11	0.04
2017	222.06	1.42	0.00	0.00	0.00		93.02	0.04
2018	220.51	1.67			0.00		92.15	0.04
2019	220.00	1.79	0.00	0.00	0.00	0.00	92.13	0.04
2020	190.36	1.87	0.00	0.00	0.00	0.00	81.12	0.04
2021	193.46	1.57	0.00		0.00		86.98	0.04

注：①2005年起，流行性和地方性斑疹伤寒、黑热病调整为丙类传染病；②2009年甲型H1N1流感纳入乙类传染病；③2013年11月1日起，人感染H7N9禽流感纳入法定乙类传染病，甲型H1N1流感从乙类调整至丙类，统一纳入流行性感冒进行监测。

续表

年份	细菌性和阿米巴性痢疾		伤寒和副伤寒		艾滋病		HIV 感染者	
	发病率（1/10 万）	死亡率（1/10 万）	发病率（1/10 万）	死亡率（1/10 万）	发病率（1/10 万）	死亡率（1/10 万）	发病率（1/10 万）	死亡率（1/10 万）
1950	46.37	1.96	8.17	0.78				
1955	319.42	1.91	8.69	0.19				
1960	438.88	1.88	37.75	0.55				
1965	424.89	0.96	16.06	0.09				
1970	352.15	0.48	9.96	0.03				
1975	1000.70	1.44	9.61	0.03				
1980	568.99	0.52	11.94	0.04				
1981	671.37	0.56	12.72	0.04				
1982	617.23	0.36	14.25	0.04				
1983	482.80	0.30	11.24	0.03				
1984	376.75	0.21	9.75	0.25				
1985	316.72	0.23	8.35	0.02				
1986	299.84	0.25	9.76	0.04				
1987	230.67	0.24	13.02	0.04				
1988	190.06	0.21	14.01	0.03				
1989	132.47	0.14	10.83	0.04				
1990	127.44	0.17	10.32	0.02				
1991	115.58	0.10	10.45	0.03				
1992	79.55	0.06	7.91	0.01				
1993	54.50	0.04	7.51	0.01				
1994	74.84	0.02	7.75					
1995	73.30	0.04	6.10	0.01				
1996	66.31	0.03	5.61	0.01				
1997	59.65	0.03	4.83	0.01	0.01	0.01	0.15	
1998	55.34	0.03	4.80	0.01			0.10	
1999	48.30	0.02	4.08		0.02	0.01	0.18	
2000	40.79	0.01	4.19		0.02	0.01	0.20	
2001	39.86	0.01	5.07		0.04	0.02	0.30	
2002	36.23	0.02	4.47	0.00	0.06	0.02	0.33	
2003	34.52	0.02	4.17		0.08	0.03		
2004	38.30	0.01	3.80	0.00	0.23	0.06	1.02	0.00
2005	34.92	0.01	2.65	0.00	0.43	0.10		
2006	32.36	0.01	1.99	0.00	0.60	0.11	2.42	0.03
2007	27.99	0.01	1.55		0.82	0.30		
2008	23.43	0.00	1.18	0.00	1.10	0.45	3.14	0.24
2009	20.45	0.00	1.28	0.00	1.51	0.52	3.33	0.39
2010	18.90	0.00	1.05	0.00	2.56	0.71	3.42	0.49
2011	17.74	0.00	0.88	0.00	2.92	0.79	3.93	0.64
2012	15.40	0.00	0.89	0.00	3.11	0.86	4.33	0.85
2013	13.83	0.00	1.04	0.00	3.12	0.84		
2014	11.33	0.00	1.02		3.33	0.89	5.46	0.83
2015	10.20	0.00	0.85	0.00	3.69	0.94	6.00	0.89
2016	8.99	0.00	0.80	0.00	3.97	1.03	6.40	6.00
2017	7.93	0.00	0.78	0.00	4.15	1.11		
2018	6.56	0.00	0.78	0.00	4.62	1.35		
2019	5.81	0.00	0.66	0.00	5.10	1.50	7.40	1.53
2020	4.12	0.00	0.50	0.00	4.43	1.34	6.38	1.29
2021	3.58	0.00	0.51		4.27	1.39	6.29	1.24

注：从 2006 年起，艾滋病病死率定义为当年符合治疗标准的感染者和病人中死亡人数所占比例。

年份	淋病		梅毒		脊髓灰质炎		麻疹	
	发病率（1/10万）	死亡率（1/10万）	发病率（1/10万）	死亡率（1/10万）	发病率（1/10万）	死亡率（1/10万）	发病率（1/10万）	死亡率（1/10万）
1950							44.08	2.85
1955						0.02	701.23	12.24
1960					2.40	0.09	157.51	1.60
1965					4.06	0.08	1265.74	9.19
1970					2.56	0.03	450.47	1.83
1975					0.84	0.02	277.57	1.63
1980					0.76	0.02	114.88	0.50
1981	0.02				0.97	0.02	101.46	0.42
1982	0.05		0.01		0.77	0.02	88.96	0.51
1983	0.09		0.00		0.32	0.01	76.92	0.40
1984	0.18		0.01		0.16		60.42	0.28
1985	0.49		0.02		0.15	0.01	40.37	0.26
1986	2.03		0.03		0.17	0.02	18.97	0.08
1987	4.06		0.08		0.09		9.88	0.02
1988	5.72		0.12		0.06		8.90	0.05
1989	9.93		0.18		0.42	0.01	7.77	0.03
1990	9.49		0.23		0.46	0.01	7.71	0.02
1991	10.09		0.16		0.17	0.01	10.78	0.03
1992	11.53		0.17		0.10		12.10	0.03
1993	14.25		0.17		0.05		10.16	0.03
1994	16.77		0.39		0.02		7.33	0.02
1995	17.34		0.96		0.01		4.83	0.01
1996	17.26		1.81				6.27	0.01
1997	18.15		2.78				6.86	0.02
1998	24.31		4.37				4.54	0.01
1999	27.54		6.50				4.98	0.01
2000	22.92		6.43				5.93	0.01
2001	18.57		6.11				7.15	0.01
2002	16.14	0.00	5.80				4.76	0.01
2003	16.54		5.63		5.55	0.01	0.00	
2004	17.71	0.00	7.70	0.00			5.43	0.00
2005	14.27	0.00	10.96	0.01			9.42	0.00
2006	12.46	0.00	14.24	0.01			7.62	0.00
2007	11.33		17.16				8.29	0.01
2008	10.16	0.00	21.06	0.00			9.95	0.01
2009	9.19		24.66	0.00			3.95	0.00
2010	8.07	0.00	28.90	0.01			2.86	0.00
2011	7.61	0.00	32.04	0.01	0.00	0.00	0.74	0.00
2012	7.07	0.00	33.30	0.01			0.46	0.00
2013	7.61	0.00	32.86	0.01			2.04	0.00
2014	7.05	0.00	30.93	0.01			3.88	0.00
2015	7.36	0.00	31.85	0.00			3.11	0.00
2016	8.39	0.00	31.97	0.00			1.81	0.00
2017	10.06	0.00	34.49	0.00			0.43	0.00
2018	9.59	0.00	35.63	0.00				
2019	8.45	0.00	38.37	0.00	0.00	0.00	0.21	0.00
2020	7.49		33.08	0.00			0.06	
2021	9.07		34.05	0.00			0.04	

续表

年份	百日咳		白喉		流行性脑脊髓膜炎		猩红热	
	发病率（1/10万）	死亡率（1/10万）	发病率（1/10万）	死亡率（1/10万）	发病率（1/10万）	死亡率（1/10万）	发病率（1/10万）	死亡率（1/10万）
1950			3.97	0.41	1.94	0.32	0.59	0.05
1955	133.82	0.99	9.74	1.25	1.94	0.37	8.72	0.24
1960	87.77	0.36	23.09	1.62	6.91	0.65	6.38	0.02
1965	188.79	0.51	13.69	1.35	71.59	4.33	13.75	0.02
1970	152.23	0.25	3.34	0.28	20.97	1.59	7.22	
1975	196.56	0.22	4.16	0.34	25.11	1.34	8.99	0.01
1980	62.82	0.05	1.00	0.09	23.44	0.91	10.95	0.01
1981	51.25	0.06	0.85	0.08	13.21	0.54	8.65	0.06
1982	42.07	0.05	0.65	0.07	8.65	0.43	6.68	
1983	32.62	0.03	0.71	0.07	7.81	0.39	5.14	
1984	21.06	0.03	0.33	0.04	11.69	0.58	5.76	
1985	14.22	0.02	0.14	0.08	10.73	0.59	5.95	
1986	8.02	0.01	0.08	0.01	7.56	0.44	4.84	
1987	5.61	0.01	0.04		3.21	0.21	4.36	
1988	3.06	0.01	0.03		2.00	0.15	3.98	
1989	2.46		0.03	0.01	1.33	0.10	4.14	
1990	1.80		0.04	0.01	0.89	0.07	2.70	
1991	0.93		0.02		0.69	0.05	2.78	
1992	0.97		0.01		0.61	0.04	3.62	
1993	0.79		0.01		0.48	0.03	3.38	
1994	0.67		0.01		0.55	0.03	2.07	
1995	0.50		0.01		0.52	0.03	1.35	
1996	0.43				0.52	0.03	1.11	
1997	0.75				0.41	0.02	1.22	
1998	0.59				0.31	0.02	1.24	
1999	0.50				0.24	0.01	1.23	
2000	0.46				0.19	0.01	1.08	
2001	0.51				0.18	0.01	0.94	
2002	0.49	0.00	0.00	0.00	0.19	0.01	1.14	0.00
2003	0.41				0.19	0.01	0.75	
2004	0.36	0.00	0.00		0.21	0.01	1.46	0.00
2005	0.29	0.00			0.18	0.02	1.92	0.00
2006	0.19	0.00			0.13	0.01	2.11	
2007	0.22				0.09	0.01	2.55	
2008	0.18	0.00			0.07	0.01	2.10	
2009	0.12	0.00			0.05	0.01	1.66	
2010	0.13	0.00			0.02	0.00	1.56	
2011	0.19	0.00			0.02	0.00	4.76	0.00
2012	0.16	0.00			0.01	0.00	3.45	0.00
2013	0.13				0.02	0.00	2.53	0.00
2014	0.25	0.00			0.01	0.00	4.00	
2015	0.49	0.00			0.01	0.00	5.01	0.00
2016	0.41	0.00			0.01	0.00	4.32	
2017	0.75				0.01	0.00	5.39	
2018	1.59	0.00			0.01	0.00	5.68	
2019	2.15	0.00	0.00	0.00	0.01	0.00	5.85	0.00
2020	0.32	0.00	0.00		0.00	0.00	1.18	0.00
2021	0.68	0.00			0.00	0.00	2.09	

年份	流行性出血热		狂犬病		钩端螺旋体病		布鲁菌病	
	发病率（1/10万）	死亡率（1/10万）	发病率（1/10万）	死亡率（1/10万）	发病率（1/10万）	死亡率（1/10万）	发病率（1/10万）	死亡率（1/10万）
1950								
1955			0.32	0.07			0.23	
1960	0.10	0.01	0.03	0.02			0.33	
1965	0.43	0.05	0.14	0.10	19.73	0.08	0.66	
1970	0.41	0.05	0.18	0.13	11.14	0.09	0.99	
1975	2.02	0.16	0.25	0.20	17.77	0.13		
1980	3.12	0.20	0.69	0.68	3.67	0.09	0.17	
1981	4.26	0.24	0.71	0.71	4.33	0.10	0.11	
1982	6.15	0.30	0.61	0.61	6.55	0.12	0.08	
1983	8.40	0.30	0.53	0.52	6.33	0.12	0.11	
1984	8.87	0.29	0.59	0.59	3.62	0.07	0.20	
1985	10.02	0.30	0.40	0.40	2.57	0.05	0.09	
1986	11.06	0.25	0.41	0.41	4.28	0.07	0.03	
1987	6.14	0.14	0.54	0.54	12.69	0.12	0.07	
1988	4.78	0.12	0.45	0.45	3.22	0.06	0.05	
1989	3.66	0.10	0.47	0.47	3.09	0.06	0.09	
1990	3.66	0.10	0.32	0.32	2.59	0.05	0.07	
1991	4.32	0.12	0.18	0.18	2.57	0.05	0.07	
1992	4.03	0.07	0.09	0.09	1.23	0.03	0.04	
1993	3.94	0.06	0.04	0.04	2.53	0.07	0.03	
1994	5.14	0.07	0.03	0.03	1.84	0.06	0.05	
1995	5.30	0.05	0.02	0.02	1.10	0.03	0.07	
1996	3.65	0.03	0.01	0.01	1.15	0.03	0.21	
1997	3.60	0.04	0.02	0.02	0.87	0.03	0.11	
1998	3.77	0.04	0.02	0.02	0.94	0.03	0.09	
1999	3.93	0.04	0.03	0.03	0.94	0.02	0.14	
2000	3.05	0.03	0.04	0.04	0.32	0.01	0.17	
2001	2.83	0.02	0.07	0.07	0.30	0.01	0.23	
2002	2.46	0.02	0.09	0.09	0.19	0.01	0.41	
2003	1.68	0.01	0.15	0.15	0.13		0.48	
2004	1.93	0.02	0.20	0.20	0.11	0.00	0.88	0.00
2005	1.60	0.02	0.19	0.19	0.11	0.00	1.41	0.00
2006	1.15	0.01	0.25	0.25	0.05	0.00	1.45	
2007	0.84	0.01	0.25	0.25	0.07		1.50	
2008	0.68	0.01	0.19	0.18	0.07	0.00	2.10	
2009	0.66	0.01	0.17	0.16	0.04	0.00	2.70	
2010	0.71	0.01	0.15	0.15	0.05	0.00	2.53	0.00
2011	0.80	0.01	0.14	0.14	0.03	0.00	2.85	
2012	0.99	0.01	0.11	0.10	0.03	0.00	2.93	0.00
2013	0.95	0.01	0.09	0.08	0.03	0.00	3.21	
2014	0.85	0.01	0.07	0.06	0.04	0.00	4.22	0.00
2015	0.76	0.00	0.06	0.05	0.03	0.00	4.18	0.00
2016	0.65	0.00	0.05	0.04	0.03	0.00	3.44	
2017	0.82	0.00	0.04	0.04	0.01		2.79	0.00
2018	0.86	0.01	0.03	0.03	0.01	0.00	2.73	
2019	0.69	0.00	0.02	0.02	0.02	0.00	3.15	0.00
2020	0.58	0.00	0.01	0.01	0.02	0.00	3.37	
2021	0.65	0.00	0.01	0.01	0.03	0.00	4.95	0.00

续表

年份	炭疽		斑疹伤寒		流行性乙型脑炎		黑热病	
	发病率 (1/10万)	死亡率 (1/10万)	发病率 (1/10万)	死亡率 (1/10万)	发病率 (1/10万)	死亡率 (1/10万)	发病率 (1/10万)	死亡率 (1/10万)
1950				0.11				0.01
1955	0.46	0.02	0.45	0.03	2.30	0.63	9.46	0.03
1960	0.21	0.02	2.08	0.02	2.18	0.36	0.23	
1965	0.39	0.02	2.91	0.02	13.36	1.79	0.40	
1970	0.23	0.01	0.50		18.02	2.15	0.30	
1975	0.46	0.01	0.58		9.67	1.11	0.11	
1980	0.43	0.01	2.17		3.31	0.32		
1981	0.34	0.01	1.24		4.01	0.42	0.01	
1982	0.37	0.01	1.09		3.18	0.39		
1983	0.31	0.01	1.40		2.39	0.24	0.01	
1984	0.30	0.01	1.28		2.56	0.23	0.01	
1985	0.23	0.01	1.17		2.81	0.24	0.01	
1986	0.23	0.01	0.90		1.73	0.15	0.02	
1987	0.17	0.01	0.35		2.30	0.21	0.03	
1988	0.22	0.01	0.54		2.33	0.20		
1989	0.22	0.03	0.45		1.64	0.12	0.02	
1990	0.21	0.01	0.31		3.43	0.24	0.02	
1991	0.24	0.01	0.38		2.13	0.10	0.03	
1992	0.15	0.01	0.33		1.73	0.06	0.02	
1993	0.15		0.27		1.54	0.06	0.02	
1994	0.11		0.33		1.59	0.07	0.01	
1995	0.09		0.29		1.32	0.05	0.01	
1996	0.09		0.25		0.87	0.03	0.01	
1997	0.10		0.33		0.83	0.03	0.01	
1998	0.10		0.45		1.00	0.04	0.01	
1999	0.05		0.48		0.69	0.03	0.01	
2000	0.05		0.49		0.95	0.03	0.01	
2001	0.06		0.48		0.77	0.02	0.01	
2002	0.06	0.00	0.39	0.00	0.65	0.02	0.01	0.00
2003	0.04		0.30		0.58	0.03	0.01	
2004	0.05	0.00	0.32	0.00	0.42	0.02	0.02	
2005	0.04	0.00			0.39	0.02		
2006	0.03	0.00			0.58	0.04		
2007	0.03				0.33	0.02		
2008	0.03	0.00			0.23	0.01		
2009	0.03	0.00			0.29	0.01		
2010	0.02	0.00			0.19	0.01		
2011	0.02	0.00			0.12	0.00		
2012	0.02	0.00			0.13	0.00		
2013	0.01	0.00			0.16	0.00		
2014	0.02	0.00			0.06	0.00		
2015	0.02	0.00			0.05	0.00		
2016	0.03	0.00			0.09	0.00		
2017	0.02	0.00			0.08	0.01		
2018	0.02	0.00			0.13	0.01		
2019	0.02	0.00	0.08	0.00	0.03	0.00	0.01	0.00
2020	0.02				0.02	0.00	0.01	0.00
2021	0.03		0.09		0.01	0.00	0.02	

年份	疟疾		登革热		新生儿破伤风		肺结核	
	发病率（1/10万）	死亡率（1/10万）	发病率（1/10万）	死亡率（1/10万）	发病率（‰）	死亡率（‰）	发病率（1/10万）	死亡率（1/10万）
1950		0.63						
1955	1027.73	0.95						
1960	1553.85	0.06						
1965	905.24	0.03						
1970	2961.10	0.03						
1975	763.14	0.02						
1980	337.83	0.01						
1981	307.13	0.01						
1982	203.38	0.01						
1983	135.60							
1984	88.12							
1985	54.39							
1986	34.69							
1987	19.84							
1988	12.44	0.01						
1989	12.56	0.01						
1990	10.56		0.03					
1991	8.88		0.08					
1992	6.40		0.00					
1993	5.05		0.03					
1994	5.29							
1995	4.19		0.58					
1996	3.08				25.16	3.19		
1997	2.87		0.05		21.56	2.89	39.21	0.07
1998	2.67		0.04		18.76	2.48	34.69	0.07
1999	2.39	0.01	0.15		20.79	4.09	41.72	0.07
2000	2.02		0.03		19.82	3.76	43.75	0.03
2001	2.15		0.03		16.65	2.60	44.89	0.03
2002	2.65	0.00	0.12		0.19	0.03	43.58	0.08
2003	3.00		0.01		0.18	0.03	52.36	0.08
2004	2.89	0.00	0.02		2.46	0.25	74.64	0.11
2005	3.03	0.00	0.00	0.00	0.19	0.02	96.31	0.26
2006	4.60	0.00	0.08		0.15	0.02	86.23	0.26
2007	3.55		0.04		0.13	0.01	88.55	0.28
2008	1.99	0.00	0.02		0.10	0.01	88.52	0.21
2009	1.06	0.00	0.02		0.08	0.01	81.09	0.28
2010	0.55	0.00	0.02		0.06	0.00	74.27	0.22
2011	0.30	0.00	0.01		0.05	0.00	71.09	0.21
2012	0.18	0.00	0.04		0.05	0.00	70.62	0.20
2013	0.29	0.00	0.34		0.03	0.00	66.80	0.19
2014	0.22	0.00	3.46	0.00	0.03	0.00	65.63	0.17
2015	0.23	0.00	0.28		0.02	0.00	63.42	0.17
2016	0.23	0.00	0.15		0.01	0.00	61.00	0.18
2017	0.19	0.00	0.43	0.00	0.01	0.00	60.53	0.20
2018	0.18	0.00	0.37	0.00	0.01	0.00	59.27	0.23
2019	0.18	0.00	1.59	0.00	0.00	0.00	55.55	0.21
2020	0.07	0.00	0.06	0.00	0.00	0.00	47.76	0.14
2021	0.06	0.00	0.00	0.00	0.00	0.00	45.37	0.13

续表

年份	甲型 H1N1 流感		血吸虫病		人感染高致病性禽流感		传染性非典型肺炎		人感染 H7N9 禽流感		新型冠状病毒肺炎	
	发病率(1/10万)	死亡率(1/10万)	发病率(1/10万)	死亡率(1/10万)	发病率(1/10万)	死亡率(1/10万)	发病率(1/10万)	死亡率(1/10万)	发病率(1/10万)	死亡率(1/10万)	发病率(1/10万)	死亡率(1/10万)
1950												
1955												
1960												
1965												
1970												
1975												
1980												
1981												
1982												
1983												
1984												
1985												
1986												
1987												
1988												
1989												
1990												
1991												
1992												
1993												
1994												
1995												
1996												
1997												
1998												
1999												
2000												
2001												
2002												
2003							0.40	0.03				
2004												
2005			0.24									
2006			0.23									
2007			0.21									
2008			0.22									
2009	9.17	0.05	0.27									
2010	0.53	0.01	0.32		0.00	0.00						
2011	0.70	0.01	0.33	0.00	0.00	0.00						
2012	0.08	0.00	0.36	0.00	0.00	0.00						
2013			0.42	0.00	0.00	0.00			0.00	0.00		
2014			0.31		0.00	0.00			0.02	0.01		
2015			2.51		0.00	0.00			0.01	0.01		
2016			0.21	0.00	0.00	0.00			0.02	0.01		
2017			0.09						0.04	0.02		
2018			0.01						0.00	0.00		
2019			0.01	0.00	0.00	0.00	0.00	0.00	0.00	0.00		
2020			0.00								6.20	0.33
2021			0.00								1.08	0.00

年份	天花		流行性感冒		回归热		森林脑炎		恙虫病	
	发病率 （1/10万）	死亡率 （1/10万）	发病率 （1/10万）	死亡率 （1/10万）	发病率 （1/10万）	死亡率 （1/10万）	发病率 （1/10万）	死亡率 （1/10万）	发病率 （1/10万）	死亡率 （1/10万）
1950	11.22	2.37			2.11	0.05				
1955	0.43	0.07			0.16	0.01				
1960	0.01		91.02	0.04	0.02		0.23		0.02	
1965			559.59	0.19	0.02		0.40		0.01	
1970			3133.35	0.71	0.01		0.30			
1975			2689.53	0.54	0.06		0.10		0.01	
1980			817.74	0.07	0.15		0.01		0.07	
1981			591.74	0.04	0.17		0.02		0.09	
1982			438.96	0.03	0.14		0.01		0.10	
1983			455.88	0.05	0.10		0.02		0.10	
1984			382.03	0.02	0.09		0.03		0.15	
1985			328.96	0.03	0.05		0.03		0.15	
1986			224.78	0.01	0.03		0.03		0.15	
1987			140.49	0.02	0.01		0.02		0.21	
1988			86.60				0.01		0.02	0.24
1989			43.74						0.01	0.23
1990										
1991										
1992										
1993										
1994										
1995										
1996										
1997										
1998										
1999										
2000										
2001										
2002										
2003										
2004										
2005										
2006										
2007										
2008										
2009										
2010										
2011										
2012										
2013										
2014										
2015										
2016										
2017										
2018										
2019			253.36	0.02			0.01	0.01	1.90	1.93
2020			81.58	0.01						
2021			47.40	0.00						

10-1-4　2021年各地区甲乙类法定报告传染病发病率、死亡率

地区	总计		鼠疫		霍乱		病毒性肝炎	
	发病率 （1/10万）	死亡率 （1/10万）	发病率 （1/10万）	死亡率 （1/10万）	发病率 （1/10万）	死亡率 （1/10万）	发病率 （1/10万）	死亡率 （1/10万）
总　计	193.46	1.57	0.00		0.00		86.98	0.04
北　京	94.57	0.62			0.01		12.94	0.36
天　津	138.35	0.39					35.32	0.03
河　北	134.23	0.32					74.82	0.02
山　西	211.66	0.40					124.53	0.01
内蒙古	262.64	0.37	0.00				84.23	0.05
辽　宁	164.27	0.97					61.68	0.02
吉　林	105.56	0.66					40.64	0.02
黑龙江	132.22	0.75					38.37	0.05
上　海	135.23	0.47					45.39	0.09
江　苏	105.94	0.39			0.00		29.48	0.01
浙　江	144.35	0.60					31.90	0.00
安　徽	235.01	0.71					137.28	0.03
福　建	209.49	0.71			0.00		97.46	0.01
江　西	200.40	1.32					94.52	0.01
山　东	138.31	0.29					82.72	0.05
河　南	147.92	1.52					71.92	0.02
湖　北	199.38	0.89					110.45	0.02
湖　南	302.00	1.85			0.00		161.16	0.02
广　东	272.44	1.00					146.42	0.09
广　西	272.05	6.98					136.60	0.04
海　南	342.07	0.69					166.22	0.01
重　庆	194.67	4.64					46.24	0.03
四　川	209.56	4.47					84.28	0.06
贵　州	245.94	4.06					76.86	0.01
云　南	191.41	4.16					53.93	0.01
西　藏	333.32	0.25					113.48	
陕　西	155.42	0.67					54.76	0.03
甘　肃	155.81	0.45					62.16	
青　海	392.09	0.86					186.01	0.07
宁　夏	174.59	0.49					32.88	0.01
新　疆	331.86	3.66					137.42	0.06

地　区	其　中									
	甲型肝炎		乙型肝炎		丙型肝炎		丁型肝炎		戊型肝炎	
	发病率 （1/10万）	死亡率 （1/10万）	发病率 （1/10万）	死亡率 （1/10万）	发病率 （1/10万）	死亡率 （1/10万）	发病率 （1/10万）	死亡率 （1/10万）	发病率 （1/10万）	死亡率 （1/10万）
总　计	0.85	0.00	69.25	0.03	14.38	0.01	0.02		1.85	0.00
北　京	0.32		7.85	0.28	2.91	0.06	0.00		1.78	0.01
天　津	0.18		23.12	0.01	11.05				0.96	0.02
河　北	0.30		63.15	0.01	10.10	0.00	0.01		1.14	0.00
山　西	3.58		96.96	0.01	20.72	0.00	0.01		2.76	
内蒙古	0.67		62.41	0.05	19.66		0.02		1.29	
辽　宁	0.75		39.14	0.01	18.00	0.01	0.01		2.30	
吉　林	0.27		25.40	0.01	14.24	0.01	0.00		0.58	
黑龙江	0.51		26.75	0.04	10.01		0.00		0.60	
上　海	0.72		32.26	0.07	8.96	0.02			3.44	0.00
江　苏	0.55		18.96	0.00	5.93	0.00	0.01		3.30	0.00
浙　江	0.68		21.36	0.00	5.03		0.02		3.85	
安　徽	0.78		116.43	0.03	15.95	0.00	0.02		2.36	
福　建	0.98		88.63	0.01	4.05		0.02		2.03	
江　西	0.50		87.35	0.01	4.71		0.00		1.21	
山　东	0.35	0.00	75.27	0.04	5.44	0.00	0.00		1.24	0.00
河　南	0.17		52.36	0.01	18.71	0.01	0.01		0.61	
湖　北	0.93		89.97	0.02	15.19	0.01	0.02		3.54	0.00
湖　南	0.65		135.20	0.01	22.83	0.00	0.04		1.45	
广　东	1.07		121.81	0.08	21.10	0.01	0.04		1.71	
广　西	0.96		114.13	0.04	17.41	0.00	0.02		1.86	
海　南	0.88		138.21	0.01	23.79		0.01		2.96	
重　庆	1.67		28.59	0.03	12.90	0.00	0.03		2.87	
四　川	1.15		62.52	0.04	18.56	0.02	0.04		1.64	
贵　州	0.81		57.70	0.00	16.74	0.01	0.02		1.40	
云　南	2.55		28.62	0.00	19.84	0.01	0.01		2.86	
西　藏	1.56		109.62		2.19				0.05	
陕　西	0.39		36.56	0.02	16.81	0.01	0.01		0.66	
甘　肃	1.08		37.82		22.49		0.00		0.52	
青　海	4.76		154.47	0.07	24.98		0.05		1.47	
宁　夏	0.82		23.41	0.01	8.25				0.26	
新　疆	1.02		108.02	0.03	27.43	0.03	0.03		0.71	

续表

地　区	其　中		痢疾		伤寒、副伤寒		艾滋病	
	未分型肝炎							
	发病率 （1/10万）	死亡率 （1/10万）	发病率 （1/10万）	死亡率 （1/10万）	发病率 （1/10万）	死亡率 （1/10万）	发病率 （1/10万）	死亡率 （1/10万）
总　计	0.63	0.00	3.58	0.00	0.51		4.27	1.39
北　京	0.07		15.79	0.00	0.02		2.59	0.19
天　津	0.01		45.39		0.51		2.28	0.27
河　北	0.12		3.27		0.33		1.36	0.23
山　西	0.51		3.83		0.66		1.92	0.34
内蒙古	0.19		2.10		0.15		1.66	0.23
辽　宁	1.48	0.00	3.84		0.14		2.30	0.43
吉　林	0.15		1.21		0.04		2.78	0.53
黑龙江	0.50		2.51		0.02		1.70	0.36
上　海			0.06		0.04		1.60	0.23
江　苏	0.73		1.33		0.10		1.83	0.28
浙　江	0.97		2.19		0.18		2.64	0.48
安　徽	1.75		4.01		0.21		1.83	0.56
福　建	1.75		0.43		0.97		2.58	0.62
江　西	0.75		3.16		0.29		3.85	1.21
山　东	0.41	0.00	1.45		0.05		1.01	0.14
河　南	0.06		6.29	0.00	0.12		3.05	1.37
湖　北	0.80		2.32		0.34		2.57	0.75
湖　南	0.98		1.36		0.96		4.54	1.60
广　东	0.69		0.64		0.90		3.61	0.84
广　西	2.21		2.07		2.40		14.19	6.78
海　南	0.38		0.56		0.62		2.32	0.57
重　庆	0.18		7.85		0.26		11.99	4.39
四　川	0.37	0.00	4.50		0.55		13.95	4.26
贵　州	0.20		1.55		1.01		10.48	3.90
云　南	0.05		4.33		2.51		9.12	3.97
西　藏	0.05		21.87		0.11		0.82	0.08
陕　西	0.33		5.31		0.13		2.23	0.48
甘　肃	0.25		7.49		0.15		2.00	0.40
青　海	0.27		6.67		0.41		3.19	0.71
宁　夏	0.14		3.76		0.25		1.47	0.35
新　疆	0.21		3.10		0.23		5.43	3.04

地　区	淋病		梅毒		脊髓灰质炎		麻疹	
	发病率（1/10万）	死亡率（1/10万）	发病率（1/10万）	死亡率（1/10万）	发病率（1/10万）	死亡率（1/10万）	发病率（1/10万）	死亡率（1/10万）
总　计	**9.07**		**34.05**	0.00				0.04
北　京	7.10		22.61					0.02
天　津	3.15		19.38					0.03
河　北	1.45		12.40	0.00				0.03
山　西	2.98		30.17					0.01
内蒙古	5.10		33.76	0.00				0.17
辽　宁	2.78		31.57	0.00				0.01
吉　林	2.57		14.51	0.00				0.05
黑龙江	2.00		17.93					0.02
上　海	12.08		42.60					0.03
江　苏	8.83		34.36	0.01				0.01
浙　江	26.34		39.45					0.02
安　徽	7.11		41.57	0.00				0.04
福　建	13.89		50.36	0.01				0.02
江　西	7.81		33.55					0.04
山　东	4.26		18.29					0.05
河　南	3.48		18.82	0.00				0.03
湖　北	5.26		22.45					0.03
湖　南	7.02		46.76	0.01				0.05
广　东	22.97		45.39					0.05
广　西	15.71		28.43					0.02
海　南	22.15		63.60					0.01
重　庆	10.28		53.11					0.07
四　川	4.57		41.35	0.01				0.03
贵　州	11.79		58.70	0.00				0.01
云　南	17.17		36.89					0.10
西　藏	6.03		49.34					0.11
陕　西	4.86		25.97	0.00				0.04
甘　肃	3.57		27.13					0.08
青　海	3.66		74.11	0.02				0.29
宁　夏	3.58		30.77					0.01
新　疆	4.20		73.04	0.00				0.02

续表

地 区	百日咳		白喉		流行性脑脊髓膜炎		猩红热	
	发病率 （1/10万）	死亡率 （1/10万）	发病率 （1/10万）	死亡率 （1/10万）	发病率 （1/10万）	死亡率 （1/10万）	发病率 （1/10万）	死亡率 （1/10万）
总 计	0.68	0.00			0.00	0.00	2.09	
北 京	0.15						1.31	
天 津	0.30						2.95	
河 北	0.09				0.00		1.02	
山 西	1.41				0.00		3.30	
内 蒙 古	0.68				0.00		4.25	
辽 宁	0.01				0.00		1.35	
吉 林	0.08						0.89	
黑 龙 江	0.00						0.38	
上 海	0.57				0.01		3.91	
江 苏	0.19				0.01		2.40	
浙 江	0.63				0.01	0.00	1.98	
安 徽	0.54						1.21	
福 建	0.81				0.00		1.42	
江 西	0.40				0.00		0.22	
山 东	0.55				0.00		2.96	
河 南	0.16				0.00		0.58	
湖 北	0.15				0.01	0.00	0.57	
湖 南	1.80	0.00			0.00		2.55	
广 东	0.96				0.00	0.00	3.15	
广 西	0.22				0.01		1.33	
海 南	0.55				0.01		0.09	
重 庆	1.20						1.60	
四 川	2.15	0.00			0.01		2.04	
贵 州	0.85				0.01		1.87	
云 南	0.94				0.01		4.68	
西 藏	0.03						1.37	
陕 西	1.82						3.49	
甘 肃	0.49				0.00		2.49	
青 海	0.19				0.02		13.84	
宁 夏	0.64				0.03	0.03	6.65	
新 疆	0.02						1.93	

地 区	流行性出血热		狂犬病		钩端螺旋体病		布鲁菌病	
	发病率 （1/10万）	死亡率 （1/10万）	发病率 （1/10万）	死亡率 （1/10万）	发病率 （1/10万）	死亡率 （1/10万）	发病率 （1/10万）	死亡率 （1/10万）
总　计	0.65	0.00	0.01	0.01	0.03	0.00	4.95	0.00
北　京	0.05						0.38	
天　津	0.09						1.68	
河　北	0.24		0.00		0.00		6.25	0.00
山　西	0.05		0.01	0.01			13.81	0.00
内蒙古	0.32	0.00	0.00	0.00	0.00		88.62	
辽　宁	1.20	0.01					12.79	
吉　林	1.26	0.01					5.25	
黑龙江	2.35	0.01					12.71	
上　海	0.01						0.02	
江　苏	0.23	0.00	0.02	0.02	0.02		0.34	
浙　江	0.28		0.00	0.00	0.18		0.28	
安　徽	0.30		0.02	0.02	0.06		0.56	
福　建	0.57		0.00	0.00	0.07		0.44	
江　西	0.86	0.00	0.01	0.01	0.03		0.23	
山　东	0.93	0.02	0.00	0.00	0.00		3.27	
河　南	0.42	0.01	0.02	0.02	0.01		4.92	
湖　北	0.71	0.01	0.02	0.02	0.01		0.18	
湖　南	0.76	0.00	0.08	0.07	0.07		0.36	
广　东	0.14		0.00	0.00	0.04		0.36	
广　西	0.01		0.01	0.01	0.03		0.45	
海　南	0.01		0.01	0.01	0.04		0.20	
重　庆	0.01		0.01	0.01	0.03		0.22	
四　川	0.24		0.01	0.01	0.06	0.00	0.24	
贵　州	0.06		0.02	0.02	0.03		0.23	
云　南	0.65	0.00	0.00	0.00	0.01		1.48	
西　藏							1.18	
陕　西	7.63	0.04	0.01	0.01			3.55	
甘　肃	0.38		0.00	0.00			18.23	
青　海	0.02						12.76	0.02
宁　夏	0.11	0.01	0.01	0.01			68.63	
新　疆	0.02						18.49	

续表

地 区	炭疽 发病率 (1/10万)	炭疽 死亡率 (1/10万)	流行性乙型脑炎 发病率 (1/10万)	流行性乙型脑炎 死亡率 (1/10万)	肺结核 发病率 (1/10万)	肺结核 死亡率 (1/10万)	疟疾 发病率 (1/10万)	疟疾 死亡率 (1/10万)	登革热 发病率 (1/10万)	登革热 死亡率 (1/10万)
总 计	0.03	0.00	0.01	0.00	45.37	0.13	0.06	0.00	0.00	
北 京					30.68	0.06	0.03			
天 津					25.29	0.09	0.12			
河 北	0.02		0.00		31.49	0.06	0.01			
山 西	0.06		0.01		28.79	0.04	0.01			
内蒙古	0.12				38.05	0.07	0.01			
辽 宁	0.05	0.00			45.45	0.50	0.08	0.00	0.01	
吉 林	0.00				34.46	0.10	0.02			
黑龙江			0.00		50.85	0.33	0.01			
上 海					23.01	0.14	0.21			
江 苏			0.00		25.64	0.08	0.04			
浙 江			0.01	0.00	37.12	0.12	0.07	0.00		
安 徽	0.01		0.01	0.00	40.19	0.10	0.03			
福 建			0.00		38.63	0.06	0.03		0.00	
江 西			0.00		55.36	0.09	0.01			
山 东	0.02	0.00	0.01		22.56	0.07	0.03			
河 南	0.01		0.02	0.00	37.69	0.09	0.04		0.00	
湖 北					54.01	0.09	0.03			
湖 南			0.04	0.00	74.12	0.15	0.06			
广 东			0.00	0.00	46.61	0.07	0.12	0.00	0.01	
广 西			0.01		69.74	0.15	0.07		0.01	
海 南			0.01		85.51	0.11	0.01			
重 庆			0.02		61.71	0.22	0.02			
四 川	0.05		0.02		54.93	0.13	0.05			
贵 州			0.07		82.33	0.13	0.02		0.01	
云 南	0.01		0.07		56.09	0.17	0.25		0.03	
西 藏	0.47				138.48	0.16	0.03			
陕 西	0.01		0.05	0.00	40.98	0.10	0.04			
甘 肃	0.32		0.03		30.54	0.04	0.01			
青 海	1.35				89.37	0.05	0.02			
宁 夏	0.32				24.81	0.07	0.01			
新 疆	0.08				87.85	0.55	0.01			

地 区	血吸虫		新生儿破伤风		人感染高致病性禽流感		人感染 H7N9 禽流感		新型冠状病毒肺炎	
	发病率 (1/10万)	死亡率 (1/10万)	发病率 (‰)	死亡率 (‰)	发病率 (1/10万)	死亡率 (1/10万)	发病率 (1/10万)	死亡率 (1/10万)	发病率 (1/10万)	死亡率 (1/10万)
总　计	0.00		0.00	0.00					1.04	0.00
北　京									0.89	
天　津									1.86	
河　北	0.00		0.00						1.44	0.00
山　西									0.11	
内蒙古									3.39	
辽　宁									1.01	
吉　林									1.79	0.00
黑龙江									3.35	
上　海									5.70	
江　苏									1.10	
浙　江	0.00		0.00						1.07	
安　徽	0.00								0.03	
福　建			0.00						1.80	
江　西	0.00		0.00						0.05	
山　东	0.00								0.14	
河　南			0.00						0.35	
湖　北									0.28	
湖　南			0.00						0.30	
广　东			0.00						1.06	
广　西			0.01						0.72	
海　南									0.16	
重　庆									0.06	
四　川	0.00								0.54	
贵　州	0.00		0.01	0.00					0.03	
云　南	0.00		0.00						3.13	
西　藏										
陕　西	0.00		0.00						4.54	
甘　肃			0.00						0.69	
青　海									0.20	
宁　夏									0.65	
新　疆	0.00		0.01						0.00	

10-2-1 我国居民高血压患病率（%）

分组	2012			2018		
	合计	城市	农村	合计	城市	农村
合计	**25.2**	**26.8**	**23.5**	**27.5**	**25.7**	**29.4**
男性	26.2	28.1	24.2	30.8	30.3	31.4
女性	24.1	25.4	22.8	24.2	21.2	27.4
18～44 岁小计	10.6	11.3	10.0	13.3	13.2	13.3
男性	13.6	14.6	12.7	18.6	19.3	17.8
女性	7.3	7.6	6.9	8.0	7.2	8.9
45～59 岁小计	35.7	36.6	34.7	37.8	36.9	38.7
男性	35.9	37.9	33.6	40.5	41.5	39.6
女性	35.5	35.2	35.9	35.1	32.3	37.8
60 岁及以上小计	58.9	60.6	57.0	59.2	59.2	59.3
男性	56.5	57.6	55.3	57.5	58.2	56.9
女性	61.2	63.4	58.7	61.0	60.2	61.6

资料来源：2012 年、2018 年中国居民营养与健康监测。

10-2-2 我国居民高血压治疗率（%）

分组	2012			2018		
	合计	城市	农村	合计	城市	农村
合计	**32.8**	**36.0**	**29.0**	**34.9**	**37.5**	**32.4**
男性	28.4	31.4	24.7	30.8	33.5	27.9
女性	38.0	41.5	33.9	40.1	43.3	37.5
18～44 岁小计	13.9	15.1	12.5	16.6	17.7	15.2
男性	11.8	13.1	10.4	16.1	16.5	15.6
女性	18.4	19.9	16.9	17.8	21.1	14.5
45～59 岁小计	34.3	36.6	31.2	36.1	40.3	32.3
男性	30.8	34.2	26.0	33.8	38.8	28.8
女性	18.4	39.4	36.5	38.8	42.2	36.0
60 岁及以上小计	43.5	48.5	37.9	47.3	53.1	42.7
男性	41.5	45.8	36.9	43.5	51.2	37.4
女性	45.3	50.8	38.8	50.6	54.9	47.3

10-3-1 前十位恶性肿瘤死亡率（合计）

顺位	2016		2004—2005		1990—1992		1973—1975	
	疾病名称	死亡率（1/10万）	疾病名称	死亡率（1/10万）	疾病名称	死亡率（1/10万）	疾病名称	死亡率（1/10万）
1	肺癌	48.42	肺癌	30.83	胃癌	25.16	胃癌	19.54
2	肝癌	24.69	肝癌	26.26	肝癌	20.37	食管癌	18.83
3	胃癌	21.62	胃癌	24.71	肺癌	17.54	肝癌	12.54
4	食管癌	14.84	食管癌	15.21	食管癌	17.38	肺癌	7.09
5	结直肠癌	14.10	结直肠癌	7.25	结直肠癌	5.30	子宫颈癌	5.23
6	女性乳腺癌	10.14	白血病	3.84	白血病	3.64	结直肠癌	4.60
7	胰腺癌	6.32	脑瘤	3.13	子宫颈癌	1.89	白血病	2.72
8	子宫颈癌	5.47	女性乳腺癌	2.90	鼻咽癌	1.74	鼻咽癌	2.32
9	前列腺癌	4.85	胰腺癌	2.62	女性乳腺癌	1.72	女性乳腺癌	1.65
10	脑瘤	4.29	骨癌	1.70				
	恶性肿瘤总计	177.05	恶性肿瘤总计	134.80	恶性肿瘤总计	108.26	恶性肿瘤总计	83.65

资料来源：1973—1975年、1990—1992年、2004—2005年中国恶性肿瘤死亡抽样回顾调查以及2019年中国肿瘤登记年报。

10-3-2 前十位恶性肿瘤死亡率（男）

顺位	2016		2004—2005		1990—1992		1973—1975	
	疾病名称	死亡率（1/10万）	疾病名称	死亡率（1/10万）	疾病名称	死亡率（1/10万）	疾病名称	死亡率（1/10万）
1	肺癌	66.23	肺癌	41.34	胃癌	32.84	胃癌	25.12
2	肝癌	35.91	肝癌	37.54	肝癌	29.01	食管癌	23.34
3	胃癌	29.63	胃癌	32.46	肺癌	24.03	肝癌	17.60
4	食管癌	21.37	食管癌	20.65	食管癌	22.14	肺癌	9.28
5	结直肠癌	16.30	结直肠癌	8.19	结直肠癌	5.76	结直肠癌	4.85
6	胰腺癌	7.05	白血病	4.27	白血病	3.96	白血病	3.00
7	前列腺癌	4.85	脑瘤	3.50	鼻咽癌	2.34	鼻咽癌	2.94
8	脑瘤	4.71	胰腺癌	2.94				
9	白血病	4.62	膀胱癌	2.13				
10	淋巴瘤	4.40	鼻咽癌	2.05				
	恶性肿瘤总计	222.08	恶性肿瘤总计	169.19	恶性肿瘤总计	134.91		96.31

10-3-3 前十位恶性肿瘤死亡率（女）

顺位	2016		2004—2005		1990—1992		1973—1975	
	疾病名称	死亡率（1/10万）	疾病名称	死亡率（1/10万）	疾病名称	死亡率（1/10万）	疾病名称	死亡率（1/10万）
1	肺癌	30.07	肺癌	19.84	胃癌	17.02	食管癌	14.11
2	胃癌	13.37	胃癌	16.59	食管癌	12.34	胃癌	13.72
3	肝癌	13.13	肝癌	14.44	肝癌	11.21	子宫颈癌	10.70
4	结直肠癌	11.84	食管癌	9.51	肺癌	10.66	肝癌	7.26
5	女性乳腺癌	10.14	结直肠癌	6.26	结直肠癌	4.82	肺癌	4.79
6	食管癌	8.12	女性乳腺癌	5.90	子宫颈癌	3.89	结直肠癌	4.33
7	胰腺癌	5.57	白血病	3.41	女性乳腺癌	3.53	女性乳腺癌	3.37
8	子宫颈癌	5.47	宫颈癌	2.86	白血病	3.30	白血病	2.42
9	卵巢癌	3.85	脑瘤	2.74	鼻咽癌	1.10	鼻咽癌	1.67
10	脑瘤	3.85	子宫癌	2.71				
	恶性肿瘤总计	130.66	恶性肿瘤总计	98.97	恶性肿瘤总计	80.04		70.43

10-3-4　前十位恶性肿瘤死亡率（城市）

顺位	2016		2004—2005		1990—1992		1973—1975	
	疾病名称	死亡率（1/10万）	疾病名称	死亡率（1/10万）	疾病名称	死亡率（1/10万）	疾病名称	死亡率（1/10万）
1	肺癌	51.15	肺癌	40.98	肺癌	27.50	胃癌	20.19
2	肝癌	23.51	肝癌	24.93	肝癌	19.50	肝癌	14.05
3	胃癌	19.44	胃癌	22.97	胃癌	19.44	食管癌	13.59
4	结直肠癌	17.00	食管癌	10.97	食管癌	9.62	肺癌	12.61
5	女性乳腺癌	11.86	结直肠癌	9.78	结直肠癌	6.98	子宫颈癌	5.81
6	食管癌	11.29	胰腺癌	4.44	白血病	3.66	结直肠癌	5.29
7	胰腺癌	7.44	白血病	4.17	女性乳腺癌	2.56	白血病	3.17
8	前列腺癌	6.32	女性乳腺癌	3.98	鼻咽癌	1.93	鼻咽癌	2.60
9	子宫颈癌	5.34	脑瘤	3.27	子宫颈癌	1.58	女性乳腺癌	2.17
10	卵巢癌	4.61	胆囊癌	2.13				
	恶性肿瘤总计	182.57	恶性肿瘤总计	146.57	恶性肿瘤总计	92.77	恶性肿瘤总计	91.80

10-3-5　前十位恶性肿瘤死亡率（农村）

顺位	2016		2004—2005		1990—1992		1973—1975	
	疾病名称	死亡率（1/10万）	疾病名称	死亡率（1/10万）	疾病名称	死亡率（1/10万）	疾病名称	死亡率（1/10万）
1	肺癌	45.64	肝癌	26.93	胃癌	27.16	食管癌	20.81
2	肝癌	25.89	肺癌	25.71	肝癌	20.67	胃癌	19.18
3	胃癌	23.83	胃癌	25.58	食管癌	20.10	肝癌	12.02
4	食管癌	18.47	食管癌	17.34	肺癌	14.05	肺癌	5.13
5	结直肠癌	11.15	结直肠癌	5.96	结直肠癌	4.72	子宫颈癌	5.05
6	女性乳腺癌	8.34	白血病	3.68	白血病	3.63	结直肠癌	4.35
7	子宫颈癌	5.59	脑瘤	2.80	子宫颈癌	2.00	白血病	2.55
8	胰腺癌	5.18	女性乳腺癌	2.35	鼻咽癌	1.67	鼻咽癌	2.22
9	脑瘤	4.48	胰腺癌	1.70	女性乳腺癌	1.42	女性乳腺癌	1.45
10	白血病	3.80	骨癌	1.61				
	恶性肿瘤总计	171.43	恶性肿瘤总计	128.63	恶性肿瘤总计	106.76	恶性肿瘤总计	80.79

10-4-1 2021年血吸虫病防治情况

地区	流行县数（个）	流行乡数（个）	流行村人口数（万人）	达到传播控制标准县数（个）	达到传播阻断及以上标准县数（个）	现有病人数（人）	其中晚期病人数（人）
总　计	451	3213	7325.10	12	439	29041	29037
上　海	8	80	286.00		8		
江　苏	65	467	1434.4		65	2496	2496
浙　江	54	458	952.5		54	876	872
安　徽	50	357	719.4	3	47	5080	5080
福　建	16	74	92.80		16		
江　西	39	295	524.90	9	30	5516	5516
湖　北	63	522	1023.10		63	7301	7301
湖　南	41	282	692.2		41	5886	5886
广　东	14	35	56.3		14		
广　西	20	69	102.4		20		
四　川	63	500	1245.5		63	1367	1367
云　南	18	74	195.6		18	519	519

10-4-2 2021年血吸虫病查灭螺情况

地区	实际钉螺情况			年内查螺情况			
	有螺乡数（个）	有螺村数（个）	实有钉螺面积（万平方米）	年内查螺乡数（个）	年内查出有螺乡数（个）	查出钉螺面积（万平方米）	内：新发现有螺面积（万平方米）
总　计	1488	7811	369268.8	2866	1370	191160.0	1063.1
上　海	10	19	7.3	92	9	6.7	6.6
江　苏	105	281	3927.2	451	98	3895.5	4.5
浙　江	93	293	77.2	395	85	42.3	0
安　徽	223	1088	27737.9	358	219	20238.3	611.5
福　建	8	11	12.4	33	8	12.4	0
江　西	154	675	84938.3	227	124	28925.4	11.7
湖　北	349	2699	70950.2	462	346	52614.3	63.1
湖　南	150	616	173002.3	272	141	80867.2	360.1
广　东	2	2	6.5	30	0	0	0
广　西	5	7	5.8	48	5	5.4	0
四　川	331	1863	7545.1	424	277	3602.1	5.6
云　南	58	257	1058.6	74	58	950.4	0

10-5-1　2021年克山病防治情况

地区	病区县		病区乡镇		已控制县数（个）	消除县数（个）	现症病人数（人）	
	个数	人口数（万人）	个数	人口数（万人）			潜在型	慢型
总　计	330	10931.8	2411	5616.1	330	330	2250	1841
河　北	11	285.0	73	61.8	11	11	69	11
山　西	11	107.1	17	18.3	11	11	95	15
内蒙古	12	364.8	72	117.1	12	12	268	258
辽　宁	4	116.2	46	82.9	4	4	56	4
吉　林	38	1030.7	322	523.7	38	38	926	166
黑龙江	66	902.5	234	451.2	66	66	60	104
山　东	19	1465.5	187	1067.8	19	19	0	241
河　南	3	158.2	20	48.0	3	3	5	11
湖　北	1	75.1	2	7.9	1	1	0	0
四　川	55	2347.6	639	1179.7	55	55	146	132
贵　州	1	128.1	7	27.3	1	1	0	0
云　南	42	1581.0	220	827.0	42	42	88	113
西　藏	1	5.7	2	1.3	1	1	4	2
重　庆	9	759.6	141	383.3	9	9	2	39
陕　西	29	690.3	175	332.5	29	29	444	210
甘　肃	28	914.4	254	494.2	28	28	87	535

10-5-2　2021年大骨节病防治情况

地区	病区县		病区乡镇		已控制县数（个）	消除县数（个）	临床Ⅰ度及以上病人（人）
	个数	人口数（万人）	个数	人口数（万人）			
总　计	379	9825.57	2047	3250.77	379	379	171212
河　北	7	235.91	49	54.32	7	7	466
山　西	35	675.24	120	193.78	35	35	2475
内蒙古	18	513.68	120	197.92	18	18	20536
辽　宁	5	120.07	60	105.26	5	5	692
吉　林	40	1176.56	324	506.47	40	40	5533
黑龙江	80	2292.76	366	716.69	80	80	21399
山　东	1	94.00	4	20.00	1	1	290
河　南	5	218.03	33	70.01	5	5	1880
四　川	32	631.20	134	100.79	32	32	31738
西　藏	54	229.05	151	66.39	54	54	3637
陕　西	62	2529.45	307	625.91	62	62	56970
甘　肃	37	1087.65	373	590.33	37	37	25391
青　海	3	21.95	6	2.89	3	3	205

10-5-3 2021年地方性氟中毒（水型）防治情况

地区	病区县数（个）	控制县数（个）	病区村（个）	病区村人口数（万人）	已改水		现症病人数（人）	
					村数（个）	受益人口（万人）	氟斑牙	氟骨症
总　计	1042	949	73365	6592.5	72615	6406.6	234608	57966
北　京	9	9	191	33.6	191	33.6	151	23
天　津	10	2	2028	278.0	2028	277.7	44137	26
河　北	97	96	8418	859.1	8390	857.6	60990	571
山　西	62	62	3878	436.8	3878	428.5	9257	4589
内蒙古	85	85	9465	395.9	8920	387.2	4868	3567
辽　宁	55	48	2491	163.3	2461	156.2	1144	1655
吉　林	16	14	2924	168.3	2924	168.3	2504	1624
黑龙江	24	24	2090	104.3	2088	104.2	677	628
江　苏	27	23	1972	435.7	1972	393.7	12625	1406
浙　江	33	33	295	16.9	295	16.9	84	66
安　徽	25	9	1726	604.6	1726	570.0	23505	936
福　建	36	36	152	7.7	152	7.6	50	77
江　西	21	21	32	6.7	32	6.6	60	27
山　东	111	95	9459	921.2	9456	921.2	20664	554
河　南	112	86	17464	1253.4	17433	1190.3	39182	295
湖　北	31	31	193	30.7	193	30.7	113	29
湖　南	9	9	22	3.4	22	3.0	1	15
广　东	40	40	377	95.5	377	95.5	543	5
广　西	15	15	193	12.9	193	12.7	143	103
重　庆	6	6	6	4.4	6	4.4	2	0
四　川	12	6	83	17.0	83	17.0	1579	333
云　南	12	11	129	8.2	129	8.2	91	201
西　藏	7	7	34	2.5	34	2.5	101	162
陕　西	61	57	3733	449.8	3633	441.0	5430	38229
甘　肃	48	48	2000	112.0	1999	110.4	1448	2078
青　海	18	18	338	28.3	328	28.3	515	10
宁　夏	19	18	3091	90.8	3091	81.8	771	660
新　疆	41	40	581	51.7	581	51.6	3973	97

10-5-4　2021年地方性氟中毒（燃煤污染型）防治情况

地区	病区县数（个）	基本控制县数（个）	消除县数（个）	病区村（个）	病区村人口数（万人）	病区户数	已改炉改灶 户数	已改炉改灶 受益人口（万人）	现症病人数（人）氟斑牙	现症病人数（人）氟骨症
总　计	171	10	161	31631	3341.3	9240249	9111122	3318.4	43064	153965
山　西	20		20	3225	225.2	741492	741492	225.2	1180	180
辽　宁	2		2	2	0.0	187	187	0.0		6
江　西	7		7	409	113.6	263124	251528	112.8	1770	35
河　南	3		3	83	14.5	40616	40616	14.5	145	0
湖　北	15		15	719	98.1	299997	290134	95.5	405	204
湖　南	28	1	27	2123	274.6	733328	733038	273.4	2720	26
广　西	2		2	55	21.6	60073	60073	21.6	147	5846
四　川	23		23	1333	259.1	732299	727416	255.0	5078	5846
贵　州	37	7	30	7315	1648.0	4432797	4333579	1635.1	22374	52883
云　南	13	2	11	14329	380.9	959050	956973	380.0	7834	74365
重　庆	13		13	653	97.2	346309	346309	97.2	1155	12759
陕　西	8		8	1385	208.5	630977	629777	208.1	256	1815

10-5-5　2021年地方性砷中毒（水型）防治情况

地区	病区县 个数	病区县 人口数（万人）	病区村（个）	病区村人口数（万人）	已改水 村数（个）	已改水 受益人口（万人）	病人数（人）
总　计	120	4673.1	2561	156.8	2557	154.8	4361
山　西	16	640.2	157	21.0	157	21.0	1112
内　蒙	27	461.1	1174	27.9	1170	27.4	1944
吉　林	7	333.2	325	11.4	325	11.4	101
江　苏	5	398.8	33	5.4	33	5.2	0
安　徽	13	965.9	99	18.3	99	15.7	11
河　南	6	524.5	26	4.9	26	4.9	0
湖　北	2	193.1	53	7.7	53	7.7	8
四　川	3	15.3	10	1.7	10	2.6	6
云　南	9	317.1	42	3.6	42	3.6	25
陕　西	3	110.9	13	1.2	13	1.2	403
甘　肃	8	145.5	69	1.8	69	1.8	140
青　海	4	39.5	22	1.6	22	2.0	382
宁　夏	6	229.7	156	2.3	156	2.3	129
新　疆	11	298.5	382	48.1	382	48.1	100

10-5-6　2021年地方性砷中毒（燃煤污染型）防治情况

地区	病区县 个数	病区县 人口数（万人）	病区村（个）	病区村人口数（万人）户数	病区户数（户）	已改炉改灶 户数	已改炉改灶 受益人口（万人）	病人数（人）
总　计	12	488.6	1411	216.1	649705	648318	215.7	3586
贵　州	4	232.4	26	7.7	18728	18541	7.6	732
陕　西	8	256.2	1385	208.5	630977	629777	208.1	2854

10-5-7 2021年碘缺乏病防治情况

地区	工作县		现症病人数（人）		居民户碘盐监测		
	个数	人口数（万人）	Ⅱ度甲肿	克汀病	碘盐份数	合格碘盐份数	非碘盐份数
总　计	2818	136997.8	33019	12763	835887	802310	25198
北　京	16	2173.4	35	0	4621	4385	420
天　津	16	1386.6	1250	0	3417	2767	1504
河　北	160	7122.0	765	110	45898	44273	1961
山　西	117	3491.6	3376	594	34959	33538	320
内蒙古	104	2386.5	17	73	30783	29230	351
辽　宁	100	4203.7	2071	1446	29671	28945	494
吉　林	60	2223.1	1205	509	17935	17466	80
黑龙江	125	3162.9	2989	95	34710	33846	339
上　海	16	2487.1	0	0	3536	3086	2083
江　苏	97	8004.2	93	0	28534	27867	635
浙　江	91	6454.4	178	5	24485	23219	4808
安　徽	103	6026.2	664	109	29647	28820	959
福　建	83	4042.4	114	23	24508	23912	1428
江　西	100	4361.1	186	69	29910	29131	113
山　东	120	8824.1	44	16	31304	27323	6203
河　南	152	8998.6	2913	99	45255	42199	1318
湖　北	104	6300.2	639	412	30736	29628	162
湖　南	122	6578.4	200	50	36592	34822	136
广　东	124	12508.4	20	2	36755	36291	516
广　西	111	4922.7	388	0	33338	32254	397
海　南	21	999.6	110	0	6399	6249	97
重　庆	39	3099.5	0	0	11872	11321	83
四　川	186	8270.1	0	1	55892	54072	308
贵　州	89	3755.5	4428	5144	26700	25929	17
云　南	129	4720.9	1133	6	39142	37645	158
西　藏	74	338.1	0	0	26546	24964	103
陕　西	111	3913.1	5014	1592	34619	33787	38
甘　肃	87	2472.2	3279	1961	26293	25285	37
青　海	43	588.9	151	43	12829	12267	75
宁　夏	22	720.3	61	114	6629	6281	35
新　疆	96	2462.1	1696	290	32372	31508	20

10-6 2021年健康教育专业机构服务情况

地区	技术咨询与政策建议次数（次）	业务培训人次数（万人次）	开展公众健康教育活动次数（次）	媒体宣传					宣传材料制作					
				主办网站数（个）	与电视台合办栏目数（个）	与广播电台合办栏目数（个）	与报刊合办栏目数（个）	媒体沟通与培训次数（次）	传单／折页数量（万份）	小册子／书籍数量（万份）	宣传画数量（万份）	音像制品数量（万份）	实物数量（万个）	手机短信覆盖人次数（万人次）
总　　计	28066	209.1	191221	1283	2125	1160	1207	18746	33567.2	7327.9	2921.1	85.7	6891.5	109426.1
东　部	6584	52.8	47335	352	586	360	497	4704	13273.7	2262.6	1344.5	33.9	1800.0	55561.5
中　部	5364	68.0	57285	415	753	296	415	7369	9905.0	2438.9	740.0	26.8	1702.3	38589.7
西　部	16118	88.4	86601	516	786	504	295	6673	10388.4	2626.4	836.6	25.0	3389.2	15275.0
北　京	144	0.8	116	8	8	4	7	16	210.2	29.5	52.5	0.1	53.6	180.0
天　津	80	0.8	322	7	19	5	12	98	211.8	45.5	21.4	0.2	85.6	1499.9
河　北	519	8.3	5010	51	54	32	32	889	1189.5	336.3	114.0	1.1	363.4	19027.1
山　西	678	4.8	14678	20	85	36	132	1292	624.4	324.8	71.4	12.8	278.5	320.6
内蒙古	1721	6.7	10170	45	104	46	21	637	552.4	289.0	79.9	2.1	169.7	404.0
辽　宁	187	2.1	1263	20	29	16	27	224	539.0	207.5	54.8	1.7	91.3	106.0
吉　林	77	19.2	750	14	14	3	4	58	153.9	84.0	8.0	0.1	80.5	81.7
黑龙江	307	4.7	3299	35	45	8	7	623	440.7	227.3	59.7	1.6	180.7	2163.5
上　海	30	3.4	2407	8	6	17	95	27	345.2	20.3	51.6	0.2	173.4	227.3
江　苏	608	3.3	12467	51	43	43	43	388	3341.9	350.6	156.1	0.8	184.7	1934.1
浙　江	271	2.3	3374	33	63	56	69	1154	1257.3	103.0	98.6	0.7	102.0	698.2
安　徽	1235	3.6	10297	51	76	42	36	566	1451.2	178.5	61.6	1.5	253.2	1369.7
福　建	167	1.3	1675	38	40	11	20	248	563.7	66.7	44.2	0.2	103.0	1578.7
江　西	872	7.0	5812	62	199	46	47	622	541.3	144.0	137.2	0.5	156.0	1213.5
山　东	803	8.2	4163	59	175	101	132	871	2274.0	395.8	218.0	3.1	291.4	19539.2
河　南	1393	12.5	10521	83	137	56	75	1443	2207.1	766.1	197.0	4.9	342.9	11977.6
湖　北	199	4.3	5183	62	88	47	48	1154	2289.5	165.1	63.0	0.6	85.8	17538.2
湖　南	603	12.0	6745	88	109	58	66	1611	2196.9	549.0	141.6	4.7	324.5	3925.0
广　东	3693	21.5	16149	63	135	69	53	702	3045.8	676.4	507.5	25.6	329.0	10727.5
广　西	140	3.7	1757	21	38	8	12	204	570.6	127.7	35.2	0.7	139.6	1373.1
海　南	82	0.8	389	14	14	6	7	87	295.4	31.0	26.0	0.1	22.6	43.3
重　庆	280	1.1	2460	16	31	10	34	948	1009.1	64.1	72.3	0.5	66.6	4337.8
四　川	5690	25.0	15077	105	113	88	63	1025	2185.0	567.6	151.8	2.2	523.7	4963.2
贵　州	351	3.0	4809	61	65	31	40	317	1006.1	224.5	66.5	1.9	118.6	395.6
云　南	131	3.9	5715	39	81	34	16	296	2171.4	210.7	33.8	0.6	1388.3	122.7
西　藏	79	1.9	2018	15	32	32	6	272	124.3	29.0	14.9	0.6	32.3	569.8
陕　西	395	8.7	17156	59	84	35	26	1547	1093.6	482.4	154.4	5.3	235.9	1183.7
甘　肃	358	4.3	6589	65	69	35	29	212	417.0	271.7	88.9	4.1	139.4	587.2
青　海	54	2.1	1764	32	50	27	15	235	220.1	113.0	33.1	0.7	98.7	269.6
宁　夏	1410	3.1	4432	13	23	19	8	300	169.1	67.6	33.3	1.0	125.1	338.8
新　疆	5509	24.8	14654	45	96	139	25	680	869.7	179.1	72.5	5.5	351.2	729.4

10-7 全国新发职业病报告病例数

年 份	报告病例数					合计
	职业性肺尘埃沉着病	急性职业中毒	慢性职业中毒	职业性噪声聋	其他职业病	
1949—2000	558626	18166	10043		16503	603338
2001	10505	759	1166		788	13218
2002	12248	590	1300		683	14821
2003	8364	504	882		704	10454
2004	8743	383	1077		797	11000
2005	9173	613	1379		1047	12212
2006	8783	467	1083	320	866	11519
2007	10963	600	1638	269	826	14296
2008	10829	760	1171	223	761	13744
2009	14495	552	1912	348	821	18128
2010	23812	617	1417	333	1061	27240
2011	26401	590	1541	492	855	29879
2012	24206	601	1040	597	976	27420
2013	23152	637	904	681	1019	26393
2014	26873	486	795	825	993	29972
2015	26081	383	548	1052	1116	29180
2016	27992	400	812	1220	1365	31789
2017	22701	295	726	1536	1498	26756
2018	19468	363	970	1464	1232	23497
2019	15898	295	483	1555	1197	19428
2020	14367	221	265	1255	956	17064
2021	11809	292	275	2086	945	15407
累 计	915489	28574	31427	14256	37009	1026755

注：1949—2005 年职业性噪声聋纳入其他职业病，未单独统计报告。

十一、居民病伤死亡原因

简要说明

一、本章主要介绍我国居民病伤死亡原因，内容包括城市、农村地区居民粗死亡率及死因顺位，分性别、疾病别、年龄别死亡率。

二、本章数据来源于居民病伤死亡原因年报。

三、资料范围

2000年城市地区包括北京、天津、长春、沈阳、大连、鞍山、上海、南京、杭州、武汉、广州、成都、重庆和西安14个大城市，苏州、徐州、合肥、安庆、马鞍山、铜陵、厦门、福州、平顶山、信阳、宜昌、黄石、长沙、湘潭、衡阳、常德、佛山、自贡、桂林和乌鲁木齐20个中小城市；农村地区包括北京、天津、上海市全部市辖县和江苏、浙江、安徽、福建、河南、湖北、湖南、广东、重庆、四川、贵州、甘肃15个省（直辖市）90个县（县级市）。

2005年城市地区包括北京、天津、上海、哈尔滨、长春、沈阳、大连、鞍山、南京、杭州、郑州、武汉、广州、重庆、成都、昆明、西安17个大城市，苏州、徐州、合肥、安庆、蚌埠、马鞍山、铜陵、福州、厦门、宜昌、黄石、长沙、衡阳、常德、湘潭、佛山、中山、三明、桂林、自贡、乌鲁木齐21个中小城市；农村地区包括北京、天津、上海市全部市辖县和江苏、浙江、安徽、福建、河南、湖北、湖南、广东、重庆、四川、贵州、甘肃15个省（直辖市）78个县（县级市）。

2010年城市地区包括北京、沈阳、大连、鞍山、哈尔滨、上海、广州、成都、昆明、西安10个大城市，徐州、合肥、蚌埠、马鞍山、铜陵、安庆、常德、佛山、自贡等9个中小城市；农村地区包括北京、天津、上海市全部市辖县和江苏、安徽、河南、湖北、广东、四川9个省（直辖市）34个县（县级市）。2021年包括全国31个省的153个区（城市地区）和378个县或县级市（农村地区）。

四、2000年采用ICD-9国际疾病分类统计标准。2002年起，采用ICD-10国际疾病分类统计标准。

主要指标解释

性别年龄别死亡率　指分性别年龄别计算的死亡率。计算公式：男（女）性某年龄别死亡率＝男（女）性某年龄别死亡人数／男（女）性同年龄平均人口数。

11-1-1　2005年城市居民主要疾病死亡率及构成

疾病名称	合计			男			女		
	死亡率（1/10万）	构成（%）	位次	死亡率（1/10万）	构成（%）	位次	死亡率（1/10万）	构成（%）	位次
传染病（不含呼吸道结核）	3.61	0.66	13	4.86	0.79	11	2.32	0.48	14
呼吸道结核	2.84	0.52	15	4.16	0.68	15	1.46	0.30	17
寄生虫病	0.06	0.01	20	0.07	0.01	19	0.05	0.01	20
恶性肿瘤	124.86	22.74	1	159.77	26.05	1	88.51	18.36	3
血液、造血器官及免疫疾病	0.93	0.17	18	0.83	0.13	17	1.04	0.21	18
内分泌、营养和代谢疾病	13.75	2.50	7	11.81	1.92	7	15.77	3.27	6
精神障碍	5.19	0.95	10	4.85	0.79	12	5.55	1.15	10
神经系统疾病	4.60	0.84	11	4.87	0.79	13	4.32	0.90	11
心脏病	98.22	17.89	3	99.49	16.22	3	96.88	20.09	2
脑血管病	111.02	20.22	2	116.63	19.01	2	105.19	21.82	1
呼吸系统疾病	69.00	12.57	4	75.88	12.37	4	61.85	12.83	4
消化系统疾病	18.10	3.30	6	22.54	3.68	6	13.46	2.79	8
肌肉骨骼和结缔组织疾病	1.16	0.21	17	0.77	0.13	18	1.57	0.33	16
泌尿生殖系统疾病	8.58	1.56	9	8.92	1.45	9	8.21	1.70	9
妊娠、分娩和产褥期并发症	0.28	0.05	19				0.50	0.10	19
起源于围生期某些情况	3.50	0.64	14	3.68	0.60	14	3.23	0.67	13
先天畸形、变形和染色体异常	1.85	0.34	16	2.04	0.33	16	1.65	0.34	15
诊断不明	4.09	0.74	12	4.82	0.79	10	3.33	0.69	12
其他疾病	11.98	2.18	8	9.14	1.49	8	14.94	3.10	7
损伤和中毒外部原因	45.28	8.25	5	56.84	9.27	5	33.22	6.89	5

11-1-2 2010年城市居民主要疾病死亡率及构成

疾病名称	合计			男			女		
	死亡率 （1/10万）	构成 （%）	位次	死亡率 （1/10万）	构成 （%）	位次	死亡率 （1/10万）	构成 （%）	位次
传染病（不含呼吸道结核）	4.44	0.72	11	5.79	0.82	11	3.04	0.57	12
呼吸道结核	2.32	0.38	14	3.47	0.49	13	1.13	0.21	18
寄生虫病	0.13	0.02	18	0.15	0.02	19	0.10	0.02	20
恶性肿瘤	162.87	26.33	1	201.99	28.77	1	122.35	22.99	2
血液、造血器官及免疫疾病	1.50	0.24	17	1.48	0.21	17	1.52	0.29	17
内分泌、营养和代谢疾病	18.13	2.93	6	16.63	2.37	7	19.69	3.70	6
精神障碍	2.90	0.47	13	2.82	0.40	14	2.98	0.56	13
神经系统疾病	5.84	0.94	10	6.33	0.90	10	5.34	1.00	10
心脏病	129.19	20.88	2	135.15	19.25	3	123.02	23.12	1
脑血管病	125.15	20.23	3	137.30	19.55	2	112.56	21.15	3
呼吸系统疾病	68.32	11.04	4	78.06	11.12	4	58.22	10.94	4
消化系统疾病	16.96	2.74	7	20.76	2.96	6	13.03	2.45	7
肌肉骨骼和结缔组织疾病	1.61	0.26	16	1.21	0.17	18	2.02	0.38	14
泌尿生殖系统疾病	7.20	1.16	9	7.98	1.14	8	6.40	1.20	9
妊娠、分娩产褥期并发症	0.11	0.02	18				0.22	0.04	19
围生期疾病	2.03	0.33	15	2.34	0.33	15	1.70	0.32	16
先天畸形、变形和染色体异常	2.02	0.33	15	2.12	0.30	16	1.92	0.36	15
诊断不明	4.12	0.67	12	4.99	0.71	12	3.21	0.60	11
其他疾病	9.58	1.55	8	7.61	1.08	9	11.63	2.19	8
损伤和中毒外部原因	38.09	6.16	5	48.43	6.90	5	27.38	5.15	5

11-1-3　2015年城市居民主要疾病死亡率及构成

疾病名称	合计			男			女		
	死亡率 （1/10万）	构成 （%）	位次	死亡率 （1/10万）	构成 （%）	位次	死亡率 （1/10万）	构成 （%）	位次
传染病（含呼吸道结核）	6.78	1.09	9	9.31	1.31	8	4.18	0.79	10
寄生虫病	0.04	0.01	17	0.07	0.01	16	0.02	0.00	17
恶性肿瘤	164.35	26.44	1	207.22	29.11	1	120.56	22.77	2
血液、造血器官及免疫疾病	1.22	0.20	15	1.21	0.17	15	1.23	0.23	15
内分泌、营养和代谢疾病	19.25	3.10	6	18.47	2.59	6	20.04	3.79	6
精神障碍	2.79	0.45	11	2.73	0.38	11	2.86	0.54	11
神经系统疾病	6.90	1.11	8	7.16	1.01	10	6.64	1.25	8
心脏病	136.61	21.98	2	141.01	19.81	3	132.11	24.95	1
脑血管病	128.23	20.63	3	141.54	19.89	2	114.64	21.65	3
呼吸系统疾病	73.36	11.80	4	84.98	11.94	4	61.49	11.62	4
消化系统疾病	14.27	2.30	7	17.62	2.47	7	10.84	2.05	7
肌肉骨骼和结缔组织疾病	1.79	0.29	12	1.37	0.19	14	2.23	0.42	12
泌尿生殖系统疾病	6.52	1.05	10	7.48	1.05	9	5.54	1.05	9
妊娠、分娩产褥期并发症	0.07	0.01	16				0.15	0.03	16
围生期疾病	1.70	0.27	14	2.03	0.28	12	1.37	0.26	14
先天畸形、变形和染色体异常	1.73	0.28	13	1.93	0.27	13	1.53	0.29	13
损伤和中毒外部原因	37.63	6.05	5	49.01	6.89	5	26.01	4.91	5
诊断不明	2.26	0.36		3.00	0.42		1.52	0.29	
其他疾病	6.15	0.99		4.92	0.69		7.41	1.40	

11-1-4 2020年城市居民主要疾病死亡率及构成

疾病名称	合计			男			女		
	死亡率 （1/10万）	构成 （%）	位次	死亡率 （1/10万）	构成 （%）	位次	死亡率 （1/10万）	构成 （%）	位次
传染病（含呼吸道结核）	5.49	0.86	10	7.58	1.05	10	3.33	0.61	10
寄生虫病	0.06	0.01	16	0.07	0.01	16	0.05	0.01	17
恶性肿瘤	161.40	25.43	1	202.00	28.06	1	119.53	21.86	3
血液、造血器官及免疫疾病	1.36	0.21	13	1.40	0.19	13	1.31	0.24	13
内分泌、营养和代谢疾病	22.79	3.59	6	22.41	3.11	6	23.19	4.24	6
精神障碍	3.15	0.50	11	2.98	0.41	11	3.33	0.61	11
神经系统疾病	9.06	1.43	8	8.91	1.24	8	9.21	1.68	8
心脏病	155.86	24.56	2	159.09	22.10	2	152.52	27.89	1
脑血管病	135.18	21.30	3	149.87	20.82	3	120.02	21.94	2
呼吸系统疾病	55.36	8.72	4	67.15	9.33	4	43.20	7.90	4
消化系统疾病	15.82	2.49	7	19.18	2.67	7	12.36	2.26	7
肌肉骨骼和结缔组织疾病	2.18	0.34	12	1.62	0.22	12	2.76	0.51	12
泌尿生殖系统疾病	6.64	1.05	9	7.70	1.07	9	5.55	1.01	9
妊娠、分娩产褥期并发症	0.05	0.01	17				0.10	0.02	16
围生期疾病	1.01	0.16	14	1.10	0.15	14	0.91	0.17	15
先天畸形、变形和染色体异常	0.99	0.16	15	1.04	0.14	15	0.93	0.17	14
损伤和中毒外部原因	35.87	5.65	5	43.98	6.11	5	27.51	5.03	5
诊断不明	3.22	0.51		4.32	0.60		2.09	0.38	
其他疾病	6.43	1.01		5.19	0.72		7.71	1.41	

11-1-5　2021年城市居民主要疾病死亡率及构成

疾病名称	合计			男			女		
	死亡率 （1/10万）	构成 （%）	位次	死亡率 （1/10万）	构成 （%）	位次	死亡率 （1/10万）	构成 （%）	位次
传染病（含呼吸道结核）	5.30	0.82	10	7.36	1.00	10	3.21	0.58	11
寄生虫病	0.07	0.01	16	0.06	0.01	16	0.08	0.01	16
恶性肿瘤	158.70	24.61	2	200.10	27.20	1	116.76	21.11	3
血液、造血器官及免疫疾病	1.33	0.21	13	1.39	0.19	13	1.27	0.23	13
内分泌、营养和代谢疾病	24.15	3.74	6	24.31	3.30	6	23.99	4.34	6
精神障碍	3.45	0.54	11	3.07	0.42	11	3.84	0.70	10
神经系统疾病	9.44	1.46	8	9.36	1.27	8	9.53	1.72	8
心脏病	165.37	25.64	1	171.26	23.28	2	159.40	28.83	1
脑血管病	140.02	21.71	3	155.32	21.11	3	124.52	22.52	2
呼吸系统疾病	54.49	8.45	4	67.30	9.15	4	41.51	7.51	4
消化系统疾病	15.41	2.39	7	18.76	2.55	7	12.01	2.17	7
肌肉骨骼和结缔组织疾病	1.95	0.30	12	1.48	0.20	12	2.43	0.44	12
泌尿生殖系统疾病	6.75	1.05	9	7.94	1.08	9	5.56	1.00	9
妊娠、分娩产褥期并发症	0.02	0.00	17				0.04	0.01	17
围生期疾病	0.69	0.11	15	0.79	0.11	15	0.58	0.11	15
先天畸形、变形和染色体异常	0.87	0.13	14	0.86	0.12	14	0.88	0.16	14
损伤和中毒外部原因	35.22	5.46	5	42.93	5.83	5	27.41	4.96	5
诊断不明	3.19	0.50		4.32	0.59		2.05	0.37	
其他疾病	5.57	0.86		4.56	0.62		6.60	1.19	

11-2-1　2021年城市居民年龄别疾病别死亡率（1/10万）（合计）

疾病名称（ICD-10）	合计	不满1岁	1～	5～	10～	15～	20～	25～
总计	644.99	166.25	17.75	10.62	15.32	24.65	27.56	29.38
一、传染病和寄生虫病小计	5.37	4.28	0.39	0.16	0.14	0.20	0.50	0.91
其中：传染病计	5.30	4.28	0.39	0.14	0.14	0.20	0.50	0.91
内：痢疾	0.00	0.00	0.00	0.00	0.00	0.00	0.00	0.00
肠道其他细菌性传染病	0.11	0.55	0.11	0.00	0.04	0.05	0.00	0.02
呼吸道结核	1.25	0.00	0.00	0.00	0.00	0.00	0.15	0.22
破伤风	0.02	0.14	0.00	0.00	0.00	0.00	0.00	0.00
脑膜炎奈瑟菌感染	0.07	0.41	0.03	0.02	0.02	0.05	0.09	0.00
败血症	0.51	2.62	0.11	0.04	0.04	0.05	0.02	0.05
性传播疾病	0.01	0.00	0.00	0.00	0.00	0.00	0.00	0.00
狂犬病	0.00	0.00	0.00	0.00	0.00	0.00	0.00	0.00
流行性乙型脑炎	0.00	0.00	0.00	0.00	0.00	0.00	0.00	0.00
病毒性肝炎	2.17	0.00	0.00	0.00	0.00	0.00	0.04	0.17
艾滋病	0.45	0.00	0.03	0.00	0.00	0.00	0.15	0.37
寄生虫病计	0.07	0.00	0.00	0.02	0.00	0.00	0.00	0.00
内：血吸虫病	0.05	0.00	0.00	0.00	0.00	0.00	0.00	0.00
二、肿瘤小计	161.22	2.90	3.21	2.01	2.51	3.51	4.04	5.14
其中：恶性肿瘤计	158.70	2.62	2.84	1.93	2.43	3.34	3.88	5.04
内：鼻咽癌	1.24	0.00	0.00	0.00	0.02	0.00	0.07	0.05
食管癌	9.83	0.00	0.00	0.00	0.00	0.05	0.00	0.03
胃癌	16.27	0.00	0.00	0.00	0.08	0.10	0.20	0.54
结肠、直肠和肛门癌	14.56	0.00	0.00	0.00	0.04	0.05	0.33	0.37
内：结肠癌	7.13	0.00	0.00	0.00	0.02	0.02	0.15	0.13
直肠癌	7.05	0.00	0.00	0.00	0.02	0.02	0.15	0.20
肝癌	20.79	0.00	0.21	0.02	0.08	0.05	0.22	0.49
胆囊癌	1.34	0.00	0.00	0.00	0.00	0.00	0.00	0.00
胰腺癌	7.36	0.00	0.00	0.00	0.00	0.00	0.07	0.07
肺癌	48.00	0.00	0.00	0.00	0.02	0.15	0.17	0.29
乳腺癌	4.70	0.00	0.00	0.00	0.00	0.00	0.00	0.25
宫颈癌	2.13	0.00	0.00	0.00	0.00	0.02	0.00	0.13
卵巢癌	1.73	0.00	0.00	0.00	0.02	0.12	0.09	0.07
前列腺癌	2.55	0.00	0.00	0.00	0.00	0.00	0.00	0.02
膀胱癌	2.47	0.00	0.00	0.00	0.00	0.00	0.00	0.00
脑及神经系统恶性肿瘤	3.73	0.55	0.92	0.74	0.51	0.47	0.48	0.59
白血病	3.50	1.24	0.92	0.62	0.95	1.39	1.04	0.92
良性肿瘤计	0.40	0.28	0.16	0.02	0.00	0.02	0.07	0.03
三、血液、造血器官及免疫疾病小计	1.33	1.24	0.18	0.24	0.12	0.25	0.22	0.24
其中：贫血	0.81	0.14	0.08	0.08	0.06	0.20	0.15	0.10
四、内分泌、营养和代谢疾病小计	24.15	1.79	0.16	0.22	0.20	0.40	0.39	0.64
其中：甲状腺疾患	0.10	0.00	0.00	0.00	0.00	0.00	0.02	0.02
糖尿病	21.23	0.00	0.00	0.00	0.08	0.15	0.24	0.42
五、精神和行为障碍小计	3.45	0.00	0.08	0.02	0.04	0.12	0.41	0.25
其中：痴呆	1.48	0.00	0.00	0.00	0.00	0.00	0.02	0.02
六、神经系统疾病小计	9.44	3.31	1.63	1.18	1.56	1.94	1.50	1.18
其中：脑膜炎	0.08	0.41	0.03	0.00	0.04	0.05	0.00	0.02
帕金森病	1.48	0.00	0.00	0.00	0.00	0.00	0.00	0.00
七、循环系统疾病小计	315.36	2.90	0.63	0.64	1.01	2.66	3.38	4.53
其中：心脏病计	165.37	2.21	0.53	0.48	0.75	1.94	2.54	2.87
内：慢性风湿性心脏病	3.21	0.00	0.00	0.00	0.02	0.02	0.04	0.03
高血压性心脏病	15.62	0.00	0.00	0.00	0.02	0.02	0.07	0.13
冠心病	135.08	0.00	0.00	0.04	0.08	0.57	1.28	1.56
内：急性心肌梗死	63.25	0.00	0.00	0.02	0.04	0.45	1.04	1.16
其他高血压病	6.40	0.00	0.00	0.00	0.00	0.00	0.04	0.07

30 ～	35 ～	40 ～	45 ～	50 ～	55 ～	60 ～	65 ～	70 ～	75 ～	80 ～	85 岁及以上
40.88	70.95	103.77	172.22	262.53	444.35	719.38	1215.74	2007.42	3417.86	5980.84	14978.69
0.96	1.92	2.68	4.28	4.70	6.56	8.23	11.04	16.36	21.69	33.73	58.61
0.96	1.90	2.67	4.28	4.68	6.53	8.17	10.98	15.89	21.34	32.98	57.31
0.00	0.00	0.00	0.00	0.00	0.00	0.02	0.00	0.00	0.04	0.00	0.00
0.02	0.03	0.03	0.03	0.04	0.03	0.15	0.18	0.35	0.13	0.94	2.41
0.24	0.45	0.54	0.71	0.99	1.34	1.85	2.47	4.17	6.41	8.54	15.02
0.00	0.00	0.00	0.01	0.01	0.01	0.04	0.04	0.06	0.09	0.06	0.09
0.02	0.00	0.08	0.03	0.04	0.08	0.08	0.10	0.23	0.22	0.37	0.46
0.05	0.09	0.08	0.16	0.26	0.37	0.52	0.86	1.34	2.15	4.99	10.85
0.00	0.02	0.00	0.03	0.01	0.04	0.04	0.02	0.00	0.04	0.00	0.09
0.01	0.00	0.00	0.00	0.00	0.00	0.00	0.02	0.00	0.04	0.00	0.00
0.00	0.00	0.00	0.00	0.00	0.00	0.00	0.00	0.00	0.00	0.00	0.00
0.19	0.65	1.32	2.33	2.68	3.49	3.99	5.24	6.91	7.73	10.35	12.61
0.25	0.48	0.42	0.65	0.43	0.59	0.69	0.92	1.05	1.05	1.31	1.21
0.00	0.02	0.02	0.00	0.02	0.03	0.06	0.06	0.47	0.35	0.75	1.30
0.00	0.00	0.00	0.00	0.00	0.01	0.02	0.06	0.35	0.22	0.69	1.30
9.23	18.14	31.16	58.55	94.91	174.00	287.63	467.23	658.98	899.48	1163.83	1642.70
9.02	17.65	30.35	57.46	93.42	171.73	284.21	460.28	649.88	886.09	1142.69	1614.42
0.15	0.45	0.59	1.09	1.38	1.97	2.81	3.55	4.32	4.04	4.74	6.12
0.05	0.11	0.37	1.48	3.76	8.84	16.46	29.18	47.42	67.05	82.17	103.31
0.72	1.72	2.62	4.66	8.03	14.01	27.63	47.45	70.43	102.80	126.06	175.64
0.62	1.23	2.06	3.83	7.32	13.40	22.93	37.29	57.02	78.60	127.18	214.96
0.37	0.75	1.05	1.87	3.28	6.14	11.24	16.89	27.47	37.50	64.28	116.01
0.24	0.44	0.93	1.85	3.76	6.73	11.15	19.64	27.94	39.08	59.48	95.15
1.73	3.81	7.52	14.38	20.04	31.20	42.63	58.85	73.35	94.10	106.86	144.57
0.00	0.02	0.14	0.35	0.48	1.04	1.95	3.88	5.63	8.87	11.78	18.18
0.19	0.51	1.27	2.40	3.65	7.93	14.38	23.63	30.86	41.45	53.74	69.83
0.87	2.07	4.09	10.34	20.62	47.67	88.56	154.65	222.64	293.99	364.09	463.40
0.76	1.90	2.64	4.18	5.65	8.22	9.41	11.97	12.28	14.71	21.32	34.03
0.31	0.67	1.19	2.11	3.31	4.17	4.77	5.06	5.19	7.20	7.42	9.27
0.12	0.22	0.59	1.55	1.94	2.73	3.57	5.14	5.92	7.29	7.86	8.72
0.02	0.00	0.02	0.11	0.08	0.48	1.62	3.77	8.90	17.56	34.85	69.18
0.01	0.02	0.09	0.24	0.41	1.01	2.23	4.58	9.07	17.70	26.93	59.07
0.87	0.97	1.78	2.51	2.86	5.00	7.87	9.22	12.86	16.12	17.89	21.61
1.01	1.12	1.41	1.72	2.18	3.80	5.44	10.04	11.52	16.47	18.95	21.79
0.07	0.16	0.17	0.21	0.23	0.34	0.44	1.10	1.40	1.58	3.62	3.89
0.19	0.39	0.53	0.48	0.62	0.94	1.55	2.25	4.11	6.81	11.28	23.37
0.11	0.20	0.34	0.31	0.43	0.53	0.94	1.29	2.54	4.44	6.86	14.28
0.82	1.90	2.90	5.11	8.41	15.80	28.06	48.67	78.95	142.14	237.47	534.71
0.06	0.03	0.09	0.11	0.08	0.04	0.13	0.30	0.20	0.22	0.44	1.30
0.55	1.61	2.51	4.66	7.75	15.00	26.42	46.56	75.13	133.05	213.46	397.37
0.34	0.61	0.65	0.85	1.24	1.22	2.08	2.97	6.47	14.27	35.41	128.44
0.00	0.02	0.00	0.03	0.04	0.14	0.52	0.84	2.62	7.03	18.83	66.86
1.22	1.43	1.63	2.44	2.86	3.94	6.97	12.49	20.04	42.95	92.08	286.46
0.02	0.05	0.06	0.11	0.05	0.08	0.17	0.10	0.26	0.04	0.37	0.37
0.00	0.00	0.03	0.07	0.18	0.33	1.05	2.67	5.57	11.29	18.52	35.33
9.83	21.41	34.34	58.50	94.58	165.11	277.32	489.61	913.97	1716.85	3308.00	9031.80
5.97	12.40	18.55	31.16	47.15	80.66	134.35	232.40	425.28	820.44	1699.29	5324.73
0.05	0.17	0.28	0.63	0.86	1.82	3.11	5.90	10.12	18.00	33.04	83.92
0.17	0.76	1.02	1.71	2.84	4.95	7.64	16.65	36.89	79.13	181.73	579.41
4.22	8.61	13.94	24.09	38.42	65.70	111.42	191.40	349.95	672.99	1388.57	4370.12
3.08	6.22	9.63	16.14	25.21	40.83	64.51	106.34	183.74	325.91	609.97	1679.33
0.19	0.53	1.21	1.56	2.26	3.43	6.09	10.06	17.76	31.44	62.22	189.09

疾病名称（ICD-10）	合计	不满1岁	1～	5～	10～	15～	20～	25～
脑血管病计	140.02	0.55	0.11	0.14	0.26	0.70	0.69	1.51
内：脑出血	44.91	0.55	0.11	0.12	0.24	0.47	0.52	1.19
脑梗死	49.38	0.00	0.00	0.00	0.00	0.17	0.02	0.15
中风（未特指出血或梗死）	3.64	0.00	0.00	0.00	0.00	0.00	0.07	0.03
八、呼吸系统疾病小计	54.49	8.55	0.82	0.30	0.43	0.65	0.46	0.44
其中：肺炎	11.22	6.76	0.55	0.16	0.28	0.35	0.22	0.13
慢性下呼吸道疾病	37.74	0.00	0.05	0.06	0.08	0.17	0.15	0.07
内：慢性支气管肺炎	4.40	0.00	0.00	0.00	0.00	0.02	0.00	0.00
肺气肿	2.80	0.00	0.00	0.00	0.00	0.02	0.00	0.02
肺尘埃沉着病（尘肺）	0.60	0.00	0.00	0.00	0.00	0.00	0.00	0.02
九、消化系统疾病小计	15.41	2.90	0.42	0.14	0.16	0.37	0.46	0.74
其中：胃和十二指肠溃疡	2.43	0.28	0.03	0.00	0.02	0.02	0.07	0.07
阑尾炎	0.08	0.00	0.03	0.00	0.04	0.02	0.00	0.00
肠梗阻	1.17	0.41	0.08	0.02	0.04	0.00	0.04	0.03
肝疾病	5.55	0.28	0.08	0.00	0.00	0.07	0.13	0.30
内：肝硬化	4.79	0.28	0.08	0.00	0.00	0.05	0.09	0.17
十、肌肉骨骼和结缔组织疾病小计	1.95	0.14	0.11	0.04	0.08	0.27	0.22	0.17
其中：系统性红斑狼疮	0.33	0.00	0.00	0.00	0.06	0.10	0.17	0.12
十一、泌尿生殖系统疾病小计	6.75	0.41	0.03	0.02	0.08	0.10	0.50	0.54
其中：肾小球和肾小管间质疾病	3.82	0.28	0.03	0.00	0.08	0.07	0.39	0.30
肾衰竭	2.32	0.00	0.00	0.00	0.00	0.02	0.09	0.24
前列腺增生	0.07	0.00	0.00	0.00	0.00	0.00	0.00	0.00
十二、妊娠、分娩和产褥期并发症小计	0.02	0.00	0.00	0.00	0.00	0.00	0.02	0.07
其中：直接产科原因计	0.02	0.00	0.00	0.00	0.00	0.00	0.02	0.07
内：流产	0.00	0.00	0.00	0.00	0.00	0.00	0.00	0.00
妊娠高血压综合征	0.00	0.00	0.00	0.00	0.00	0.00	0.00	0.00
产后出血	0.00	0.00	0.00	0.00	0.00	0.00	0.00	0.00
产褥期感染	0.01	0.00	0.00	0.00	0.00	0.00	0.02	0.02
间接产科原因计	0.00	0.00	0.00	0.00	0.00	0.00	0.00	0.00
十三、起源于围生期的情况小计	0.69	87.06	0.00	0.00	0.00	0.00	0.00	0.00
其中：早产儿和未成熟儿	0.16	20.14	0.00	0.00	0.00	0.00	0.00	0.00
新生儿产伤和窒息	0.10	12.42	0.00	0.00	0.00	0.00	0.00	0.00
十四、先天畸形、变形和染色体异常小计	0.87	28.97	1.71	0.82	0.89	0.80	0.48	0.35
其中：先天性心脏病	0.55	14.90	1.26	0.56	0.67	0.57	0.39	0.29
先天性脑畸形	0.04	0.97	0.11	0.12	0.14	0.05	0.00	0.03
十五、诊断不明小计	3.19	4.97	0.26	0.00	0.22	0.42	0.72	0.84
十六、其他疾病小计	5.57	1.10	0.26	0.06	0.12	0.10	0.11	0.15
十七、损伤和中毒小计	35.22	15.04	7.68	4.68	7.62	12.67	14.00	12.94
其中：机动车辆交通事故	9.37	1.52	2.21	1.34	1.44	3.51	4.64	4.31
内：行人与机动车发生的交通事故	3.82	0.14	1.18	0.76	0.67	1.39	1.67	1.46
机动车与机动车发生的交通事故	1.21	0.28	0.24	0.08	0.08	0.35	0.63	0.86
机动车以外的运输事故	0.02	0.00	0.00	0.02	0.12	0.10	0.04	0.00
意外中毒	1.58	0.14	0.11	0.06	0.16	0.67	0.72	0.89
意外跌落	12.12	1.79	1.53	0.72	1.07	1.07	1.69	1.59
火灾	0.37	0.00	0.18	0.26	0.06	0.02	0.09	0.13
溺水	2.03	0.28	2.03	1.53	2.33	2.54	1.52	1.33
意外的机械性窒息	0.39	5.52	0.37	0.04	0.08	0.20	0.26	0.10
砸死	0.33	0.14	0.11	0.06	0.00	0.15	0.17	0.08
触电	0.27	0.00	0.00	0.02	0.08	0.05	0.22	0.27
自杀	4.31	0.00	0.00	0.04	1.70	3.34	3.45	3.04
被杀	0.22	0.41	0.11	0.26	0.06	0.07	0.13	0.12

30～	35～	40～	45～	50～	55～	60～	65～	70～	75～	80～	85岁及以上
3.34	7.80	13.55	24.79	43.39	78.02	132.67	240.51	459.03	845.43	1514.44	3447.32
2.59	6.10	9.66	15.81	26.54	41.26	57.43	96.04	155.54	262.64	394.76	737.61
0.46	0.87	2.14	5.02	9.14	18.99	38.70	75.50	157.08	310.59	583.53	1381.93
0.05	0.20	0.31	0.75	1.01	1.75	2.67	5.26	10.41	20.42	38.78	109.80
1.01	1.36	1.85	3.95	7.26	13.81	31.79	70.80	153.03	322.35	650.12	1795.99
0.39	0.50	0.62	1.13	1.82	3.35	6.26	11.77	22.69	51.11	121.88	442.62
0.26	0.39	0.90	1.93	4.04	8.20	20.41	50.20	114.85	243.71	471.19	1185.71
0.01	0.03	0.06	0.27	0.36	1.03	2.27	5.54	11.70	27.27	56.30	147.17
0.04	0.02	0.08	0.13	0.36	0.68	2.04	4.42	8.87	18.22	35.22	79.66
0.02	0.02	0.05	0.19	0.20	0.42	0.76	1.31	2.04	2.90	5.98	13.63
1.28	2.76	4.82	7.08	9.90	14.08	19.11	28.53	41.27	73.20	131.05	316.32
0.09	0.19	0.29	0.59	0.95	1.38	2.00	4.20	7.03	13.22	26.99	61.67
0.01	0.00	0.00	0.00	0.05	0.01	0.15	0.06	0.29	0.70	0.69	1.58
0.05	0.09	0.12	0.12	0.28	0.46	0.86	1.39	2.74	6.41	14.84	35.24
0.56	1.76	3.44	4.82	6.44	8.94	10.94	13.19	14.70	21.60	26.56	43.49
0.46	1.50	3.04	4.30	5.87	7.87	9.53	11.63	12.13	18.22	22.32	35.52
0.40	0.56	0.42	0.71	0.97	1.56	2.39	3.29	5.57	9.62	15.96	41.73
0.29	0.31	0.26	0.37	0.30	0.57	0.48	0.68	0.55	1.14	0.75	0.93
0.60	1.29	1.64	2.57	3.47	6.03	8.61	14.46	22.25	38.29	58.42	113.14
0.39	0.78	1.07	1.41	2.03	3.23	5.23	8.55	13.56	21.47	33.42	56.20
0.21	0.47	0.53	1.07	1.27	2.45	2.90	5.12	7.41	13.92	18.08	36.72
0.00	0.00	0.00	0.00	0.00	0.01	0.00	0.06	0.06	0.18	0.94	3.71
0.10	0.08	0.02	0.01	0.00	0.00	0.00	0.00	0.00	0.00	0.00	0.00
0.10	0.05	0.02	0.01	0.00	0.00	0.00	0.00	0.00	0.00	0.00	0.00
0.01	0.00	0.00	0.00	0.00	0.00	0.00	0.00	0.00	0.00	0.00	0.00
0.04	0.00	0.00	0.00	0.00	0.00	0.00	0.00	0.00	0.00	0.00	0.00
0.00	0.02	0.00	0.00	0.00	0.00	0.00	0.00	0.00	0.00	0.00	0.00
0.04	0.02	0.00	0.00	0.00	0.00	0.00	0.00	0.00	0.00	0.00	0.00
0.00	0.03	0.00	0.00	0.00	0.00	0.00	0.00	0.00	0.00	0.00	0.00
0.00	0.00	0.00	0.00	0.00	0.00	0.00	0.00	0.00	0.00	0.00	0.00
0.00	0.00	0.00	0.00	0.00	0.00	0.00	0.00	0.00	0.00	0.00	0.00
0.47	0.41	0.31	0.55	0.50	0.60	0.42	0.68	0.73	1.32	1.31	1.67
0.41	0.33	0.23	0.35	0.36	0.38	0.31	0.32	0.47	0.66	0.69	0.56
0.00	0.00	0.00	0.08	0.00	0.00	0.00	0.00	0.00	0.00	0.00	0.00
0.98	1.86	1.95	2.25	2.79	3.76	4.12	4.84	7.44	9.79	15.90	53.88
0.17	0.34	0.29	0.41	0.49	0.82	1.15	1.87	4.14	8.30	33.04	358.79
13.04	16.23	18.25	24.01	29.29	35.56	39.27	56.30	73.35	109.78	190.83	585.25
4.61	6.57	6.28	8.90	11.03	14.20	15.39	21.18	23.39	25.64	24.63	25.59
1.38	2.00	2.30	3.22	4.37	5.26	5.99	8.53	11.43	13.04	13.15	14.10
0.80	1.04	0.93	1.47	1.68	2.13	2.04	2.65	2.27	1.76	1.68	1.11
0.00	0.00	0.02	0.01	0.00	0.04	0.00	0.00	0.03	0.04	0.06	0.00
1.05	1.33	1.64	1.95	2.15	1.86	1.89	2.51	2.74	4.79	4.99	7.14
1.61	2.12	3.09	4.59	5.92	7.23	7.90	14.06	22.69	46.24	110.41	388.93
0.07	0.12	0.23	0.24	0.25	0.36	0.34	0.64	0.90	1.58	2.12	5.38
1.08	1.12	1.19	1.33	1.56	1.79	2.18	3.19	3.67	5.80	6.92	9.09
0.15	0.09	0.31	0.33	0.57	0.40	0.40	0.60	0.73	0.88	1.00	2.13
0.24	0.34	0.28	0.65	0.53	0.70	0.53	0.38	0.41	0.18	0.19	0.09
0.46	0.53	0.37	0.45	0.20	0.40	0.23	0.20	0.32	0.18	0.06	0.19
2.33	2.48	2.71	3.09	4.02	5.30	6.45	9.14	10.79	13.04	15.15	19.75
0.24	0.28	0.31	0.23	0.26	0.30	0.36	0.18	0.26	0.22	0.00	0.28

11-2-2　2021年城市居民年龄别疾病别死亡率（1/10万）（男）

疾病名称（ICD-10）	合计	不满1岁	1～	5～	10～	15～	20～	25～
总计	735.78	176.42	19.14	11.70	16.77	29.87	36.38	39.61
一、传染病和寄生虫病小计	7.42	5.06	0.35	0.15	0.15	0.23	0.70	1.54
其中：传染病计	7.36	5.06	0.35	0.11	0.15	0.23	0.70	1.54
内：痢疾	0.00	0.00	0.00	0.00	0.00	0.00	0.00	0.00
肠道其他细菌性传染病	0.10	0.27	0.05	0.00	0.04	0.00	0.00	0.00
呼吸道结核	1.93	0.00	0.00	0.00	0.04	0.00	0.25	0.32
破伤风	0.02	0.00	0.00	0.00	0.00	0.00	0.00	0.00
脑膜炎奈瑟菌感染	0.08	0.53	0.00	0.00	0.04	0.05	0.12	0.00
败血症	0.64	3.46	0.15	0.04	0.00	0.09	0.00	0.10
性传播疾病	0.02	0.00	0.00	0.00	0.00	0.00	0.00	0.00
狂犬病	0.00	0.00	0.00	0.00	0.00	0.00	0.00	0.00
流行性乙型脑炎	0.00	0.00	0.00	0.00	0.00	0.00	0.00	0.00
病毒性肝炎	2.93	0.00	0.00	0.00	0.00	0.00	0.04	0.26
艾滋病	0.75	0.00	0.00	0.00	0.00	0.00	0.25	0.71
寄生虫病计	0.06	0.00	0.00	0.04	0.00	0.00	0.00	0.00
内：血吸虫病	0.04	0.00	0.00	0.00	0.00	0.00	0.00	0.00
二、肿瘤小计	202.89	2.13	4.05	2.17	2.76	3.63	4.77	5.40
其中：恶性肿瘤计	200.10	1.60	3.65	2.09	2.68	3.40	4.57	5.33
内：鼻咽癌	1.82	0.00	0.00	0.00	0.04	0.00	0.12	0.06
食管癌	14.52	0.00	0.00	0.00	0.00	0.00	0.00	0.03
胃癌	22.17	0.00	0.00	0.00	0.08	0.05	0.25	0.39
结肠、直肠和肛门癌	17.34	0.00	0.00	0.00	0.08	0.09	0.45	0.48
内：结肠癌	8.02	0.00	0.00	0.00	0.04	0.05	0.16	0.19
直肠癌	8.83	0.00	0.00	0.00	0.04	0.05	0.25	0.22
肝癌	29.73	0.00	0.20	0.00	0.11	0.05	0.33	0.84
胆囊癌	1.06	0.00	0.00	0.00	0.00	0.00	0.00	0.00
胰腺癌	8.20	0.00	0.00	0.00	0.00	0.00	0.04	0.03
肺癌	66.92	0.00	0.00	0.00	0.00	0.14	0.25	0.51
乳腺癌	0.13	0.00	0.00	0.00	0.00	0.00	0.00	0.03
宫颈癌								
卵巢癌								
前列腺癌	5.06	0.00	0.00	0.00	0.00	0.00	0.00	0.03
膀胱癌	3.79	0.00	0.00	0.00	0.00	0.00	0.00	0.00
脑及神经系统恶性肿瘤	3.99	0.27	1.16	0.86	0.60	0.47	0.58	0.48
白血病	4.11	1.07	1.06	0.67	0.94	1.44	1.28	1.06
良性肿瘤计	0.39	0.53	0.15	0.04	0.00	0.00	0.08	0.06
三、血液、造血器官及免疫疾病小计	1.39	1.87	0.15	0.15	0.00	0.19	0.16	0.32
其中：贫血	0.78	0.27	0.00	0.00	0.00	0.19	0.12	0.13
四、内分泌、营养和代谢疾病小计	24.31	2.13	0.20	0.30	0.19	0.42	0.37	0.93
其中：甲状腺疾患	0.07	0.00	0.00	0.00	0.00	0.00	0.00	0.00
糖尿病	21.76	0.00	0.00	0.00	0.08	0.14	0.21	0.58
五、精神和行为障碍小计	3.07	0.00	0.10	0.00	0.00	0.14	0.33	0.32
其中：痴呆	1.23	0.00	0.00	0.00	0.00	0.00	0.04	0.03
六、神经系统疾病小计	9.36	4.00	1.77	1.35	1.89	2.56	1.89	1.57
其中：脑膜炎	0.09	0.53	0.05	0.04	0.00	0.09	0.00	0.03
帕金森病	1.66	0.00	0.00	0.00	0.00	0.00	0.00	0.00
七、循环系统疾病小计	337.73	2.93	0.46	0.67	0.98	3.59	5.02	6.55
其中：心脏病计	171.26	1.87	0.35	0.45	0.76	2.52	3.79	4.02
内：慢性风湿性心脏病	2.65	0.00	0.00	0.00	0.00	0.05	0.04	0.06
高血压性心脏病	14.76	0.00	0.00	0.00	0.04	0.00	0.12	0.13
冠心病	140.45	0.00	0.00	0.04	0.08	0.79	1.89	2.38
内：急性心肌梗死	69.92	0.00	0.00	0.04	0.08	0.61	1.60	1.77
其他高血压病	6.93	0.00	0.00	0.00	0.00	0.00	0.08	0.13

30 ～	35 ～	40 ～	45 ～	50 ～	55 ～	60 ～	65 ～	70 ～	75 ～	80 ～	85 岁及以上
58.32	101.87	150.14	243.57	370.37	638.66	1022.66	1674.42	2658.90	4343.50	6988.66	16408.82
1.51	3.25	4.58	7.13	7.72	10.12	12.83	15.47	21.68	29.03	43.71	86.26
1.51	3.22	4.54	7.13	7.72	10.10	12.75	15.47	21.19	28.74	43.29	84.64
0.00	0.00	0.00	0.00	0.00	0.00	0.04	0.00	0.00	0.10	0.00	0.00
0.03	0.06	0.03	0.03	0.05	0.06	0.19	0.29	0.24	0.00	1.26	2.54
0.40	0.76	0.96	1.17	1.67	2.29	3.35	4.10	6.41	9.84	14.01	25.83
0.00	0.00	0.00	0.00	0.02	0.03	0.04	0.00	0.12	0.19	0.14	0.00
0.03	0.00	0.09	0.03	0.05	0.14	0.15	0.16	0.31	0.29	0.28	0.23
0.05	0.19	0.09	0.26	0.45	0.52	0.65	1.15	1.83	2.89	6.58	14.76
0.00	0.03	0.00	0.05	0.02	0.08	0.08	0.04	0.00	0.00	0.00	0.00
0.00	0.00	0.00	0.00	0.00	0.00	0.00	0.04	0.00	0.10	0.00	0.00
0.00	0.00	0.00	0.00	0.00	0.00	0.00	0.00	0.00	0.00	0.00	0.00
0.30	1.23	2.38	4.11	4.38	5.16	6.01	6.53	8.30	9.06	10.51	16.37
0.43	0.79	0.71	1.03	0.76	0.94	1.23	1.40	1.89	1.93	2.66	3.00
0.00	0.03	0.03	0.00	0.00	0.03	0.08	0.00	0.49	0.29	0.42	1.61
0.00	0.00	0.00	0.00	0.00	0.00	0.04	0.00	0.43	0.19	0.42	1.61
10.34	19.22	35.64	69.91	118.43	232.11	399.41	655.09	921.96	1244.53	1530.03	2230.42
10.06	18.78	34.96	68.88	116.81	229.74	395.44	647.05	909.87	1226.97	1504.95	2192.13
0.28	0.66	0.87	1.75	2.10	2.98	4.70	5.58	7.14	5.21	7.28	7.61
0.10	0.13	0.59	2.60	6.57	16.22	29.43	49.54	76.58	101.16	114.31	143.91
0.71	1.45	2.94	5.72	10.60	20.85	42.83	73.96	107.66	156.60	178.47	243.78
0.58	1.23	2.13	4.32	8.86	17.96	30.16	51.10	75.66	104.72	157.32	273.76
0.43	0.82	1.02	2.07	4.05	7.86	13.75	22.37	34.44	47.15	75.23	136.76
0.15	0.38	0.99	2.12	4.38	9.30	15.71	27.54	38.96	55.45	76.77	132.38
3.03	6.66	12.46	24.40	33.35	50.92	66.86	88.95	105.40	129.41	138.97	189.81
0.00	0.00	0.09	0.32	0.33	0.97	1.66	3.45	4.76	7.04	10.09	17.07
0.28	0.79	1.79	3.34	4.91	10.45	17.95	29.31	34.56	44.65	58.84	80.95
0.86	2.18	5.32	13.33	28.85	71.25	137.85	239.87	345.63	451.00	520.56	653.83
0.00	0.00	0.03	0.08	0.07	0.11	0.31	0.53	0.49	0.58	0.98	1.15
0.05	0.00	0.03	0.21	0.17	0.97	3.27	7.76	18.62	38.57	78.31	172.05
0.03	0.03	0.19	0.37	0.74	1.68	3.81	7.55	15.14	29.03	45.25	110.93
1.06	1.17	2.07	2.94	3.07	5.79	9.28	11.04	13.50	17.65	19.19	21.22
1.24	1.33	1.79	1.96	2.79	4.30	6.51	11.41	14.66	21.89	25.36	33.44
0.10	0.09	0.15	0.19	0.21	0.36	0.50	1.03	1.53	1.83	4.06	3.92
0.23	0.60	0.49	0.50	0.69	1.08	1.50	2.79	4.64	7.81	12.47	29.52
0.08	0.25	0.34	0.26	0.50	0.50	1.04	1.60	2.93	4.63	6.44	16.37
1.29	2.90	3.93	7.42	11.70	21.51	36.71	58.24	87.51	150.53	233.24	531.14
0.05	0.06	0.03	0.11	0.00	0.06	0.12	0.33	0.24	0.19	0.42	0.46
0.91	2.43	3.59	6.84	10.86	20.52	34.78	55.29	83.23	140.40	206.91	412.13
0.38	0.76	0.93	1.17	1.50	1.43	2.81	2.91	6.35	16.10	35.30	114.85
0.00	0.03	0.00	0.05	0.07	0.19	0.58	0.70	2.87	7.23	19.33	60.19
1.56	1.83	2.29	2.99	3.93	4.83	8.55	15.15	23.94	48.89	97.50	277.45
0.05	0.06	0.09	0.11	0.07	0.08	0.12	0.21	0.12	0.10	0.70	0.69
0.00	0.00	0.06	0.08	0.12	0.50	1.04	3.41	7.02	14.95	23.11	44.28
15.68	34.81	56.54	91.77	144.18	252.03	404.22	668.14	1163.47	2060.23	3640.86	9254.01
9.71	20.29	30.67	49.25	72.98	125.48	196.54	315.03	536.09	957.07	1799.98	5294.33
0.10	0.19	0.34	0.66	0.91	1.68	2.58	5.99	9.34	17.65	30.26	71.73
0.28	1.26	1.67	2.65	4.43	7.31	10.86	21.59	45.31	89.39	190.38	534.60
6.88	14.26	23.22	38.65	59.50	103.11	165.27	261.38	444.49	788.51	1469.65	4370.20
5.19	10.38	15.77	26.33	39.45	64.68	95.67	147.19	236.51	389.00	661.91	1716.11
0.28	0.88	1.98	2.49	3.55	5.24	8.97	13.67	21.86	38.96	69.90	191.88

疾病名称（ICD-10）	合计	不满1岁	1～	5～	10～	15～	20～	25～
脑血管病计	155.32	0.80	0.10	0.22	0.23	1.03	0.99	2.28
内：脑出血	51.99	0.80	0.10	0.19	0.23	0.65	0.74	1.77
脑梗死	52.95	0.00	0.00	0.00	0.00	0.33	0.00	0.26
中风（未特指出血或梗死）	3.80	0.00	0.00	0.00	0.00	0.00	0.08	0.06
八、呼吸系统疾病小计	67.30	7.99	0.76	0.15	0.42	1.07	0.66	0.48
其中：肺炎	13.33	6.40	0.56	0.11	0.38	0.56	0.33	0.13
慢性下呼吸道疾病	46.85	0.00	0.05	0.00	0.04	0.28	0.16	0.06
内：慢性支气管肺炎	5.10	0.00	0.00	0.00	0.00	0.00	0.00	0.00
肺气肿	3.63	0.00	0.00	0.00	0.00	0.05	0.00	0.03
肺尘埃沉着病（尘肺）	1.15	0.00	0.00	0.00	0.00	0.00	0.00	0.03
九、消化系统疾病小计	18.76	1.87	0.56	0.07	0.11	0.51	0.53	0.96
其中：胃和十二指肠溃疡	2.81	0.27	0.05	0.00	0.00	0.05	0.00	0.13
阑尾炎	0.08	0.00	0.00	0.00	0.04	0.00	0.00	0.00
肠梗阻	1.29	0.53	0.15	0.00	0.04	0.00	0.08	0.06
肝疾病	7.77	0.53	0.05	0.00	0.00	0.05	0.25	0.35
内：肝硬化	6.93	0.53	0.05	0.00	0.00	0.05	0.16	0.22
十、肌肉骨骼和结缔组织疾病小计	1.48	0.27	0.15	0.07	0.04	0.23	0.08	0.06
其中：系统性红斑狼疮	0.13	0.00	0.00	0.00	0.00	0.09	0.04	0.00
十一、泌尿生殖系统疾病小计	7.94	0.27	0.00	0.04	0.11	0.14	0.70	0.67
其中：肾小球和肾小管间质疾病	4.47	0.27	0.00	0.04	0.11	0.09	0.58	0.42
肾衰竭	2.71	0.00	0.00	0.00	0.00	0.05	0.12	0.26
前列腺增生	0.14	0.00	0.00	0.00	0.00	0.00	0.00	0.00
十二、妊娠、分娩和产褥期并发症小计								
其中：直接产科原因计								
内：流产								
妊娠高血压综合征								
产后出血								
产褥期感染								
间接产科原因计								
十三、起源于围生期的情况小计	0.79	97.54	0.00	0.00	0.00	0.00	0.00	0.00
其中：早产儿和未成熟儿	0.17	21.32	0.00	0.00	0.00	0.00	0.00	0.00
新生儿产伤和窒息	0.10	12.79	0.00	0.00	0.00	0.00	0.00	0.00
十四、先天畸形、变形和染色体异常小计	0.86	26.12	1.42	0.60	0.72	1.07	0.49	0.45
其中：先天性心脏病	0.50	11.99	1.01	0.37	0.49	0.70	0.41	0.35
先天性脑畸形	0.05	1.07	0.05	0.11	0.15	0.09	0.00	0.06
十五、诊断不明小计	4.32	6.93	0.30	0.00	0.11	0.47	1.03	1.41
十六、其他疾病小计	4.56	1.07	0.20	0.07	0.15	0.14	0.04	0.16
十七、损伤和中毒小计	42.93	15.19	8.51	5.80	8.99	15.19	19.46	18.47
其中：机动车辆交通事故	12.82	1.07	2.43	1.50	1.77	4.61	6.71	6.07
内：行人与机动车发生的交通事故	4.89	0.00	1.32	0.82	0.91	1.72	2.39	2.12
机动车与机动车发生的交通事故	1.79	0.53	0.25	0.04	0.11	0.51	0.82	1.19
机动车以外的运输事故	0.02	0.00	0.00	0.04	0.04	0.05	0.08	0.00
意外中毒	2.25	0.00	0.05	0.11	0.08	0.84	0.95	1.22
意外跌落	13.27	0.80	1.47	0.82	1.21	1.21	2.51	2.31
火灾	0.51	0.00	0.25	0.37	0.11	0.05	0.08	0.19
溺水	2.60	0.00	2.63	2.24	3.36	3.73	2.55	2.06
意外的机械性窒息	0.57	7.99	0.30	0.04	0.08	0.33	0.33	0.16
砸死	0.55	0.27	0.00	0.04	0.00	0.19	0.25	0.16
触电	0.50	0.00	0.00	0.04	0.11	0.05	0.37	0.51
自杀	5.11	0.00	0.00	0.07	1.55	3.17	3.99	3.98
被杀	0.23	0.53	0.10	0.22	0.04	0.05	0.12	0.16

30～	35～	40～	45～	50～	55～	60～	65～	70～	75～	80～	85 岁及以上
5.09	12.37	22.13	38.39	64.72	116.54	192.27	331.08	590.44	1040.00	1735.12	3690.07
4.08	9.94	15.89	23.53	38.94	59.97	81.08	125.76	190.89	312.63	448.00	803.51
0.55	1.29	3.40	8.40	13.65	28.82	56.46	104.75	207.56	383.60	651.68	1449.04
0.10	0.32	0.49	1.27	1.62	2.68	3.58	7.18	13.50	24.69	42.73	105.17
1.46	1.89	2.60	5.83	10.93	21.49	49.72	109.63	222.77	469.04	892.63	2412.85
0.63	0.76	0.80	1.70	2.57	5.13	9.36	18.02	31.02	71.45	159.70	594.79
0.30	0.47	1.30	2.70	6.19	13.02	32.08	78.19	168.60	356.89	650.56	1586.04
0.00	0.06	0.12	0.42	0.48	1.65	3.16	8.87	16.79	37.99	72.71	177.12
0.05	0.00	0.15	0.16	0.57	1.16	3.27	7.06	13.43	28.06	49.87	109.09
0.05	0.03	0.09	0.34	0.40	0.80	1.46	2.63	4.15	6.08	12.89	32.29
1.97	4.61	8.10	12.03	16.03	23.34	28.54	40.27	55.81	92.67	145.41	344.56
0.15	0.28	0.49	0.93	1.55	2.43	2.93	6.07	10.26	17.74	29.28	66.65
0.03	0.00	0.00	0.00	0.07	0.00	0.19	0.12	0.37	0.87	0.56	0.92
0.08	0.13	0.15	0.19	0.36	0.69	1.16	1.52	4.46	8.49	18.21	38.98
0.93	3.03	6.06	8.56	10.84	15.14	17.10	19.09	18.44	24.98	29.00	54.20
0.83	2.68	5.41	7.84	10.05	13.82	15.60	17.53	15.94	20.73	24.38	44.51
0.23	0.25	0.22	0.40	0.81	1.13	2.00	2.63	5.31	8.39	15.41	35.29
0.13	0.09	0.09	0.08	0.07	0.14	0.31	0.21	0.24	0.39	0.84	1.38
0.71	1.80	2.53	3.02	4.76	8.14	11.44	18.39	28.52	47.64	69.62	147.60
0.48	1.07	1.55	1.64	2.79	4.36	6.97	10.84	16.98	27.29	39.22	70.11
0.23	0.66	0.93	1.30	1.79	3.42	3.85	6.53	9.83	16.49	20.87	44.05
0.00	0.00	0.00	0.00	0.00	0.03	0.00	0.12	0.12	0.39	2.10	9.23
0.00	0.00	0.00	0.00	0.00	0.00	0.00	0.00	0.00	0.00	0.00	0.00
0.00	0.00	0.00	0.00	0.00	0.00	0.00	0.00	0.00	0.00	0.00	0.00
0.00	0.00	0.00	0.00	0.00	0.00	0.00	0.00	0.00	0.00	0.00	0.00
0.53	0.44	0.40	0.72	0.48	0.50	0.42	0.86	0.43	1.16	1.68	2.54
0.43	0.35	0.31	0.40	0.26	0.33	0.23	0.37	0.24	0.48	0.84	0.46
0.00	0.00	0.00	0.13	0.00	0.00	0.00	0.00	0.00	0.00	0.00	0.00
1.64	2.90	3.15	3.87	4.55	6.54	6.97	6.98	10.75	13.40	19.05	56.97
0.33	0.50	0.37	0.66	0.69	1.13	1.73	2.34	4.89	8.97	37.40	324.03
20.04	25.56	27.82	35.39	43.21	52.27	54.73	74.46	99.90	144.16	212.09	554.20
7.29	10.19	9.55	12.53	15.10	20.19	21.41	28.98	32.73	36.84	33.48	35.29
2.09	2.90	3.49	4.29	5.65	7.17	8.01	10.80	14.90	16.49	16.11	17.76
1.29	1.74	1.39	2.09	2.52	3.17	2.85	4.19	3.66	3.09	2.80	2.08
0.00	0.00	0.00	0.03	0.00	0.08	0.00	0.00	0.06	0.10	0.00	0.00
1.69	2.24	2.60	3.02	3.41	3.01	2.93	3.04	4.09	6.94	5.60	8.07
2.45	3.72	5.10	7.63	9.89	12.11	12.13	19.33	31.39	59.11	120.33	366.93
0.13	0.19	0.28	0.37	0.45	0.63	0.46	0.86	1.47	2.31	3.36	6.69
1.56	1.70	1.67	1.70	2.17	2.21	2.77	3.37	4.21	6.75	7.42	9.92
0.23	0.16	0.53	0.61	0.88	0.63	0.73	0.90	1.10	0.87	1.54	2.77
0.48	0.50	0.56	1.11	0.93	1.35	0.96	0.53	0.79	0.10	0.14	0.00
0.91	1.01	0.74	0.82	0.40	0.77	0.46	0.41	0.49	0.29	0.14	0.23
3.13	3.44	3.43	3.50	5.24	6.37	7.36	11.45	13.25	17.65	17.51	24.68
0.20	0.28	0.34	0.26	0.24	0.41	0.35	0.25	0.24	0.19	0.00	0.23

11-2-3　2021年城市居民年龄别疾病别死亡率（1/10万）（女）

疾病名称（ICD-10）	合计	不满1岁	1～	5～	10～	15～	20～	25～
总计	**552.99**	**155.33**	**16.26**	**9.39**	**13.64**	**18.66**	**17.72**	**18.18**
一、传染病和寄生虫病小计	3.29	3.43	0.44	0.17	0.13	0.16	0.28	0.21
其中：传染病计	3.21	3.43	0.44	0.17	0.13	0.16	0.28	0.21
内：痢疾	0.00	0.00	0.00	0.00	0.00	0.00	0.00	0.00
肠道其他细菌性传染病	0.11	0.86	0.16	0.00	0.04	0.11	0.00	0.04
呼吸道结核	0.56	0.00	0.00	0.00	0.00	0.00	0.05	0.11
破伤风	0.01	0.29	0.00	0.00	0.00	0.00	0.00	0.00
脑膜炎奈瑟菌感染	0.05	0.29	0.05	0.04	0.00	0.05	0.05	0.00
败血症	0.38	1.72	0.05	0.04	0.09	0.00	0.05	0.00
性传播疾病	0.00	0.00	0.00	0.00	0.00	0.00	0.00	0.00
狂犬病	0.00	0.00	0.00	0.00	0.00	0.00	0.00	0.00
流行性乙型脑炎	0.00	0.00	0.00	0.00	0.00	0.00	0.00	0.00
病毒性肝炎	1.41	0.00	0.00	0.00	0.00	0.00	0.05	0.07
艾滋病	0.14	0.00	0.05	0.00	0.00	0.00	0.05	0.00
寄生虫病计	0.08	0.00	0.00	0.00	0.00	0.00	0.00	0.00
内：血吸虫病	0.06	0.00	0.00	0.00	0.00	0.00	0.00	0.00
二、肿瘤小计	118.99	3.72	2.30	1.83	2.23	3.37	3.21	4.85
其中：恶性肿瘤计	116.76	3.72	1.97	1.75	2.14	3.26	3.12	4.71
内：鼻咽癌	0.64	0.00	0.00	0.00	0.00	0.00	0.00	0.04
食管癌	5.09	0.00	0.00	0.00	0.00	0.11	0.00	0.04
胃癌	10.30	0.00	0.00	0.00	0.09	0.16	0.14	0.70
结肠、直肠和肛门癌	11.73	0.00	0.00	0.00	0.00	0.00	0.18	0.25
内：结肠癌	6.22	0.00	0.00	0.00	0.00	0.00	0.14	0.07
直肠癌	5.25	0.00	0.00	0.00	0.00	0.00	0.05	0.18
肝癌	11.73	0.00	0.22	0.04	0.04	0.05	0.09	0.11
胆囊癌	1.63	0.00	0.00	0.00	0.00	0.00	0.00	0.00
胰腺癌	6.52	0.00	0.00	0.00	0.00	0.00	0.09	0.11
肺癌	28.84	0.00	0.00	0.00	0.04	0.16	0.09	0.04
乳腺癌	9.33	0.00	0.00	0.00	0.00	0.00	0.00	0.49
宫颈癌	4.30	0.00	0.00	0.00	0.00	0.05	0.00	0.28
卵巢癌	3.48	0.00	0.00	0.00	0.04	0.27	0.18	0.14
前列腺癌								
膀胱癌	1.13	0.00	0.00	0.00	0.00	0.00	0.00	0.00
脑及神经系统恶性肿瘤	3.46	0.86	0.66	0.60	0.39	0.48	0.37	0.70
白血病	2.88	1.43	0.77	0.55	0.96	1.34	0.78	0.77
良性肿瘤计	0.41	0.00	0.16	0.00	0.00	0.05	0.05	0.00
三、血液、造血器官及免疫疾病小计	1.27	0.57	0.22	0.34	0.26	0.32	0.28	0.14
其中：贫血	0.83	0.00	0.16	0.17	0.13	0.21	0.18	0.07
四、内分泌、营养和代谢疾病小计	23.99	1.43	0.11	0.13	0.22	0.37	0.41	0.32
其中：甲状腺疾患	0.12	0.00	0.00	0.04	0.00	0.00	0.05	0.04
糖尿病	20.70	0.00	0.00	0.00	0.09	0.16	0.28	0.25
五、精神和行为障碍小计	3.84	0.00	0.05	0.04	0.09	0.11	0.50	0.18
其中：痴呆	1.74	0.00	0.00	0.00	0.00	0.00	0.00	0.00
六、神经系统疾病小计	9.53	2.57	1.48	0.98	1.18	1.23	1.06	0.74
其中：脑膜炎	0.06	0.29	0.00	0.04	0.09	0.00	0.00	0.00
帕金森病	1.31	0.00	0.00	0.00	0.00	0.00	0.00	0.00
七、循环系统疾病小计	292.69	2.86	0.82	0.60	1.05	1.60	1.56	2.32
其中：心脏病计	159.40	2.57	0.71	0.51	0.74	1.28	1.15	1.62
内：慢性风湿性心脏病	3.77	0.00	0.00	0.00	0.04	0.00	0.05	0.00
高血压性心脏病	16.49	0.00	0.00	0.00	0.00	0.05	0.00	0.14
冠心病	129.64	0.00	0.00	0.04	0.09	0.32	0.60	0.67
内：急性心肌梗死	56.49	0.00	0.00	0.00	0.00	0.27	0.41	0.49
其他高血压病	5.87	0.00	0.00	0.00	0.00	0.00	0.00	0.00

30～	35～	40～	45～	50～	55～	60～	65～	70～	75～	80～	85 岁及以上
23.85	**40.76**	**57.08**	**99.85**	**153.68**	**253.41**	**421.29**	**783.17**	**1411.80**	**2643.91**	**5172.67**	**14016.93**
0.42	0.62	0.78	1.40	1.66	3.06	3.71	6.85	11.50	15.56	25.73	40.02
0.42	0.62	0.78	1.40	1.61	3.04	3.67	6.74	11.05	15.16	24.71	38.93
0.00	0.00	0.00	0.00	0.00	0.00	0.00	0.00	0.00	0.00	0.00	0.00
0.02	0.00	0.03	0.03	0.02	0.00	0.11	0.08	0.45	0.24	0.67	2.33
0.07	0.15	0.12	0.24	0.31	0.41	0.38	0.93	2.12	3.55	4.16	7.75
0.00	0.00	0.00	0.03	0.00	0.00	0.04	0.08	0.00	0.00	0.00	0.16
0.02	0.00	0.06	0.03	0.02	0.03	0.00	0.04	0.17	0.16	0.45	0.62
0.05	0.00	0.06	0.05	0.07	0.22	0.38	0.58	0.89	1.53	3.71	8.22
0.00	0.00	0.00	0.00	0.00	0.00	0.00	0.00	0.00	0.08	0.00	0.16
0.02	0.00	0.00	0.00	0.00	0.00	0.00	0.00	0.00	0.00	0.00	0.00
0.00	0.00	0.00	0.00	0.00	0.00	0.00	0.00	0.00	0.00	0.00	0.00
0.07	0.09	0.25	0.54	0.96	1.84	2.01	4.03	5.64	6.61	10.22	10.08
0.07	0.18	0.12	0.27	0.10	0.24	0.15	0.46	0.28	0.32	0.22	0.00
0.00	0.00	0.00	0.00	0.05	0.03	0.04	0.12	0.45	0.40	1.01	1.09
0.00	0.00	0.00	0.00	0.00	0.03	0.00	0.12	0.28	0.24	0.90	1.09
8.15	17.08	26.64	47.03	71.16	116.90	177.77	290.08	418.55	610.99	870.16	1247.46
8.00	16.55	25.71	45.87	69.82	114.73	174.89	284.15	412.18	601.07	852.19	1225.90
0.02	0.25	0.31	0.43	0.65	0.98	0.95	1.63	1.73	3.06	2.70	5.12
0.00	0.09	0.16	0.35	0.91	1.60	3.71	9.99	20.77	38.54	56.39	76.00
0.74	1.97	2.30	3.57	5.43	7.29	12.68	22.45	36.40	57.81	84.03	129.82
0.66	1.23	1.99	3.33	5.77	8.92	15.82	24.27	39.97	56.76	103.01	175.42
0.32	0.68	1.09	1.67	2.50	4.44	8.78	11.73	21.10	29.43	55.49	102.06
0.32	0.49	0.87	1.59	3.13	4.20	6.66	12.19	17.87	25.40	45.61	70.10
0.47	1.02	2.55	4.22	6.61	11.82	18.81	30.46	44.05	64.58	81.11	114.15
0.00	0.03	0.19	0.38	0.63	1.11	2.23	4.30	6.42	10.40	13.14	18.92
0.10	0.25	0.75	1.45	2.38	5.45	10.86	18.27	27.47	38.78	49.65	62.35
0.89	1.97	2.86	7.31	12.31	24.50	40.13	74.28	110.21	162.70	238.60	335.32
1.50	3.76	5.26	8.33	11.28	16.18	18.36	22.76	23.06	26.53	37.63	56.15
0.62	1.33	2.40	4.25	6.66	8.27	9.46	9.83	9.94	13.22	13.37	15.51
0.25	0.43	1.18	3.12	3.89	5.42	7.08	9.99	11.33	13.38	14.15	14.58
0.00	0.00	0.00	0.11	0.07	0.35	0.68	1.78	3.52	8.22	12.24	24.20
0.69	0.77	1.49	2.07	2.64	4.23	6.47	7.51	12.28	14.84	16.85	21.87
0.79	0.92	1.03	1.48	1.56	3.31	4.39	8.75	8.65	11.93	13.82	13.96
0.05	0.22	0.19	0.24	0.24	0.33	0.38	1.16	1.28	1.37	3.26	3.88
0.15	0.18	0.56	0.46	0.55	0.81	1.59	1.74	3.63	5.97	10.34	19.23
0.15	0.15	0.34	0.35	0.36	0.57	0.83	1.01	2.18	4.27	7.19	12.87
0.37	0.92	1.87	2.77	5.10	10.19	19.57	39.64	71.13	135.13	240.85	537.11
0.07	0.00	0.16	0.11	0.17	0.03	0.15	0.27	0.17	0.24	0.45	1.86
0.20	0.80	1.43	2.45	4.62	9.57	18.21	38.32	67.72	126.91	218.72	387.44
0.30	0.46	0.37	0.54	0.99	1.00	1.36	3.02	6.59	12.74	35.50	137.57
0.00	0.00	0.00	0.00	0.00	0.08	0.45	0.97	2.40	6.85	18.42	71.35
0.89	1.05	0.96	1.88	1.78	3.06	5.41	9.99	16.47	37.98	87.74	292.52
0.00	0.03	0.03	0.11	0.02	0.08	0.23	0.00	0.39	0.00	0.11	0.16
0.00	0.00	0.00	0.05	0.24	0.16	1.06	1.97	4.24	8.22	14.83	29.31
4.11	8.32	11.98	24.75	44.53	79.71	152.60	321.24	685.86	1429.76	3041.07	8882.37
2.31	4.69	6.35	12.82	21.08	36.62	73.21	154.48	323.97	706.21	1618.55	5345.18
0.00	0.15	0.22	0.59	0.82	1.95	3.63	5.81	10.83	18.30	35.27	92.13
0.07	0.28	0.37	0.75	1.23	2.63	4.47	12.00	29.20	70.55	174.80	609.54
1.62	3.08	4.61	9.32	17.14	28.95	58.49	125.41	263.51	576.40	1323.55	4370.07
1.01	2.16	3.45	5.80	10.84	17.40	33.88	67.82	135.50	273.16	568.31	1654.60
0.10	0.18	0.44	0.62	0.96	1.65	3.26	6.66	14.01	25.16	56.06	187.20

续表

疾病名称（ICD-10）	合计	不满1岁	1～	5～	10～	15～	20～	25～
脑血管病计	124.52	0.29	0.11	0.04	0.31	0.32	0.37	0.67
内：脑出血	37.74	0.29	0.11	0.04	0.26	0.27	0.28	0.56
脑梗死	45.77	0.00	0.00	0.00	0.00	0.00	0.05	0.04
中风（未特指出血或梗死）	3.49	0.00	0.00	0.00	0.00	0.00	0.05	0.00
八、呼吸系统疾病小计	41.51	9.15	0.88	0.47	0.44	0.16	0.23	0.39
其中：肺炎	9.09	7.15	0.55	0.21	0.17	0.11	0.09	0.14
慢性下呼吸道疾病	28.51	0.00	0.05	0.13	0.13	0.05	0.14	0.07
内：慢性支气管肺炎	3.70	0.00	0.00	0.00	0.00	0.05	0.00	0.00
肺气肿	1.96	0.00	0.00	0.00	0.00	0.00	0.00	0.00
肺尘埃沉着病（尘肺）	0.05	0.00	0.00	0.00	0.00	0.00	0.00	0.00
九、消化系统疾病小计	12.01	4.00	0.27	0.21	0.22	0.21	0.37	0.49
其中：胃和十二指肠溃疡	2.04	0.29	0.00	0.00	0.00	0.04	0.14	0.00
阑尾炎	0.09	0.00	0.05	0.00	0.04	0.05	0.00	0.00
肠梗阻	1.04	0.29	0.00	0.04	0.04	0.00	0.00	0.00
肝疾病	3.30	0.00	0.11	0.04	0.00	0.11	0.00	0.25
内：肝硬化	2.62	0.00	0.11	0.00	0.00	0.05	0.00	0.11
十、肌肉骨骼和结缔组织疾病小计	2.43	0.00	0.05	0.00	0.13	0.32	0.37	0.28
其中：系统性红斑狼疮	0.54	0.00	0.00	0.00	0.13	0.11	0.32	0.25
十一、泌尿生殖系统疾病小计	5.56	0.57	0.05	0.00	0.04	0.05	0.28	0.39
其中：肾小球和肾小管间质疾病	3.17	0.29	0.05	0.00	0.04	0.05	0.18	0.18
肾衰竭	1.93	0.00	0.00	0.00	0.00	0.00	0.05	0.21
前列腺增生								
十二、妊娠、分娩和产褥期并发症小计	0.04	0.00	0.00	0.00	0.00	0.00	0.05	0.14
其中：直接产科原因计	0.04	0.00	0.00	0.00	0.00	0.00	0.05	0.14
内：流产	0.00	0.00	0.00	0.00	0.00	0.00	0.00	0.00
妊娠高血压综合征	0.01	0.00	0.00	0.00	0.00	0.00	0.00	0.00
产后出血	0.00	0.00	0.00	0.00	0.00	0.00	0.00	0.00
产褥期感染	0.01	0.00	0.00	0.00	0.00	0.00	0.05	0.04
间接产科原因计	0.00	0.00	0.00	0.00	0.00	0.00	0.00	0.00
十三、起源于围生期的情况小计	0.58	75.81	0.00	0.00	0.00	0.00	0.00	0.00
其中：早产儿和未成熟儿	0.14	18.88	0.00	0.00	0.00	0.00	0.00	0.00
新生儿产伤和窒息	0.09	12.01	0.00	0.00	0.00	0.00	0.00	0.00
十四、先天畸形、变形和染色体异常小计	0.88	32.04	2.03	1.07	1.09	0.48	0.46	0.25
其中：先天性心脏病	0.61	18.02	1.53	0.77	0.87	0.43	0.37	0.21
先天性脑畸形	0.03	0.86	0.16	0.13	0.13	0.00	0.00	0.00
十五、诊断不明小计	2.05	2.86	0.22	0.00	0.35	0.37	0.37	0.21
十六、其他疾病小计	6.60	1.14	0.33	0.04	0.09	0.05	0.18	0.14
十七、损伤和中毒小计	27.41	14.87	6.79	3.41	6.03	9.79	7.90	6.89
其中：机动车辆交通事故	5.86	2.00	1.97	1.15	1.05	2.25	2.34	2.39
内：行人与机动车发生的交通事故	2.74	0.29	1.04	0.68	0.39	1.02	0.87	0.74
机动车与机动车发生的交通事故	0.61	0.00	0.22	0.13	0.04	0.16	0.41	0.49
机动车以外的运输事故	0.02	0.00	0.00	0.00	0.22	0.16	0.00	0.00
意外中毒	0.91	0.29	0.16	0.00	0.26	0.48	0.46	0.53
意外跌落	10.96	2.86	1.59	0.60	0.92	0.91	0.78	0.81
火灾	0.22	0.00	0.11	0.13	0.00	0.00	0.09	0.07
溺水	1.45	0.57	1.37	0.73	1.14	1.18	0.37	0.53
意外的机械性窒息	0.21	2.86	0.44	0.04	0.09	0.05	0.18	0.04
砸死	0.10	0.00	0.22	0.09	0.00	0.11	0.09	0.00
触电	0.03	0.00	0.00	0.00	0.04	0.05	0.05	0.00
自杀	3.50	0.00	0.00	0.00	1.88	3.53	2.85	2.00
被杀	0.21	0.29	0.11	0.30	0.09	0.11	0.14	0.07

30～	35～	40～	45～	50～	55～	60～	65～	70～	75～	80～	85岁及以上
1.62	3.33	4.92	10.99	21.85	40.17	74.08	155.10	338.88	682.75	1337.48	3284.07
1.13	2.34	3.39	7.98	14.02	22.87	34.18	68.01	123.21	220.84	352.06	693.29
0.37	0.46	0.87	1.59	4.59	9.32	21.24	47.92	110.93	249.54	528.88	1336.80
0.00	0.09	0.12	0.21	0.38	0.84	1.78	3.44	7.59	16.85	35.61	112.91
0.57	0.83	1.09	2.04	3.56	6.26	14.16	34.18	89.27	199.71	455.64	1381.16
0.15	0.25	0.44	0.56	1.06	1.60	3.22	5.88	15.07	34.11	91.55	340.29
0.22	0.31	0.50	1.16	1.88	3.47	8.93	23.81	65.71	149.08	327.35	916.48
0.02	0.00	0.00	0.11	0.24	0.41	1.40	2.40	7.03	18.30	43.14	127.03
0.02	0.03	0.00	0.11	0.14	0.22	0.83	1.94	4.69	10.00	23.48	59.87
0.00	0.00	0.00	0.03	0.00	0.05	0.08	0.08	0.11	0.24	0.45	1.09
0.62	0.96	1.53	2.07	3.70	4.99	9.84	17.46	27.97	56.92	119.53	297.33
0.02	0.09	0.09	0.24	0.34	0.35	1.10	2.44	4.08	9.43	25.16	58.32
0.00	0.00	0.00	0.00	0.02	0.03	0.11	0.00	0.22	0.56	0.79	2.02
0.02	0.06	0.09	0.05	0.19	0.24	0.57	1.28	1.17	4.68	12.13	32.73
0.20	0.52	0.81	1.02	2.00	2.85	4.88	7.63	11.28	18.79	24.60	36.29
0.10	0.34	0.65	0.70	1.66	2.03	3.56	6.08	8.65	16.13	20.67	29.47
0.57	0.86	0.62	1.02	1.13	1.98	2.76	3.91	5.81	10.64	16.40	46.06
0.44	0.52	0.44	0.67	0.53	1.00	0.64	1.12	0.84	1.77	0.67	0.62
0.49	0.80	0.75	2.12	2.16	3.96	5.83	10.76	16.53	30.48	49.43	89.96
0.30	0.49	0.59	1.18	1.27	2.11	3.52	6.39	10.44	16.61	28.76	46.84
0.20	0.28	0.12	0.83	0.75	1.49	1.97	3.79	5.19	11.77	15.84	31.80
0.20	0.15	0.03	0.03	0.00	0.00	0.00	0.00	0.00	0.00	0.00	0.00
0.20	0.09	0.03	0.03	0.00	0.00	0.00	0.00	0.00	0.00	0.00	0.00
0.02	0.00	0.00	0.00	0.00	0.00	0.00	0.00	0.00	0.00	0.00	0.00
0.07	0.00	0.00	0.00	0.00	0.00	0.00	0.00	0.00	0.00	0.00	0.00
0.00	0.03	0.00	0.00	0.00	0.00	0.00	0.00	0.00	0.00	0.00	0.00
0.07	0.03	0.00	0.00	0.00	0.00	0.00	0.00	0.00	0.00	0.00	0.00
0.00	0.06	0.00	0.00	0.00	0.00	0.00	0.00	0.00	0.00	0.00	0.00
0.00	0.00	0.00	0.00	0.00	0.00	0.00	0.00	0.00	0.00	0.00	0.00
0.00	0.00	0.00	0.00	0.00	0.00	0.00	0.00	0.00	0.00	0.00	0.00
0.00	0.00	0.00	0.00	0.00	0.00	0.00	0.00	0.00	0.00	0.00	0.00
0.42	0.37	0.22	0.38	0.53	0.70	0.42	0.50	1.00	1.45	1.01	1.09
0.39	0.31	0.16	0.30	0.46	0.43	0.38	0.27	0.67	0.81	0.56	0.62
0.00	0.00	0.00	0.03	0.00	0.00	0.00	0.00	0.00	0.00	0.00	0.00
0.34	0.83	0.75	0.62	1.01	1.03	1.32	2.83	4.41	6.77	13.37	51.80
0.02	0.18	0.22	0.16	0.29	0.51	0.57	1.43	3.46	7.74	29.54	382.16
6.20	7.12	8.62	12.47	15.24	19.13	24.08	39.17	49.07	81.03	173.79	606.13
1.99	3.02	2.99	5.21	6.92	8.32	9.46	13.82	14.85	16.29	17.52	19.08
0.69	1.11	1.09	2.12	3.08	3.39	4.01	6.39	8.26	10.16	10.78	11.63
0.32	0.37	0.47	0.83	0.82	1.11	1.25	1.20	1.00	0.65	0.79	0.47
0.00	0.00	0.03	0.00	0.00	0.00	0.00	0.00	0.00	0.00	0.11	0.00
0.42	0.43	0.68	0.86	0.89	0.73	0.87	2.01	1.51	2.98	4.49	6.51
0.79	0.55	1.06	1.50	1.92	2.44	3.75	9.10	14.74	35.48	102.45	403.72
0.02	0.06	0.19	0.11	0.05	0.08	0.23	0.43	0.39	0.97	1.12	4.50
0.62	0.55	0.72	0.97	0.94	1.38	1.59	3.02	3.18	5.00	6.52	8.53
0.07	0.03	0.09	0.05	0.26	0.16	0.08	0.31	0.39	0.89	0.56	1.71
0.00	0.18	0.00	0.19	0.12	0.05	0.11	0.23	0.06	0.24	0.22	0.16
0.02	0.06	0.00	0.08	0.00	0.03	0.00	0.00	0.17	0.08	0.00	0.16
1.55	1.54	1.99	2.69	2.79	4.26	5.56	6.97	8.54	9.19	13.26	16.44
0.27	0.28	0.28	0.19	0.29	0.19	0.38	0.12	0.28	0.24	0.00	0.31

11-3-1 2005年农村居民主要疾病死亡率及构成

疾病名称	合计			男			女		
	死亡率 (1/10万)	构成 (%)	位次	死亡率 (1/10万)	构成 (%)	位次	死亡率 (1/10万)	构成 (%)	位次
传染病（不含呼吸道结核）	3.18	0.60	13	3.93	0.70	12	2.29	0.38	14
呼吸道结核	2.89	0.55	14	3.81	0.67	14	1.78	0.27	16
寄生虫病	0.10	0.02	20	0.12	0.02	19	0.06	0.01	20
恶性肿瘤	105.99	20.08	3	130.26	23.05	1	76.99	11.80	3
血液、造血器官及免疫疾病	0.59	0.11	18	0.56	0.10	18	0.63	0.10	19
内分泌、营养和代谢疾病	6.19	1.17	9	5.14	0.91	9	7.45	1.09	9
精神障碍	2.34	0.44	15	2.11	0.37	15	2.62	0.35	15
神经系统疾病	4.75	0.90	11	4.92	0.87	11	4.55	0.79	11
心脏病	62.13	11.77	4	58.50	10.35	4	66.46	8.56	4
脑血管病	111.74	21.17	2	116.46	20.60	3	106.11	14.38	2
呼吸系统疾病	123.79	23.45	1	119.81	21.20	2	128.53	16.93	1
消化系统疾病	17.11	3.24	6	21.75	3.85	6	11.56	1.72	6
肌肉骨骼和结缔组织疾病	0.91	0.17	17	0.60	0.11	17	1.28	0.24	17
泌尿生殖系统疾病	6.98	1.32	8	7.18	1.27	8	6.73	1.01	10
妊娠、分娩产褥期并发症	0.40	0.08	19				0.73	0.12	18
起源于围生期某些情况	4.19	0.79	12	3.77	0.67	13	4.03	1.59	7
先天畸形、变形和染色体异常	2.07	0.39	16	2.00	0.35	16	2.16	0.71	13
诊断不明	4.85	0.92	10	5.02	0.89	10	4.64	0.72	12
其他疾病	9.00	1.70	7	7.37	1.30	7	10.95	1.17	8
损伤和中毒外部原因	44.71	8.47	5	55.89	9.89	5	31.36	5.54	5

11-3-2 2010年农村居民主要疾病死亡率及死因构成

疾病名称	合计			男			女		
	死亡率 (1/10万)	构成 (%)	位次	死亡率 (1/10万)	构成 (%)	位次	死亡率 (1/10万)	构成 (%)	位次
传染病（不含呼吸道结核）	4.13	0.66	11	5.30	0.74	10	2.92	0.55	13
呼吸道结核	2.12	0.34	16	2.99	0.42	13	1.22	0.23	16
寄生虫病	0.02	0.00	20	0.01	0.00	18	0.03	0.01	20
恶性肿瘤	144.11	23.11	2	187.25	26.14	1	99.00	18.81	3
血液、造血器官及免疫疾病	0.90	0.14	17	0.98	0.14	16	0.81	0.15	18
内分泌营养和代谢疾病	10.33	1.66	8	8.99	1.25	8	11.74	2.23	7
精神障碍	2.99	0.48	13	2.79	0.39	14	3.19	0.61	12
神经系统疾病	3.84	0.62	12	3.98	0.56	12	3.69	0.70	11
心脏病	111.34	17.86	3	115.54	16.13	3	106.95	20.32	2
脑血管病	145.71	23.37	1	159.27	22.23	2	131.54	24.99	1
呼吸系统疾病	88.25	14.15	4	95.36	13.31	4	80.82	15.36	4
消化系统疾病	14.76	2.37	6	19.26	2.69	6	10.05	1.91	8
肌肉骨骼和结缔组织疾病	0.88	0.14	18	0.72	0.10	17	1.05	0.20	17
泌尿生殖系统疾病	6.31	1.01	9	7.31	1.02	9	5.27	1.00	9
妊娠分娩产褥期并发症	0.13	0.02	19				0.27	0.05	19
围生期疾病	2.51	0.40	14	2.99	0.42	13	2.01	0.38	14
先天畸形、变形和染色体异常	2.14	0.34	15	2.48	0.35	15	1.79	0.34	15
诊断不明	4.57	0.73	10	5.10	0.71	11	4.01	0.76	10
其他疾病	12.64	2.03	7	10.55	1.47	7	14.83	2.82	6
损伤和中毒外部原因	52.93	8.49	5	71.75	10.02	5	33.25	6.32	5

11-3-3　2015年农村居民主要疾病死亡率及死因构成

疾病名称	合计			男			女		
	死亡率（1/10万）	构成（%）	位次	死亡率（1/10万）	构成（%）	位次	死亡率（1/10万）	构成（%）	位次
传染病（含呼吸道结核）	7.72	1.16	8	10.55	1.39	8	4.78	0.85	10
寄生虫病	0.07	0.01	17	0.08	0.01	16	0.05	0.01	17
恶性肿瘤	153.94	23.22	1	198.07	26.07	1	108.20	19.24	3
血液、造血器官及免疫疾病	1.16	0.18	15	1.19	0.16	15	1.13	0.20	15
内分泌营养和代谢疾病	14.28	2.15	6	12.52	1.65	7	16.11	2.86	6
精神障碍	2.83	0.43	11	2.66	0.35	11	3.01	0.54	11
神经系统疾病	6.51	0.98	10	6.64	0.87	10	6.37	1.13	8
心脏病	144.79	21.84	3	148.22	19.51	3	141.22	25.11	1
脑血管病	153.63	23.17	2	169.27	22.28	2	137.43	24.43	2
呼吸系统疾病	79.96	12.06	4	88.47	11.64	4	71.13	12.65	4
消化系统疾病	14.16	2.14	7	18.20	2.39	6	9.98	1.77	7
肌肉骨骼和结缔组织疾病	1.54	0.23	14	1.27	0.17	14	1.83	0.33	12
泌尿生殖系统疾病	7.20	1.09	9	8.39	1.10	9	5.96	1.06	9
妊娠分娩产褥期并发症	0.10	0.02	16				0.21	0.04	16
围生期疾病	2.19	0.33	12	2.61	0.34	12	1.75	0.31	13
先天畸形、变形和染色体异常	1.78	0.27	13	2.03	0.27	13	1.53	0.27	14
损伤和中毒外部原因	53.49	8.07	5	72.12	9.49	5	34.17	6.08	5
诊断不明	2.41	0.36		2.72	0.36		2.10	0.37	
其他疾病	6.17	0.93		5.15	0.68		7.22	1.28	

11-3-4 2020年农村居民主要疾病死亡率及死因构成

疾病名称	合计			男			女		
	死亡率 （1/10万）	构成 （%）	位次	死亡率 （1/10万）	构成 （%）	位次	死亡率 （1/10万）	构成 （%）	位次
传染病（含呼吸道结核）	6.61	1.00	10	9.17	1.15	8	3.97	0.66	10
寄生虫病	0.07	0.00	16	0.10	0.01	16	0.04	0.01	17
恶性肿瘤	161.85	23.00	3	206.72	25.93	1	115.51	19.25	3
血液、造血器官及免疫疾病	1.32	0.19	13	1.34	0.17	13	1.30	0.22	13
内分泌、营养和代谢疾病	19.01	2.71	6	17.54	2.20	7	20.52	3.42	6
精神障碍	3.07	0.44	11	2.94	0.37	11	3.21	0.54	11
神经系统疾病	9.31	1.33	8	9.06	1.14	9	9.56	1.59	8
心脏病	171.36	24.47	1	174.87	21.93	3	167.74	27.96	1
脑血管病	164.77	23.53	2	181.64	22.78	2	147.34	24.56	2
呼吸系统疾病	63.64	9.09	4	74.55	9.35	4	52.38	8.73	4
消化系统疾病	15.30	2.18	7	19.41	2.43	6	11.06	1.84	7
肌肉骨骼和结缔组织疾病	2.22	0.32	12	1.90	0.24	12	2.55	0.43	12
泌尿生殖系统疾病	7.35	1.05	9	8.60	1.08	10	6.05	1.01	9
妊娠、分娩产褥期并发症	0.05	0.01	17	0.00	0.00		0.11	0.02	16
围生期疾病	1.10	0.16	15	1.24	0.16	14	0.95	0.16	15
先天畸形、变形和染色体异常	1.16	0.17	14	1.22	0.15	15	1.11	0.19	14
损伤和中毒外部原因	50.93	7.27	5	65.22	8.18	5	36.18	6.03	5
诊断不明	2.31	0.33		3.00	0.38		1.60	0.27	17
其他疾病	6.11	0.87		4.86	0.61		7.39	1.23	

11-3-5　2021年农村居民主要疾病死亡率及死因构成

疾病名称	合计			男			女		
	死亡率 （1/10万）	构成 （%）	位次	死亡率 （1/10万）	构成 （%）	位次	死亡率 （1/10万）	构成 （%）	位次
传染病（含呼吸道结核）	6.52	0.88	10	8.96	1.06	10	3.99	0.62	10
寄生虫病	0.04	0.01	17	0.05	0.01	16	0.03	0.00	17
恶性肿瘤	167.06	22.47	3	213.11	25.30	1	119.11	18.60	3
血液、造血器官及免疫疾病	1.36	0.18	13	1.44	0.17	13	1.27	0.20	13
内分泌、营养和代谢疾病	21.09	2.84	6	19.42	2.31	7	22.83	3.56	6
精神障碍	3.54	0.48	11	3.29	0.39	11	3.81	0.59	11
神经系统疾病	10.15	1.37	8	9.71	1.15	8	10.61	1.66	8
心脏病	188.58	25.36	1	192.09	22.80	3	184.93	28.87	1
脑血管病	175.58	23.62	2	192.41	22.84	2	158.06	24.68	2
呼吸系统疾病	65.23	8.77	4	77.67	9.22	4	52.27	8.16	4
消化系统疾病	15.98	2.15	7	20.19	2.40	6	11.60	1.81	7
肌肉骨骼和结缔组织疾病	2.48	0.33	12	2.17	0.26	12	2.81	0.44	12
泌尿生殖系统疾病	7.86	1.06	9	9.34	1.11	9	6.32	0.99	9
妊娠、分娩产褥期并发症	0.04	0.01	16				0.08	0.01	16
围生期疾病	0.79	0.11	15	0.88	0.10	15	0.69	0.11	15
先天畸形、变形和染色体异常	1.04	0.14	14	1.15	0.14	14	0.93	0.15	14
损伤和中毒外部原因	52.98	7.13	5	66.62	7.91	5	38.77	6.05	5
诊断不明	2.61	0.35		3.43	0.41		1.75	0.27	
其他疾病	6.91	0.93		5.45	0.65		8.42	1.32	

11-4-1 2021年农村居民年龄别疾病别死亡率（1/10万）（合计）

疾病名称（ICD-10）	合计	不满1岁	1～	5～	10～	15～	20～	25～
总计	743.51	194.84	24.76	14.37	20.98	31.99	34.01	50.62
一、传染病和寄生虫病小计	6.56	4.61	0.68	0.31	0.32	0.45	0.81	1.24
其中：传染病计	6.52	4.61	0.67	0.31	0.31	0.45	0.80	1.24
内：痢疾	0.00	0.00	0.00	0.00	0.00	0.00	0.00	0.00
肠道其他细菌性传染病	0.14	0.39	0.07	0.03	0.01	0.00	0.03	0.02
呼吸道结核	1.65	0.06	0.01	0.01	0.02	0.07	0.20	0.38
破伤风	0.05	0.06	0.00	0.00	0.01	0.00	0.01	0.00
脑膜炎奈瑟菌感染	0.11	0.39	0.23	0.08	0.07	0.07	0.01	0.02
败血症	0.45	2.99	0.16	0.07	0.06	0.10	0.08	0.11
性传播疾病	0.02	0.00	0.00	0.00	0.00	0.00	0.00	0.00
狂犬病	0.02	0.00	0.00	0.00	0.01	0.00	0.00	0.00
流行性乙型脑炎	0.00	0.00	0.01	0.01	0.00	0.00	0.00	0.00
病毒性肝炎	2.81	0.00	0.00	0.02	0.04	0.05	0.06	0.16
艾滋病	0.56	0.00	0.00	0.00	0.02	0.09	0.24	0.38
寄生虫病计	0.04	0.00	0.01	0.00	0.01	0.00	0.01	0.00
内：血吸虫病	0.02	0.00	0.00	0.00	0.00	0.00	0.00	0.00
二、肿瘤小计	170.84	3.51	2.72	2.48	3.09	4.47	4.95	8.67
其中：恶性肿瘤计	167.06	3.18	2.68	2.39	3.02	4.36	4.80	8.25
内：鼻咽癌	1.80	0.00	0.00	0.01	0.03	0.02	0.08	0.17
食管癌	12.67	0.00	0.00	0.00	0.00	0.01	0.00	0.05
胃癌	19.49	0.00	0.00	0.01	0.01	0.04	0.27	0.50
结肠、直肠和肛门癌	12.29	0.00	0.01	0.01	0.03	0.15	0.18	0.58
内：结肠癌	4.81	0.00	0.00	0.01	0.02	0.08	0.11	0.20
直肠癌	7.12	0.00	0.01	0.00	0.01	0.07	0.08	0.36
肝癌	27.07	0.19	0.26	0.03	0.04	0.21	0.36	1.36
胆囊癌	1.10	0.00	0.00	0.00	0.00	0.00	0.02	0.00
胰腺癌	6.17	0.00	0.00	0.00	0.00	0.01	0.09	0.10
肺癌	48.87	0.00	0.00	0.03	0.02	0.07	0.33	0.72
乳腺癌	3.62	0.00	0.00	0.00	0.00	0.00	0.01	0.37
宫颈癌	2.76	0.00	0.00	0.00	0.00	0.00	0.05	0.18
卵巢癌	1.31	0.00	0.00	0.00	0.00	0.09	0.09	0.10
前列腺癌	2.04	0.00	0.00	0.00	0.00	0.00	0.00	0.01
膀胱癌	2.15	0.00	0.01	0.01	0.00	0.01	0.01	0.02
脑及神经系统恶性肿瘤	4.26	0.71	0.80	0.97	0.85	0.86	0.71	0.92
白血病	3.81	1.49	0.90	0.79	1.28	1.67	1.29	1.64
良性肿瘤计	0.48	0.13	0.01	0.02	0.00	0.07	0.02	0.11
三、血液、造血器官及免疫疾病小计	1.36	1.36	0.39	0.20	0.30	0.23	0.24	0.31
其中：贫血	0.94	0.52	0.22	0.13	0.23	0.13	0.06	0.22
四、内分泌、营养和代谢疾病小计	21.09	2.79	0.28	0.14	0.15	0.33	0.47	0.70
其中：甲状腺疾患	0.09	0.00	0.00	0.00	0.00	0.01	0.02	0.03
糖尿病	17.66	0.00	0.02	0.03	0.04	0.17	0.30	0.52
五、精神和行为障碍小计	3.54	0.00	0.01	0.05	0.04	0.26	0.40	0.44
其中：痴呆	1.58	0.00	0.00	0.00	0.00	0.00	0.01	0.01
六、神经系统疾病小计	10.15	3.96	1.89	1.45	1.74	2.56	1.91	2.04
其中：脑膜炎	0.10	0.65	0.19	0.02	0.04	0.05	0.02	0.05
帕金森病	0.97	0.00	0.00	0.00	0.00	0.00	0.00	0.00
七、循环系统疾病小计	373.09	4.68	0.72	0.70	1.25	2.86	4.48	8.61
其中：心脏病计	188.58	3.18	0.50	0.45	0.79	1.87	2.99	5.27
内：慢性风湿性心脏病	4.30	0.00	0.00	0.00	0.01	0.01	0.09	0.05
高血压性心脏病	24.38	0.00	0.00	0.00	0.03	0.01	0.05	0.17
冠心病	148.19	0.00	0.00	0.07	0.26	0.88	1.96	3.61
内：急性心肌梗死	83.26	0.00	0.00	0.04	0.14	0.66	1.58	2.88
其他高血压病	5.36	0.00	0.00	0.01	0.01	0.01	0.05	0.11

30～	35～	40～	45～	50～	55～	60～	65～	70～	75～	80～	85 岁及以上
66.85	101.53	146.10	225.08	367.63	614.47	833.16	1357.67	2435.95	4305.39	6999.29	15379.51
1.79	2.79	4.09	5.25	6.92	9.56	10.33	13.91	20.06	28.72	35.53	48.32
1.77	2.77	4.08	5.23	6.89	9.51	10.29	13.83	19.93	28.53	35.19	47.82
0.00	0.00	0.00	0.00	0.00	0.00	0.00	0.00	0.03	0.00	0.03	0.10
0.03	0.06	0.03	0.08	0.11	0.12	0.12	0.12	0.45	0.70	1.05	2.63
0.38	0.51	0.60	0.95	1.49	2.01	2.41	3.93	5.94	8.72	12.01	13.08
0.01	0.02	0.02	0.03	0.03	0.10	0.08	0.10	0.07	0.23	0.37	0.25
0.04	0.03	0.05	0.10	0.13	0.06	0.14	0.21	0.19	0.35	0.54	0.40
0.05	0.13	0.17	0.22	0.28	0.50	0.48	0.90	1.09	1.89	2.68	6.56
0.00	0.01	0.01	0.03	0.01	0.02	0.00	0.04	0.03	0.14	0.14	0.20
0.00	0.01	0.02	0.01	0.02	0.03	0.03	0.04	0.07	0.05	0.00	0.05
0.00	0.00	0.00	0.00	0.00	0.00	0.00	0.00	0.00	0.00	0.00	0.00
0.46	0.93	1.84	2.62	3.67	5.06	5.49	6.20	8.86	11.58	12.59	15.40
0.52	0.84	1.10	0.81	0.76	0.81	0.61	0.83	0.86	1.12	1.26	0.40
0.02	0.02	0.01	0.03	0.03	0.05	0.04	0.08	0.13	0.19	0.34	0.50
0.00	0.00	0.00	0.00	0.00	0.02	0.00	0.06	0.12	0.07	0.24	0.35
14.55	25.09	41.67	72.06	130.01	229.92	307.02	470.87	719.17	998.26	1116.00	1268.70
14.10	24.30	40.28	70.16	127.26	225.40	300.87	461.10	703.40	976.16	1092.11	1236.94
0.30	0.73	0.94	1.58	2.65	3.65	3.83	4.91	6.06	6.50	4.72	4.75
0.12	0.18	0.79	2.18	5.25	12.88	20.89	36.77	59.80	90.52	106.22	123.21
1.04	1.71	2.94	5.10	10.23	21.03	32.36	54.60	91.18	135.47	147.73	168.76
1.05	1.74	2.46	4.48	7.77	13.81	18.71	30.65	51.68	77.10	100.01	127.40
0.51	0.66	1.15	1.68	3.11	5.44	7.46	11.43	19.97	29.07	40.25	51.76
0.52	1.00	1.23	2.64	4.45	7.96	10.60	18.37	30.31	45.69	57.35	71.96
3.33	7.04	12.65	19.89	31.84	47.21	54.74	72.18	97.02	120.01	124.35	136.54
0.03	0.04	0.12	0.33	0.60	1.36	1.75	2.92	5.04	7.69	8.42	10.25
0.24	0.56	0.99	2.51	4.56	8.73	12.58	17.37	27.19	36.78	39.03	42.06
1.41	2.68	6.10	12.59	28.66	60.62	91.24	149.37	229.40	316.40	341.79	353.57
0.91	1.73	2.69	4.29	6.25	8.23	7.20	7.58	8.51	10.62	10.35	13.18
0.33	1.04	1.36	2.57	4.16	5.64	4.92	6.70	8.38	10.94	11.78	12.07
0.14	0.23	0.51	1.19	2.11	2.80	2.98	3.50	4.58	4.35	3.67	3.13
0.01	0.04	0.03	0.11	0.15	0.55	1.43	3.45	8.30	17.28	28.71	41.10
0.04	0.08	0.12	0.25	0.53	1.13	2.20	4.17	8.70	15.81	25.89	40.60
1.37	1.60	2.11	2.89	4.57	7.11	7.73	10.83	13.38	15.67	17.65	17.88
1.68	1.72	1.91	2.39	3.35	5.32	6.10	8.58	13.07	16.00	15.10	12.93
0.08	0.17	0.20	0.31	0.43	0.67	0.77	1.06	1.57	2.48	2.95	4.75
0.38	0.31	0.41	0.56	0.78	1.16	1.38	2.27	4.45	6.95	11.06	21.66
0.28	0.20	0.25	0.38	0.51	0.75	0.87	1.63	3.16	5.07	8.42	15.05
1.17	1.99	3.21	5.39	9.36	18.09	26.61	43.14	80.71	134.18	191.54	384.42
0.05	0.07	0.07	0.09	0.10	0.13	0.11	0.12	0.29	0.47	0.48	0.50
0.84	1.58	2.71	4.85	8.61	17.00	25.48	40.77	75.87	122.49	159.30	218.34
0.49	0.75	0.89	1.23	1.30	1.57	1.99	3.68	7.22	16.39	36.08	124.22
0.00	0.01	0.01	0.07	0.05	0.14	0.35	1.19	3.03	7.93	20.63	71.86
1.66	2.13	2.25	2.45	3.27	4.83	5.45	10.02	21.31	45.62	95.40	337.76
0.01	0.11	0.08	0.05	0.13	0.20	0.11	0.14	0.22	0.16	0.34	0.30
0.01	0.03	0.03	0.10	0.18	0.52	0.89	1.94	4.46	8.16	11.13	15.75
15.40	28.58	46.80	75.47	129.77	227.63	334.68	590.16	1182.69	2312.92	4126.68	9532.79
9.41	16.36	24.92	38.31	62.82	106.38	155.26	265.62	534.74	1073.23	2074.91	5535.97
0.21	0.31	0.54	0.90	1.56	2.85	3.75	6.47	12.10	26.14	43.85	122.05
0.44	0.76	1.12	1.94	4.24	8.07	13.10	25.24	63.02	141.41	308.97	872.61
6.83	12.46	19.84	30.49	51.09	86.40	127.19	216.54	428.09	846.93	1616.07	4254.90
5.47	9.70	14.70	22.34	36.51	59.33	83.65	139.60	253.07	476.31	836.19	2077.03
0.29	0.41	0.81	1.32	2.09	3.84	4.89	8.12	17.49	33.07	58.92	129.32

续表

疾病名称（ICD-10）	合计	不满1岁	1 ～	5 ～	10 ～	15 ～	20 ～	25 ～
脑血管病计	175.58	1.04	0.19	0.23	0.42	0.90	1.31	2.94
内：脑出血	62.46	0.91	0.14	0.19	0.35	0.71	1.03	2.02
脑梗死	58.40	0.06	0.01	0.02	0.00	0.10	0.13	0.48
中风（未特指出血或梗死）	5.67	0.00	0.02	0.00	0.00	0.01	0.08	0.17
八、呼吸系统疾病小计	65.23	11.69	1.35	0.33	0.44	0.53	0.66	0.90
其中：肺炎	7.06	9.62	0.86	0.22	0.22	0.12	0.33	0.30
慢性下呼吸道疾病	53.68	0.00	0.00	0.02	0.03	0.15	0.13	0.40
内：慢性支气管肺炎	7.45	0.00	0.00	0.00	0.01	0.02	0.02	0.04
肺气肿	4.03	0.00	0.00	0.00	0.01	0.01	0.01	0.05
肺尘埃沉着病（尘肺）	0.89	0.00	0.01	0.00	0.00	0.00	0.00	0.00
九、消化系统疾病小计	15.98	4.48	0.53	0.19	0.16	0.34	0.71	1.15
其中：胃和十二指肠溃疡	2.80	0.19	0.01	0.01	0.00	0.03	0.09	0.13
阑尾炎	0.09	0.00	0.01	0.02	0.03	0.00	0.00	0.01
肠梗阻	1.02	1.04	0.13	0.03	0.04	0.05	0.04	0.04
肝疾病	5.90	0.52	0.04	0.03	0.03	0.10	0.23	0.39
内：肝硬化	5.10	0.13	0.01	0.01	0.02	0.05	0.18	0.34
十、肌肉骨骼和结缔组织疾病小计	2.48	0.13	0.05	0.08	0.14	0.30	0.30	0.51
其中：系统性红斑狼疮	0.28	0.00	0.00	0.03	0.06	0.17	0.17	0.39
十一、泌尿生殖系统疾病小计	7.86	0.26	0.06	0.10	0.19	0.26	0.51	0.84
其中：肾小球和肾小管间质疾病	5.07	0.06	0.02	0.09	0.16	0.20	0.40	0.60
肾衰竭	2.13	0.19	0.04	0.01	0.04	0.07	0.11	0.19
前列腺增生	0.12	0.00	0.00	0.00	0.00	0.00	0.00	0.00
十二、妊娠、分娩和产褥期并发症小计	0.04	0.00	0.00	0.00	0.00	0.03	0.04	0.17
其中：直接产科原因计	0.04	0.00	0.00	0.00	0.00	0.03	0.03	0.17
内：流产	0.01	0.00	0.00	0.00	0.00	0.00	0.01	0.03
妊娠高血压综合征	0.00	0.00	0.00	0.00	0.00	0.01	0.00	0.03
产后出血	0.01	0.00	0.00	0.00	0.00	0.00	0.01	0.04
产褥期感染	0.01	0.00	0.00	0.00	0.00	0.01	0.01	0.02
间接产科原因计	0.00	0.00	0.00	0.00	0.00	0.00	0.01	0.00
十三、起源于围生期的情况小计	0.79	90.37	0.00	0.00	0.00	0.00	0.00	0.00
其中：早产儿和未成熟儿	0.19	21.63	0.00	0.00	0.00	0.00	0.00	0.00
新生儿产伤和窒息	0.14	15.92	0.00	0.00	0.00	0.00	0.00	0.00
十四、先天畸形、变形和染色体异常小计	1.04	37.49	2.33	0.89	1.02	1.12	0.78	0.83
其中：先天性心脏病	0.70	23.00	1.48	0.64	0.73	0.84	0.60	0.66
先天性脑畸形	0.06	1.43	0.23	0.14	0.10	0.04	0.08	0.02
十五、诊断不明小计	2.61	5.59	0.62	0.14	0.23	0.61	0.66	0.98
十六、其他疾病小计	6.91	3.12	0.45	0.23	0.23	0.27	0.22	0.32
十七、损伤和中毒小计	52.98	20.07	12.18	6.78	11.32	16.91	16.52	22.38
其中：机动车辆交通事故	15.55	1.56	3.34	2.15	2.34	4.87	5.68	7.98
内：行人与机动车发生的交通事故	5.19	0.19	1.49	0.88	0.74	1.58	1.60	2.09
机动车与机动车发生的交通事故	3.22	0.19	0.33	0.34	0.45	0.93	1.11	1.64
机动车以外的运输事故	0.04	0.00	0.01	0.00	0.00	0.03	0.03	0.09
意外中毒	2.77	0.32	0.48	0.35	0.53	0.73	1.14	1.75
意外跌落	15.04	1.10	1.50	0.70	1.18	1.58	1.38	2.37
火灾	0.63	0.13	0.15	0.13	0.06	0.11	0.10	0.20
溺水	3.94	0.52	4.44	2.49	4.65	4.56	2.32	2.31
意外的机械性窒息	0.64	9.29	0.60	0.13	0.08	0.07	0.27	0.34
砸死	0.66	0.00	0.09	0.04	0.02	0.08	0.22	0.32
触电	0.60	0.00	0.07	0.08	0.12	0.16	0.40	0.94
自杀	7.09	0.00	0.00	0.06	1.66	3.65	3.66	4.14
被杀	0.32	0.39	0.12	0.08	0.16	0.16	0.27	0.27

30 ～	35 ～	40 ～	45 ～	50 ～	55 ～	60 ～	65 ～	70 ～	75 ～	80 ～	85 岁及以上
5.27	11.17	20.18	34.43	62.77	113.87	170.11	309.55	618.70	1186.81	1960.88	3803.67
4.14	8.56	14.15	23.06	38.09	62.94	80.62	130.87	224.46	383.26	566.96	970.98
0.55	1.29	3.01	5.91	13.29	26.45	45.67	93.05	202.50	418.87	714.28	1459.77
0.18	0.33	0.73	0.82	1.51	2.77	3.79	7.67	16.28	35.45	68.15	166.64
1.11	1.89	3.26	5.97	11.26	22.60	39.12	82.27	193.14	428.60	833.07	1996.14
0.39	0.53	0.79	1.16	1.94	3.18	4.24	7.92	15.80	35.01	76.02	250.10
0.41	0.75	1.57	3.27	6.52	15.03	29.76	67.12	165.56	371.47	716.22	1639.29
0.06	0.10	0.22	0.35	0.80	1.94	3.94	7.75	21.31	47.85	100.83	251.32
0.05	0.08	0.14	0.41	0.60	1.31	2.71	5.54	14.41	29.93	51.62	106.75
0.03	0.13	0.23	0.68	1.39	2.11	1.99	2.22	2.09	3.37	4.34	5.05
2.12	4.15	6.60	9.32	12.41	17.39	19.23	27.90	43.19	78.99	136.33	286.71
0.15	0.29	0.56	0.82	1.18	2.01	2.67	4.28	8.17	16.98	32.92	63.67
0.01	0.02	0.02	0.03	0.07	0.03	0.06	0.17	0.17	0.77	0.85	1.92
0.07	0.08	0.14	0.23	0.31	0.59	0.73	1.35	2.49	6.81	12.22	26.21
1.22	2.60	4.54	6.43	8.28	10.87	10.47	13.40	16.03	21.40	24.77	29.59
1.05	2.27	4.14	5.87	7.49	9.71	9.12	11.55	13.46	17.54	19.72	23.48
0.45	0.54	0.58	0.99	1.38	1.99	2.47	3.84	6.59	12.96	22.91	56.20
0.32	0.30	0.29	0.30	0.37	0.40	0.41	0.38	0.46	0.47	0.51	0.45
1.31	2.05	3.01	3.68	5.42	9.19	10.81	15.67	28.32	45.20	61.53	100.13
0.80	1.29	1.89	2.47	3.71	5.92	7.11	10.45	18.62	29.98	37.91	59.18
0.44	0.68	1.01	1.09	1.49	2.81	3.16	4.40	7.96	11.34	16.09	21.81
0.00	0.00	0.01	0.00	0.01	0.03	0.03	0.08	0.19	0.72	1.76	4.95
0.16	0.20	0.05	0.00	0.00	0.00	0.00	0.00	0.00	0.00	0.00	0.00
0.15	0.18	0.04	0.00	0.00	0.00	0.00	0.00	0.00	0.00	0.00	0.00
0.01	0.03	0.02	0.00	0.00	0.00	0.00	0.00	0.00	0.00	0.00	0.00
0.01	0.01	0.01	0.00	0.00	0.00	0.00	0.00	0.00	0.00	0.00	0.00
0.02	0.04	0.01	0.00	0.00	0.00	0.00	0.00	0.00	0.00	0.00	0.00
0.07	0.08	0.00	0.00	0.00	0.00	0.00	0.00	0.00	0.00	0.00	0.00
0.01	0.02	0.00	0.00	0.00	0.00	0.00	0.00	0.00	0.00	0.00	0.00
0.00	0.00	0.00	0.00	0.00	0.00	0.00	0.00	0.00	0.00	0.00	0.00
0.00	0.00	0.00	0.00	0.00	0.00	0.00	0.00	0.00	0.00	0.00	0.00
0.00	0.00	0.00	0.00	0.00	0.00	0.00	0.00	0.00	0.00	0.00	0.00
0.58	0.53	0.49	0.58	0.53	0.42	0.37	0.48	0.57	0.51	0.61	0.35
0.45	0.39	0.41	0.43	0.43	0.24	0.25	0.23	0.32	0.16	0.17	0.10
0.07	0.02	0.00	0.04	0.00	0.00	0.00	0.01	0.00	0.02	0.03	0.00
0.97	1.44	1.70	1.97	2.62	2.96	3.27	2.99	4.59	7.46	13.54	49.89
0.43	0.54	0.50	0.75	1.11	1.15	1.45	2.41	5.00	12.28	40.83	448.96
23.79	27.85	29.92	38.52	50.49	64.96	67.81	87.03	117.06	173.91	273.64	713.70
8.49	10.31	11.47	14.78	19.43	26.27	27.66	34.53	40.94	41.95	37.94	37.22
2.37	2.92	3.13	4.09	5.71	7.68	8.38	11.53	16.29	18.05	19.01	20.75
1.96	2.27	2.72	3.36	4.51	6.25	6.62	7.34	7.44	6.76	4.55	2.98
0.01	0.05	0.06	0.04	0.05	0.10	0.08	0.05	0.01	0.02	0.00	0.05
1.79	2.31	2.75	3.14	3.74	4.00	3.93	4.45	5.74	7.30	8.96	10.81
3.11	3.86	4.74	6.66	9.27	12.12	12.90	18.41	30.19	59.89	129.51	438.91
0.19	0.28	0.29	0.40	0.47	0.61	0.61	0.97	1.42	3.51	4.21	10.20
2.03	2.17	1.71	2.20	3.01	3.47	3.98	5.42	7.91	12.16	16.15	22.52
0.41	0.45	0.47	0.64	0.88	0.83	0.80	0.88	0.77	1.03	1.22	2.58
0.56	0.66	0.90	1.09	1.34	1.54	0.96	0.89	0.54	0.61	0.48	0.61
0.95	0.78	0.81	0.80	0.92	1.04	0.59	0.51	0.54	0.42	0.41	0.20
3.55	3.87	3.63	4.77	7.09	9.57	10.88	14.39	19.25	29.25	34.45	38.58
0.49	0.44	0.39	0.49	0.39	0.38	0.36	0.31	0.36	0.30	0.27	0.56

11-4-2 2021年农村居民年龄别疾病别死亡率（1/10万）（男）

疾病名称（ICD-10）	合计	不满1岁	1～	5～	10～	15～	20～	25～
总计	842.44	207.22	27.63	15.87	24.52	40.13	45.84	70.24
一、传染病和寄生虫病小计	9.01	5.43	0.53	0.37	0.27	0.30	1.06	1.78
其中：传染病计	8.96	5.43	0.53	0.37	0.26	0.30	1.04	1.78
内：痢疾	0.00	0.00	0.00	0.00	0.00	0.00	0.00	0.00
肠道其他细菌性传染病	0.15	0.49	0.07	0.00	0.00	0.00	0.00	0.04
呼吸道结核	2.52	0.12	0.00	0.02	0.04	0.04	0.30	0.62
破伤风	0.06	0.12	0.00	0.00	0.02	0.00	0.02	0.00
脑膜炎球菌感染	0.13	0.37	0.16	0.11	0.03	0.08	0.02	0.00
败血症	0.51	3.46	0.16	0.09	0.06	0.08	0.08	0.16
性传播疾病	0.02	0.00	0.00	0.00	0.00	0.00	0.00	0.00
狂犬病	0.02	0.00	0.00	0.02	0.00	0.00	0.00	0.00
流行性乙型脑炎	0.00	0.00	0.00	0.02	0.00	0.00	0.00	0.00
病毒性肝炎	3.79	0.00	0.00	0.02	0.05	0.02	0.10	0.23
艾滋病	0.86	0.00	0.00	0.00	0.00	0.02	0.36	0.57
寄生虫病计	0.05	0.00	0.00	0.00	0.02	0.00	0.02	0.00
内：血吸虫病	0.02	0.00	0.00	0.00	0.00	0.00	0.00	0.00
二、肿瘤小计	217.21	2.84	2.91	2.45	3.21	5.12	5.79	9.82
其中：恶性肿瘤计	213.11	2.72	2.89	2.37	3.11	5.02	5.65	9.35
内：鼻咽癌	2.62	0.00	0.00	0.00	0.00	0.00	0.10	0.14
食管癌	18.70	0.00	0.00	0.00	0.00	0.00	0.00	0.10
胃癌	26.61	0.00	0.00	0.02	0.02	0.06	0.30	0.43
结肠、直肠和肛门癌	14.42	0.00	0.00	0.02	0.05	0.16	0.24	0.84
内：结肠癌	5.36	0.00	0.00	0.02	0.03	0.08	0.16	0.25
直肠癌	8.63	0.00	0.00	0.00	0.02	0.08	0.08	0.55
肝癌	38.70	0.12	0.33	0.05	0.03	0.26	0.44	2.05
胆囊癌	0.90	0.00	0.00	0.00	0.00	0.00	0.04	0.00
胰腺癌	7.08	0.00	0.00	0.00	0.00	0.02	0.10	0.08
肺癌	67.30	0.00	0.00	0.05	0.03	0.08	0.46	1.09
乳腺癌	0.10	0.00	0.00	0.00	0.00	0.00	0.00	0.00
宫颈癌								
卵巢癌								
前列腺癌	4.00	0.00	0.00	0.00	0.00	0.00	0.00	0.02
膀胱癌	3.39	0.00	0.02	0.02	0.00	0.02	0.02	0.02
脑及神经系统恶性肿瘤	4.66	0.74	0.78	0.93	0.79	1.08	0.80	0.98
白血病	4.28	1.36	0.82	0.84	1.39	1.88	1.50	1.93
良性肿瘤计	0.45	0.00	0.00	0.02	0.00	0.04	0.00	0.14
三、血液、造血器官及免疫疾病小计	1.44	1.11	0.47	0.22	0.26	0.28	0.24	0.45
其中：贫血	0.97	0.37	0.31	0.14	0.21	0.20	0.08	0.31
四、内分泌、营养和代谢疾病小计	19.42	2.84	0.27	0.12	0.16	0.34	0.62	0.76
其中：甲状腺疾患	0.07	0.00	0.00	0.00	0.00	0.00	0.02	0.02
糖尿病	16.33	0.00	0.02	0.00	0.05	0.16	0.44	0.57
五、精神和行为障碍小计	3.29	0.00	0.00	0.05	0.00	0.30	0.44	0.51
其中：痴呆	1.30	0.00	0.00	0.00	0.00	0.00	0.02	0.00
六、神经系统疾病小计	9.71	4.44	2.14	1.30	2.15	3.22	2.36	2.54
其中：脑膜炎	0.13	0.99	0.22	0.00	0.03	0.02	0.04	0.06
帕金森病	1.03	0.00	0.00	0.00	0.00	0.00	0.00	0.00
七、循环系统疾病小计	394.17	4.57	0.69	0.68	1.36	3.78	6.33	12.38
其中：心脏病计	192.09	2.72	0.47	0.40	0.87	2.40	4.27	7.63
内：慢性风湿性心脏病	3.74	0.00	0.00	0.00	0.02	0.00	0.10	0.06
高血压性心脏病	22.66	0.00	0.00	0.00	0.03	0.02	0.08	0.25
冠心病	152.50	0.00	0.00	0.03	0.27	1.12	2.81	5.23
内：急性心肌梗死	89.88	0.00	0.00	0.02	0.11	0.82	2.28	4.12
其他高血压病	5.56	0.00	0.00	0.02	0.02	0.02	0.06	0.08

30～	35～	40～	45～	50～	55～	60～	65～	70～	75～	80～	85岁及以上
97.79	**149.22**	**211.64**	**322.71**	**517.52**	**859.07**	**1133.02**	**1793.55**	**3076.11**	**5259.29**	**8609.56**	**16795.66**
2.90	4.58	6.72	8.73	11.44	14.60	14.58	19.48	27.31	37.86	50.16	64.01
2.86	4.56	6.70	8.68	11.40	14.54	14.50	19.40	27.22	37.71	49.54	63.24
0.00	0.00	0.00	0.00	0.00	0.00	0.00	0.00	0.03	0.00	0.08	0.00
0.06	0.13	0.05	0.14	0.17	0.17	0.16	0.12	0.68	0.54	0.86	2.58
0.60	0.82	0.97	1.66	2.68	3.26	3.68	6.15	9.17	14.64	20.30	22.33
0.03	0.02	0.03	0.05	0.05	0.16	0.10	0.10	0.12	0.35	0.31	0.13
0.06	0.05	0.09	0.15	0.20	0.10	0.18	0.23	0.18	0.44	0.78	0.52
0.07	0.16	0.24	0.29	0.33	0.64	0.57	1.13	1.45	2.56	3.06	7.36
0.00	0.02	0.02	0.05	0.03	0.02	0.00	0.04	0.06	0.25	0.16	0.26
0.00	0.02	0.03	0.01	0.04	0.05	0.04	0.06	0.06	0.05	0.00	0.00
0.00	0.00	0.00	0.00	0.00	0.00	0.00	0.00	0.00	0.00	0.00	0.00
0.82	1.65	3.27	4.50	6.06	7.83	7.66	8.23	11.03	12.32	15.21	17.81
0.85	1.34	1.67	1.32	1.24	1.26	0.87	1.14	1.45	1.92	2.43	0.77
0.04	0.02	0.02	0.04	0.04	0.06	0.08	0.08	0.09	0.15	0.63	0.77
0.00	0.00	0.00	0.00	0.00	0.03	0.00	0.08	0.06	0.05	0.47	0.39
17.40	30.34	51.09	90.45	166.28	307.67	423.46	645.63	984.30	1360.02	1590.17	1767.93
16.98	29.75	49.85	88.57	163.50	302.50	415.90	634.22	964.95	1334.58	1558.74	1730.37
0.46	1.18	1.43	2.32	4.20	5.74	6.09	7.61	8.35	9.32	7.84	5.42
0.13	0.32	1.30	3.91	9.45	22.82	35.85	60.46	92.93	135.18	163.81	178.35
0.90	1.70	3.44	6.37	14.02	30.87	48.73	82.36	138.18	198.92	220.95	238.37
1.36	2.07	2.68	5.40	9.36	17.05	23.60	39.89	65.03	98.15	131.60	161.58
0.60	0.82	1.19	1.80	3.45	6.35	9.06	13.74	24.13	36.14	50.40	63.11
0.71	1.13	1.36	3.38	5.64	10.13	13.69	25.05	39.11	58.76	77.91	94.21
5.67	12.09	21.96	33.85	52.67	76.41	84.30	104.34	135.11	160.32	169.46	186.10
0.01	0.07	0.10	0.31	0.51	1.16	1.40	2.72	4.60	6.51	7.29	8.78
0.34	0.84	1.40	3.20	6.18	10.91	15.77	20.99	32.80	43.38	45.30	48.78
1.84	3.51	7.32	17.34	39.21	89.24	136.54	221.28	337.23	468.00	521.62	521.00
0.01	0.00	0.02	0.05	0.13	0.17	0.10	0.31	0.27	0.49	1.10	1.03
0.01	0.07	0.07	0.22	0.30	1.11	2.83	6.98	16.90	36.43	66.31	105.05
0.04	0.07	0.19	0.40	0.83	1.83	3.62	7.12	14.78	26.18	48.75	79.24
1.72	1.81	2.63	3.33	5.59	8.25	8.73	12.57	15.10	16.86	18.97	21.17
2.15	2.18	2.18	2.74	3.87	5.92	6.92	9.57	15.87	19.23	19.28	16.26
0.07	0.18	0.20	0.34	0.42	0.65	0.75	0.95	1.62	2.32	3.29	4.78
0.44	0.36	0.58	0.74	0.87	1.53	1.66	2.58	5.13	7.74	11.44	25.29
0.32	0.23	0.36	0.50	0.53	1.00	1.01	1.77	3.57	5.72	8.23	15.87
1.63	2.54	4.57	7.23	12.03	22.57	28.43	43.69	75.15	121.03	186.15	373.74
0.06	0.07	0.07	0.08	0.11	0.10	0.14	0.10	0.24	0.25	0.16	0.00
1.12	2.07	3.87	6.61	11.05	21.06	27.05	40.78	69.37	107.62	150.65	213.20
0.66	1.04	1.16	1.80	1.82	1.91	2.26	4.23	7.58	17.06	39.35	115.38
0.00	0.00	0.00	0.10	0.07	0.13	0.24	1.32	3.36	8.18	21.40	65.95
2.19	2.92	2.81	3.45	4.10	5.82	6.63	11.80	23.27	49.45	106.75	319.67
0.03	0.16	0.07	0.08	0.14	0.27	0.14	0.23	0.32	0.20	0.39	0.65
0.03	0.04	0.03	0.10	0.21	0.57	1.17	2.19	4.90	9.17	15.21	18.58
23.96	45.17	72.59	114.36	191.54	325.49	450.29	753.48	1416.29	2661.07	4785.95	9926.55
14.79	25.90	39.31	59.27	95.60	154.54	207.88	334.61	621.23	1191.51	2326.39	5582.81
0.24	0.32	0.55	1.06	1.49	3.02	3.40	5.94	11.97	27.11	45.23	116.02
0.65	1.14	1.69	2.71	5.96	10.56	17.03	30.23	71.99	153.62	339.38	842.73
10.99	20.07	31.77	47.92	78.87	127.57	172.41	275.92	498.18	941.52	1816.06	4309.81
8.88	15.72	23.69	35.79	57.14	88.91	115.15	180.25	298.27	543.47	962.35	2138.71
0.50	0.61	1.06	1.84	3.07	5.25	6.07	10.52	20.03	37.47	68.27	130.35

续表

疾病名称（ICD-10）	合计	不满1岁	1～	5～	10～	15～	20～	25～
脑血管病计	192.41	1.36	0.20	0.25	0.44	1.24	1.88	4.33
内：脑出血	71.47	1.11	0.16	0.23	0.37	1.06	1.56	3.12
脑梗死	62.26	0.12	0.02	0.02	0.00	0.12	0.18	0.66
中风（未特指出血或梗死）	5.87	0.00	0.00	0.00	0.00	0.00	0.12	0.21
八、呼吸系统疾病小计	77.67	11.60	1.42	0.33	0.47	0.52	0.76	1.11
其中：肺炎	7.82	9.87	0.87	0.22	0.21	0.06	0.38	0.41
慢性下呼吸道疾病	64.02	0.00	0.00	0.02	0.02	0.18	0.12	0.47
内：慢性支气管肺炎	8.39	0.00	0.00	0.00	0.00	0.04	0.02	0.06
肺气肿	4.91	0.00	0.00	0.00	0.02	0.02	0.00	0.06
肺尘埃沉着病（尘肺）	1.69	0.00	0.00	0.00	0.00	0.00	0.00	0.00
九、消化系统疾病小计	20.19	5.31	0.51	0.28	0.19	0.32	0.80	1.64
其中：胃和十二指肠溃疡	3.37	0.37	0.00	0.02	0.00	0.06	0.14	0.18
阑尾炎	0.10	0.00	0.02	0.03	0.05	0.00	0.00	0.02
肠梗阻	1.17	1.23	0.11	0.05	0.05	0.06	0.04	0.06
肝疾病	8.76	0.37	0.04	0.03	0.02	0.04	0.28	0.62
内：肝硬化	7.79	0.12	0.02	0.02	0.00	0.02	0.24	0.57
十、肌肉骨骼和结缔组织疾病小计	2.17	0.00	0.07	0.12	0.10	0.26	0.18	0.29
其中：系统性红斑狼疮	0.10	0.00	0.00	0.05	0.00	0.04	0.02	0.12
十一、泌尿生殖系统疾病小计	9.34	0.00	0.04	0.12	0.13	0.26	0.58	1.17
其中：肾小球和肾小管间质疾病	5.94	0.00	0.02	0.11	0.13	0.24	0.46	0.88
肾衰竭	2.48	0.00	0.02	0.02	0.00	0.02	0.12	0.18
前列腺增生	0.23	0.00	0.00	0.00	0.00	0.00	0.00	0.00
十二、妊娠、分娩和产褥期并发症小计								
其中：直接产科原因计								
内：流产								
妊娠高血压综合征								
产后出血								
产褥期感染								
间接产科原因计								
十三、起源于围生期的情况小计	0.88	97.75	0.00	0.00	0.00	0.00	0.00	0.00
其中：早产儿和未成熟儿	0.19	20.98	0.00	0.00	0.00	0.00	0.00	0.00
新生儿产伤和窒息	0.14	15.80	0.00	0.00	0.00	0.00	0.00	0.00
十四、先天畸形、变形和染色体异常小计	1.15	40.73	2.65	0.81	0.95	1.38	0.80	1.07
其中：先天性心脏病	0.75	24.44	1.76	0.59	0.69	1.06	0.66	0.80
先天性脑畸形	0.07	1.36	0.27	0.15	0.10	0.06	0.06	0.04
十五、诊断不明小计	3.43	6.29	0.60	0.19	0.31	0.82	1.02	1.46
十六、其他疾病小计	5.45	3.58	0.53	0.34	0.32	0.26	0.38	0.41
十七、损伤和中毒小计	66.62	19.62	14.28	8.14	14.21	22.28	23.90	34.06
其中：机动车辆交通事故	21.80	1.73	3.54	2.40	2.76	6.78	8.48	12.22
内：行人与机动车发生的交通事故	6.82	0.25	1.56	0.96	0.94	2.06	2.22	3.05
机动车与机动车发生的交通事故	4.76	0.12	0.38	0.42	0.53	1.46	1.80	2.50
机动车以外的运输事故	0.07	0.00	0.02	0.00	0.00	0.04	0.06	0.14
意外中毒	3.98	0.49	0.47	0.36	0.52	0.74	1.50	2.83
意外跌落	17.01	1.36	1.45	0.85	1.42	2.10	2.00	3.71
火灾	0.85	0.25	0.18	0.12	0.06	0.10	0.14	0.27
溺水	4.99	0.62	5.94	3.22	6.63	6.96	3.51	3.57
意外的机械性窒息	0.91	9.26	0.67	0.15	0.11	0.08	0.42	0.53
砸死	1.11	0.00	0.04	0.08	0.03	0.14	0.38	0.53
触电	1.06	0.00	0.13	0.12	0.15	0.30	0.74	1.64
自杀	8.18	0.00	0.00	0.08	1.73	3.74	4.79	5.82
被杀	0.35	0.37	0.13	0.08	0.19	0.22	0.22	0.27

30 ～	35 ～	40 ～	45 ～	50 ～	55 ～	60 ～	65 ～	70 ～	75 ～	80 ～	85 岁及以上
8.01	17.67	30.85	51.03	89.98	160.52	230.81	399.16	760.44	1408.63	2352.18	4142.94
6.47	13.56	21.93	34.00	53.95	87.44	107.59	166.10	273.02	452.62	679.95	1073.22
0.75	1.95	4.45	8.85	20.02	38.30	62.74	121.88	247.13	492.84	853.56	1580.03
0.24	0.61	1.21	1.32	2.07	3.72	5.36	10.28	20.06	41.46	80.81	168.03
1.46	2.72	4.57	8.85	17.00	34.29	56.80	121.63	270.55	594.50	1164.25	2540.33
0.52	0.77	1.02	1.64	2.83	4.60	5.84	11.47	20.97	45.21	99.46	297.34
0.44	1.07	2.08	4.66	9.56	22.27	42.89	98.35	232.79	517.64	1007.65	2111.99
0.04	0.16	0.36	0.44	1.12	2.64	5.72	10.94	28.26	63.89	134.42	309.60
0.07	0.14	0.17	0.61	0.87	2.05	3.92	8.32	20.38	41.41	74.54	134.09
0.06	0.27	0.44	1.28	2.77	4.17	3.82	4.38	4.10	6.85	9.48	12.39
3.52	7.26	11.61	16.46	21.00	28.06	28.43	39.25	57.45	98.55	169.38	320.70
0.25	0.45	0.92	1.38	1.74	3.10	4.10	6.13	11.30	22.38	41.85	76.27
0.03	0.04	0.02	0.03	0.09	0.05	0.06	0.16	0.21	0.89	1.25	1.42
0.09	0.11	0.20	0.34	0.46	0.86	0.79	2.10	3.33	9.07	15.91	31.10
2.05	4.72	8.36	11.79	14.64	18.39	16.20	18.99	22.06	26.82	32.76	38.85
1.86	4.19	7.66	10.88	13.43	16.68	14.46	16.78	19.02	23.07	26.65	32.01
0.24	0.48	0.44	0.82	1.34	1.91	2.57	3.96	6.87	13.66	23.44	51.88
0.10	0.14	0.14	0.04	0.14	0.08	0.20	0.10	0.18	0.30	0.63	0.52
1.69	2.79	4.08	5.17	6.76	11.47	13.04	19.01	34.24	56.25	83.40	149.83
1.09	1.79	2.54	3.52	4.60	7.36	8.61	12.71	22.21	36.83	50.24	81.56
0.53	0.91	1.40	1.53	1.95	3.47	3.88	5.24	9.76	13.56	19.99	30.59
0.00	0.00	0.02	0.00	0.01	0.06	0.06	0.16	0.38	1.53	4.08	12.65

30 ～	35 ～	40 ～	45 ～	50 ～	55 ～	60 ～	65 ～	70 ～	75 ～	80 ～	85 岁及以上
0.00	0.00	0.00	0.00	0.00	0.00	0.00	0.00	0.00	0.00	0.00	0.00
0.00	0.00	0.00	0.00	0.00	0.00	0.00	0.00	0.00	0.00	0.00	0.00
0.00	0.00	0.00	0.00	0.00	0.00	0.00	0.00	0.00	0.00	0.00	0.00
0.66	0.66	0.53	0.64	0.47	0.46	0.51	0.56	0.41	0.44	0.63	0.26
0.53	0.45	0.41	0.46	0.36	0.22	0.28	0.19	0.15	0.15	0.16	0.13
0.07	0.02	0.00	0.05	0.00	0.00	0.00	0.02	0.00	0.05	0.00	0.00
1.62	2.49	2.73	3.41	4.47	4.95	5.30	4.70	6.25	9.07	17.79	48.65
0.71	0.80	0.75	1.09	1.52	1.42	1.86	3.20	5.40	14.44	47.73	386.00
37.88	43.90	46.32	58.07	75.31	95.24	95.58	118.90	153.46	215.14	327.63	694.71
13.61	15.88	17.24	21.53	28.03	36.63	38.88	48.51	58.43	61.57	61.37	60.27
3.67	4.29	4.66	5.62	8.18	10.18	11.04	15.42	21.06	24.01	27.98	30.72
3.24	3.72	4.16	4.88	6.66	8.80	9.79	10.90	11.44	11.39	8.94	5.81
0.03	0.11	0.07	0.08	0.08	0.17	0.12	0.08	0.03	0.05	0.00	0.13
2.81	3.67	4.67	5.24	6.18	6.44	5.99	6.50	7.43	9.61	10.42	13.29
5.51	6.58	8.00	11.26	15.54	20.14	20.16	26.89	39.43	70.35	145.32	412.98
0.29	0.41	0.44	0.60	0.83	1.13	1.03	1.40	1.92	4.58	6.35	13.55
3.20	3.22	2.51	2.90	3.87	4.72	4.83	6.19	9.14	13.41	17.40	24.26
0.72	0.84	0.78	1.02	1.45	1.50	1.31	1.26	1.12	1.13	1.41	2.45
1.05	1.20	1.59	1.85	2.44	2.72	1.58	1.53	0.80	0.89	0.63	0.52
1.80	1.52	1.48	1.46	1.66	1.86	1.03	0.83	0.88	0.69	0.63	0.39
4.74	5.46	4.62	5.99	8.55	11.42	12.46	16.41	21.41	33.47	42.56	53.56
0.44	0.50	0.43	0.46	0.43	0.48	0.40	0.41	0.38	0.44	0.16	0.52

11-4-3 2021年农村居民年龄别疾病别死亡率（1/10万）（女）

疾病名称（ICD-10）	合计	不满1岁	1～	5～	10～	15～	20～	25～
总　计	640.46	181.07	21.54	12.59	16.72	22.29	20.24	29.50
一、传染病和寄生虫病小计	4.02	3.70	0.85	0.24	0.37	0.62	0.51	0.66
其中：传染病计	3.99	3.70	0.82	0.24	0.37	0.62	0.51	0.66
内：痢疾	0.00	0.00	0.00	0.00	0.00	0.00	0.00	0.00
肠道其他细菌性传染病	0.13	0.27	0.07	0.06	0.02	0.00	0.07	0.00
呼吸道结核	0.74	0.00	0.02	0.00	0.04	0.10	0.09	0.13
破伤风	0.03	0.00	0.00	0.00	0.00	0.00	0.00	0.00
脑膜炎球菌感染	0.09	0.41	0.32	0.06	0.12	0.05	0.00	0.04
败血症	0.38	2.47	0.17	0.04	0.06	0.12	0.07	0.04
性传播疾病	0.01	0.00	0.00	0.00	0.00	0.00	0.00	0.00
狂犬病	0.01	0.00	0.00	0.00	0.00	0.00	0.00	0.00
流行性乙型脑炎	0.00	0.00	0.00	0.00	0.00	0.00	0.00	0.00
病毒性肝炎	1.80	0.00	0.00	0.02	0.02	0.10	0.02	0.09
艾滋病	0.25	0.00	0.00	0.00	0.04	0.17	0.09	0.18
寄生虫病计	0.03	0.00	0.02	0.00	0.00	0.00	0.00	0.00
内：血吸虫病	0.02	0.00	0.00	0.00	0.00	0.00	0.00	0.00
二、肿瘤小计	122.55	4.25	2.51	2.53	2.95	3.69	3.96	7.44
其中：恶性肿瘤计	119.11	3.70	2.44	2.42	2.91	3.57	3.80	7.06
内：鼻咽癌	0.95	0.00	0.00	0.02	0.04	0.05	0.05	0.20
食管癌	6.39	0.00	0.00	0.00	0.00	0.02	0.00	0.00
胃癌	12.08	0.00	0.00	0.00	0.00	0.02	0.23	0.57
结肠、直肠和肛门癌	10.07	0.00	0.02	0.00	0.00	0.14	0.12	0.31
内：结肠癌	4.24	0.00	0.00	0.00	0.00	0.07	0.05	0.15
直肠癌	5.56	0.00	0.02	0.00	0.00	0.05	0.07	0.15
肝癌	14.96	0.27	0.17	0.00	0.04	0.14	0.26	0.62
胆囊癌	1.31	0.00	0.00	0.00	0.00	0.00	0.00	0.00
胰腺癌	5.21	0.00	0.00	0.00	0.00	0.00	0.07	0.11
肺癌	29.67	0.00	0.00	0.02	0.00	0.05	0.19	0.33
乳腺癌	7.29	0.00	0.00	0.00	0.00	0.00	0.02	0.77
宫颈癌	5.64	0.00	0.00	0.00	0.00	0.00	0.12	0.38
卵巢癌	2.67	0.00	0.00	0.00	0.00	0.19	0.19	0.20
前列腺癌								
膀胱癌	0.86	0.00	0.00	0.00	0.00	0.00	0.00	0.02
脑及神经系统恶性肿瘤	3.83	0.69	0.82	1.01	0.91	0.59	0.61	0.86
白血病	3.32	1.65	0.99	0.74	1.15	1.43	1.05	1.32
良性肿瘤计	0.52	0.27	0.02	0.02	0.00	0.10	0.05	0.07
三、血液、造血器官及免疫疾病小计	1.27	1.65	0.30	0.18	0.35	0.17	0.23	0.15
其中：贫血	0.92	0.69	0.12	0.11	0.25	0.05	0.05	0.13
四、内分泌、营养和代谢疾病小计	22.83	2.74	0.30	0.17	0.14	0.31	0.30	0.64
其中：甲状腺疾患	0.12	0.00	0.00	0.00	0.00	0.02	0.02	0.04
糖尿病	19.04	0.00	0.02	0.07	0.04	0.19	0.14	0.46
五、精神和行为障碍小计	3.81	0.00	0.02	0.06	0.10	0.21	0.35	0.35
其中：痴呆	1.87	0.00	0.00	0.00	0.00	0.00	0.00	0.02
六、神经系统疾病小计	10.61	3.43	1.62	1.62	1.24	1.78	1.38	1.50
其中：脑膜炎	0.07	0.27	0.15	0.04	0.04	0.10	0.00	0.04
帕金森病	0.90	0.00	0.00	0.00	0.00	0.00	0.00	0.00
七、循环系统疾病小计	351.12	4.80	0.75	0.72	1.13	1.76	2.33	4.55
其中：心脏病计	184.93	3.70	0.55	0.52	0.70	1.24	1.49	2.74
内：慢性风湿性心脏病	4.88	0.00	0.00	0.00	0.00	0.02	0.07	0.04
高血压性心脏病	26.17	0.00	0.00	0.00	0.02	0.00	0.02	0.09
冠心病	143.71	0.00	0.00	0.11	0.23	0.59	0.98	1.88
内：急性心肌梗死	76.37	0.00	0.00	0.07	0.17	0.48	0.77	1.54
其他高血压病	5.14	0.00	0.00	0.00	0.00	0.00	0.05	0.13

30 ～	35 ～	40 ～	45 ～	50 ～	55 ～	60 ～	65 ～	70 ～	75 ～	80 ～	85 岁及以上
35.82	53.38	78.88	125.95	218.20	371.52	526.71	931.06	1817.43	3444.59	5769.63	14469.26
0.68	0.98	1.40	1.73	2.40	4.55	5.99	8.45	13.05	20.46	24.36	38.24
0.68	0.96	1.40	1.72	2.39	4.52	5.99	8.37	12.88	20.24	24.24	37.91
0.00	0.00	0.00	0.00	0.00	0.00	0.00	0.00	0.03	0.00	0.00	0.17
0.00	0.00	0.02	0.01	0.04	0.06	0.08	0.11	0.23	0.85	1.20	2.65
0.16	0.20	0.21	0.24	0.30	0.77	1.12	1.75	2.82	3.38	5.69	7.13
0.00	0.02	0.00	0.01	0.00	0.05	0.06	0.09	0.03	0.13	0.42	0.33
0.03	0.00	0.02	0.06	0.05	0.03	0.10	0.19	0.20	0.27	0.36	0.33
0.03	0.09	0.10	0.15	0.22	0.36	0.39	0.68	0.74	1.29	2.39	6.06
0.00	0.00	0.00	0.00	0.00	0.02	0.00	0.04	0.00	0.04	0.12	0.17
0.00	0.00	0.00	0.01	0.00	0.02	0.02	0.02	0.09	0.04	0.00	0.08
0.00	0.00	0.00	0.00	0.00	0.00	0.00	0.00	0.00	0.00	0.00	0.00
0.10	0.20	0.37	0.72	1.29	2.32	3.26	4.22	6.75	10.90	10.59	13.85
0.19	0.34	0.51	0.29	0.29	0.36	0.35	0.51	0.28	0.40	0.36	0.17
0.00	0.02	0.00	0.01	0.01	0.03	0.00	0.08	0.17	0.22	0.12	0.33
0.00	0.00	0.00	0.00	0.00	0.02	0.00	0.04	0.17	0.09	0.06	0.33
11.70	19.79	32.00	53.39	93.86	152.69	188.02	299.83	463.01	671.81	753.91	947.81
11.22	18.80	30.48	51.47	91.14	148.82	183.31	291.66	450.70	652.72	735.78	919.77
0.13	0.27	0.44	0.83	1.09	1.58	1.53	2.28	3.85	3.96	2.33	4.31
0.10	0.04	0.26	0.43	1.06	3.00	5.60	13.58	27.78	50.23	62.25	87.76
1.18	1.72	2.41	3.81	6.44	11.26	15.62	27.42	45.76	78.21	91.82	124.01
0.75	1.41	2.24	3.54	6.19	10.60	13.72	21.61	38.78	58.10	75.89	105.43
0.41	0.51	1.10	1.55	2.76	4.55	5.83	9.17	15.96	22.69	32.50	44.46
0.33	0.87	1.08	1.90	3.26	5.80	7.44	11.83	21.80	33.90	41.66	57.65
0.99	1.93	3.10	5.72	11.08	18.22	24.53	40.69	60.21	83.64	89.90	104.69
0.04	0.02	0.14	0.35	0.68	1.56	2.11	3.11	5.47	8.76	9.28	11.20
0.15	0.27	0.58	1.80	2.94	6.57	9.32	13.82	21.77	30.83	34.24	37.74
0.98	1.84	4.86	7.77	18.15	32.20	44.94	79.00	125.21	179.60	204.46	245.95
1.82	3.49	5.42	8.60	12.35	16.22	14.46	14.70	16.47	19.75	17.42	20.99
0.66	2.09	2.75	5.18	8.30	11.23	9.94	13.25	16.47	20.82	20.77	19.83
0.28	0.47	1.03	2.39	4.22	5.58	6.03	6.93	9.00	8.27	6.46	5.14
0.03	0.09	0.05	0.11	0.22	0.44	0.74	1.29	2.82	6.45	8.44	15.76
1.02	1.39	1.57	2.45	3.56	5.97	6.70	9.13	11.71	14.59	16.64	15.76
1.21	1.25	1.63	2.03	2.83	4.72	5.27	7.61	10.37	13.08	11.91	10.78
0.09	0.16	0.19	0.28	0.43	0.70	0.79	1.16	1.51	2.62	2.69	4.73
0.31	0.25	0.24	0.39	0.70	0.79	1.10	1.97	3.79	6.23	10.77	19.33
0.24	0.16	0.14	0.26	0.49	0.51	0.72	1.50	2.76	4.49	8.56	14.52
0.69	1.43	1.82	3.52	6.70	13.65	24.76	42.59	86.09	146.05	195.66	391.29
0.04	0.07	0.07	0.10	0.09	0.17	0.08	0.15	0.34	0.67	0.72	0.83
0.56	1.08	1.52	3.06	6.19	12.97	23.87	40.75	82.15	135.91	165.91	221.65
0.31	0.45	0.61	0.65	0.78	1.23	1.72	3.13	6.87	15.79	33.58	129.90
0.00	0.02	0.02	0.04	0.04	0.16	0.45	1.06	2.71	7.70	20.05	75.65
1.12	1.34	1.68	1.44	2.44	3.84	4.24	8.28	19.41	42.17	86.73	349.39
0.00	0.05	0.09	0.03	0.11	0.13	0.08	0.06	0.11	0.13	0.30	0.08
0.00	0.02	0.03	0.10	0.14	0.47	0.60	1.69	4.05	7.25	8.02	13.94
6.81	11.83	20.35	35.99	68.20	130.43	216.52	430.31	956.99	1998.74	3623.23	9279.69
4.00	6.72	10.16	17.04	30.14	58.53	101.48	198.10	451.18	966.49	1882.87	5505.87
0.18	0.31	0.54	0.73	1.63	2.69	4.11	6.99	12.22	25.27	42.80	125.92
0.22	0.38	0.54	1.16	2.54	5.59	9.09	20.36	54.34	130.39	285.74	891.82
2.66	4.79	7.61	12.79	23.39	45.51	80.96	158.43	360.36	761.58	1463.36	4219.61
2.05	3.61	5.49	8.69	15.94	29.95	51.45	99.81	209.39	415.69	739.85	2037.39
0.07	0.22	0.56	0.79	1.10	2.43	3.68	5.77	15.05	29.09	51.77	128.66

疾病名称（ICD-10）	合计	不满1岁	1～	5～	10～	15～	20～	25～
脑血管病计	158.06	0.69	0.17	0.20	0.41	0.50	0.65	1.46
内：脑出血	53.09	0.69	0.12	0.13	0.33	0.29	0.42	0.84
脑梗死	54.39	0.00	0.00	0.02	0.07	0.07	0.07	0.29
中风（未特指出血或梗死）	5.46	0.00	0.05	0.00	0.00	0.02	0.02	0.13
八、呼吸系统疾病小计	52.27	11.80	1.27	0.33	0.41	0.55	0.54	0.68
其中：肺炎	6.26	9.33	0.85	0.22	0.23	0.19	0.28	0.18
慢性下呼吸道疾病	42.90	0.00	0.00	0.02	0.04	0.12	0.14	0.33
内：慢性支气管肺炎	6.48	0.00	0.00	0.00	0.00	0.00	0.02	0.02
肺气肿	3.12	0.00	0.00	0.00	0.00	0.00	0.02	0.04
肺尘埃沉着病（尘肺）	0.05	0.00	0.02	0.00	0.00	0.00	0.00	0.00
九、消化系统疾病小计	11.60	3.57	0.55	0.07	0.12	0.36	0.61	0.62
其中：胃和十二指肠溃疡	2.20	0.00	0.02	0.00	0.00	0.00	0.02	0.07
阑尾炎	0.09	0.00	0.00	0.00	0.00	0.00	0.00	0.00
肠梗阻	0.86	0.82	0.15	0.02	0.04	0.05	0.05	0.02
肝疾病	2.92	0.69	0.02	0.02	0.17	0.16	0.15	0.15
内：肝硬化	2.29	0.14	0.00	0.02	0.04	0.10	0.12	0.09
十、肌肉骨骼和结缔组织疾病小计	2.81	0.27	0.02	0.02	0.19	0.36	0.44	0.75
其中：系统性红斑狼疮	0.47	0.00	0.00	0.14	0.33	0.35	0.68	
十一、泌尿生殖系统疾病小计	6.32	0.55	0.07	0.07	0.27	0.26	0.42	0.49
其中：肾小球和肾小管间质疾病	4.16	0.14	0.02	0.07	0.19	0.14	0.33	0.29
肾衰竭	1.76	0.41	0.05	0.00	0.08	0.12	0.09	0.20
前列腺增生								
十二、妊娠、分娩和产褥期并发症小计	0.08	0.00	0.00	0.00	0.00	0.07	0.09	0.35
其中：直接产科原因计	0.08	0.00	0.00	0.00	0.00	0.07	0.07	0.35
内：流产	0.01	0.00	0.00	0.00	0.00	0.00	0.02	0.07
妊娠高血压综合征	0.01	0.00	0.00	0.00	0.00	0.02	0.00	0.07
产后出血	0.02	0.00	0.00	0.00	0.00	0.00	0.02	0.09
产褥期感染	0.03	0.00	0.00	0.00	0.00	0.02	0.02	0.04
间接产科原因计	0.00	0.00	0.00	0.00	0.00	0.00	0.02	0.00
十三、起源于围生期的情况小计	0.69	82.17	0.00	0.00	0.00	0.00	0.00	0.00
其中：早产儿和未成熟儿	0.19	22.36	0.00	0.00	0.00	0.00	0.00	0.00
新生儿产伤和窒息	0.14	16.05	0.00	0.00	0.00	0.00	0.00	0.00
十四、先天畸形、变形和染色体异常小计	0.93	33.88	1.96	1.00	1.11	0.81	0.75	0.57
其中：先天性心脏病	0.64	21.40	1.17	0.70	0.78	0.57	0.54	0.51
先天性脑畸形	0.05	1.51	0.20	0.13	0.02	0.02	0.09	0.00
十五、诊断不明小计	1.75	4.80	0.65	0.09	0.14	0.36	0.23	0.46
十六、其他疾病小计	8.42	2.61	0.35	0.09	0.12	0.29	0.02	0.22
十七、损伤和中毒小计	38.77	20.58	9.82	5.16	7.83	10.52	7.93	9.82
其中：机动车辆交通事故	9.03	1.37	3.11	1.86	1.83	2.59	2.43	3.42
内：行人与机动车发生的交通事故	3.49	0.14	1.42	0.79	0.51	1.00	0.86	1.06
机动车与机动车发生的交通事故	1.62	0.27	0.27	0.24	0.35	0.31	0.30	0.71
机动车以外的运输事故	0.01	0.00	0.00	0.00	0.00	0.02	0.00	0.02
意外中毒	1.50	0.14	0.50	0.35	0.54	0.71	0.72	0.60
意外跌落	12.99	0.82	1.57	0.52	0.89	0.95	0.65	0.93
火灾	0.40	0.00	0.12	0.13	0.06	0.12	0.05	0.13
溺水	2.84	0.41	2.76	1.62	2.27	1.71	0.93	0.95
意外的机械性窒息	0.35	9.33	0.52	0.09	0.04	0.05	0.09	0.13
砸死	0.19	0.00	0.15	0.00	0.00	0.00	0.02	0.09
触电	0.12	0.00	0.00	0.04	0.10	0.00	0.00	0.18
自杀	5.96	0.00	0.00	0.04	1.57	3.54	2.36	2.34
被杀	0.30	0.41	0.10	0.09	0.12	0.10	0.33	0.26

30～	35～	40～	45～	50～	55～	60～	65～	70～	75～	80～	85 岁及以上
2.51	4.60	9.23	17.57	35.65	67.52	108.07	221.84	481.76	986.65	1662.07	3585.61
1.80	3.52	6.17	11.95	22.27	38.59	53.07	96.39	177.53	320.67	480.68	905.26
0.35	0.63	1.54	2.93	6.57	14.68	28.23	64.83	159.38	352.12	607.93	1382.48
0.12	0.05	0.23	0.32	0.96	1.82	2.19	5.11	12.62	30.03	58.48	165.74
0.77	1.05	1.92	3.05	5.53	10.98	21.06	43.75	118.34	278.89	580.16	1646.35
0.27	0.29	0.54	0.68	1.05	1.77	2.60	4.44	10.80	25.80	58.12	219.74
0.38	0.43	1.05	1.85	3.50	7.85	16.35	36.56	100.59	239.57	493.67	1335.45
0.07	0.04	0.09	0.26	0.47	1.25	2.13	4.63	14.59	33.37	75.18	213.85
0.03	0.02	0.10	0.19	0.33	0.57	1.47	2.81	8.63	19.57	34.12	89.17
0.00	0.00	0.02	0.07	0.01	0.06	0.12	0.09	0.14	0.22	0.42	0.33
0.71	1.01	1.47	2.08	3.85	6.79	9.84	16.79	29.41	61.35	111.09	264.87
0.06	0.13	0.19	0.26	0.63	0.93	1.20	2.47	5.16	12.10	26.10	55.58
0.00	0.00	0.02	0.03	0.04	0.02	0.06	0.19	0.14	0.67	0.54	2.24
0.06	0.05	0.07	0.11	0.16	0.33	0.66	0.63	1.68	4.76	9.40	23.06
0.40	0.45	0.63	0.98	1.93	3.40	4.61	7.92	10.20	16.50	18.67	23.64
0.25	0.34	0.54	0.78	1.58	2.78	3.66	6.44	8.09	12.55	14.42	18.00
0.66	0.60	0.72	1.16	1.42	2.07	2.38	3.72	6.33	12.32	22.50	58.98
0.53	0.45	0.45	0.55	0.59	0.73	0.62	0.66	0.74	0.62	0.42	0.41
0.93	1.30	1.92	2.17	4.07	6.94	8.53	12.40	22.60	35.23	44.83	68.19
0.52	0.79	1.22	1.40	2.83	4.49	5.58	8.24	15.16	23.80	28.49	44.79
0.35	0.45	0.61	0.64	1.02	2.15	2.42	3.57	6.21	9.34	13.11	16.18
0.33	0.40	0.10	0.00	0.00	0.00	0.00	0.00	0.00	0.00	0.00	0.00
0.31	0.36	0.09	0.00	0.00	0.00	0.00	0.00	0.00	0.00	0.00	0.00
0.01	0.05	0.03	0.00	0.00	0.00	0.00	0.00	0.00	0.00	0.00	0.00
0.03	0.02	0.02	0.00	0.00	0.00	0.00	0.00	0.00	0.00	0.00	0.00
0.04	0.09	0.02	0.00	0.00	0.00	0.00	0.00	0.00	0.00	0.00	0.00
0.13	0.16	0.00	0.00	0.00	0.00	0.00	0.00	0.00	0.00	0.00	0.00
0.01	0.04	0.00	0.00	0.00	0.00	0.00	0.00	0.00	0.00	0.00	0.00
0.00	0.00	0.00	0.00	0.00	0.00	0.00	0.00	0.00	0.00	0.00	0.00
0.00	0.00	0.00	0.00	0.00	0.00	0.00	0.00	0.00	0.00	0.00	0.00
0.00	0.00	0.00	0.00	0.00	0.00	0.00	0.00	0.00	0.00	0.00	0.00
0.49	0.40	0.45	0.53	0.59	0.38	0.23	0.40	0.71	0.58	0.60	0.41
0.37	0.33	0.40	0.40	0.50	0.25	0.21	0.27	0.48	0.18	0.18	0.08
0.06	0.02	0.00	0.03	0.00	0.00	0.00	0.00	0.00	0.00	0.06	0.00
0.33	0.38	0.65	0.51	0.78	1.00	1.20	1.33	2.99	6.01	10.29	50.68
0.15	0.27	0.24	0.40	0.70	0.88	1.03	1.63	4.62	10.32	35.55	489.42
9.65	11.65	13.10	18.67	25.75	34.88	39.43	55.85	81.90	136.71	232.41	725.91
3.35	4.68	5.54	7.93	10.85	15.99	16.20	20.85	24.05	24.25	20.05	22.40
1.06	1.53	1.56	2.55	3.25	5.20	5.66	7.71	11.68	12.68	12.15	14.35
0.68	0.81	1.24	1.81	2.38	3.71	3.39	3.85	3.56	2.58	1.20	1.16
0.00	0.00	0.05	0.00	0.03	0.02	0.04	0.02	0.00	0.00	0.00	0.00
0.75	0.94	0.79	1.01	1.31	1.58	1.84	2.45	4.10	5.21	7.84	9.21
0.69	1.10	1.40	1.99	3.02	4.15	5.48	10.10	21.26	50.45	117.43	455.57
0.09	0.14	0.14	0.19	0.12	0.09	0.19	0.55	0.94	2.54	2.57	8.05
0.86	1.10	0.89	1.49	2.15	2.23	3.10	4.67	6.73	11.03	15.20	21.40
0.10	0.05	0.14	0.25	0.30	0.17	0.27	0.51	0.43	0.93	1.08	2.65
0.07	0.13	0.19	0.32	0.25	0.36	0.33	0.27	0.28	0.36	0.36	0.66
0.10	0.04	0.12	0.14	0.18	0.22	0.14	0.19	0.20	0.18	0.24	0.08
2.35	2.28	2.61	3.53	5.64	7.73	9.28	12.40	17.15	25.45	28.25	28.95
0.53	0.38	0.35	0.51	0.34	0.28	0.31	0.21	0.34	0.18	0.36	0.58

十二、食品安全与卫生健康监督

简要说明

一、本章反映我国食品安全监测、食品安全标准、卫生健康监督、监测及行政执法情况。主要包括食源性疾病暴发、食品安全监测和国家标准制定情况，公共场所卫生、生活饮用水卫生、职业卫生、放射卫生等监督、监测、行政执法情况及传染病防治、医疗卫生、采供血卫生监督执法情况。

二、本章数据来源于食品安全风险监测和卫生健康监督统计年报。

三、除在表下方标明所缺省份外，其他数据包括全国31个省、自治区、直辖市数据。

四、2021年结案案件数，包括往年查处，2021年结案的情况。

主要指标解释

食源性疾病　指食品中致病因素进入人体引起的感染性、中毒性等疾病。

监督户次　即卫生监督的生产、经营企业的户次数。

监测合格率　即卫生抽样监测合格件数/监测件数×100%。

12-1-1　各类致病因素食源性疾病暴发报告情况

致病因素	事件数（个）		事件构成（%）		患者数（个）		患者构成（%）	
	2020	2021	2020	2021	2020	2021	2020	2021
动植物及毒蘑菇	3725	2341	52.7	42.6	13695	9293	36.6	28.7
其中：毒蘑菇	2705	1609	38.2	29.3	9111	5464	24.3	16.9
菜豆	318	317	4.5	5.8	1526	2047	4.1	6.3
乌头	84	67	1.2	1.2	337	286	0.9	0.9
桐油果	46	37	0.7	0.7	238	182	0.6	0.6
野菜	93	56	1.3	1.0	355	211	0.9	0.7
苦瓠瓜	48	12	0.7	0.2	381	47	1.0	0.2
发芽马铃薯	17	8	0.2	0.2	97	47	0.3	0.2
河鲀鱼	15	19	0.2	0.4	53	62	0.1	0.2
微生物	766	756	10.8	13.8	10483	11585	28.0	35.8
其中：沙门菌	286	225	4.0	4.1	3446	3192	9.2	9.9
副溶血性弧菌	128	174	1.8	3.2	1848	2634	4.9	8.2
金黄色葡萄球菌及其毒素	75	62	1.1	1.1	954	759	2.5	2.4
蜡样芽胞杆菌	50	45	0.7	0.8	620	795	1.7	2.5
大肠埃希菌	58	55	0.8	1.0	1520	1224	4.1	3.8
化学物	163	102	2.3	1.9	922	523	2.5	1.6
其中：亚硝酸盐	80	53	1.1	1.0	457	264	1.2	0.8
农药	53	26	0.7	0.5	255	122	0.7	0.4
寄生虫	1	0	0.0	0.0	4	0	0.0	0.0
混合因素	0	74	0.0	1.4	0	426	0.0	1.3
不明原因	2411	2218	34.1	40.4	12323	10495	32.9	32.5

注：包括胰蛋白酶抑制剂（含在未煮熟豆浆中）。

12-1-2　各类场所食源性疾病暴发报告情况

发生场所	事件数（个）		事件构成（%）		患者数（个）		患者构成（%）	
	2020	2021	2020	2021	2020	2021	2020	2021
合计	7073	5493	100.0	100.0	37454	32334	100.0	100.0
餐饮服务单位	2719	2396	38.4	43.6	22432	21208	59.9	65.6
宾馆饭店	508	998	7.2	18.2	4184	7285	11.2	22.5
单位食堂	371	253	5.2	4.6	3607	2504	9.6	7.7
学校食堂	310	207	4.4	3.8	5081	4181	13.6	12.9
快餐店①	240	235	3.4	4.3	1171	1283	3.1	4.0
农村宴席	130	109	1.8	2.0	2165	1862	5.8	5.8
街头摊点②	712	329	10.1	6.0	2659	1326	7.1	4.1
小餐馆③	291	–	4.1	–	1473	–	3.9	–
送餐	110	118	1.6	2.2	1807	1596	4.8	4.9
其他④	47	147	0.7	2.7	285	1171	0.8	3.6
学校（不包括学校食堂）	27	48	0.4	0.9	196	750	0.5	2.3
家庭	4140	2966	58.5	54.0	14066	9932	37.6	30.7
其他⑤	187	83	2.6	1.5	760	444	2.0	1.4

注：①包括食品超市、食品零售点、小吃店、熟食店、糕点坊、大排档；2021年快餐店改为门店；②包括农贸市场；③2021年的小餐馆归入餐馆，相当于2020年的宾馆饭店；④包括种养殖场、食品公司和饮水公司；包括中央厨房；⑤指除集体食堂、宾馆饭店、家庭、街头摊点、快餐店和送餐之外的饮食场所。

12-1-3　各地区食源性疾病暴发报告情况

监测地区	事件数（个）		患者数（个）	
	2020	2021	2020	2021
总　计	7073	5493	37454	32334
东　部	2146	2222	13989	13563
中　部	1724	1096	7690	6291
西　部	3203	2175	15775	12480
北　京	26	35	183	340
天　津	39	6	498	70
河　北	89	88	752	407
山　西	146	104	927	529
内蒙古	87	126	457	878
辽　宁	47	21	545	116
吉　林	108	88	414	548
黑龙江	34	36	152	141
上　海	11	14	116	203
江　苏	134	125	1919	1548
浙　江	197	232	1693	2140
安　徽	155	90	1050	745
福　建	241	230	1296	1409
江　西	223	177	846	796
山　东	1093	1221	4560	5250
河　南	72	89	519	1109
湖　北	107	80	706	519
湖　南	879	432	3076	1904
广　东	187	160	1898	1605
广　西	212	128	1423	913
海　南	82	90	529	475
重　庆	70	48	684	739
四　川	390	271	1760	2011
贵　州	701	386	2819	1440
云　南	1455	966	6621	4499
西　藏				
陕　西	110	94	962	1060
甘　肃	88	83	552	501
青　海	11	18	49	97
宁　夏	45	26	244	188
新　疆	34	29	204	154

12-2 2021年食品中微生物、化学污染物及有害因素监测情况

类别	化学污染物和有害因素					微生物				
	采样单位（个）	检测单位（个）	数据上报单位（个）	完成样本数（份）	监测数据量（个）	采样单位（个）	检测单位（个）	数据上报单位（个）	完成样本数（份）	监测数据量（个）
总　计	827	579	604	37558	485390	875	711	686	60449	223622
省　级	16	19	20	2537	33680	15	16	16	1619	4965
地市级	324	307	326	29163	379433	326	330	330	44214	165464
区县级	487	253	258	5858	72277	534	365	340	14616	53193

注：2021年化学污染物和有害因素采样涉及2557个区县，微生物采样涉及2475个区县。

12-3 食品安全国家标准制定公布情况

年　份	2016	2017	2018	2019	2020	2021
总　计	530	11	36	13	38	108
食品安全基础标准	2	2	1	2		3
食品产品标准	14		7			2
营养与特殊膳食食品标准						3
食品生产经营规范标准	19	9	4		1	4
食品添加剂质量规格标准	160		5		18	44
营养强化剂质量规格标准	14		11		10	3
食品相关产品标准	11					
理化检验方法标准	186				5	8
微生物检验方法标准	18				2	
毒理学评价程序					2	1
农药残留限量	106		8	2		4
兽药残留限量				9		36

12-4 2021年建设项目卫生审查情况

专业类别	建设项目数（个）				设计卫生审查		竣工验收	
	合计	新建	改建	扩建	同意	不同意	通过	未通过
总　计	9065	6522	2344	199	4239	3	3336	2
生活饮用水卫生	1680	1640	33	7			1662	2
放射卫生	5677	3456	2074	147	4239	3		
其他	1708	1426	237	45			1674	

12-5-1 2021年公共场所卫生被监督单位情况

指　标	总计	住宿场所	沐浴场所	游泳场所	美容美发场所	候车（机/船）场所	其他
单位数	1595797	376722	134295	20025	940181	3199	121375
从业人员数（人）	8060564	2477746	715753	157780	1989281	103477	2616527
持健康合格证明人数（人）	7845359	2418012	705079	153316	1977010	91184	2500758
有集中空调通风系统	74730	25615	4689	2160	13222	733	28311
有效卫生许可证（份）	1595797	376722	134295	20025	940181	3199	121375
卫生许可证发放情况（份）	477581	97636	46128	7473	289913	930	35501
新发	350281	57465	36411	5056	228060	519	22770
变更	19551	5549	1827	652	7712	101	3710
延续	89863	32370	5388	1493	42444	296	7872
注销	17886	2252	2502	272	11697	14	1149
量化分级管理等级评定情况							
合计	1524709	367589	130253	19889	900980	2677	103321
A 级	16037	7641	653	1200	4607	105	1831
B 级	406937	98448	34276	8415	237006	769	28023
C 级	1017656	247230	87530	9298	625538	1004	47056
不予评级	84079	14270	7794	976	33829	799	26411

12-5-2　2021年公共场所经常性卫生监督监测情况

指　　标	总计	住宿场所	沐浴场所	游泳场所	美容美发场所	候车（机/船）场所	其他
卫生监督户次数	1842308	498285	156254	35632	1006645	5862	139630
卫生监测样品数	1378756	534820	156362	90980	487061	11778	97755
卫生监测合格率（%）	98.39	98.41	98.35	94.21	98.99	99.56	99.09

12-5-3　2021年公共场所卫生监督处罚案件（件）

指　　标	总计	住宿场所	沐浴场所	游泳场所	美容美发场所	候车（机/船）场所	其他
案件数	106011	35054	9892	3941	48978	130	8016
结案数	104709	34719	9854	3814	48235	131	7956
违法事实							
违反卫生管理有关规定	68318	19700	7213	3630	31290	112	6373
违反设施设备和公共卫生间有关规定	4318	2818	309	157	889	2	143
违反通风系统有关规定	541	231	34	10	40	0	226
违反公共用品用具有关规定	38793	16220	2909	211	18797	6	650
违反危害健康事故处置有关规定	2429	587	312	35	369	12	1114
处罚程序							
简易程序	41271	13502	2899	1297	21451	59	2063
一般程序	64624	21518	6975	2639	27482	71	5939
其中：听证	253	81	22	3	104	0	43
行政强制及其他措施	27865	9500	2305	1205	12802	45	2008
处罚决定							
警告	100613	33685	9397	3295	47458	118	6660
罚款	69946	22708	7604	2954	29586	86	7008
罚款金额（万元）	9884.5	2833.4	1039.7	803.6	3822.6	15.1	1370.2
停业整顿	96	35	6	12	40	0	3
吊销卫生许可证	16	5	0	4	5	0	2

12-6-1 2021年饮用水卫生（供水）被监督单位情况

单位类别	单位数（户）	从业人员（人）	持健康合格证明人数（人）
总　计	104141	744473	689811
集中式供水单位	32326	204075	185111
城市公共供水	4510	90177	78644
乡镇公共供水	18521	57440	53140
自建设施供水	7625	49487	48223
分质供水	1670	6971	5104
二次供水单位	71815	540398	504700

12-6-2 2021年饮用水卫生（涉水产品）被监督单位情况

单位类别	单位数（户）	产品品种数
总　计	5049	15415
输配水设备单位	3297	9072
防护材料单位	156	263
水处理材料单位	428	1635
化学处理剂单位	317	605
水质处理器单位	850	3839
与饮用水接触的新材料、新工艺和新化学物质	1	1

12-6-3 2021年饮用水经常性卫生监督监测情况

单位类别	卫生监督户次数	卫生监测合计样品数	卫生监测合格率（%）
合　计	77150	63856	95.42
集中式供水	23019	49777	94.51
城市公共供水	4502	20820	93.62
乡镇公共供水	10965	27341	95.04
自建设施供水	5871	707	94.06
分质供水	1681	909	99.23
二次供水	47334	13635	98.64
涉水产品生产企业	6797	444	96.84

12-6-4 2021年饮用水卫生监督处罚案件（件）

指　标	总计	集中式供水					二次供水	涉水产品生产企业	涉水产品经营单位
		合计	城市公共供水	乡镇公共供水	自建设施供水	分质供水			
案件数	4076	2581	249	1420	810	102	1058	212	225
结案数	4153	2648	247	1486	811	104	1064	212	229
违法事实									
违反饮用水工程项目验收的有关规定	11	4	2	2	0	0	7	－	－
违反供水单位卫生许可的有关规定	1324	864	81	371	354	58	460		
违反供、管水人员健康管理的有关规定	510	334	43	234	36	21	176		
违反生活饮用水卫生标准的有关规定	1576	1286	136	994	128	28	290		
违反集中式供水单位水源保护的有关规定	19	19	1	8	9	1	－		－
生产和销售的涉及饮用水卫生安全产品违反卫生许可的有关规定	286	－						162	124
处罚程序									
简易程序	1217	848	61	241	534	12	258	27	84
一般程序	2852	1728	186	1176	276	90	799	184	141
其中：听证	8	5	1	1	3	0	2	1	0
相关行政措施									
责令限期改进	1164	902	94	662	84	62	209	23	30
处罚决定									
罚款	3408	2036	234	1399	303	100	1027	195	150
罚款金额（万元）	895.5	467.4	61.6	285.7	93.1	26.9	198.6	169.4	60.1
其他	736	590	22	29	536	3	51	18	77

12-7-1 2021年消毒产品被监督单位产品情况

产品种类	合计	消毒剂	消毒器械	卫生用品						
				合计	排泄物卫生用品	湿巾/卫生湿巾	抗（抑）菌制剂	纸巾（纸）	卫生棉/化妆棉	其他
总计	39522	11959	5850	21713	3071	3121	8426	4998	1186	911
第一类消毒产品	6154	4910	1244	－	－	－	－	－	－	－
第二类消毒产品	20081	7049	4606	8426	－		8426	－		
第三类消毒产品	13287	－	－	13287	3071	3121	－	4998	1186	911

12-7-2 2021年消毒产品经常性卫生监督监测情况

指　标	卫生监测			
	合计	消毒剂	消毒器械	卫生用品
监测样品数	12673	2967	2203	7503
合格率（%）	96.8	89.8	100.0	98.7

12-8 2021年职业卫生技术机构被监督单位情况

指　标	合计	职业健康检查机构	职业病诊断机构	放射卫生技术服务机构
机构数（个）	5328	4533	306	489
业务人员数（人）	150833	140047	6234	4552
其中：专业技术人数（人）	93469	85800	3117	4552
内：取得相应资格人数（人）	50397	54247	3117	－
有效资质证数（份）	5328	4533	306	489
机构资质证发放情况（份）	266	88	124	54
新发	135	38	58	39
变更	28	11	14	3
延续	70	9	50	11
注销	33	30	2	1

12-9-1 2021年放射卫生被监督单位情况

指标	数量	指标	数量
单位数（户）	76846	放射诊疗许可证发放情况（份）	15177
其中：X射线影像诊断	76327	新发	7288
介入放射学	1767	变更	3307
核医学	1213	延续	4285
放射治疗	3444	注销	297
放射工作人员职业监护健康档案人数（人）	336044		
建立放射工作人员个人剂量监测档案人数（人）	347282	在岗期间职业健康检查应检人数（人）	317135
有效放射诊疗许可证（份）	76846	实检人数	310109
个人剂量应监测人数（人）	356865	其中：检出疑似放射病病人数	1644
实监测人数	347817	检出职业禁忌人数	700
其中：超标人数	17057		

12-9-2 2021年放射卫生监督处罚案件（件）

指　　标	数量
案件数	7705
结案数	7642
违法事实	
放射诊疗许可不符合有关规定	3187
放射诊疗建设项目不符合有关规定	642
放射诊疗场所及其防护措施不符合有关规定	834
放射诊疗设备不符合有关规定	441
放射工作人员管理不符合有关规定	2126
开展放射诊疗的人员条件不符合有关规定	290
对患者、受检者及其他非放射工作人员的保护不符合有关规定	1216
放射事件预防处置不符合有关规定	4
职业病人管理不符合有关规定	8
档案管理与体系建设不符合有关规定	483
核医学诊疗过程不符合有关规定	2
放射性同位素管理不符合有关规定	2
放射治疗过程不符合有关规定	6
拒绝卫生行政部门监督检查	3
处罚程序	
简易程序	2880
一般程序	4821
其中：听证	24
行政强制及其他措施	
责令限期改正	2035
处罚决定	
警告	7214
罚款	4931
罚款金额（万元）	2797.8
其他	25

12-10 2021年血液安全监督处罚案件（件）

指　标	合计	医疗机构	采供血机构
案件数	56	37	19
结案数	56	36	20
违法事实			
单采血浆站违反相关管理规定的	4	－	4
血站违反采供血相关管理规定的	8	－	8
医疗机构临床用血不符合相关管理规定的	33	33	－
非法采集、制作、供应、买卖血液（血液制品）的	1	0	1
处罚程序			
简易程序	33	21	12
一般程序	23	16	7
其中：听证			
行政强制及其他措施			
责令改正	12	10	2
处罚决定			
警告	52	35	17
罚款	23	18	5
罚款金额（万元）	26.6	8.4	18.2

12-11-1 2021年传染病防治监督处罚案件（件）

指　　标	总计	疾病预防控制机构	医疗机构	采供血机构	其他
案件数	78687	101	77666	17	903
结案数	78489	104	77505	17	863
违法事实					
违反预防接种相关规定的行为	178	3	169		6
违反传染病疫情报告相关规定的行为	1669	0	1665	1	3
违反传染病疫情控制相关规定的行为	20698	2	20469	7	220
违反消毒隔离相关规定的行为	22387	26	22103	8	250
违反医疗废物处置相关规定的行为	36971	82	36509	9	371
违反病原微生物实验室生物安全管理相关规定的行为	561	5	547	1	8
其他违法行为	1529	1	1466		62
处罚程序					
简易程序	42197	47	41745	6	399
一般程序	36376	54	35807	11	504
其中：听证	125		124		1
处罚决定					
警告	61385	87	60638	14	646
罚款	41419	52	40835	11	521
罚款金额（万元）	9976.1	27.5	9767.1	6.1	175.3
没收违法所得	15		15		
没收金额（万元）	18.4		18.4		
暂扣许可证、执业证书	8		8		
吊销许可证、执业证书	30		30		
其他	411		401		10

12-11-2　2021年消毒产品监督处罚案件（件）

指　标	总计	生产企业	在华责任单位	经营单位	使用单位
案件数	2482	958	96	1389	39
结案数	2468	941	98	1386	43
违法事实					
违反消毒产品及生产企业卫生许可资质相关法规的行为	186	186	–	–	–
违法生产条件、生产过程相关法规的行为	3	3	–	–	–
违反使用原材料卫生质量相关法规的行为	3	3	–	–	–
违反消毒产品安全评价相关规定的行为	405	397	8	–	–
违反标签（铭牌）、说明书相关法规的行为	1483	488	40	942	13
违反消毒产品卫生质量相关法规的行为	377	139	11	207	20
违反新消毒产品卫生许可文件相关法规	9	–	9	–	–
违反消毒产品进货检查验收制度相关法规的行为	25	–	–	22	3
违反索证相关法规的行为	214	–	–	209	5
处罚程序					
简易程序	281	75	21	183	2
一般程序	2182	880	73	1192	37
其中：听证	5	1	0	4	0
处罚决定					
罚款	2447	950	94	1366	37
罚款金额（万元）	1001.9	722.5	22.9	249.1	7.4
没收违法所得	91	84	1	6	0
没收金额（万元）	57.2	55.8	0.4	1.1	0.0
其他	26	14	0	9	3

12-12 2021年无证行医监督处罚案件（件）

指　　标	总计	非医疗机构	个人非法行医
案件数	11877	2355	9522
结案数	11451	2065	9386
违法事实			
未取得《医疗机构执业许可证》开展诊疗活动	8766	2468	6298
未取得医师执业资格的非法行医情形	7998	461	7537
取得《医师资格证书》，因本人原因未经注册从事医疗活动的	159	20	139
被依法吊销医师执业证书期间从事医疗活动	163	1	162
未取得乡村医生执业证书从事乡村医疗活动	242	5	237
家庭接生员实施家庭接生以外的医疗行为	154	1	153
处罚程序			
简易程序	279	34	245
一般程序	11488	2305	9183
其中：听证	443	106	337
处罚决定			
罚款	11615	2320	9295
罚款金额（万元）	40810.3	11121.3	29689.0
没收违法所得	5080	1204	3876
没收金额（万元）	5083.1	2974.0	2109.1
没收药品器械	5693	1087	4606
移送司法机关案件数	112	4	108

12-13 2021年医疗卫生监督处罚案件（件）

指　　　标	总计	合计	医院	妇　幼保健院	社区卫生服务机构	卫生院	疗养院
						医　　疗	
案件数	42299	36505	7005	210	1140	1557	6
结案数	41389	35635	6875	204	1127	1548	6
违法事实							
违反医疗机构资质管理相关规定的	12363	12239	2355	55	396	656	2
违反医务人员管理相关规定的	6125	4033	678	15	118	101	1
违反药品和医疗器械管理相关规定的	6182	6041	676	25	236	241	2
违反医疗技术管理相关规定的	341	317	71	3	5	6	
违反医疗文书相关管理规定的	13281	10377	2323	81	316	398	1
违反质量管理相关规定的	4847	4493	1382	40	103	232	2
违反精神卫生法相关管理规定的	66	65	23		2	11	
违反中医机构相关管理规定的	249	188	15	1	1	2	
其他（含违反医疗广告有关规定等）的	8	8	4			1	
处罚程序							
简易程序	13129	10821	1148	44	297	317	2
一般程序	28997	25586	5808	164	840	1238	4
其中：听证	430	356	119	5	7	14	
处罚决定							
警告	30043	25585	4844	152	765	1021	4
罚款	27199	25740	5718	169	828	1260	5
罚款金额（万元）	32934.6	30558.8	7474.4	198.9	479.8	974.6	2.2
没收违法所得	655	492	95		7	6	1
没收金额（万元）	2651.3	2589.6	319.4		52.7	11.8	0.2
没收药品器械	248	133	12		2	3	1
吊销执业许可证（证书）	247	197	18	1	5	1	
吊销诊疗科目	103	103	59	1	6	6	
责令暂停执业活动	1076	299	116	3	6	20	
其他	224	182	46		2	3	1

机 构				卫生技术人员					
门诊部	诊所	村卫生室	其他	合计	医师	药师	护士	医技	乡村医生
3937	14184	7927	539	5794	5017	206	216	84	271
3638	13813	7913	511	5754	4993	201	221	77	262
1441	5603	1530	201	124	74	13	5	8	24
569	1778	715	58	2092	1722	38	113	34	185
332	2043	2425	61	141	120	11		2	8
40	115	75	2	24	20	2		1	1
1215	3684	2212	147	2904	2647	138	54	15	50
460	1308	890	76	354	294	7	29	15	9
10	15	2	2	1			1		
12	117	34	6	61	44	2	1	8	6
1	1	1							
741	4197	3981	94	2308	2074	97	50	7	80
3184	9970	3940	438	3411	2871	109	163	77	191
57	116	33	5	74	59	3	9	1	2
2514	9365	6580	340	4458	3992	164	114	34	154
3086	10159	4097	418	1459	1112	47	115	62	123
12446.7	6801.3	1771.5	409.6	2375.8	1934.6	83.3	139.6	72.5	145.9
69	226	80	8	163	92	12	8	8	43
1971.2	196.6	20.7	17.0	61.7	46.6	1.9	1.3	1.9	10.0
10	51	52	2	115	75	5	1	10	24
47	115	10		50	48		1		1
16	11	1	3	—	—	—	—	—	—
11	89	52	2	777	699	14	36	8	20
32	65	25	8	42	34	2	3		3

12-14 2021年计划生育监督处罚案件（件）

指 标	总计	合计	医院	妇幼保健机构	妇幼保健计划生育技术服务中心
案件数	816	763	372	48	37
结案数	834	774	380	49	38
违法事实					
从事技术服务机构许可不符合相关规定	291	291	143	7	11
从事技术服务人员资质不符合相关规定	115	89	37	9	8
存在"两非"违法行为	143	132	62	8	4
擅自扩大技术服务项目	39	39	22	1	3
违法开展人类辅助生殖技术服务	2	2	0	0	0
违法开展人类精子库技术服务	1	1	0	0	0
买卖、出借、出租、变造、伪造相关证明文件	4	2	0	0	0
逾期不校验技术服务许可证书	8	8	0	0	5
违法收取技术服务费用	0	0	0	0	0
其他违法行为	308	285	163	25	12
处罚程序					
简易程序	274	270	141	27	19
一般程序	534	486	226	21	18
其中：听证	6	5	1	0	0
处罚决定					
警告	697	669	343	41	35
罚款	492	458	202	22	18
罚款金额（万元）	860.9	801.6	366.7	33.2	21.1
没收违法所得	252	245	115	6	7
没收金额（万元）	161.7	153.6	70.0	4.2	5.3
没收药品器械	7	6	1	0	0
责令暂停执业活动	7	7	2	0	2
吊销执业许可证（证书）	1	1	1	0	0
其他	8	8	6	0	0

	医疗机构							个人
社区卫生服务机构	卫生院	门诊部	诊所	村卫生室	医学检验实验室	医学影像诊断中心	其他	
10	86	26	28	5	0	0	151	53
10	85	27	28	5	0	0	152	60
7	24	27	26	3	0	0	43	–
1	19	0	1	0	0	0	14	26
1	15	2	1	0	0	0	39	11
1	3	0	0	1	0	0	8	0
0	1	0	0	0	0	0	1	0
0	1	0	0	0	0	0	0	0
0	1	0	0	0	0	0	1	2
0	2	0	0	0	0	0	1	0
0	0	0	0	0	0	0	0	0
0	25	3	0	2	0	0	55	23
1	43	3	0	0	0	0	36	4
9	42	22	28	5	0	0	115	48
1	0	1	0	0	0	0	2	1
9	61	24	25	5	0	0	126	28
9	48	21	28	5	0	0	105	34
11.7	23.7	63.0	56.6	5.8	0.0	0.0	219.7	59.3
7	12	16	21	4	0	0	57	7
2.3	1.7	11.4	4.6	0.4	0.0	0.0	53.7	8.0
0	0	1	4	0	0	0	0	1
0	0	0	3	0	0	0	0	0
0	0	0	0	0	0	0	0	0
0	0	0	0	0	0	0	2	0

十三、医疗保障

简要说明

一、本章反映我国推行新型农村合作医疗制度、城镇职工和城镇居民基本医疗保险制度、政府医疗救助情况。2019年起，城镇居民医保和新农合整合为统一的城乡居民医保。主要包括参保人数、参保率、基金收入和支出、医疗救助人次和救助金额等。

二、新型农村合作医疗数据来源于新型农村合作医疗年报，城镇职工和城镇居民基本医疗保险数据来源于人力资源与社会保障部，医疗救助数据摘自民政部《社会服务统计年报》。2019年起，城镇职工和城镇居民基本医疗保障数据，医疗救助数据摘自国家医疗保障局《全国基本医疗保障事业发展统计公报》。

主要指标解释

参保人数 指报告期末按国家有关规定参加职工基本医疗保险和城乡居民基本医疗保险人员的合计。

新农合本年度筹资总额 指为本年度筹集的、实际进入新农合专用账户的基金数额。包括本年度中央及地方财政配套资金、农民个人缴纳资金（含民政部门及其他相关部门代缴的救助资金）、新农合基金本年度产生的全部利息收入及其他渠道实际筹集到的新农合基金额。筹资数额以进入新农合专用账户的基金数额为准，不含上年结转资金。

基本医疗保险基金收入（含生育保险） 基本医疗保险基金收入包括职工基本医疗保险基金收入（含生育保险）和城乡居民基本医疗保险基金收入。职工基本医疗保险基金收入（含生育保险）包括基本医疗保险费收入（含生育保险）、利息收入、财政补贴收入、其他收入、待转保险费收入、待转利息收入、转移收入。城乡居民基本医疗保险基金收入包括基本医疗保险费收入、利息收入、财政补贴收入、其他收入。

基本医疗保险基金支出（含生育保险） 基本医疗保险基金支出包括职工基本医疗保险基金支出（含生育保险）和城乡居民基本医疗保险基金支出。职工基本医疗保险基金支出（含生育保险）包括基本医疗保险待遇支出、生育保险待遇支出、其他支出、转移支出。城乡居民基本医疗保险基金支出包括基本医疗保险待遇支出、购买大病保险支出、其他支出。

基本医疗保险基金累计结余（含生育保险） 指截至报告期末基本医疗保险基金（含生育保险）累计结余金额。

生育保险参保人数 指报告期末依据有关规定参加生育保险的职工人数，生育保险参保范围为单位在职职工，不包括退休人员。

13-1-1　2021年全国基本医保收支情况

指标	参保人数 （亿人）	收入 （亿元）	支出 （亿元）	基金累计结存 （亿元）	其中当期结存
合计	13.63	28727.6	24043.1	36156.3	4684.5
职工医保	3.54	19003.1	14746.7	17685.7*	2542.8*
城乡医保	10.09	9724.5	9296.4	6716.6	428.1

注：本表数据来源于《2021年全国基本医疗保障事业发展统计公报》，*指职工医保统筹基金结存。

13-1-2　城乡居民基本医保筹资

年份	筹资总额（亿元）			人均筹资（元）		
	城镇居民医保	城乡居民医保	新农合	城镇居民医保	城乡居民医保	新农合
2014	1494.5*		3074.9	453.3*		417.2
2015	2085.1*		3197.5	530.7*		483.6
2016	696.0	2221.0	3230.6	570.2	620.4	551.4
2017	282.6	5472.3	999.8	647.0	646.1	612.9
2018	200.4	6653.1	695.4	695.7	723.2	654.6
2019		8575.0			781.0	
2020		9115.0			833.0	

注：本表系医改监测数据，*含城乡居民医保整合的部分，不包括职工医疗保险个人账户累计结存。

13-2 各地区城乡居民和职工基本医疗保险情况

年份地区	参保人数（万人）					职工基本医保收支（亿元）		
	合计	城乡居民基本医保	职工基本医保	在职职工	退休人员	基金收入	基金支出	累计结存
2020	136131	101676	34455	25429	9026	15732.0	12867.0	25423.0
2021	136297	100866	35431	26106	9324	19003.1	14746.7	29439.7
东　部	55041.5	34644.0	20397.5	15656.6	4740.8	9562.7	7991.8	15912.1
中　部	42682.8	35546.4	7136.4	4799.1	2337.3	2933.2	2362.8	4322.7
西　部	38406.9	31485.7	6921.2	4973.0	1948.2	3235.7	2512.4	5188.7
北　京	2139.9	398.3	1741.6	1426.6	315.0	1380.5	1167.0	1299.4
天　津	1164.1	545.7	618.4	400.5	217.9	324.3	294.7	311.7
河　北	6938.8	5803.3	1135.5	787.2	348.3	511.8	410.6	922.1
山　西	3245.1	2528.7	716.4	488.2	228.1	278.4	233.6	432.0
内蒙古	2183.9	1630.9	553.0	368.6	184.3	257.0	197.0	408.7
辽　宁	3867.5	2279.1	1588.4	937.2	651.1	544.1	474.6	569.8
吉　林	2461.9	1932.1	529.8	329.5	200.3	193.2	156.2	363.4
黑龙江	2827.0	1950.6	876.4	484.6	391.8	370.0	284.1	517.9
上　海	1943.2	356.0	1587.2	1064.9	522.3	1223.1	959.9	3183.6
江　苏	7967.7	4865.5	3102.3	2296.6	805.6	1297.8	1106.2	2049.3
浙　江	5556.5	2977.0	2579.5	2072.2	507.3	1221.1	938.5	2223.7
安　徽	6704.6	5753.0	951.6	684.3	267.3	326.8	286.6	542.6
福　建	3840.5	2947.3	893.1	722.0	171.1	377.7	314.6	764.0
江　西	4780.0	4180.9	599.0	385.9	213.1	248.3	202.5	389.2
山　东	9697.8	7374.5	2323.3	1735.3	588.0	939.8	868.4	1229.8
河　南	10349.5	9013.0	1336.5	947.3	389.2	520.5	426.7	758.9
湖　北	5583.0	4446.0	1136.9	797.8	339.2	579.7	433.3	656.5
湖　南	6731.8	5742.0	989.8	681.6	308.2	416.2	339.9	662.1
广　东	10991.4	6413.3	4578.1	4030.5	547.7	1647.2	1380.0	3180.9
广　西	5217.2	4561.0	656.2	478.6	177.6	282.3	233.6	449.9
海　南	934.0	683.9	250.1	183.6	66.5	95.4	77.4	177.7
重　庆	3266.7	2499.8	767.0	561.2	205.8	327.3	273.8	334.4
四　川	8591.7	6715.7	1875.9	1364.3	511.7	779.4	584.9	1461.6
贵　州	4194.4	3718.9	475.5	352.3	123.2	220.5	174.4	305.6
云　南	4581.3	4032.8	548.4	390.8	157.7	341.0	259.9	524.3
西　藏	342.8	292.3	50.4	39.4	11.1	44.8	22.0	137.0
陕　西	3899.7	3157.5	742.2	532.7	209.6	343.8	264.2	541.6
甘　肃	2590.4	2228.5	361.9	242.0	119.9	159.5	125.0	202.8
青　海	563.3	454.7	108.5	71.4	37.2	83.3	64.6	140.7
宁　夏	658.8	505.8	153.0	113.5	39.5	75.1	60.3	117.4
新　疆	2316.8	1687.6	629.1	458.4	170.7	321.8	252.8	564.6

注：①本表2021年数据来源于《2021年全国基本医疗保障事业发展统计公报》；②各地区系2020年数。

13-3 各地区生育保险情况

年份 地区	年末参加 生育保险人数 （万人）	享受待遇人数 （万人）	基金收支（亿元）		
			基金收入	基金支出	累计结存
2015	17771.0	641.9	501.7	411.5	684.4
2017	19300.0	1112.8	642.5	743.5	564.5
2018	20434.1	1088.6	781.1	762.4	581.7
2019	21417.0	1136.4	–	–	–
2020	23567.0	1167.0	–	–	–
2021	23752.0	1321.0			
东 部	14618.5	760.1			
中 部	4377.9	199.1			
西 部	4570.9	207.7			
北 京	1341.1	53.3			
天 津	353.5	22.0			
河 北	875.2	32.2			
山 西	476.7	16.1			
内 蒙 古	334.8	11.8			
辽 宁	792.2	47.8			
吉 林	326.8	25.7			
黑 龙 江	397.7	11.9			
上 海	1008.8	28.0			
江 苏	1987.1	127.4			
浙 江	2066.8	137.9			
安 徽	652.9	41.2			
福 建	676.6	20.5			
江 西	372.2	12.5			
山 东	1534.3	79.3			
河 南	872.1	25.2			
湖 北	645.9	35.9			
湖 南	633.8	30.5			
广 东	3799.8	201.0			
广 西	477.2	16.6			
海 南	183.2	10.7			
重 庆	505.8	26.9			
四 川	1129.1	35.4			
贵 州	383.7	33.6			
云 南	375.0	22.3			
西 藏	37.3	3.6			
陕 西	519.0	16.7			
甘 肃	234.0	14.5			
青 海	64.2	4.9			
宁 夏	105.4	6.6			
新 疆	405.6	14.7			

注：①本表2021年数据来源于《2021年全国基本医疗保障事业发展统计公报》；②各地区系2020年数字；③2019年后生育保险基金并入职工基本医疗保险基金核算，不再单列生育保险基金收入，在职工基本医疗保险统筹基金待遇支出中设置生育待遇支出项目。

13-4 各地区医疗救助情况

年份 地区	资助参加 基本医疗保险 人数（万人）	门诊和住院医疗救助 人次数（万人次）	资助参加 基本医疗保险资金数 （万元）	门诊和住院医疗 救助资金数 （万元）
2015	6213.0	2515.9	544835	2145715
2017	5621.0	3517.1	739969	2660890
2018	6692.3	5361.0	1026749	2970237
2019	8750.8	7050.3	1589085	3342331
2020	9984.2	8404.2	1890630	3523602
2021	8816.0	10126.0		
东　部	2288.9	4394.4	597958.3	1249725.7
中　部	3112.3	1862.8	549735.3	1038503.7
西　部	4583.0	2147.0	742936.4	1235373.1
北　京	5.1	14.8	1902.0	26710.0
天　津	30.0	111.0	7272.6	20574.2
河　北	409.7	555.5	75767.2	143644.7
山　西	145.1	48.8	25601.7	56757.3
内蒙古	159.8	86.7	22848.5	93485.9
辽　宁	282.4	150.1	56934.9	103188.4
吉　林	137.7	78.2	20795.0	31011.7
黑龙江	256.2	166.4	47745.7	90544.3
上　海	10.1	277.3	10032.7	49096.9
江　苏	344.4	1125.1	114581.7	257672.8
浙　江	119.5	845.7	66487.0	156372.0
安　徽	641.9	456.5	142794.6	233312.4
福　建	260.4	456.3	66490.0	93544.0
江　西	331.2	331.9	77153.0	135293.8
山　东	318.0	368.5	67835.4	159026.9
河　南	612.0	337.5	51115.4	175424.5
湖　北	391.3	268.0	84490.6	189672.3
湖　南	597.0	175.4	100039.4	126487.4
广　东	418.6	457.8	110119.4	225120.1
广　西	423.6	338.1	79068.4	151475.8
海　南	90.6	32.3	20535.4	14775.7
重　庆	155.6	507.2	37240.0	119296.0
四　川	492.8	294.5	126000.6	238131.9
贵　州	859.0	216.5	106666.9	114285.2
云　南	912.8	239.2	113026.7	128130.0
西　藏	47.9	3.3	10259.5	6567.5
陕　西	191.7	103.5	22833.2	78786.0
甘　肃	736.5	147.9	86848.8	130400.9
青　海	74.1	38.5	15482.5	57806.6
宁　夏	110.1	50.5	27804.5	22693.7
新　疆	419.1	121.2	94856.8	94313.6

注：①本表2021年数据来源于《2021年全国基本医疗保障事业发展统计公报》；②各地区系2020年数字。

十四、人 口 指 标

简要说明

一、本章反映七次人口普查及历年人口方面的基本情况，包括全国及31个省、自治区、直辖市的主要人口指标，如全国人口总数及增长率、城乡人口、性别比、人口年龄结构、人口密度、老少抚养比和受教育程度等。

二、本章资料主要摘自《中国统计年鉴》。

三、1990年、2000年、2010年、2020年人口数系人口普查数，其他年份人口数系人口抽样调查推算数。

四、1990年、2000年文盲人口为15岁及以上不识字或识字很少人口。

主要指标解释

人口数 指一定时点、一定范围内有生命的个人的总和。年度统计的年末人口数指每年12月31日24时的人口数。年度统计的全国人口总数不包括台湾省和港澳同胞以及海外华侨人数。

城镇人口和乡村人口 其定义有三种口径。第一种口径（按行政建制）：城镇人口是指市辖区内和县辖镇的全部人口；乡村人口指县辖乡人口。第二种口径（按常住人口划分）：城镇是指设区的市的区人口，不设区的市的街道人口和不设区的市所辖镇的居民委员会人口，县辖镇的居民委员会人口；乡村人口指上述人口以外的全部人口。第三种口径：按国家统计局1999年发布的《关于统计上划分城乡的规定（试行）》计算的。1952—1980年为第一种口径的数据，1981—1999年为第二种口径的数据，2000—2011年按第三种口径计算。

性别比 即男性人数与女性人数之比。计算公式：性别比=男性人数/女性人数×100。

人口密度 是指一定时期单位土地面积上的人口数。计算公式：人口密度=某地区人口数/该地区土地面积（人/平方千米）。

总抚养比 又称总负担系数，指人口总体中非劳动年龄人口数与劳动年龄人口数之比。通常用%表示。说明每100名劳动年龄人口大致要负担多少名非劳动年龄人口。用于从人口角度反映人口与经济发展的基本关系。计算公式：负担老年系数=（0～14岁人口＋65岁以上人口）/（15～64岁人口）×100%。

少年儿童抚养比 又称少年儿童抚养系数，指某一人口中少年儿童人口数与劳动年龄人口数之比。通常用%表示。以反映每100名劳动年龄人口要负担多少名少年儿童。计算公式：负担少年系数=0～14岁人口/15～64岁人口×100%。

老年人口抚养比 又称老年人口抚养系数，指某一人口中老年人口数与劳动年龄人口数之比。通常用百分比表示。用以表明每100名劳动年龄人口要负担多少名老年人。老年人口抚养比是从经济角度反映人口老化社会后果的指标之一。计算公式：负担老年系数=65岁以上人口/（15～64岁人口）×100%。

文盲率 指15周岁（或12周岁）及以上不识字或识字很少的人数与15周岁（或12周岁）及以上人口之比。

14-1 人口数及构成

年　份	年末总人口（万人）	按城乡分（万人）		城镇人口（%）	按性别分（万人）		性别比
		城镇	乡村		男性	女性	
1955	61465	8285	53180	13.5	31809	29656	107.3
1960	66207	13073	53134	19.8	34283	31924	107.4
1965	72538	13045	59493	18.0	37128	35410	104.9
1970	82992	14424	6868	17.4	42686	40306	105.9
1975	92420	16030	76390	17.3	47564	44856	106.0
1980	98705	19140	79565	19.4	50785	47920	106.0
1985	105851	25094	80757	23.7	54725	51126	107.0
1990	114333	30195	84138	26.4	58904	55429	106.3
1995	121121	35174	85947	29.0	61808	59313	104.2
2000	126743	45906	80837	36.2	65437	61306	106.7
2005	130756	56212	74544	43.0	67375	63381	106.3
2006	131448	58288	73160	44.3	67728	63720	106.3
2007	132129	60633	71496	45.9	68048	64081	106.2
2008	132802	62403	70399	47.0	68357	64445	106.1
2009	133450	64512	68938	48.3	68647	64803	105.9
2010	134091	66978	67113	49.9	68748	65343	105.2
2011	134916	69927	64989	51.8	69161	65755	105.2
2012	135922	72175	63747	53.1	69660	66262	105.1
2013	136726	74502	62224	54.5	70063	66663	105.1
2014	137646	76738	60908	55.8	70522	67124	105.1
2015	138326	79302	59024	57.3	70857	67469	105.0
2016	139232	81924	57308	58.8	71307	67925	105.0
2017	140011	84343	55668	60.2	71650	68361	104.8
2018	140541	86433	54108	61.5	71864	68677	104.6
2019	141008	88426	52582	62.7	72039	68969	104.5
2020	141212	90220	50992	63.9	72357	68855	105.1
2021	141260	91425	49835	64.7	72311	68949	104.9

注：人口数摘自《中国统计年鉴》《中国统计摘要》，2011—2019年总人口、城镇化率数据根据第七次全国人口普查修订。

14-2　流动人口数

年　份	人户分离人口（亿人）	流动人口（亿人）
2010	2.61	2.21
2011	2.71	2.30
2012	2.79	2.36
2013	2.89	2.45
2014	2.98	2.53
2015	2.94	2.47
2016	2.92	2.45
2017	2.91	2.44
2018	2.86	2.41
2019	2.80	2.36
2020	4.93	3.76
2021	5.04	3.85

注：2020年系第七次人口普查数据。

14-3 人口基本情况

指 标	单位	2000	2005	2010	2015	2016	2017	2018	2019	2020	2021
总人口	万人	126743	130756	134091	138326	139232	140011	140541	141008	141212	141260
按性别分											
男性人口	万人	65437	67375	68748	70857	71307	71650	71864	72039	72357	72311
女性人口	万人	61306	63381	65343	67469	67925	68361	68677	68969	68855	68949
按城乡分											
城镇人口	万人	45906	56212	66978	79302	81924	84343	86433	88426	90220	91425
农村人口	万人	80837	74544	67113	59024	57308	55668	54108	52582	50992	49835
性别比重											
男性人口	%	51.6	51.5	51.3	50.9	50.9	50.8	50.8	50.7	51.2	51.2
女性人口	%	48.4	48.5	48.7	48.8	48.8	48.8	48.9	48.9	48.8	48.8
城乡比重											
城镇人口	%	36.2	43.0	49.9	57.3	58.8	60.2	61.5	62.7	63.9	64.7
农村人口	%	63.8	57.0	50.1	42.7	41.2	39.8	38.5	37.3	36.1	35.3
出生率	‰	14.0	12.4	11.9	12.0	13.6	12.6	10.9	10.4	8.5	7.5
死亡率	‰	6.5	6.5	7.1	7.1	7.0	7.1	7.1	7.1	7.1	7.2
自然增长率	‰	7.6	5.9	4.8	4.9	6.5	5.6	3.8	3.3	1.5	0.3
人口年龄构成											
0～14 岁人口	%	22.9	20.3	16.6	16.5	16.7	16.8	16.9	16.8	17.9	17.5
15～64 岁人口	%	70.1	72.0	74.5	73.0	72.5	71.8	71.2	70.6	68.6	68.3
65 岁及以上人口	%	7.0	7.7	8.9	10.5	10.8	11.4	11.9	12.6	13.5	14.2
人口总抚养比	%	42.7	38.9	34.2	37.0	37.9	39.3	40.4	41.5	45.9	46.3
少年儿童抚养比	%	32.7	28.2	22.3	22.6	22.9	23.4	23.7	23.8	26.2	25.6
老年人口抚养比	%	10.0	10.7	11.9	14.3	15.0	15.9	16.8	17.8	19.7	20.8
受教育程度人口占 6 岁及以上人口比重											
小学	%	35.7	31.2	26.8	26.2	25.6	25.2	25.3	25.3	26.4	
初中	%	34.0	35.8	38.8	38.3	38.8	38.1	37.8	37.3	37.0	
高中及中职	%	11.1	11.5	14.0	16.4	16.9	17.6	17.6	17.7	16.1	
大专及以上	%	3.6	5.2	8.9	13.3	12.9	13.9	14.0	14.6	16.5	
文盲人口及文盲率											
文盲人口	万人	8507.0		5466.0	6219.7	6090.8	5609.3	5732.0	5346.0	3775.0	
文盲率	%	6.7		4.1	5.4	5.3	4.9	4.9	4.6	3.3	

注：①总人口包括中国人民解放军现役军人数，不包括香港、澳门特别行政区和台湾省人口；②城镇人口中包括中国人民解放军现役军人；③文化程度及文盲率根据抽样调查数据计算；④文盲人口指 15 岁及以上不识字或识字很少的人口。

14-4 各地区总人口（万人）

地 区	2000	2005	2010	2015	2017	2018	2019	2020	2021
总 计	126743	130756	134091	138326	140011	140541	141008	141212	141260
东 部	47684	50609	55039	58541	59595	59997	60351	60631	60834
中 部	42182	41738	42276	42323	42369	42318	42276	42062	41945
西 部	36192	35976	36070	37462	37815	37995	38178	38285	38281
北 京	1357	1538	1961	2188	2194	2192	2190	2189	2189
天 津	1001	1043	1299	1439	1410	1383	1385	1387	1373
河 北	6674	6851	7194	7345	7409	7426	7447	7464	7448
山 西	3248	3355	3574	3519	3510	3502	3497	3490	3480
内蒙古	2372	2386	2472	2440	2433	2422	2415	2403	2400
辽 宁	4184	4221	4375	4338	4312	4291	4277	4255	4229
吉 林	2682	2716	2747	2613	2526	2484	2448	2399	2375
黑龙江	3807	3820	3833	3529	3399	3327	3255	3171	3125
上 海	1641	1778	2303	2458	2466	2475	2481	2488	2489
江 苏	7327	7475	7869	8315	8423	8446	8469	8477	8505
浙 江	4596	4898	5447	5985	6170	6273	6375	6468	6540
安 徽	6286	6120	5957	6011	6057	6076	6092	6105	6113
福 建	3410	3535	3693	3984	4065	4104	4137	4161	4187
江 西	4149	4311	4462	4485	4511	4513	4516	4519	4517
山 东	8998	9248	9588	9866	10033	10077	10106	10165	10170
河 南	9488	9380	9405	9701	9829	9864	9901	9941	9883
湖 北	5960	5710	5728	5850	5904	5917	5927	5745	5830
湖 南	6562	6326	6570	6615	6633	6635	6640	6645	6622
广 东	7707	9194	10441	11678	12141	12348	12489	12624	12684
广 西	4750	4660	4610	4811	4907	4947	4982	5019	5037
海 南	789	828	869	945	972	982	995	1012	1020
重 庆	3092	2798	2885	3070	3144	3163	3188	3209	3212
四 川	8602	8212	8045	8196	8289	8321	8351	8371	8372
贵 州	3756	3730	3479	3708	3803	3822	3848	3858	3852
云 南	4241	4450	4602	4663	4693	4703	4714	4722	4690
西 藏	258	277	301	330	349	354	361	366	366
陕 西	3644	3720	3735	3846	3904	3931	3944	3955	3954
甘 肃	2557	2594	2560	2523	2522	2515	2509	2501	2490
青 海	517	543	563	577	586	587	590	593	594
宁 夏	554	596	633	684	705	710	717	721	725
新 疆	1849	2010	2185	2385	2480	2520	2559	2590	2589

注：①2000年、2010年、2020年系人口普查数，2005—2009年、2011—2016年系推算数；②各地区人口不含现役军人数。

14-5 各地区市县人口及城乡人口

地 区	2018 年市县人口（万人）		2021 年城乡人口（万人）		2021 年城镇人口比重（％）
	市	县	城镇	乡村	
总 计	77169.6	62099.3	91425	49835	64.7
东 部	40747.0	17061.6	43486	17348	71.5
中 部	20594.1	22812.5	25441	16504	60.7
西 部	15828.5	22225.1	22299	15982	58.3
北 京	2170.7	0.0	1915	274	87.5
天 津	1556.9	0.0	1165	208	84.9
河 北	3026.8	4492.8	4554	2894	61.1
山 西	1581.8	2120.5	2207	1273	63.4
内蒙古	1136.1	1403.0	1637	763	68.2
辽 宁	3360.4	1008.4	3079	1150	72.8
吉 林	1967.5	749.9	1505	870	63.4
黑龙江	2431.4	1357.3	2053	1072	65.7
上 海	2344.0	74.3	2223	266	89.3
江 苏	6223.2	1806.1	6289	2216	73.9
浙 江	4182.4	1474.6	4752	1788	72.7
安 徽	2562.6	3692.2	3631	2482	59.4
福 建	2389.6	1521.4	2918	1269	69.7
江 西	1621.4	3000.7	2776	1741	61.5
山 东	6073.7	3932.1	6503	3667	63.9
河 南	3831.8	5727.3	5579	4304	56.5
湖 北	3952.0	1950.0	3736	2094	64.1
湖 南	2645.7	4214.4	3954	2668	59.7
广 东	8719.4	2449.6	9466	3218	74.6
广 西	2246.7	2638.3	2774	2263	55.1
海 南	700.0	302.2	622	398	61.0
重 庆	1957.5	1117.6	2259	953	70.3
四 川	3407.0	4895.0	4841	3531	57.8
贵 州	1131.7	2448.3	2093	1759	54.3
云 南	1471.7	3328.8	2394	2296	51.1
西 藏	47.1	290.0	134	232	36.6
陕 西	1546.9	2288.6	2516	1438	63.6
甘 肃	997.2	1676.7	1328	1162	53.3
青 海	210.0	388.5	362	232	61.0
宁 夏	396.0	285.7	479	246	66.0
新 疆	1280.4	1464.8	1482	1107	57.3

注：①市县人口数系公安部统计的户籍人口数；②城镇、乡村人口系根据 2020 年度人口普查数据。

14-6 各年龄段人口数

年龄组	2000 年人口数（万人）			2010 年人口数（万人）			2020 年人口数（万人）		
	合计	男	女	合计	男	女	合计	男	女
总　计	126743	65437	61306	133281	68233	65048	140978	72142	68836
0～4 岁	6898	3765	3133	7553	4106	3447	7788	4097	3691
5～9 岁	9015	4830	4185	7088	3846	3242	9024	4802	4223
10～14 岁	12540	6535	6005	7491	4027	3464	8526	4561	3965
15～19 岁	10303	5288	5015	9989	5190	4798	7268	3905	3363
20～24 岁	9457	4794	4664	12741	6401	6340	7494	3968	3527
25～29 岁	11760	6023	5737	10101	5084	5018	9185	4816	4369
30～34 岁	12731	6536	6195	9714	4952	4762	12415	6387	6027
35～39 岁	10915	5614	5301	11803	6039	5763	9901	5093	4808
40～44 岁	8124	4224	3900	12475	6361	6115	9296	4763	4532
45～49 岁	8552	4394	4158	10559	5378	5182	11422	5819	5603
50～54 岁	6330	3280	3050	7875	4036	3839	12116	6111	6006
55～59 岁	4637	2406	2231	8131	4108	4023	10140	5082	5058
60～64 岁	4170	2168	2003	5867	2983	2883	7338	3687	3651
65～69 岁	3478	1755	1723	4111	2075	2036	7401	3634	3767
70～74 岁	2557	1244	1314	3297	1640	1657	4959	2416	2543
75～79 岁	1593	718	875	2385	1128	1257	3124	1475	1649
80～84 岁	799	320	479	1337	592	746			
85～89 岁	303	106	197	563	220	343			
90～94 岁（人）	783594	229758	553836	1578307	530872	1047435	}3580	}1526	}2054
95～99 岁（人）	169756	51373	118383	369979	117716	252263			
100 岁及以上（人）	17877	4635	13242	35934	8852	27082			

注：2000 年、2010 年、2020 年系人口普查数字。

14-7　各地区人口年龄结构

地区	年龄别人口（万人）						年龄构成（%）					
	2010			2020			2010			2020		
	0～14岁	15～64岁	65岁及以上	0～14岁	15～64岁	65岁及以上	0～14岁	15～64岁	65岁及以上	0～14岁	15～64岁	65岁及以上
总　　计	22246	99843	11883	25338	96576	19064	16.6	74.5	8.9	18.0	68.5	13.5
东　部	7959	42107	4928	10115	42422	8094	14.8	75.2	10.0	16.7	70.0	13.4
中　部	7371	31167	3713	7886	28233	5943	17.3	73.3	9.4	18.7	67.1	14.1
西　部	6822	25981	3229	7338	25922	5026	19.3	71.1	9.6	19.2	67.7	13.1
北　京	169	1622	171	259	1639	291	8.6	82.7	8.7	11.8	74.9	13.3
天　津	127	1057	110	187	995	205	9.8	81.7	8.5	13.5	71.8	14.8
河　北	1209	5384	592	1509	4913	1039	16.8	74.9	8.2	20.2	65.9	13.9
山　西	611	2690	271	571	2470	450	17.1	75.3	7.6	16.4	70.7	12.9
内蒙古	348	1936	187	338	1753	314	14.1	78.3	7.6	14.0	72.9	13.1
辽　宁	500	3424	451	474	3044	742	11.4	78.3	10.3	11.1	71.5	17.4
吉　林	329	2187	230	282	1750	376	12.0	79.6	8.4	11.7	72.7	15.6
黑龙江	458	3054	319	329	2359	497	12.0	79.7	8.3	10.3	74.1	15.6
上　海	199	1870	233	244	1839	405	8.6	81.3	10.1	9.8	73.9	16.3
江　苏	1023	5986	857	1289	5813	1373	13.0	76.1	10.9	15.2	68.6	16.2
浙　江	719	4216	508	868	4732	857	13.2	77.5	9.3	13.4	73.3	13.3
安　徽	1070	4275	606	1174	4013	916	18.0	71.8	10.2	19.2	65.7	15.0
福　建	571	2828	291	803	2890	461	15.5	76.7	7.9	19.3	69.6	11.1
江　西	975	3143	339	992	2990	537	21.9	70.5	7.6	22.0	66.2	11.9
山　东	1507	7129	943	1906	6710	1536	15.7	74.4	9.8	18.8	66.1	15.1
河　南	1975	6642	786	2299	6297	1340	21.0	70.6	8.4	23.1	63.4	13.5
湖　北	796	4407	520	942	3991	842	13.9	77.0	9.1	16.3	69.1	14.6
湖　南	1157	4769	642	1297	4363	984	17.6	72.6	9.8	19.5	65.7	14.8
广　东	1762	7965	704	2375	9145	1081	16.9	76.4	6.8	18.8	72.6	8.6
广　西	999	3178	425	1184	3217	611	21.7	69.1	9.2	23.6	64.2	12.2
海　南	173	626	68	201	702	105	20.0	72.2	7.8	20.0	69.6	10.4
重　庆	490	2061	333	510	2148	547	17.0	71.5	11.6	15.9	67.0	17.1
四　川	1364	5797	881	1347	5604	1417	17.0	72.1	11.0	16.1	67.0	16.9
贵　州	876	2300	298	924	2486	446	25.2	66.2	8.6	24.0	64.5	11.6
云　南	953	3293	351	924	3290	507	20.7	71.6	7.6	19.6	69.7	10.7
西　藏	73	212	15	89	255	21	24.4	70.5	5.1	24.5	69.8	5.7
陕　西	549	2865	318	685	2741	527	14.7	76.8	8.5	17.3	69.3	13.3
甘　肃	464	1883	211	485	1702	315	18.2	73.6	8.2	19.4	68.0	12.6
青　海	118	409	35	123	418	51	20.9	72.8	6.3	20.8	70.5	8.7
宁　夏	135	454	40	147	504	69	21.5	72.1	6.4	20.4	70.0	9.6
新　疆	453	1593	135	581	1804	201	20.8	73.0	6.2	22.5	69.8	7.8

注：2010年、2020年系人口普查数字。

14-8 各地区性别比、人口密度与抚养比

地 区	性别比（女 =100）			人口密度（人／千米²）	少年儿童抚养比（%）			老年人口抚养比（%）		
	2000	2010	2020	2000	2000	2010	2020	2000	2010	2020
总　计	106.7	105.2	105.1	132	32.7	22.3	26.2	10.0	12.0	19.7
北　京	109.0	106.8	104.7	823	17.4	10.4	15.8	10.8	10.5	17.8
天　津	104.0	114.5	106.3	886	22.4	12.0	18.8	11.1	10.4	20.6
河　北	103.7	102.8	102.0	359	32.5	22.5	30.7	9.8	11.0	21.1
山　西	107.3	105.6	104.1	211	38.0	22.7	23.1	9.1	10.1	18.2
内蒙古	107.2	108.1	104.3	20	29.0	18.0	19.3	7.3	9.7	17.9
辽　宁	104.0	102.5	99.7	290	23.7	14.6	15.6	10.5	13.2	24.4
吉　林	104.9	102.7	99.7	146	25.2	15.1	16.1	7.8	10.5	21.5
黑龙江	104.6	103.2	100.4	81	25.0	15.0	13.9	7.2	10.4	21.1
上　海	105.7	106.2	107.3	2657	16.0	10.6	13.3	15.1	12.5	22.0
江　苏	102.6	101.5	103.2	725	27.5	17.1	22.2	12.2	14.3	23.6
浙　江	105.6	105.7	109.0	459	24.7	17.1	18.3	12.1	12.1	18.1
安　徽	106.6	103.4	103.9	429	38.1	24.7	29.3	11.1	14.2	22.8
福　建	106.4	106.0	106.9	286	32.7	20.2	27.8	9.3	10.3	15.9
江　西	108.3	107.5	106.6	248	38.3	31.1	33.2	9.0	10.8	18.0
山　东	102.5	102.3	102.7	579	29.3	21.2	28.4	11.3	13.2	22.9
河　南	106.6	102.1	100.6	554	38.7	29.7	36.5	10.4	11.8	21.3
湖　北	108.6	105.6	105.8	324	32.3	18.1	23.6	8.9	11.8	21.1
湖　南	109.0	105.8	104.8	304	31.4	24.3	29.7	10.3	13.5	22.6
广　东	103.8	109.0	113.1	486	34.6	22.1	26.0	8.7	8.9	11.8
广　西	112.7	108.3	107.0	190	39.4	31.4	36.8	10.7	13.4	19.0
海　南	109.8	110.9	112.9	232	41.6	27.4	28.7	10.0	11.2	15.0
重　庆	108.0	102.4	102.2	375	31.3	23.9	23.7	11.3	16.5	25.5
四　川	107.0	103.1	102.2	172	32.4	23.5	24.0	10.6	15.2	25.3
贵　州	110.1	106.9	104.5	200	47.4	38.3	37.2	9.1	13.2	17.9
云　南	110.1	107.8	107.2	109	38.3	28.9	28.1	8.8	10.6	15.4
西　藏	102.6	105.7	110.3	2.1	48.8	34.6	35.1	7.1	7.2	8.1
陕　西	108.4	106.9	104.8	175	36.2	19.2	25.0	8.6	11.1	19.2
甘　肃	107.6	104.4	103.1	56	39.7	24.7	28.5	7.3	11.2	18.5
青　海	107.1	107.4	105.0	7.2	38.5	28.8	29.5	6.1	8.7	12.3
宁　夏	105.3	105.1	103.8	108	42.4	29.6	29.1	6.6	8.9	13.7
新　疆	107.3	105.3	106.9	12	40.1	28.0	32.2	6.6	8.9	11.1

注：2000 年、2010 年、2020 年系人口普查数字。

14-9 每十万人口平均在校学生数

年份地区	学前教育	小 学	初中阶段	高中阶段	高等教育
2005	1676	8358	4781	3070	1613
2010	2230	7448	3955	3504	2189
2015	3118	7086	3152	2965	2524
2016	3211	7211	3150	2887	2530
2017	3327	7300	3213	2861	2576
2018	3350	7438	3347	2828	2658
2019	3378	7569	3459	2850	2857
2020	3441	7661	3510	2948	3126
2021	3403	7634	3554	2816	3301
北 京	2441	4620	1534	1088	5393
天 津	1912	4674	2060	1717	4430
河 北	3231	9167	3972	3276	2700
山 西	2676	6309	2992	2797	2688
内蒙古	2405	5439	2605	2356	2127
辽 宁	1976	4521	2303	2099	3487
吉 林	1510	4413	2313	2196	3707
黑龙江	1280	3317	2307	2125	2695
上 海	2354	3546	1928	1117	3722
江 苏	3148	7197	3151	2533	3653
浙 江	3394	6371	2797	2677	2704
安 徽	3406	7355	3518	3237	2702
福 建	4276	8649	3656	2795	2866
江 西	3644	8708	4724	3653	3424
山 东	3782	7381	3701	2873	3154
河 南	4415	10597	4898	3824	3223
湖 北	3010	6426	2882	2354	3598
湖 南	3345	7723	3642	3032	3149
广 东	4168	9176	3519	2906	3175
广 西	4569	10225	4546	3976	3107
海 南	4215	9123	4036	3495	2764
重 庆	3226	6481	3680	3353	3438
四 川	3167	6602	3341	2814	2754
贵 州	4384	10965	4915	4007	2654
云 南	3443	8012	3754	3546	2648
西 藏	4300	10053	4072	3052	1629
陕 西	3647	7461	3014	2937	4132
甘 肃	3620	7590	3302	2814	2627
青 海	3735	8351	3693	3569	1499
宁 夏	3687	8524	4210	3519	2691
新 疆	5267	11019	4124	3315	2331

注：本表摘自《中国统计年鉴》，分省数据系 2020 年数据。

14-10　各地区文盲人口和文盲率

地区	文盲人口（万人）			文盲率（%）		
	2000	2010	2020	2000	2010	2020
总　计	8507	5466	3775	6.7	4.1	3.3
北　京	59	33	17	4.2	1.7	0.9
天　津	49	27	17	4.9	2.1	1.4
河　北	448	188	113	6.7	2.6	1.9
山　西	138	76	42	4.2	2.1	1.4
内蒙古	217	101	79	9.1	4.1	3.8
辽　宁	202	84	38	4.8	1.9	1.0
吉　林	125	53	32	4.6	1.9	1.5
黑龙江	188	79	44	5.1	2.1	1.5
上　海	90	63	40	5.4	2.7	1.8
江　苏	469	300	221	6.3	3.8	3.1
浙　江	330	306	175	7.1	5.6	3.1
安　徽	602	497	274	10.1	8.3	5.6
福　建	250	90	97	7.2	2.4	2.9
江　西	214	139	88	5.2	3.1	2.5
山　东	768	476	331	8.5	5.0	4.0
河　南	543	399	223	5.9	4.3	2.9
湖　北	431	262	134	7.2	4.6	2.8
湖　南	299	175	114	4.7	2.7	2.1
广　东	332	204	183	3.8	2.0	1.8
广　西	170	125	119	3.8	2.7	3.1
海　南	55	35	33	7.0	4.1	4.1
重　庆	215	124	52	7.0	4.3	1.9
四　川	636	438	333	7.6	5.4	4.7
贵　州	490	304	257	13.9	8.7	8.8
云　南	488	277	219	11.4	6.0	5.8
西　藏	85	73	77	32.5	24.4	28.1
陕　西	263	140	109	7.3	3.7	3.3
甘　肃	367	222	168	14.3	8.7	8.3
青　海	93	58	47	18.0	10.2	10.0
宁　夏	75	39	29	13.4	6.2	5.1
新　疆	107	52	69	5.6	2.4	3.4

注：2000 年、2010 年、2020 年系人口普查数字。

附录A 主要社会经济指标

简要说明

一、本章反映全国及31个省、自治区、直辖市主要社会和经济情况。内容包括行政区划、国内生产总值、国民总收入、财政收支、价格指数、城乡居民家庭收支、就业和工资、农村居民贫困状况等。

二、本章资料主要摘自《中国统计年鉴》，2021年数据摘自《2022中国统计摘要》。国家统计局调整了个别年份数据，历史数据以最近年鉴数据为准。

主要指标解释

地级区划数 包括地级市、地区、自治州、自治盟。

县级区划数 包括县（自治县、旗）、县级市和市辖区数。

国内生产总值（GDP） 指一个国家或地区所有常住单位在一定时期内生产活动的最终成果。

国民总收入 即国民生产总值。指一个国家或地区所有常住单位在一定时期内收入初次分配的最终结果。它等于国内生产总值加上来自国外的净要素收入。与国内生产总值不同，国民总收入是收入概念，而国内生产总值是个生产概念。

一般公共预算收支 指政府凭借国家政治权力，以社会管理者身份筹集以税收为主体的财政收入，用于保障和改善民生、维持国家机构正常运转、保障国家安全等方面的各项收支。全国一般公共预算收入与支出决算由中央级决算和地方总决算组成。省（自治区、直辖市）级决算及其所属市（州）、县（区）总决算汇总组成省（自治区、直辖市）总决算；各省（自治区、直辖市）总决算汇总成地方总决算。中央级决算、省（自治区、直辖市）级决算和市（州）、县（区）总决算，由同级主管部门汇总的行政事业单位决算、企业财务决算、基本建设财务决算和金库年报、税收年报等组成。

商品零售价格指数 是反映城乡商品零售价格变动趋势的一种经济指数。零售价格的调整变动直接影响到城市居民的生活支出和国家的财政收入，影响居民购买力和市场供需平衡，影响消费与积累的比例。因此，计算零售价格指数，可以从一个侧面对上述经济活动进行观察和分析。

居民消费价格指数 是反映一定时期内城乡居民所购买的生活消费品价格和服务项目价格变动趋势和程度的相对数。是对城市居民消费价格指数和农村居民消费价格指数进行综合汇总计算的结果。利用居民消费价格指数，可以观察和分析消费品的零售价格和服务价格变动对城乡居民实际生活费支出的影响程度。

三次产业 是根据社会生产活动历史发展的顺序对产业结构的划分，产品直接取自自然界的部门称为第一产业，对初级产品进行再加工的部门称为第二产业，为生产和消费提供各种服务的部门称为第三产业。我国的三次产业的划分是：第一产业：农业（包括种植业、林业、牧业和渔业）；第二产业：工业（包括采掘业，制造业，电力、煤气及水的生产和供应业）和建筑业；第三产业：除第一、第二产业以外的其他各业。第三产业分为流通部门和服务部门，具体又分为四个层次，即第一层次：流通部门（包括交通运输、仓储及邮电通信业，批发和零售贸易、餐饮业）；第二层次：为生产和生活服务部门（包括金融、保险业务，地质勘查业、水利管理业，房地产业务，社会服务业，农林牧副渔服务业，交通运输辅助业，综合技术服务业等）；第三层次：为提高科学文化水平和居民素质服务部门（包括教育、文化艺术及广播电影电视业，卫生、体育和社会福利业，科学研究业等）；第四层次：为社会公共需要服务部门（包括国家机关、政党机关和社会团体以及军队、警察等）。

就业人员 即从业人员。指在各级国家机关、政党机关、社会团体及企业、事业单位中工作，取得工资或其他形式的劳动报酬的全部人员。包括在岗职工、再就业的离退休人员、民办教师以及在各单位中工作的外方人员和港澳台方人员、兼职人员、借用的外单位人员和第二职业者。不包括离开本单位仍保留劳动关系的职工。各单位的从业人员反映了各单位实际参加生产或工作的全部劳动力。

城镇登记失业人员 指有非农业户口，在一定的劳动年龄内，有劳动能力，无业而要求就业，并在当地就业服务机构进行求职登记的人员。

城镇登记失业率 城镇失业率指城镇登记失业人数同城镇从业人数与城镇登记失业人数之和的比。计算公式为：城镇登记失业率＝城镇登记失业人数/（城镇从业人数＋城镇登记失业人数）×100%。城镇登记失业率是指城镇登记失业人员与城镇单位从业人员（扣除使用的农村劳动力、聘用的离退休人员、港澳台及外方人员）、城镇单位中的不在岗职工、城镇私营业主、个体户主、城镇私营企业和个体从业人员、城镇登记失业人员之和的比。

恩格尔系数 指食物支出在生活消费总支出中所占的比例。即食物支出/生活消费总支出×100%。

附录A-1-1 全国行政区划（2021年底）

地　区	地级区划数（个）	地级市	县级区划数（个）合计	市辖区	县级市	县	自治县
全　国	333	293	2843	977	394	1472	117
北　京			16	16			
天　津			16	16			
河　北	11	11	167	49	21	97	6
山　西	11	11	117	26	11	80	
内蒙古	12	9	103	23	11	69	
辽　宁	14	14	100	59	16	25	8
吉　林	9	8	60	21	20	19	3
黑龙江	13	12	121	54	21	46	1
上　海			16	16			
江　苏	13	13	95	55	21	19	
浙　江	11	11	90	37	20	33	1
安　徽	16	16	104	45	9	50	
福　建	9	9	84	31	11	42	
江　西	11	11	100	27	12	61	
山　东	16	16	136	58	26	52	
河　南	17	17	157	54	21	82	
湖　北	13	12	103	39	26	38	2
湖　南	14	13	122	36	19	67	7
广　东	21	21	122	65	20	37	3
广　西	14	14	111	41	10	60	12
海　南	4	4	25	10	5	10	6
重　庆			38	26		12	4
四　川	21	18	183	55	19	109	4
贵　州	9	6	88	16	10	62	11
云　南	16	8	129	17	18	94	29
西　藏	7	6	74	8		66	
陕　西	10	10	107	31	7	69	
甘　肃	14	12	86	17	5	64	7
青　海	8	2	44	7	5	32	7
宁　夏	5	5	22	9	2	11	
新　疆	14	4	107	13	28	66	6
香港特别行政区							
澳门特别行政区							
台湾省							

注：县包括县、自治县、旗、自治旗、1个特区和1个林区（未列出旗、自治旗、特区和林区）。

附录A-1-2　城乡基层组织情况

年份 地区	街道数 （个）	乡镇数（个）			村委会数 （个）
		合计	乡	镇	
2015	7957	31830	11315	20515	580575
2017	8243	31645	10529	21116	554202
2018	8393	31550	10253	21297	542238
2019	8519	30234	9221	21013	533194
2020	8773	29966	8809	21157	502057
2021	8925	29631	8309	21322	490058
北　京	165	178	35	143	3784
天　津	124	128	3	125	3519
河　北	310	1943	656	1287	48400
山　西	217	1061	430	631	19086
内蒙古	246	779	270	509	11027
辽　宁	513	841	201	640	11566
吉　林	351	607	181	426	9342
黑龙江	415	901	336	565	9026
上　海	107	108	2	106	1556
江　苏	519	718	19	699	13767
浙　江	488	876	258	618	19785
安　徽	276	1236	239	997	14258
福　建	195	907	252	655	14267
江　西	174	1396	562	834	16989
山　东	696	1129	57	1072	54621
河　南	673	1784	606	1178	44700
湖　北	333	922	161	761	22189
湖　南	421	1522	389	1133	23704
广　东	486	1123	11	1112	19430
广　西	135	1118	312	806	14172
海　南	22	196	21	175	2532
重　庆	245	786	161	625	7956
四　川	459	2642	626	2016	26092
贵　州	364	1145	314	831	13190
云　南	214	1204	539	665	11722
西　藏	23	676	534	142	5292
陕　西	326	990	17	973	16859
甘　肃	127	1229	337	892	15923
青　海	42	362	222	140	4149
宁　夏	49	193	90	103	2207
新　疆	210	931	468	463	8948

附录A-2-1 国内生产总值与一般公共预算收支

年份	国内生产总值 （亿元）	人均GDP （元）	一般公共预算收入 （亿元）	一般公共预算支出 （亿元）	一般公共预算收入 占GDP%
1978	3678.7	385	1132.3	1122.1	30.8
1979	4100.5	423	1146.4	1281.8	28.0
1980	4587.6	468	1159.9	1228.8	25.3
1981	4935.8	497	1175.8	1138.4	23.8
1982	5373.4	533	1212.3	1230.0	22.6
1983	6020.9	588	1367.0	1409.5	22.7
1984	7278.5	702	1642.9	1701.0	22.6
1985	9098.9	866	2004.8	2004.3	22.0
1986	10376.2	973	2122.0	2204.9	20.5
1987	12174.6	1123	2199.4	2262.2	18.1
1988	15180.4	1378	2357.2	2491.2	15.5
1989	17179.7	1536	2664.9	2823.8	15.5
1990	18872.9	1663	2937.1	3083.6	15.6
1991	22005.6	1912	3149.5	3386.6	14.3
1992	27194.5	2334	3483.4	3742.2	12.8
1993	35673.2	3027	4349.0	4642.3	12.2
1994	48637.5	4081	5218.1	5792.6	10.7
1995	61339.9	5091	6242.2	6823.7	10.2
1996	71813.6	5898	7408.0	7937.6	10.3
1997	79715.0	6481	8651.1	9233.6	10.9
1998	85195.5	6860	9876.0	10798.2	11.6
1999	90564.4	7229	11444.1	13187.7	12.6
2000	100280.1	7942	13395.2	15886.5	13.4
2001	110863.1	8717	16386.0	18902.6	14.8
2002	121717.4	9506	18903.6	22053.2	15.5
2003	137422.0	10666	21715.3	24650.0	15.8
2004	161840.2	12487	26396.5	28486.9	16.3
2005	187318.9	14368	31649.3	33930.3	16.9
2006	219438.5	16738	38760.2	40422.7	17.7
2007	270092.3	20494	51321.8	49781.4	19.0
2008	319244.6	24100	61330.4	62592.7	19.2
2009	348517.7	26180	68518.3	76299.9	19.7
2010	412119.3	30808	83101.5	89874.2	20.2
2011	487940.2	36277	103874.4	109247.8	21.3
2012	538580.0	39771	117253.5	125953.0	21.8
2013	592963.2	43497	129209.6	140212.1	21.8
2014	643563.1	46912	140370.0	151785.6	21.8
2015	688858.2	49922	152269.2	175877.8	22.1
2016	746395.1	53783	159605.0	187755.2	21.4
2017	832035.9	59592	172592.8	203085.5	20.7
2018	919281.1	65534	183359.8	220904.1	19.9
2019	986515.2	70078	190390.1	238858.4	19.3
2020	1013567.0	71828	182913.9	245679.0	18.0
2021	1143669.7	80976	202554.6	245673.0	17.7

注：①本表按当年价格计算；②全国一般公共预算收支由中央级决算和地方总决算组成。

附录A-2-2　2021年各地区生产总值与一般公共预算收支

地　区	地区生产总值 （亿元）	人均地区生产总值 （元）	地方一般公共预算收入 （亿元）	地方一般公共预算支出 （亿元）
北　京	40269.6	183980	5932.3	7205.1
天　津	15695.0	113732	2141.0	3150.4
河　北	40391.3	54172	4167.6	8854.5
山　西	22590.2	64821	2834.6	5048.1
内蒙古	20514.2	85422	2349.9	5240.1
辽　宁	27584.1	65026	2764.7	5901.3
吉　林	13235.5	55450	1144.0	3696.7
黑龙江	14879.2	47266	1300.5	5104.5
上　海	43214.9	173630	7771.8	8430.9
江　苏	116364.2	137039	10015.2	14586.0
浙　江	73515.8	113032	8262.6	11016.9
安　徽	42959.2	70321	3498.2	7592.1
福　建	48810.4	116939	3383.4	5210.9
江　西	29619.7	65560	2812.3	6778.5
山　东	83095.9	81727	7284.5	11709.1
河　南	58887.4	59410	4347.4	10419.9
湖　北	50012.9	86416	3283.3	7937.3
湖　南	46063.1	69440	3250.7	8364.8
广　东	124369.7	98285	14103.4	18222.7
广　西	24740.9	49206	1800.1	5810.2
海　南	6475.2	63707	921.2	1982.8
重　庆	27894.0	86879	2285.5	4835.1
四　川	53850.8	64326	4773.3	11215.6
贵　州	19586.4	50808	1969.5	5590.2
云　南	27146.8	57686	2278.2	6634.4
西　藏	2080.2	56831	215.6	2028.7
陕　西	29801.0	75360	2775.3	6069.4
甘　肃	10243.3	41046	1001.8	4025.9
青　海	3346.6	56398	330.8	1872.0
宁　夏	4522.3	62549	460.0	1428.3
新　疆	15983.6	61725	1618.6	5309.2

注：地方一般公共预算收入（支出）为地方财政本级收入（支出）。

附录A-3　价格指数（上年=100）

年份 地区	商品零售价格指数	中西药品及 保健用品	居民消费价格指数	医疗保健	医疗服务
2010	103.1	104.3	103.3	103.3	100.9
2015	100.1	102.4	101.4	102.7	102.7
2017	101.1	105.4	101.6	106.0	106.5
2018	101.9	104.5	102.1	104.3	104.3
2019	102.0	103.9	102.9	102.4	101.6
2020	101.4	100.9	102.5	101.8	102.3
2021	101.6	…	100.9	100.4	…
北　京	101.0	98.5	101.7	104.9	114.8
天　津	101.0	99.4	102.0	99.9	100.0
河　北	101.4	102.6	102.1	102.1	101.8
山　西	100.9	100.8	102.9	109.4	115.3
内蒙古	100.5	103.2	101.9	103.6	104.5
辽　宁	101.1	100.6	102.4	103.4	105.2
吉　林	100.7	100.3	102.3	101.8	102.5
黑龙江	101.5	102.3	102.3	102.5	102.8
上　海	100.9	102.4	101.7	101.2	100.0
江　苏	101.8	99.7	102.5	100.1	100.1
浙　江	101.2	98.5	102.3	101.5	103.5
安　徽	101.6	101.3	102.7	101.2	101.2
福　建	101.3	100.7	102.2	100.2	99.8
江　西	101.6	100.4	102.6	99.9	99.6
山　东	102.0	100.9	102.8	101.5	101.8
河　南	100.9	102.1	102.8	103.4	104.2
湖　北	102.2	102.3	102.7	102.2	102.4
湖　南	101.3	101.0	102.3	101.0	101.1
广　东	100.8	101.9	102.6	100.8	100.2
广　西	101.4	100.0	102.8	105.5	108.6
海　南	101.6	99.8	102.3	100.3	100.4
重　庆	102.2	101.0	102.3	101.9	102.5
四　川	102.7	100.9	103.2	100.7	100.5
贵　州	101.6	101.7	102.6	100.8	100.5
云　南	102.4	100.8	103.6	100.6	100.2
西　藏	102.0	105.0	102.2	102.2	101.0
陕　西	101.9	99.8	102.5	100.9	101.1
甘　肃	101.3	101.2	102.0	100.6	99.9
青　海	102.4	101.1	102.6	104.2	106.4
宁　夏	100.6	99.8	101.5	100.6	101.1
新　疆	100.6	100.8	101.5	100.4	100.0

注：各地区价格指数系 2020 年数字。

附录A-4 就业和工资情况

指 标	2010	2015	2017	2018	2019	2020	2021
年底从业人员（万人）	76105	77451	77640	77586	77471	75064	74652
按三次产业分							
第一产业	27931	21919	20944	20258	19445	17715	17072
第二产业	21842	22693	21824	21390	21305	21543	21712
第三产业	26332	32839	34872	35938	36721	35806	35868
按城乡分							
城镇从业人员	34687	40410	42462	43419	44247	46271	46773
内：国有单位	6516	6208	6064	5740	5473	5563	…
城镇集体单位	597	481	406	347	296	271	…
私营企业	6071	11180	13327	13952	14567	…	…
乡村从业人员	41418	37041	35178	34167	33224	28793	27879
城镇登记失业人数（万人）	908	966	972	974	945	1160	1040
城镇登记失业率（%）	4.1	4.1	3.9	3.8	3.6	4.2	4.0
城镇单位就业人员平均工资（元／年）	36539	62029	74318	82413	90501	97379	106837
国有单位	38359	65296	81114	89474	98899	108132	115583
城镇集体单位	24010	46607	55243	60664	62612	68590	74491
其他单位	35801	60906	71304	79453	87195	92721	103182

附录A-5-1 居民人均收支情况

指　　标	2015	2017	2018	2019	2020	2021
全国居民人均可支配收入（元／年）	21966.2	25973.8	28228.0	30732.8	32188.8	35128.0
工资性收入	12459.0	14620.3	15829.0	17186.2	17917.4	19629.4
经营净收入	3955.6	4501.8	4852.4	5247.3	5306.8	5892.7
财产净收入	1739.6	2107.4	2378.5	2619.1	2791.5	3075.5
转移净收入	3811.9	4744.3	5168.1	5680.3	6173.2	6530.5
全国居民人均消费支出（元／年）	15712.4	18322.1	19853.1	21558.9	21209.9	24100.1
食品烟酒	4814.0	5373.6	5631.1	6084.2	6397.3	7178.1
衣着	1164.1	1237.6	1288.9	1338.1	1238.4	1418.7
居住	3419.2	4106.9	4646.6	5054.8	5215.3	5641.1
生活用品及服务	951.4	1120.7	1222.7	1280.9	1259.5	1423.2
交通通信	2086.9	2498.9	2675.4	2861.6	2761.8	3155.6
教育文化娱乐	1723.1	2086.2	2225.7	2513.1	2032.2	2598.9
医疗保健	1164.5	1451.2	1685.2	1902.3	1843.1	2115.2
其他用品及服务	389.2	447.0	477.5	524.0	462.2	569.4
城镇居民人均可支配收入（元／年）	31194.8	36396.2	39250.8	42358.8	43833.8	47411.9
工资性收入	19337.1	22200.9	23792.2	25564.8	26380.7	28480.8
经营净收入	3476.1	4064.7	4442.6	4840.4	4710.8	5381.9
财产净收入	3041.9	3606.9	4027.7	4390.6	4626.5	5052.0
转移净收入	5339.7	6523.6	6988.3	7563.0	8115.8	8497.3
城镇居民人均消费支出（元／年）	21392.4	24445.0	26112.3	28063.4	27007.4	30307.2
食品烟酒	6359.7	7001.0	7239.0	7732.6	7880.5	8678.1
衣着	1701.1	1757.9	1808.2	1831.9	1644.8	1842.8
居住	4726.0	5564.0	6255.0	6780.2	6957.7	7405.3
生活用品及服务	1306.5	1525.0	1629.4	1689.3	1640.0	1819.6
交通通信	2895.4	3321.5	3473.5	3671.3	3474.3	3932.0
教育文化娱乐	2382.8	2846.6	2974.1	3328.0	2591.7	3322.0
医疗保健	1443.4	1777.4	2045.7	2282.7	2172.2	2521.3
其他用品及服务	577.5	651.5	687.4	747.2	646.2	786.1
农村居民人均可支配收入（元／年）	11421.7	13432.4	14617.0	16020.7	17131.5	18931.0
工资性收入	4600.3	5498.4	5996.1	6583.5	6973.9	7958.1
经营净收入	4503.6	5027.8	5358.4	5762.2	6077.4	6566.2
财产净收入	251.5	303.0	342.1	377.3	418.8	469.4
转移净收入	2066.3	2603.2	2920.5	3297.8	3661.3	3937.2
农村居民人均消费支出（元／年）	9222.6	10954.5	12124.3	13327.7	13713.4	15915.6
食品烟酒	3048.0	3415.4	3645.6	3998.2	4479.4	5200.2
衣着	550.5	611.6	647.7	713.3	712.8	859.5
居住	1926.2	2353.5	2660.6	2871.3	2962.4	3314.7
生活用品及服务	545.6	634.0	720.5	763.9	767.5	900.5
交通通信	1163.1	1509.1	1690.0	1836.8	1840.6	2131.8
教育文化娱乐	969.3	1171.3	1301.6	1481.8	1308.7	1645.5
医疗保健	846.0	1058.7	1240.1	1420.8	1417.5	1579.6
其他用品及服务	174.0	200.9	218.3	241.5	224.4	283.8

资料来源：国家统计局城乡一体化住户收支与生活状况调查。

附录A-5-2　2021年各地区居民人均收支情况

地　区	全国居民			城镇居民			农村居民		
	可支配收入（元）	消费支出（元）	医疗保健支出（元）	可支配收入（元）	消费支出（元）	医疗保健支出（元）	可支配收入（元）	消费支出（元）	医疗保健支出（元）
总　　计	35128.0	24100.1	1843.1	47411.9	30307.2	2172.2	18931.0	15915.6	1417.5
北　京	75002.2	43640.4	3513.3	81517.5	46775.7	3755.0	33302.7	23574.0	1972.8
天　津	47449.4	33188.4	2646.0	51485.7	36066.9	2811.0	27954.5	19285.5	1858.2
河　北	29383.0	19953.7	1692.0	39791.0	24192.5	1988.8	18178.9	15390.7	1380.1
山　西	27425.9	17191.2	1854.0	37433.1	21965.5	2421.2	15308.3	11410.1	1182.8
内蒙古	34108.4	22658.3	1891.5	44376.9	27194.2	2039.8	18336.8	15691.4	1667.0
辽　宁	35111.7	23830.8	2303.2	43050.8	28438.4	2595.2	19216.6	14605.9	1718.7
吉　林	27769.8	19604.6	2031.2	35645.8	24420.9	2396.4	17641.7	13411.0	1568.5
黑龙江	27159.0	20635.9	2023.2	33646.1	24422.1	2350.7	17889.3	15225.0	1562.9
上　海	78026.6	48879.3	3033.4	82428.9	51294.6	3188.7	38520.7	27204.8	1655.3
江　苏	47498.3	31451.4	2018.6	57743.5	36558.0	2173.7	26790.8	21130.1	1712.2
浙　江	57540.5	36668.1	1955.9	68486.8	42193.5	2162.1	35247.4	25415.2	1546.2
安　徽	30904.3	21910.9	1548.0	43008.7	26495.1	1637.6	18371.7	17163.3	1457.4
福　建	40659.3	28440.1	1583.2	51140.5	33942.0	1773.8	23228.9	19290.4	1270.9
江　西	30609.9	20289.9	1437.3	41684.4	24586.5	1724.3	18684.2	15663.1	1136.7
山　东	35705.1	22820.9	1914.0	47066.4	29314.3	2298.1	20793.9	14298.7	1413.4
河　南	26811.2	18391.3	1621.9	37094.8	23177.5	1899.3	17533.3	14073.2	1379.1
湖　北	30829.3	23846.1	1764.2	40277.8	28505.6	1922.3	18259.0	17646.9	1558.5
湖　南	31992.7	22798.2	2034.7	44866.1	28293.8	2350.5	18295.2	16950.7	1706.6
广　东	44993.3	31589.3	1677.9	54853.6	36621.1	1748.6	22306.0	20011.8	1517.9
广　西	26726.7	18087.9	1540.7	38529.9	22555.3	1903.4	16362.9	14165.3	1227.8
海　南	30456.8	22241.9	1407.3	40213.2	27564.8	1668.3	18076.3	15487.3	1077.3
重　庆	33802.6	24597.8	2101.5	43502.5	29849.6	2445.3	18099.6	16095.7	1560.1
四　川	29080.1	21518.0	1908.0	41443.8	26970.8	2193.4	17575.3	16444.0	1650.3
贵　州	23996.2	17957.3	1269.6	39211.2	25333.0	1706.6	12856.1	12557.0	959.4
云　南	25666.2	18851.0	1547.4	40904.9	27440.7	2317.7	14197.3	12386.3	980.6
西　藏	24949.9	15342.5	589.9	46503.9	28159.0	1098.9	16932.1	10576.6	402.5
陕　西	28568.0	19346.5	2078.4	40713.1	24783.7	2608.4	14744.8	13158.0	1490.7
甘　肃	22066.0	17456.2	1544.7	36187.3	25756.6	2090.5	11432.8	11206.1	1140.4
青　海	25919.5	19020.1	1975.7	37745.3	24512.5	2524.6	13604.2	13300.2	1416.0
宁　夏	27904.5	20023.8	1906.3	38290.7	25385.6	2267.3	15336.6	13535.7	1478.0
新　疆	26075.0	18960.6	1611.7	37642.4	25724.6	2349.1	15575.3	12821.4	955.0

注：各地区医疗保健支出系2020年数字。

附录B 世界各国卫生状况

简要说明

一、本章主要介绍世界各国卫生状况，包括预期寿命、死亡率、卫生服务覆盖、危险因素、卫生资源、卫生经费及人口。

二、本章数据摘自世界卫生组织《2022世界卫生统计》和全球卫生观察站数据库。

三、部分中国数据系世界卫生组织估算数。

主要指标解释

早产率 是指每100个活产中，出生时不足37孕周的活产儿所占百分比。

5岁以下儿童发育迟缓率 是指5岁以下儿童中低于WHO年龄别身高参考值至少2个标准差的生长迟缓者所占百分比。

5岁以下儿童低体重率 是指5岁以下儿童中低于WHO年龄别体重参考值至少2个标准差的低体重者所占百分比。

5岁以下儿童超重率 是指5岁以下儿童中高于WHO年龄别体重参考值至少2个标准差的超重者所占百分比。

成人肥胖率 指一定时期内20岁及以上人口中体重指数$\geqslant$30的人数所占比例，体重指数=体重（千克）/身高（米）^{2}。

总和生育率 每个妇女度过她的整个育龄期根据现时年龄别生育率可能生育的孩子数。

附录B-1　健康状况

序列	国家	预期寿命（岁）								
		合计			男			女		
		1990	2000	2019	1990	2000	2019	1990	2000	2019
1	阿富汗	49	46	63.2	49	44	63.3	50	48	63.2
2	阿尔巴尼亚	69	70	78.0	67	68	76.3	71	73	79.9
3	阿尔及利亚	68	69	77.1	66	68	76.2	69	71	78.1
4	安道尔	77	80	…	74	76	…	81	83	…
5	安哥拉	43	46	63.1	41	44	60.7	45	48	65.5
6	安提瓜和巴布达	71	72	76.5	70	71	74.9	72	74	78.0
7	阿根廷	73	75	76.6	69	71	73.5	76	78	79.5
8	亚美尼亚	67	70	76.0	63	67	72.5	71	73	79.2
9	澳大利亚	77	80	83.0	74	77	81.3	80	82	84.8
10	奥地利	76	78	81.6	72	75	79.4	79	81	83.8
11	阿塞拜疆	63	64	71.4	60	62	68.8	66	67	74.1
12	巴哈马群岛	72	72	73.2	69	69	69.9	74	75	76.6
13	巴林群岛	73	73	75.8	72	72	75.0	74	74	77.0
14	孟加拉国	60	61	74.3	60	61	73.0	59	61	75.6
15	巴巴多斯岛	74	74	76.0	71	70	74.3	77	77	77.7
16	白俄罗斯	71	69	74.8	66	63	69.7	76	74	79.6
17	比利时	76	78	81.4	73	75	79.3	79	81	83.5
18	伯利兹	71	70	74.4	69	67	71.4	74	74	77.8
19	贝宁湾	53	55	63.4	51	52	61.2	56	58	65.7
20	不丹	53	60	73.1	53	58	72.0	53	62	74.4
21	玻利维亚	58	64	72.1	56	61	71.1	60	66	73.1
22	波黑	73	74	76.8	70	71	74.4	75	76	79.1
23	博茨瓦纳	65	51	62.2	65	50	58.9	66	52	65.5
24	巴西	66	70	75.9	63	67	72.4	70	74	79.4
25	文莱	73	77	74.3	71	75	73.4	75	79	75.4
26	保加利亚	71	72	75.1	68	68	71.6	75	75	78.6
27	布基纳法索	50	51	62.7	48	48	60.1	51	53	65.2
28	布隆迪	49	47	63.8	48	45	61.5	51	49	66.1
29	佛得角	66	69	74.0	63	66	69.9	68	72	77.9
30	柬埔寨	54	59	70.1	51	55	67.2	57	63	72.7
31	喀麦隆	54	51	62.4	53	51	60.3	56	52	64.5
32	加拿大	77	79	82.2	74	77	80.4	81	82	84.1
33	中非	48	46	53.1	46	46	50.2	50	45	56.3
34	乍得	45	49	59.6	43	48	58.0	47	50	61.3
35	智利	73	77	80.7	69	73	78.1	76	80	83.2
36	中国	69	71	77.4	67	70	74.7	71	73	80.5
37	哥伦比亚	71	73	79.3	67	68	76.7	75	77	81.9
38	科摩罗	56	58	67.4	54	56	65.9	58	61	68.9
39	刚果	56	52	64.7	55	51	63.8	58	54	65.6
40	库克岛	69	71	…	67	69	…	72	75	…
41	哥斯达黎加	77	77	80.8	75	75	78.3	78	79	83.4
42	科特迪瓦	51	49	62.9	50	47	60.5	54	50	65.8
43	克罗地亚	73	74	78.6	69	70	75.5	76	78	81.6
44	古巴	74	77	77.8	73	75	75.4	76	79	80.3
45	塞浦路斯	76	77	83.1	74	75	81.1	79	79	85.1
46	捷克	71	75	79.1	68	72	76.3	75	79	81.9
47	朝鲜	70	66	72.6	66	64	69.3	73	68	75.7
48	刚果民主共和国	49	47	62.4	48	45	60.0	51	50	64.8

2012 年标化死亡率（1/10 万）			2012 年寿命损失人年归因（1/10 万）			孕产妇死亡率（1/10 万）	
传染性疾病	非传染性疾病	伤害	传染性疾病	非传染性疾病	伤害	2010	2017
363	846	169	31128	12324	9801	460	638
46	672	48	1927	17284	2370	27	15
98	710	54	4810	12406	2418	97	112
…	…	…	…	…	…	…	…
873	768	138	75280	17031	9887	450	241
…	…	…	…	…	…	…	42
69	467	51	2917	13363	2413	77	39
45	848	49	2368	23695	2447	30	26
14	303	28	591	10017	1326	7	6
13	360	31	531	14341	1439	4	5
71	664	34	4926	13802	1893	43	26
122	465	46	6301	9780	1917	47	70
48	506	34	1236	5024	1329	20	14
235	549	64	10015	9632	2742	240	173
61	404	28	2659	12630	1345	51	27
28	683	91	1543	24934	4737	4	2
28	357	39	1165	14445	1814	8	5
105	471	82	4594	7186	3056	53	36
577	761	98	35559	12712	5057	350	397
187	573	142	9826	11790	6977	180	183
226	635	100	11727	13300	5488	190	155
20	513	42	777	17315	2030	8	10
555	612	88	26187	9111	4444	160	144
93	514	80	3345	12542	4303	56	60
56	475	45	1273	7905	1622	24	31
33	638	36	1553	26901	1826	11	10
648	784	119	42924	13422	6312	300	320
705	729	147	51897	14209	8809	800	548
142	482	54	5127	8695	1914	79	58
227	394	62	12889	10043	3906	250	160
769	675	106	45696	14488	6263	690	529
23	318	31	935	11421	1482	12	10
1212	551	108	69308	10575	6577	890	829
1071	713	114	75598	12700	6670	1100	1140
36	367	41	1317	9887	2006	25	13
41	576	50	1858	13475	2208	37	29
52	338	72	3308	7622	3851	92	83
495	695	132	29959	11603	5634	280	273
667	632	89	45395	11739	5576	560	378
…	…	…	…	…	…	…	…
31	392	46	1274	8695	2211	40	27
861	794	124	54054	16884	7382	400	617
12	496	40	575	20431	1853	17	8
33	422	45	1182	14141	1911	73	36
16	333	27	489	9158	1318	10	6
27	461	39	1068	17096	1868	5	3
117	751	92	4657	18529	4252	81	89
921	724	137	70873	14227	9524	540	473

序列	国家	预期寿命（岁）								
		合计			男			女		
		1990	2000	2019	1990	2000	2019	1990	2000	2019
49	丹麦	75	77	81.3	72	75	79.6	78	79	83.0
50	吉布提	57	58	65.8	55	56	64.1	59	60	67.8
51	多米尼加	74	74	…	72	72	…	76	76	…
52	多米尼加共和国	69	73	72.8	68	72	69.8	70	74	76.2
53	厄瓜多尔	69	73	78.4	67	70	76.4	72	76	80.5
54	埃及	65	68	71.8	63	66	69.6	67	71	74.1
55	萨尔瓦多	65	70	75.0	61	67	70.6	70	74	79.1
56	赤道几内亚	48	52	62.2	46	51	60.9	49	53	63.6
57	厄立特里亚	48	61	64.1	46	58	61.3	50	63	67.1
58	爱沙尼亚	70	71	78.9	64	65	74.7	75	76	82.6
59	斯瓦蒂尼（原斯威士兰）	61	48	57.7	62	46	53.4	61	51	63.2
60	埃塞俄比亚	45	48	68.7	42	46	66.9	48	51	70.5
61	斐济	66	68	68.0	64	65	65.9	68	71	70.3
62	芬兰	75	78	81.6	71	74	79.2	79	81	84.0
63	法国	78	79	82.5	73	75	79.8	82	83	85.1
64	加蓬	61	60	66.5	60	58	63.6	63	63	69.7
65	冈比亚	52	57	65.5	50	55	63.4	53	58	67.7
66	格鲁吉亚	71	71	73.3	67	68	68.8	75	74	77.8
67	德国	76	78	81.7	72	75	78.7	79	81	84.8
68	加纳	57	58	66.3	55	56	63.7	58	59	69.2
69	希腊	77	78	81.1	75	76	78.6	80	81	83.6
70	格林纳达	70	72	72.9	67	68	70.6	74	75	75.3
71	危地马拉	62	67	72.0	60	64	69.0	65	70	75.0
72	几内亚	47	50	61.0	46	48	59.5	48	53	62.3
73	几内亚比绍	49	47	60.2	47	44	57.4	52	49	63.0
74	圭亚那	63	66	65.7	59	61	62.5	67	71	69.4
75	海地	54	55	64.1	52	54	63.3	56	57	64.8
76	洪都拉斯	67	67	71.9	65	64	70.7	69	70	73.2
77	匈牙利	69	72	76.4	65	68	73.1	74	76	79.6
78	冰岛	78	80	82.3	75	78	80.8	81	82	83.9
79	印度	58	61	70.8	57	60	69.5	58	62	72.2
80	印尼	62	68	71.3	60	66	69.4	64	70	73.3
81	伊朗	64	67	77.3	63	65	75.7	64	70	79.1
82	伊拉克	69	68	72.4	67	65	69.9	71	70	75.0
83	爱尔兰	75	76	81.8	72	74	80.2	78	79	83.5
84	以色列	77	79	82.6	75	77	80.8	79	81	84.4
85	意大利	77	79	83.0	74	76	80.9	80	82	84.9
86	牙买加	71	72	76.0	69	71	74.4	74	74	77.7
87	日本	79	81	84.3	76	78	81.5	82	85	86.9
88	约旦	70	70	77.9	68	68	77.0	71	73	78.8
89	哈萨克斯坦	66	63	74.0	61	58	70.0	70	68	77.6
90	肯尼亚	60	54	66.1	58	52	63.7	62	56	68.4
91	基里巴斯	60	66	59.4	57	64	56.1	62	68	62.8
92	科威特	73	76	81.0	73	75	79.3	74	76	83.9
93	吉尔吉斯	66	65	74.2	62	62	70.7	69	69	77.3
94	老挝	53	59	68.5	51	58	66.2	54	60	70.9
95	拉脱维亚	69	71	75.4	64	65	70.6	74	76	79.8
96	黎巴嫩	67	71	76.4	64	68	74.0	71	75	79.2

2012年标化死亡率（1/10万）			2012年寿命损失人年归因（1/10万）			孕产妇死亡率（1/10万）	
传染性疾病	非传染性疾病	伤害	传染性疾病	非传染性疾病	伤害	2010	2017
29	406	23	1114	15722	1023	12	4
626	631	106	32528	12131	4795	200	248
…	…	…	…	…	…	…	…
77	396	66	5127	8525	3236	150	95
97	410	84	4586	9122	4176	110	59
74	782	33	4268	15168	1513	66	37
96	475	158	4079	10914	7994	81	46
757	729	134	48783	15054	7887	240	301
506	672	119	22640	9469	4519	240	480
19	511	47	1810	20218	2189	2	9
884	702	119	48011	11412	6918	320	437
559	476	94	29697	8571	4697	350	401
105	804	64	4602	16839	2791	26	34
9	367	39	413	15028	1830	5	3
21	313	35	936	12899	1600	8	8
589	505	77	30028	10127	4197	230	252
590	630	96	35805	11970	5295	360	597
39	615	32	2419	21490	1647	67	25
22	365	23	926	16246	1113	7	7
476	670	76	28629	12863	4084	350	308
24	365	27	1027	15467	1298	3	3
…	…	…	…	…	…	24	25
213	409	111	10458	7885	5929	120	95
680	681	96	45952	12912	5574	610	576
870	765	112	56025	13835	6094	790	667
177	1024	150	8533	17196	6621	280	169
405	725	89	25017	13728	5232	350	480
118	441	81	6564	8031	4121	100	65
17	603	44	795	24235	2081	21	12
14	312	29	462	9207	1289	5	4
253	682	116	13613	14186	4785	200	145
162	680	49	7905	12030	2116	220	177
56	569	75	3118	10302	3799	21	16
87	715	128	7823	9610	5647	63	79
22	344	32	728	9828	1512	6	5
31	311	21	1024	8286	846	7	3
15	304	20	712	13583	953	4	2
97	519	51	5142	12320	2729	110	80
34	244	40	1604	12212	2005	5	5
53	640	53	3691	8584	2299	63	46
55	950	102	3834	21333	5254	51	10
657	515	101	37031	9133	5271	360	342
…	…	…	…	…	…	…	92
82	406	25	1468	4400	1199	14	12
66	835	65	5767	15300	3421	71	60
329	680	75	21052	10183	3846	470	185
26	624	55	2076	25436	2564	34	19
30	385	41	1196	7934	1377	25	29

序列	国家	预期寿命（岁）								
		合计			男			女		
		1990	2000	2019	1990	2000	2019	1990	2000	2019
97	莱索托	61	47	50.7	59	44	47.7	62	50	54.2
98	利比里亚	42	50	64.1	39	48	63.2	46	52	65.0
99	利比亚	68	71	75.8	67	69	74.2	70	74	77.3
100	立陶宛	71	72	76.0	66	67	71.2	76	77	80.4
101	卢森堡	76	78	82.4	72	75	80.6	79	81	84.2
102	马达加斯加	51	59	65.3	50	57	64.1	53	61	66.6
103	马拉维	45	43	65.6	43	41	62.3	46	45	68.9
104	马来西亚	71	72	74.7	68	69	72.6	73	74	77.1
105	马尔代夫	58	67	79.6	60	67	78.6	57	67	80.8
106	马里	46	50	62.8	46	48	62.2	46	52	63.4
107	马耳他	76	78	81.9	74	76	79.9	78	80	83.8
108	马歇尔群岛	63	59	…	61	58	…	65	60	…
109	毛利塔尼亚	58	58	68.4	57	56	68.1	60	59	68.7
110	毛里求斯	70	71	74.1	66	68	71.0	74	75	77.3
111	墨西哥	71	74	76.0	68	72	73.1	75	77	78.9
112	密克罗尼西亚	66	67	63.0	65	66	60.3	67	68	66.0
113	摩纳哥	78	80	…	74	76	…	81	84	…
114	蒙古	61	64	68.1	58	60	63.8	64	67	72.8
115	黑山	76	74	75.9	73	72	73.2	79	77	78.7
116	摩洛哥	64	69	73.0	63	67	71.7	66	72	74.3
117	莫桑比克	43	48	58.1	41	46	54.5	45	50	61.7
118	缅甸	59	62	69.1	57	59	65.9	61	65	72.2
119	纳米比亚	63	53	64.6	62	50	60.6	64	57	68.4
120	瑙鲁	73	59	…	69	54	…	77	65	…
121	尼泊尔	54	62	70.9	54	61	68.9	55	63	72.7
122	荷兰	77	78	81.8	74	76	80.4	80	81	83.1
123	新西兰	76	79	82.0	73	76	80.4	78	81	83.5
124	尼加拉瓜	71	73	75.0	68	70	72.1	74	76	77.9
125	尼日尔	43	51	63.3	43	51	62.1	43	51	64.6
126	尼日利亚	46	48	62.6	45	47	61.2	47	48	64.1
127	纽埃岛	71	72	…	69	68	…	75	76	…
128	北马其顿（原马其顿）	72	72	74.8	70	69	72.8	75	75	76.9
129	挪威	77	79	82.6	74	76	81.1	80	81	84.1
130	阿曼	68	71	73.9	66	69	73.0	70	75	75.3
131	巴基斯坦	60	61	65.6	59	61	64.6	61	62	66.7
132	帕劳群岛	66	70	…	65	67	…	68	74	…
133	巴拿马	74	76	79.3	72	73	76.6	76	78	82.1
134	巴布亚新几内亚	56	61	65.3	53	60	63.4	59	63	67.4
135	巴拉圭	73	74	75.8	71	71	73.1	76	77	78.8
136	秘鲁	70	72	79.9	68	70	78.5	72	74	81.3
137	菲律宾	66	69	70.4	63	66	67.4	70	73	73.6
138	波兰	71	74	78.3	67	70	74.5	76	78	81.9
139	葡萄牙	74	77	81.6	71	73	78.6	78	80	84.4
140	卡塔尔	75	77	77.2	74	77	78.0	76	77	76.6
141	韩国	72	76	83.3	68	72	80.3	76	80	86.1
142	摩尔多瓦	68	68	73.3	65	64	69.3	72	71	77.1
143	罗马尼亚	70	71	75.6	66	68	72.0	73	75	79.3
144	俄罗斯	69	65	73.2	63	58	68.2	74	72	78.0

2012年标化死亡率（1/10万）			2012年寿命损失人年归因（1/10万）			孕产妇死亡率（1/10万）	
传染性疾病	非传染性疾病	伤害	传染性疾病	非传染性疾病	伤害	2010	2017
1110	672	142	57102	11697	7939	620	544
609	657	83	32485	10525	4030	770	661
53	550	63	2305	8377	2511	58	72
26	581	76	1281	22141	3932	8	8
21	318	31	750	10773	1367	20	5
430	649	89	24877	10233	4675	240	335
778	655	98	41453	9228	4049	460	349
117	563	63	3134	9740	2450	29	29
59	487	35	2173	7691	1205	60	53
588	866	120	55170	14432	6603	540	562
24	364	19	767	12632	886	8	6
…	…	…	…	…	…	…	…
619	555	83	31786	9373	4001	510	766
62	577	44	2399	16472	2235	60	61
57	468	63	2578	10391	3339	50	33
…	…	…	…	…	…	100	88
…	…	…	…	…	…	…	…
83	966	69	5357	17033	3885	63	45
19	572	41	883	18336	1946	8	6
132	708	47	…	…	…	100	70
998	594	175	53997	11531	8061	490	289
316	709	102	13566	14286	4767	200	250
357	580	76	18018	8027	3755	200	195
…	…	…	…	…	…	…	…
252	678	89	11880	11404	3697	170	186
26	355	22	941	13172	966	6	5
18	314	33	742	10295	1597	15	9
75	547	64	4947	10740	3209	95	98
740	649	98	54270	10726	5637	590	509
866	674	146	59843	13237	8544	630	917
…	…	…	…	…	…	…	…
17	637	24	823	18585	1096	10	7
25	337	26	894	11991	1117	7	2
84	478	53	2583	5787	2443	32	19
296	669	99	20789	11796	4893	260	140
…	…	…	…	…	…	…	…
86	373	67	3975	8760	3724	92	52
554	693	100	22709	12277	4394	230	145
77	486	68	4427	9696	3421	99	84
121	364	48	4193	8048	2189	67	88
226	720	54	8000	13013	2698	99	121
23	494	49	940	18222	2433	5	2
40	343	25	1632	14128	1215	8	8
28	407	41	635	3410	1690	7	9
34	302	53	944	8755	2381	16	11
45	788	76	3150	24614	3642	41	19
39	612	41	1841	22427	2049	27	19
74	790	103	3877	28356	5483	34	17

序列	国家	预期寿命（岁）								
		合计			男			女		
		1990	2000	2019	1990	2000	2019	1990	2000	2019
145	卢旺达	48	47	69.1	46	45	66.9	50	49	71.2
146	圣基茨和尼维斯	68	71	…	65	69	…	71	73	…
147	圣卢西亚岛	72	74	74.3	70	71	71.3	74	77	77.7
148	圣文森特和格林纳丁斯	72	70	73.2	69	67	71.3	75	73	75.3
149	萨摩亚群岛	66	67	70.5	63	65	69.2	69	70	71.8
150	圣马力诺	79	81	…	76	78	…	83	84	…
151	圣多美和普林西比	61	66	70.4	59	64	68.8	63	68	72.0
152	沙特阿拉伯	69	71	74.3	67	69	73.1	71	75	76.1
153	塞内加尔	57	60	68.6	56	58	66.8	59	62	70.1
154	塞尔维亚	72	72	75.9	69	69	73.5	75	74	78.3
155	塞舌尔	69	72	73.3	64	67	70.0	75	76	77.1
156	塞拉利昂	38	41	60.8	38	37	59.6	38	45	61.9
157	新加坡	75	78	83.2	73	76	81.0	78	81	85.5
158	斯洛伐克	71	73	78.2	66	69	74.8	75	77	81.4
159	斯洛文尼亚	74	76	81.3	70	72	78.6	78	80	84.1
160	所罗门群岛	62	69	65.2	61	67	62.9	63	71	67.9
161	索马里	47	50	56.5	45	49	54.0	50	51	59.2
162	南非	62	56	65.3	59	54	62.2	66	59	68.3
163	南苏丹	42	…	62.8	41	…	60.8	44	…	64.8
164	西班牙	77	79	83.2	73	76	80.7	81	83	85.7
165	斯里兰卡	69	69	76.9	65	63	73.8	75	75	79.8
166	苏丹	55	58	69.1	54	58	67.6	57	58	70.8
167	苏里南	73	69	71.5	71	66	68.5	76	72	74.6
168	瑞典	78	80	82.4	75	77	80.8	81	82	84.0
169	瑞士	78	80	83.4	74	77	81.8	81	83	85.1
170	叙利亚	70	71	72.7	69	69	71.2	71	74	74.3
171	塔吉克斯坦	64	64	69.5	62	62	67.6	65	65	71.5
172	泰国	69	68	77.7	66	63	74.4	72	72	81.0
173	东帝汶	50	60	69.6	48	58	67.9	51	63	71.4
174	多哥	55	56	64.3	54	54	61.5	57	59	67.2
175	汤加	68	69	72.6	64	68	69.8	74	71	75.6
176	特立尼达和多巴哥	68	69	76.1	65	65	72.5	71	73	79.9
177	突尼斯	70	73	77.0	69	71	74.9	72	75	79.2
178	土耳其	65	70	78.6	62	67	76.4	68	73	80.7
179	土库曼斯坦	62	62	69.7	59	59	66.5	65	65	73.0
180	图瓦卢	62	63	…	59	63	…	64	63	…
181	乌干达	47	47	66.7	44	43	63.2	49	51	70.1
182	乌克兰	70	68	73.0	65	62	68.0	75	73	77.8
183	阿联酋	72	77	76.1	71	75	75.1	73	79	78.4
184	英国	76	78	81.4	73	75	79.8	79	80	83.0
185	坦桑尼亚	51	51	67.3	49	49	65.4	52	53	69.3
186	美国	75	77	78.5	72	74	76.3	79	80	80.7
187	乌拉圭	73	75	77.1	69	71	73.5	76	79	80.6
188	乌兹别克斯坦	67	66	73.0	63	63	70.8	70	68	75.2
189	瓦努阿图	66	69	65.3	64	68	62.7	67	70	68.3
190	委内瑞拉	72	74	73.9	70	71	69.9	74	77	78.2
191	越南	70	70	73.7	66	68	69.6	75	72	78.1
192	也门	58	61	66.6	56	59	64.4	59	62	68.9
193	赞比亚	43	42	62.5	40	40	59.5	47	44	65.4
194	津巴布韦	62	45	60.7	60	43	57.5	64	47	63.6

2012 年标化死亡率（1/10 万）			2012 年寿命损失人年归因（1/10 万）			孕产妇死亡率（1/10 万）	
传染性疾病	非传染性疾病	伤害	传染性疾病	非传染性疾病	伤害	2010	2017
402	585	106	24964	9517	5642	340	248
…	…	…	…	…	…	…	…
…	…	…	…	…	…	35	117
…	…	…	…	…	…	48	68
…	…	…	…	…	…	…	43
…	…	…	…	…	…	…	…
…	…	…	…	…	…	70	130
71	549	41	1841	6721	1577	24	17
588	558	89	26368	9505	3637	370	315
19	658	32	895	23163	1543	12	12
…	…	…	…	…	…	…	53
1327	964	150	82802	21114	9282	890	1120
66	265	17	1527	7562	794	3	8
35	533	39	1313	17777	1936	6	5
15	369	44	589	14708	2027	12	7
231	710	75	9927	11096	3192	93	104
927	551	188	71921	11605	11017	1000	829
612	711	104	30989	14121	5017	300	119
831	623	143	50404	12108	7667	…	1150
19	323	18	823	12838	851	6	4
75	501	89	2592	11909	3689	35	36
495	551	134	29142	10558	6569	730	295
84	375	70	4516	8530	3373	130	120
19	333	26	792	13327	1204	4	4
14	292	25	609	11297	1173	8	5
41	573	308	2807	7685	18227	70	31
148	753	52	14692	11930	3128	65	17
123	449	73	4570	12846	3379	48	37
344	671	69	21132	9304	3862	300	142
682	679	93	43673	12507	5449	300	396
…	…	…	…	…	…	110	52
80	705	98	3611	18921	5045	46	67
65	509	39	2762	11153	1792	56	43
44	555	39	2361	12651	2148	20	17
116	1025	93	8879	22123	5552	67	7
…	…	…	…	…	…	…	…
697	664	167	41005	10918	8098	310	375
69	749	67	3734	28498	3569	32	19
36	547	32	918	3086	1546	12	3
29	359	22	1187	13889	1016	12	7
584	570	129	32565	9699	5956	460	524
31	413	44	1337	14258	2159	21	19
46	446	54	1972	14879	2575	29	17
86	811	47	6840	14571	2713	28	29
…	…	…	…	…	…	110	72
58	411	103	3209	8639	5936	92	125
96	435	59	4475	10594	2730	59	43
515	627	84	21708	10259	4865	200	164
764	587	156	49853	9379	7020	440	213
711	599	82	42568	9782	5349	570	458

附录B-2 5岁以下儿童死亡率

序列	国家	新生儿死亡率（‰）		婴儿死亡率（‰）					
				合计			男		
		1990	2020	1990	2000	2020	1990	2000	2020
1	阿富汗	51.4	35	121.3	94.5	45.0		159	48.1
2	阿尔巴尼亚	17.0	8	35.1	23.2	8.8	48	27	9.7
3	阿尔及利亚	22.5	16	39.9	33.9	19.5	54	43	20.8
4	安道尔	4.2	1	7.5	3.9	2.4	8	4	2.6
5	安哥拉	54.3	27	133.4	128.3	48.3	160	132	53.4
6	安提瓜和巴布达	12.4	3	23.4	13.8	5.4	31	21	5.8
7	阿根廷	15.8	5	24.4	18.0	7.6	27	19	8.6
8	亚美尼亚	24.2	6	42.4	26.6	9.7	51	34	10.7
9	澳大利亚	4.7	2	7.6	5.1	3.1	9	6	3.4
10	奥地利	4.5	2	8.0	4.6	3.0	9	5	3.2
11	阿塞拜疆	32.3	10	75.4	60.7	17.3	87	64	19.0
12	巴哈马群岛	11.7	7	19.6	13.0	10.5	19	14	11.2
13	巴林群岛	8.1	3	19.5	10.9	5.8	13	11	6.0
14	孟加拉国	54.8	17	99.6	64.4	24.3	108	70	25.9
15	巴巴多斯岛	9.9	8	16.2	14.9	11.4	18	13	12.4
16	白俄罗斯	7.5	1	13.5	11.4	2.2	24	18	2.4
17	比利时	4.5	2	8.3	4.8	3.4	9	5	3.9
18	伯利兹	16.0	8	32.1	21.2	10.0	39	27	11.0
19	贝宁湾	41.4	30	107.9	90.0	56.5	117	94	61.9
20	不丹	43.2	15	93.3	58.9	23.2	99	73	25.4
21	玻利维亚	38.4	13	84.6	57.0	20.7	89	66	22.9
22	波黑	11.5	4	16.2	8.1	5.0	23	16	5.4
23	博茨瓦纳	24.8	22	38.9	54.4	36.1	47	67	39.5
24	巴西	27.8	9	51.4	28.9	13.1	51	31	14.7
25	文莱	6.4	6	9.4	7.7	9.6	11	6	10.5
26	保加利亚	12.0	3	18.4	17.9	5.1	16	15	5.6
27	布基纳法索	40.4	26	102.5	96.2	52.8	114	106	57.5
28	布隆迪	45.5	21	103.4	91.6	38.6	125	118	42.8
29	佛得角	22.1	9	48.4	29.0	12.2	59	40	13.4
30	柬埔寨	37.7	13	85.6	81.7	22.1	94	88	24.6
31	喀麦隆	35.2	26	84.8	92.5	48.3	99	104	53.2
32	加拿大	4.5	3	6.8	5.2	4.4	8	6	4.7
33	中非	48.3	39	115.3	113.3	77.5	118	123	83.8
34	乍得	48.4	33	115.9	105.9	67.4	127	130	73.5
35	智利	8.2	4	16.0	9.2	5.8	20	10	6.3
36	中国	24.9	3	42.2	30.2	5.5	31	25	5.8
37	哥伦比亚	19.0	7	29.0	21.2	11.4	33	26	12.6
38	科摩罗	41.2	29	88.1	72.8	47.2	99	90	51.6
39	刚果	29.7	19	60.1	76.5	33.0	69	76	36.4
40	库克岛	11.6	4	20.6	14.4	6.3	12	19	7.0
41	哥斯达黎加	9.0	6	14.3	11.3	6.7	17	13	7.2
42	科特迪瓦	47.8	33	104.3	99.6	57.9	116	107	64.5
43	克罗地亚	8.4	3	11.1	7.2	3.9	12	7	4.2
44	古巴	7.0	2	10.5	6.5	4.1	13	8	4.5
45	塞浦路斯	5.7	2	9.9	5.5	2.3	12	5	2.4
46	捷克	9.7	2	12.8	5.6	2.3	13	5	2.6
47	朝鲜	21.3	9	33.4	44.5	11.6	24	44	12.9
48	刚果民主共和国	47.6	27	114.7	114.6	63.8	131	131	69.5

5岁以下儿童死亡率（‰）											
女			合计			男			女		
1990	2000	2020	1990	2000	2020	1990	2000	2020	1990	2000	2020
154	136	41.5	179.1	135.6	58	262	232	61.4	237	210	54.3
33	19	7.8	40.5	26.1	10	64	34	10.6	38	20	9.0
46	36	18.1	47.1	39.6	23	66	50	24.0	55	42	21.3
6	4	2.1	8.5	4.6	3	9	5	2.8	8	4	2.2
146	120	43.1	225.9	216.7	71	274	225	77.2	242	199	65.5
18	12	5.0	25.5	15.4	6	31	23	6.9	27	15	5.9
21	15	6.6	27.6	20.2	9	31	22	9.6	25	18	7.5
45	30	8.7	49.7	30.1	11	63	40	12.0	49	31	9.8
7	5	2.9	9.2	6.2	4	10	7	4.0	8	6	3.4
7	4	2.7	9.5	5.5	4	10	6	4.0	9	5	3.3
68	50	15.5	94.5	74.1	19	109	77	21.2	85	60	17.4
14	12	9.8	23.5	15.8	12	28	22	13.1	21	18	11.4
14	10	5.5	23.0	12.7	7	16	14	7.0	17	11	6.5
96	61	22.7	143.7	88.1	29	151	92	31.0	144	88	27.1
12	13	10.4	18.1	16.4	12	20	14	13.3	15	15	11.1
17	13	1.9	16.6	14.4	3	27	20	3.3	20	15	2.6
7	4	3.0	10.0	5.8	4	11	7	4.7	8	5	3.7
31	19	9.1	39.6	25.1	12	47	30	12.7	39	24	10.6
104	84	50.9	179.4	146.0	86	189	148	91.6	180	141	79.9
84	62	20.9	133.7	79.4	28	158	113	30.2	137	98	25.0
80	59	18.4	122.7	77.4	25	124	87	27.8	120	84	22.8
19	12	4.5	18.3	9.2	6	26	20	6.3	21	14	5.1
46	65	32.5	49.5	85.1	45	62	102	48.8	57	95	40.7
40	25	11.6	61.5	32.9	15	62	37	16.4	50	31	13.0
8	6	8.7	12.2	9.5	12	12	8	12.6	11	8	10.4
12	12	4.6	22.1	21.1	6	20	18	6.7	15	15	5.6
106	98	47.9	202.2	185.8	85	203	189	89.6	200	186	80.1
102	96	34.4	170.8	148.9	54	203	190	58.9	176	165	49.6
39	26	11.0	63.0	35.3	14	74	48	15.5	52	34	12.8
76	71	19.3	117.5	110.5	26	126	115	28.6	107	97	22.5
84	87	43.1	136.4	151.2	72	154	163	77.8	141	149	66.3
6	5	4.0	8.3	6.2	5	9	7	5.4	7	5	4.6
111	115	70.9	176.9	174.1	103	174	183	109.0	175	184	96.8
112	114	61.0	214.7	190.7	110	206	210	116.5	197	201	103.3
16	9	5.3	19.1	10.9	7	24	12	7.3	19	10	6.2
43	35	5.1	53.9	36.9	7	39	31	7.8	52	41	6.9
23	18	10.1	35.2	25.1	13	41	30	14.6	29	22	11.7
80	72	42.5	52.8	43.7	61	138	123	66.4	117	104	56.0
64	71	29.5	92.2	121.4	45	108	121	48.6	99	111	40.5
20	10	5.7	24.4	16.8	7	15	21	7.8	21	12	7.0
14	10	6.3	16.9	13.1	8	20	14	8.5	16	11	7.4
94	87	50.9	151.6	146.1	78	159	148	85.6	145	135	69.8
9	6	3.5	12.8	8.3	5	14	8	5.0	10	7	4.1
9	5	3.6	13.3	8.4	5	15	10	5.6	11	7	4.6
10	5	2.1	11.1	6.5	3	13	7	3.0	11	6	2.5
9	4	2.0	14.6	6.6	3	14	6	3.3	11	5	2.6
22	40	10.3	43.4	60.0	17	47	61	18.2	43	55	14.8
120	120	57.6	176.0	175.9	81	207	207	87.5	190	190	74.5

续表

序列	国家	新生儿死亡率（‰）		婴儿死亡率（‰）					
				合计			男		
		1990	2020	1990	2000	2020	1990	2000	2020
49	丹麦	4.5	3	7.4	4.6	3.1	9	6	3.4
50	吉布提	43.6	30	92.1	79.7	47.2	108	95	51.4
51	多米尼加	11.8	30	14.0	13.6	31.7	18	16	34.0
52	多米尼加共和国	28.3	23	46.1	33.2	27.9	51	34	30.3
53	厄瓜多尔	21.3	7	44.2	28.3	11.2	47	32	12.4
54	埃及	32.2	10	62.5	35.9	16.7	77	44	17.8
55	萨尔瓦多	18.5	6	46.0	26.8	11.1	52	30	12.2
56	赤道几内亚	48.1	29	124.4	98.8	58.3	129	109	63.7
57	厄立特里亚	35.7	18	92.6	58.4	29.7	103	65	33.8
58	爱沙尼亚	12.3	＜1	16.5	8.8	1.7	14	10	1.8
59	斯瓦蒂尼（原斯威士兰）	29.5	20	55.4	80.1	37.4	71	75	41.4
60	埃塞俄比亚	54.6	27	121.8	89.8	35.4	140	103	40.2
61	斐济	12.5	12	25.0	20.6	23.0	21	18	24.9
62	芬兰	3.9	1	5.5	3.5	1.9	6	4	2.1
63	法国	3.6	3	7.4	4.4	3.5	8	5	3.8
64	加蓬	33.0	20	60.3	55.5	30.7	81	73	34.3
65	冈比亚	46.1	26	79.9	63.4	34.7	111	100	38.9
66	格鲁吉亚	27.8	5	40.5	31.2	8.2	44	33	9.2
67	德国	3.7	2	7.0	4.4	3.1	8	5	3.3
68	加纳	39.5	23	80.3	65.2	33.0	82	73	36.6
69	希腊	9.0	2	11.3	6.9	3.6	10	7	3.8
70	格林纳达	10.2	11	17.7	13.6	14.5	32	17	15.7
71	危地马拉	29.3	11	59.6	40.0	20.1	58	39	22.3
72	几内亚	52.5	30	140.4	103.1	62.0	152	124	67.8
73	几内亚比绍	60.6	35	132.8	108.7	51.4	157	142	56.9
74	圭亚那	29.0	17	47.1	38.6	23.8	60	49	26.8
75	海地	37.8	25	100.2	74.8	46.7	113	87	51.3
76	洪都拉斯	24.5	9	45.7	31.1	13.9	47	36	15.5
77	匈牙利	12.9	2	17.0	9.7	3.4	17	10	3.7
78	冰岛	3.2	＜1	5.1	3.1	1.5	6	3	1.7
79	印度	51.1	20	88.4	66.5	27.0	83	67	27.2
80	印尼	30.8	12	62.0	41.0	19.6	62	43	21.7
81	伊朗	26.8	8	44.1	28.6	11.1	62	43	11.8
82	伊拉克	26.1	14	41.8	35.7	21.3	45	41	23.4
83	爱尔兰	5.0	2	7.7	6.0	2.6	9	7	2.8
84	以色列	6.1	2	9.7	5.6	2.9	11	6	3.1
85	意大利	6.2	2	8.3	4.7	2.5	9	5	2.7
86	牙买加	17.0	9	24.9	20.1	11.4	30	29	12.7
87	日本	2.5	＜1	4.6	3.3	1.8	5	4	1.9
88	约旦	19.4	9	30.0	23.3	12.9	37	29	14.1
89	哈萨克斯坦	22.5	5	44.7	37.5	8.9	58	43	10.1
90	肯尼亚	32.8	20	63.9	68.6	31.2	70	72	34.3
91	基里巴斯	29.8	21	69.1	53.5	39.2	68	52	43.1
92	科威特	9.3	5	14.4	11.0	7.6	15	10	8.3
93	吉尔吉斯	28.2	12	54.5	42.0	15.7	68	48	17.5
94	老挝	47.7	22	110.9	83.0	35.3	122	71	39.3
95	拉脱维亚	12.6	2	16.6	14.5	3.4	16	12	3.7
96	黎巴嫩	15.9	4	26.8	17.1	6.0	36	22	6.2

5 岁以下儿童死亡率（‰）											
女			合计			男			女		
1990	2000	2020	1990	2000	2020	1990	2000	2020	1990	2000	2020
6	4	2.8	8.9	5.6	4	10	6	4.0	8	5	3.3
82	72	42.8	118.6	100.7	56	137	119	60.8	108	94	50.8
12	13	29.3	17.2	15.8	35	21	18	40.8	14	15	35.2
45	30	25.3	59.7	41.1	34	67	42	36.7	57	36	30.6
35	24	9.8	56.9	34.3	13	58	37	14.4	48	31	11.5
54	31	15.4	85.1	44.8	19	103	54	20.7	75	39	18.2
44	25	9.9	59.5	32.4	13	68	37	14.1	56	30	11.5
111	95	52.6	184.0	142.4	78	206	174	84.3	190	162	72.4
81	51	25.4	150.6	89.3	39	162	96	44.0	137	81	34.2
10	7	1.5	20.2	11.0	2	18	13	2.3	14	9	1.9
64	68	33.3	73.9	122.5	47	95	108	51.0	90	102	42.1
108	79	30.3	205.0	145.5	49	225	159	54.2	193	137	42.9
17	14	21.1	30.0	24.4	27	25	19	29.6	19	17	25.2
6	3	1.7	6.7	4.3	2	7	5	2.5	7	4	2.1
6	4	3.1	9.0	5.4	4	10	6	4.8	8	5	3.9
54	48	26.9	92.7	84.6	42	104	93	45.9	81	73	37.4
96	87	30.4	169.8	119.0	49	163	140	54.1	142	122	44.5
37	28	7.3	47.3	35.7	9	51	38	10.3	42	31	8.2
6	4	2.9	8.5	5.4	4	10	6	3.9	8	5	3.4
70	62	29.2	128.2	101.3	45	132	117	49.2	107	94	40.0
9	5	3.3	12.5	7.8	4	11	8	4.4	10	6	3.8
33	18	13.3	22.2	15.9	16	40	19	17.6	40	21	15.0
56	38	17.7	80.6	50.7	24	75	48	26.2	77	49	21.1
121	98	55.9	237.6	170.2	96	246	198	101.4	214	172	89.4
127	115	45.8	224.8	180.8	77	264	240	83.0	215	196	70.5
34	28	20.6	61.2	48.7	28	80	59	32.0	41	31	24.7
97	74	41.8	144.6	104.4	60	158	117	65.7	147	109	54.9
39	30	12.3	59.1	38.2	16	58	42	18.0	52	38	14.4
13	9	3.1	19.0	11.2	4	19	12	4.4	15	10	3.7
5	2	1.4	6.4	4.0	2	7	4	2.1	6	3	1.8
85	68	26.8	125.9	91.4	33	111	87	32.2	126	99	33.0
51	35	17.3	84.3	52.2	23	93	61	25.4	77	51	20.5
47	33	10.5	56.6	34.7	13	82	54	13.6	63	41	12.3
39	35	19.1	53.4	44.6	25	58	52	27.7	48	43	22.7
8	5	2.4	9.2	7.2	3	11	8	3.3	9	6	2.8
9	5	2.7	11.6	6.9	4	13	8	3.8	11	6	3.3
7	4	2.3	9.6	5.5	3	10	6	3.1	8	5	2.7
25	25	10.1	29.8	23.7	13	35	34	14.8	32	30	11.7
4	3	1.7	6.3	4.5	2	7	5	2.6	6	4	2.4
27	21	11.6	36.7	27.8	15	42	31	16.4	37	28	13.6
44	33	7.7	52.6	43.5	10	69	51	11.3	51	38	8.7
58	59	27.9	98.7	110.9	42	106	112	45.6	92	97	38.0
62	45	35.1	95.4	71.0	50	93	64	53.9	84	62	45.0
13	7	6.9	16.7	12.7	9	18	13	9.7	16	10	8.0
57	40	13.8	65.7	49.2	18	80	55	19.5	69	47	15.5
94	55	31.2	162.0	117.4	44	166	91	48.5	148	81	39.4
11	9	3.2	20.4	17.2	4	20	15	4.3	15	11	3.7
30	19	5.7	32.3	20.0	7	45	27	7.3	35	21	6.6

序列	国家	新生儿死亡率（‰）		婴儿死亡率（‰）					
				合计			男		
		1990	2020	1990	2000	2020	1990	2000	2020
97	莱索托	44.6	44	69.5	80.6	69.9	79	91	76.6
98	利比里亚	52.1	31	165.3	118.9	58.2	178	144	63.6
99	利比亚	21.1	6	36.2	24.4	9.5	32	23	10.5
100	立陶宛	9.3	2	13.4	9.6	2.7	11	8	2.9
101	卢森堡	4.1	2	7.3	3.9	2.3	9	4	2.5
102	马达加斯加	41.2	20	98.1	70.5	36.3	109	70	40.0
103	马拉维	50.0	19	143.4	103.0	29.0	135	103	32.3
104	马来西亚	8.3	5	14.3	8.7	7.4	17	10	8.0
105	马尔代夫	35.8	4	67.8	35.2	5.5	83	43	6.0
106	马里	58.9	32	130.5	116.2	58.8	147	127	64.0
107	马耳他	7.4	4	10.0	6.8	5.6	12	7	6.1
108	马歇尔群岛	19.6	14	39.2	33.5	25.5	40	33	28.5
109	毛利塔尼亚	41.0	31	77.8	76.0	49.0	86	82	54.1
110	毛里求斯	15.8	11	19.9	16.4	14.8	23	20	16.4
111	墨西哥	16.9	8	37.0	21.6	11.8	40	24	12.9
112	密克罗尼西亚	21.7	13	43.2	41.6	20.9	45	38	23.7
113	摩纳哥	4.4	2	6.3	4.2	2.5	8	4	2.7
114	蒙古	30.9	8	77.0	49.4	13.2	86	58	14.7
115	黑山	10.6	1	15.0	12.5	2.0	12	14	2.1
116	摩洛哥	36.1	12	63.5	42.8	16.0	79	53	17.7
117	莫桑比克	56.4	28	158.0	113.8	52.8	160	127	56.7
118	缅甸	42.2	22	77.5	58.9	35.0	94	70	38.7
119	纳米比亚	28.8	20	49.6	49.3	30.1	58	58	33.2
120	瑙鲁	27.9	18	44.7	33.4	23.9	11	62	26.3
121	尼泊尔	53.2	17	98.8	60.4	23.6	98	63	25.7
122	荷兰	4.7	3	6.8	5.1	3.6	8	6	3.9
123	新西兰	4.3	3	9.2	6.1	3.9	10	7	4.3
124	尼加拉瓜	25.2	9	50.8	32.6	13.8	58	39	15.4
125	尼日尔	49.8	24	137.7	101.0	45.6	148	110	49.8
126	尼日利亚	51.7	35	126.3	112.5	72.2	134	122	78.6
127	纽埃岛	7.1	13	11.9	19.7	21.0	8	40	23.2
128	北马其顿（原马其顿）	16.6	4	33.0	14.2	1.8	33	18	2.0
129	挪威	4.1	1	7.0	3.9	5.2	8	4	5.5
130	阿曼	18.7	5	31.9	14.2	9.5	39	19	10.4
131	巴基斯坦	56.1	40	106.1	87.9	54.2	105	89	59.1
132	帕劳群岛	15.8	9	30.9	22.8	15.7	22	18	17.4
133	巴拿马	13.3	8	25.8	21.9	12.3	26	21	13.6
134	巴布亚新几内亚	30.6	21	65.0	58.2	35.2	68	59	38.2
135	巴拉圭	22.1	10	36.9	27.7	16.2	39	29	17.8
136	秘鲁	26.4	7	56.5	30.4	10.0	69	39	10.9
137	菲律宾	22.6	13	41.1	30.1	21.0	46	32	23.2
138	波兰	11.4	3	15.1	8.1	3.7	17	9	4.0
139	葡萄牙	7.2	2	11.5	5.5	2.7	13	7	3.0
140	卡塔尔	10.0	4	17.7	10.7	4.9	20	12	5.3
141	韩国	3.1	1	6.1	5.2	2.6	8	6	2.8
142	摩尔多瓦	14.1	11	26.7	25.4	12.5	37	25	13.8
143	罗马尼亚	16.8	3	31.0	23.3	5.6	26	21	6.1
144	俄罗斯	14.7	2	21.9	19.7	4.4	26	23	4.8

	5岁以下儿童死亡率（‰）										
女			合计			男			女		
1990	2000	2020	1990	2000	2020	1990	2000	2020	1990	2000	2020
70	81	62.9	86.3	114.6	90	98	132	96.8	87	116	81.9
151	122	52.5	248.0	175.2	78	257	207	84.1	236	189	72.1
32	23	8.5	42.4	28.4	11	36	25	12.2	36	25	10.0
10	9	2.5	16.5	11.8	3	15	11	3.6	12	11	3.0
7	4	2.1	8.8	4.8	3	11	6	3.1	8	5	2.5
94	60	32.3	160.8	110.6	50	174	104	54.7	160	96	45.6
123	94	25.6	245.3	174.2	39	229	173	42.7	206	156	34.3
14	8	6.8	16.6	10.1	9	19	11	9.3	16	9	7.9
78	42	5.0	93.5	43.8	6	114	55	7.0	111	51	5.9
130	112	53.3	254.2	219.9	91	258	225	96.3	241	210	85.4
8	5	5.2	11.4	7.8	6	13	8	7.0	9	6	5.9
38	31	22.3	49.6	41.5	31	49	39	34.0	48	38	27.0
75	71	43.6	117.8	113.1	71	136	128	76.4	122	115	64.8
18	12	13.1	23.1	18.6	17	27	22	18.2	20	14	14.8
32	20	10.6	46.4	25.6	14	49	29	14.9	41	23	12.4
45	37	17.9	55.4	53.1	25	58	47	27.9	57	46	21.2
6	3	2.2	7.7	5.2	3	9	5	3.3	7	4	2.7
59	40	11.6	107.9	64.6	15	117	73	17.1	85	53	13.6
12	11	1.8	16.7	13.7	2	14	15	2.5	14	12	2.2
58	39	14.3	80.7	50.8	19	98	61	20.5	79	49	16.8
150	119	48.7	237.0	168.5	71	235	186	75.0	229	181	65.8
73	54	31.2	108.6	79.5	44	131	94	47.8	104	75	39.4
41	41	27.0	73.6	75.5	40	84	88	43.9	61	64	36.2
5	17	21.3	57.5	41.3	28	12	78	31.4	6	22	25.5
99	63	21.4	142.3	81.9	28	144	86	30.3	140	84	25.9
6	5	3.2	8.3	6.2	4	10	7	4.6	8	6	3.8
7	6	3.6	11.2	7.4	5	13	9	5.1	9	7	4.3
44	29	12.1	66.8	40.3	16	74	46	17.8	61	38	14.1
140	104	41.3	327.3	226.9	78	310	230	81.2	300	223	73.5
116	106	65.7	213.2	187.7	114	217	195	120.1	206	185	107.3
19	30	18.6	13.8	23.2	25	8	40	27.4	19	32	22.1
30	16	1.6	36.6	16.0	2	37	20	2.4	35	18	2.0
6	3	4.9	8.7	4.8	6	10	5	6.3	7	4	5.6
35	17	8.5	39.3	16.5	11	50	23	12.1	47	21	9.9
96	81	49.0	138.6	112.6	65	130	108	69.6	130	108	60.5
14	9	13.8	36.1	26.7	17	25	19	18.7	17	13	14.9
23	18	11.0	31.1	26.0	14	33	27	15.8	28	25	12.8
65	56	32.1	89.1	78.4	44	95	80	47.3	87	73	40.4
29	22	14.4	46.2	33.5	19	47	34	20.8	37	27	16.9
55	31	9.0	80.0	39.8	13	86	44	14.0	69	35	11.6
36	26	18.5	58.6	39.9	26	64	41	29.1	53	34	23.5
14	7	3.4	17.3	9.3	4	20	10	4.7	16	8	4.0
10	5	2.5	14.7	7.2	3	16	9	3.6	12	7	3.0
15	11	4.6	20.8	12.4	6	25	14	6.2	20	12	5.3
8	6	2.3	7.1	6.1	3	9	7	3.3	8	6	2.8
24	16	11.0	32.3	30.6	14	45	30	16.1	28	19	12.8
21	17	5.1	37.7	27.0	7	34	24	7.5	27	20	6.3
19	18	3.9	26.0	23.2	5	31	27	6.0	23	21	4.8

序列	国家	新生儿死亡率（‰）		婴儿死亡率（‰）					
				合计			男		
		1990	2020	1990	2000	2020	1990	2000	2020
145	卢旺达	38.5	18	92.8	108.0	30.3	111	116	33.2
146	圣基茨和尼维斯	17.3	10	22.9	13.6	12.6	28	15	13.8
147	圣卢西亚岛	12.9	13	18.6	15.2	22.0	20	15	23.9
148	圣文森特和格林纳丁斯	15.1	9	20.5	19.3	12.9	21	21	14.0
149	萨摩亚群岛	11.8	7	25.8	18.5	14.6	42	43	16.1
150	圣马力诺	4.0	<1	9.7	4.9	1.6	12	6	1.7
151	圣多美和普林西比	32.2	8	70.3	58.4	12.7	65	60	14.1
152	沙特阿拉伯	20.7	3	35.3	19.3	6.0	37	21	6.2
153	塞内加尔	41.5	21	70.5	69.2	28.9	79	66	32.1
154	塞黑	16.6	4	24.0	11.1	4.9	24	13	5.4
155	塞舌尔	10.2	8	14.2	12.2	12.0	19	10	12.8
156	塞拉利昂	57.3	31	158.1	141.3	80.1	176	159	86.4
157	新加坡	4.0	<1	6.2	3.1	1.9	8	3	2.0
158	斯洛伐克	12.1	3	15.6	10.2	4.7	14	10	5.1
159	斯洛文尼亚	5.4	1	8.8	4.5	1.8	10	6	1.9
160	所罗门群岛	16.1	8	31.5	28.4	16.6	32	31	18.1
161	索马里	51.8	37	108.1	104.9	72.7	110	110	78.2
162	南非	20.3	11	47.0	51.7	25.8	54	61	27.8
163	南苏丹	64.8	40	149.5	109.6	63.3	…	…	68.6
164	西班牙	6.8	2	9.3	5.4	2.7	8	5	3.0
165	斯里兰卡	12.1	4	18.2	14.0	5.9	26	20	6.5
166	苏丹	41.0	27	80.2	68.9	39.9	75	70	44.3
167	苏里南	21.9	11	40.8	30.4	15.7	48	37	17.6
168	瑞典	3.6	1	5.8	3.4	2.2	7	4	2.3
169	瑞士	3.8	3	6.7	4.6	3.5	7	5	3.8
170	叙利亚	17.2	11	30.4	19.8	18.5	36	22	20.2
171	塔吉克斯坦	37.6	14	84.9	74.7	28.4	106	87	31.9
172	泰国	18.9	5	30.3	19.1	7.4	30	19	8.1
173	东帝汶	48.3	19	129.5	83.8	36.5	155	94	39.8
174	多哥	42.1	24	90.3	76.7	44.4	103	90	48.6
175	汤加	11.0	5	19.4	15.4	9.8	23	19	10.9
176	特立尼达和多巴哥	20.3	11	26.9	25.3	14.8	33	34	16.3
177	突尼斯	24.3	12	41.0	25.6	14.3	44	26	15.6
178	土耳其	31.2	5	55.7	33.7	8.1	75	40	8.7
179	土库曼斯坦	32.2	24	72.7	66.4	36.1	93	68	41.1
180	图瓦卢	22.1	10	44.4	34.2	18.7	43	37	20.9
181	乌干达	39.5	19	107.2	89.1	31.9	125	105	35.1
182	乌克兰	8.6	5	16.7	15.8	6.9	22	20	7.6
183	阿联酋	9.3	4	14.2	9.6	5.6	16	11	6.2
184	英国	4.7	3	7.9	5.6	3.6	9	6	4.0
185	坦桑尼亚	43.3	20	101.3	80.4	34.7	102	88	37.7
186	美国	5.7	3	9.4	7.1	5.4	11	8	5.9
187	乌拉圭	11.1	4	20.3	14.6	5.3	24	16	5.9
188	乌兹别克斯坦	20.3	8	58.7	53.2	12.5	65	56	14.1
189	瓦努阿图	14.8	11	27.3	19.6	21.1	33	21	22.7
190	委内瑞拉	14.9	15	24.6	18.2	21.1	30	23	22.8
191	越南	22.8	10	36.5	27.0	16.7	39	23	18.9
192	也门	43.2	28	87.7	69.2	45.7	94	77	49.8
193	赞比亚	43.9	24	114.5	99.5	41.7	119	110	45.3
194	津巴布韦	31.0	26	50.4	61.0	37.9	56	72	42.0

			5 岁以下儿童死亡率（‰）								
女			合计			男			女		
1990	2000	2020	1990	2000	2020	1990	2000	2020	1990	2000	2020
95	100	27.2	151.8	181.9	40	185	195	43.9	156	165	36.8
16	22	11.2	28.5	17.5	15	32	16	16.5	20	26	13.4
14	13	20.0	22.6	17.9	24	25	17	26.5	18	15	22.2
19	17	11.8	24.7	22.2	14	26	26	15.3	24	20	12.9
38	10	13.1	31.0	21.8	17	51	47	18.7	49	18	15.3
16	4	1.4	10.9	5.5	2	12	6	1.9	18	4	1.6
58	53	11.2	110.4	89.3	16	98	89	17.8	91	82	14.3
33	19	5.8	44.1	22.8	7	47	25	7.2	39	21	6.8
67	56	25.4	141.1	137.0	38	161	128	41.8	140	111	34.2
22	9	4.4	27.8	12.8	6	28	15	6.2	25	11	5.1
11	13	11.1	16.5	14.2	14	21	13	15.0	12	14	12.8
157	142	73.5	267.7	231.5	108	300	263	114.6	270	237	100.9
7	2	1.7	7.7	4.0	2	10	4	2.4	8	4	2.1
10	7	4.2	17.7	11.8	6	16	12	6.3	12	8	5.2
7	4	1.6	10.4	5.5	2	12	6	2.4	8	5	2.0
31	30	15.0	38.7	34.4	19	37	36	21.1	39	38	17.5
107	107	66.9	179.7	173.6	115	178	178	120.3	182	182	108.7
42	47	23.6	61.0	74.3	32	70	88	34.8	53	66	29.5
...	...	58.5	252.9	182.5	98	...	...	103.1	...	...	93.9
7	4	2.5	11.0	6.5	3	10	6	3.5	8	5	3.0
20	15	5.3	21.3	16.3	7	33	24	7.6	24	17	6.3
81	76	35.3	128.0	107.8	57	116	108	61.3	131	122	51.5
39	30	13.7	47.7	34.8	18	55	41	19.7	47	35	15.4
5	3	2.0	6.9	4.1	3	8	5	2.9	6	3	2.4
6	4	3.2	8.2	5.6	4	9	6	4.3	8	5	3.7
24	15	16.5	37.2	23.3	22	44	26	24.4	29	17	20.3
76	63	24.6	108.2	93.5	32	136	109	36.2	97	78	28.2
22	15	6.6	37.1	22.5	9	36	22	9.5	27	18	7.8
120	73	33.0	172.1	106.6	42	207	120	46.0	158	92	38.3
75	65	39.9	146.4	121.8	64	171	141	69.3	129	106	59.2
16	16	8.6	22.8	17.9	11	24	22	12.7	20	19	10.1
27	26	13.3	30.6	28.6	17	38	40	18.2	31	29	14.9
35	20	12.9	52.2	30.8	17	54	31	18.0	45	24	15.1
62	33	7.6	74.4	41.7	9	92	45	10.1	76	38	8.9
67	49	30.8	90.7	81.9	42	112	81	47.3	84	61	36.0
41	32	16.5	57.1	42.5	22	54	42	24.2	52	43	19.6
97	82	28.4	178.7	147.0	43	203	170	47.8	165	138	38.7
14	13	6.2	19.6	18.4	8	26	24	8.9	16	14	7.3
13	9	5.0	16.5	11.2	7	19	12	7.2	15	10	5.9
7	5	3.3	9.3	6.6	4	11	7	4.6	8	6	3.8
96	84	31.6	167.0	131.5	49	161	138	52.4	163	141	45.1
8	7	4.9	11.2	8.4	6	13	9	6.9	10	8	5.7
21	12	4.8	23.1	16.8	6	27	19	6.8	23	14	5.6
57	49	10.7	71.4	63.9	14	77	65	15.8	70	60	12.0
33	21	19.3	33.1	23.1	25	39	24	26.9	42	26	22.8
23	17	19.2	29.5	21.3	24	35	26	26.2	28	20	22.1
40	24	14.4	50.6	35.1	21	58	31	24.4	53	28	17.3
82	67	41.5	124.8	95.7	60	128	103	63.7	121	97	55.5
95	88	37.8	192.5	168.8	61	196	182	66.2	161	149	56.5
52	66	33.6	74.6	102.6	54	84	120	58.5	78	111	49.0

附录B-3 卫生服务覆盖

序列	国家	熟练卫生人员接生比例（%）2012—2021	1岁儿童疫苗接种率（%）			结核病发病率（1/10万）2020	新涂阳结核病人治疗成功率（%）2019	HIV新发感染率（1/1000未感染者）2020
			麻苗 2020	百白破 2020	乙肝 2020			
1	阿富汗	62	43	70	70	193	91	0.04
2	阿尔巴尼亚	100	94	98	⋯	15	88	0.03
3	阿尔及利亚	99	⋯	⋯	⋯	59	86	0.04
4	安道尔	100	93	99	98	3	60	⋯
5	安哥拉	50	41	51	47	350	69	0.69
6	安提瓜和巴布达	99	78	96	95	2	⋯	⋯
7	阿根廷	99	71	74	74	31	47	0.13
8	亚美尼亚	100	94	91	⋯	23	82	0.11
9	澳大利亚	99	94	95	95	7	86	0.03
10	奥地利	98	84	85	85	5	74	⋯
11	阿塞拜疆	100	79	79	79	58	84	0.04
12	巴哈马群岛	99	83	83	⋯	9	75	0.28
13	巴林群岛	100	99	98	98	13	17	⋯
14	孟加拉国	59	93	98	98	218	95	⋯
15	巴巴多斯岛	98	78	85	85	2	⋯	⋯
16	白俄罗斯	100	98	97	97	26	89	0.13
17	比利时	⋯	85	97	⋯	8	81	⋯
18	伯利兹	95	87	79	79	23	66	0.53
19	贝宁湾	78	⋯	72	72	55	89	0.19
20	不丹	96	92	95	96	165	94	0.09
21	玻利维亚	81	46	68	68	105	83	0.08
22	波黑	100	⋯	⋯	⋯	26	32	⋯
23	博茨瓦纳	100	66	95	95	236	72	4.39
24	巴西	99	44	77	77	45	69	0.23
25	文莱	100	97	99	99	83	75	⋯
26	保加利亚	100	84	91	91	19	82	⋯
27	布基纳法索	80	71	91	91	46	81	0.1
28	布隆迪	85	83	93	93	103	94	0.15
29	佛得角	97	86	93	94	39	89	⋯
30	柬埔寨	89	80	92	92	274	96	0.07
31	喀麦隆	69	28	69	69	174	86	0.6
32	加拿大	98	83	91	84	6	79	⋯
33	中非	40	⋯	42	42	540	81	⋯
34	乍得	39	⋯	52	52	144	80	0.22
35	智利	100	83	93	93	15	74	0.26
36	中国	100	99	99	99	59	94	⋯
37	哥伦比亚	99	88	88	88	37	75	0.18
38	科摩罗	82	⋯	87	87	35	⋯	0.01
39	刚果	91	29	73	73	379	72	1.94
40	库克岛	⋯	⋯	⋯	⋯	13	100	⋯
41	哥斯达黎加	99	93	95	98	10	⋯	0.34
42	科特迪瓦	74	⋯	80	80	135	84	0.24
43	克罗地亚	100	91	94	⋯	7	24	0.02
44	古巴	100	98	99	99	6	82	0.18
45	塞浦路斯	99	⋯	⋯	⋯	6	28	⋯
46	捷克	100	90	97	⋯	4	74	⋯
47	朝鲜	100	99	97	97	523	84	⋯
48	刚果民主共和国	85	⋯	57	57	319	92	0.18

序列	国家	熟练卫生人员接生比例（%）2012—2021	1岁儿童疫苗接种率（%）			结核病发病率（1/10万）2020	新涂阳结核病人治疗成功率（%）2019	HIV新发感染率（1/1000未感染者）2020
			麻苗2020	百白破2020	乙肝2020			
49	丹麦	95	90	97	…	5	45	0.02
50	吉布提	87	60	70	70	224	82	0.13
51	多米尼加	100	90	97	97	47	…	…
52	多米尼加共和国	99	55	82	81	41	80	0.32
53	厄瓜多尔	97	70	70	70	48	80	0.12
54	埃及	92	94	94	94	11	87	0.03
55	萨尔瓦多	100	56	72	72	55	90	0.13
56	赤道几内亚	…	…	53	53	280	76	…
57	厄立特里亚	…	85	95	95	81	93	0.07
58	爱沙尼亚	100	87	91	90	10	76	0.16
59	斯瓦蒂尼（原斯威士兰）	88	70	83	83	319	86	5.28
60	埃塞俄比亚	50	46	71	71	132	90	0.12
61	斐济	100	94	99	…	66	30	0.16
62	芬兰	100	93	91	…	4	38	…
63	法国	98	…	…	…	8	12	…
64	加蓬	89	…	63	63	527	67	0.48
65	冈比亚	84	…	…	…	157	84	0.93
66	格鲁吉亚	100	77	88	88	70	85	0.17
67	德国	96	93	93	…	6	69	0.03
68	加纳	79	79	94	94	143	84	0.63
69	希腊	100	83	99	96	5	…	0.09
70	格林纳达	100	79	72	72	3	33	…
71	危地马拉	70	79	83	89	27	85	0.05
72	几内亚	55	…	47	47	179	89	0.42
73	几内亚比绍	54	…	74	…	361	73	0.88
74	圭亚那	98	97	99	99	79	71	0.43
75	海地	42	41	51	51	168	84	0.45
76	洪都拉斯	94	79	80	80	30	89	0.07
77	匈牙利	100	99	99	…	5	65	…
78	冰岛	97	93	93	…	3	100	0.04
79	印度	89	81	85	85	188	84	0.04
80	印尼	95	49	77	77	301	83	0.10
81	伊朗	99	98	99	99	13	85	0.03
82	伊拉克	96	93	74	74	27	94	…
83	爱尔兰	100	…	94	94	5	4	0.08
84	以色列	…	96	98	96	2	84	…
85	意大利	100	86	94	94	7	…	0.04
86	牙买加	100	89	96	95	2	66	0.53
87	日本	100	95	96	92	12	66	0.01
88	约旦	100	90	77	77	5	82	0.01
89	哈萨克斯坦	100	91	88	88	69	90	0.19
90	肯尼亚	70	49	89	91	259	86	0.72
91	基里巴斯	92	57	92	92	425	92	…
92	科威特	100	…	…	…	19	74	…
93	吉尔吉斯	100	93	87	86	105	81	0.11
94	老挝	64	47	79	79	149	90	0.13
95	拉脱维亚	100	94	99	99	23	…	…
96	黎巴嫩	…	64	71	71	13	80	0.03

序列	国家	熟练卫生人员接生比例（%）2012—2021	1 岁儿童疫苗接种率（%）			结核病发病率（1/10 万）2020	新涂阳结核病人治疗成功率（%）2019	HIV 新发感染率（1/1000 未感染者）2020
			麻苗 2020	百白破 2020	乙肝 2020			
97	莱索托	87	69	87	87	650	78	4.91
98	利比里亚	84	30	65	65	314	75	0.29
99	利比亚	100	72	73	73	59	70	0.05
100	立陶宛	100	91	91	91	29	87	···
101	卢森堡	···	90	99	96	6	36	···
102	马达加斯加	46	24	68	70	238	82	0.22
103	马拉维	96	75	94	90	141	88	1.21
104	马来西亚	100	84	98	99	92	80	0.19
105	马尔代夫	100	96	99	99	37	61	···
106	马里	67	26	70	70	52	82	0.27
107	马耳他	100	99	98	98	36	···	···
108	马歇尔群岛	92	···	···	···	483	87	···
109	毛利塔尼亚	69	···	71	71	87	81	···
110	毛里求斯	100	87	93	93	12	79	0.80
111	墨西哥	97	78	74	79	24	72	0.16
112	密克罗尼西亚	···	62	83	88	75	81	···
113	摩纳哥	···	···	···	···	0	···	···
114	蒙古	99	96	96	96	437	88	0.01
115	黑山	99	76	84	52	16	95	0.04
116	摩洛哥	87	···	···	···	98	89	0.02
117	莫桑比克	73	62	79	79	368	94	3.50
118	缅甸	60	90	84	84	308	88	···
119	纳米比亚	88	···	···	···	460	87	2.44
120	瑙鲁	···	97	95	95	180	94	···
121	尼泊尔	77	74	84	84	235	89	0.03
122	荷兰	···	89	94	···	4	86	0.02
123	新西兰	96	91	92	92	8	83	0.02
124	尼加拉瓜	94	98	92	92	42	88	0.11
125	尼日尔	44	60	81	81	83	83	0.05
126	尼日利亚	43	12	57	57	219	88	0.42
127	纽埃岛	···	···	···	···	48	···	···
128	北马其顿（原马其顿）	100	68	84	97	12	85	···
129	挪威	99	95	97	···	3	48	0.01
130	阿曼	100	99	99	77	7	93	···
131	巴基斯坦	68	74	77	93	259	100	0.12
132	帕劳群岛	97	83	96	74	64	83	···
133	巴拿马	95	74	74	39	32	71	0.44
134	巴布亚新几内亚	56	27	39	79	441	67	0.39
135	巴拉圭	98	72	79	···	48	83	0.13
136	秘鲁	96	52	72	71	116	86	0.13
137	菲律宾	84	68	71	···	539	···	0.15
138	波兰	100	95	90	···	10	71	···
139	葡萄牙	99	95	99	82	16	73	0.07
140	卡塔尔	100	90	82	···	34	82	0.07
141	韩国	100	···	···	87	49	84	···
142	摩尔多瓦	100	93	86	···	74	89	0.24
143	罗马尼亚	93	75	87	87	64	84	0.04
144	俄罗斯	100	96	97	97	46	68	···

序列	国家	熟练卫生人员接生比例（%）2012—2021	1岁儿童疫苗接种率（%）			结核病发病率（1/10万）2020	新涂阳结核病人治疗成功率（%）2019	HIV新发感染率（1/1000未感染者）2020
			麻苗 2020	百白破 2020	乙肝 2020			
145	卢旺达	94	91	91	91	58	87	0.34
146	圣基茨和尼维斯	100	99	99	99	4	100	…
147	圣卢西亚岛	100	71	86	86	2	67	…
148	圣文森特和格林纳丁斯	99	99	97	97	7	100	…
149	萨摩亚群岛	89	44	79	72	6	89	…
150	圣马力诺	…	79	89	89	0	…	…
151	圣多美和普林西比	97	…	…	…	118	70	…
152	沙特阿拉伯	99	96	95	95	8	90	0.05
153	塞内加尔	74	69	91	92	117	91	0.08
154	塞黑	100	84	92	…	13	85	0.02
155	塞舌尔	100	99	97	97	11	57	…
156	塞拉利昂	87	67	91	91	298	88	0.70
157	新加坡	100	…	…	…	46	79	0.01
158	斯洛伐克	98	98	97	97	3	94	…
159	斯洛文尼亚	100	91	95	…	4	70	0.01
160	所罗门群岛	86	51	94	94	65	95	…
161	索马里	32	…	42	42	259	92	0.02
162	南非	97	76	84	84	554	79	4.60
163	南苏丹	…	…	49	49	232	85	1.37
164	西班牙	100	94	98	98	7	47	0.08
165	斯里兰卡	100	96	96	96	64	85	0.01
166	苏丹	78	68	90	90	63	83	0.09
167	苏里南	98	50	51	51	29	79	0.30
168	瑞典	…	95	97	97	4	61	…
169	瑞士	…	93	96	72	5	68	…
170	叙利亚	…	53	49	49	19	89	0.01
171	塔吉克斯坦	95	97	97	97	84	91	0.09
172	泰国	99	87	97	…	150	85	0.10
173	东帝汶	57	78	86	86	508	91	0.10
174	多哥	69	46	82	82	36	87	0.45
175	汤加	98	99	99	99	10	100	…
176	特立尼达和多巴哥	100	…	…	…	18	61	0.07
177	突尼斯	100	92	92	92	36	90	0.03
178	土耳其	97	93	98	98	15	83	…
179	土库曼斯坦	100	99	98	99	47	83	…
180	图瓦卢	100	85	95	93	296	87	…
181	乌干达	74	…	89	89	196	82	0.95
182	乌克兰	100	82	81	81	73	79	0.21
183	阿联酋	99	92	90	91	1	81	0.13
184	英国	…	87	93	93	7	78	…
185	坦桑尼亚	64	67	86	86	222	93	1.26
186	美国	99	95	93	91	2	75	…
187	乌拉圭	100	91	92	92	32	73	0.19
188	乌兹别克斯坦	100	99	95	95	66	90	0.08
189	瓦努阿图	89	…	78	78	38	85	…
190	委内瑞拉	99	28	54	54	47	81	0.08
191	越南	96	93	94	94	176	91	0.06
192	也门	45	46	72	72	49	85	0.04
193	赞比亚	80	66	84	84	319	89	3.64
194	津巴布韦	86	74	86	86	193	84	1.74

附录B-4　环境危险因素

序列	国家	安全饮用水普及率（%）							卫生厕所普及率（%）						
		城市		农村		合计			城市		农村		合计		
		2011	2012	2011	2012	2011	2012	2020	2011	2012	2011	2012	2011	2012	2020
1	阿富汗	85	90	53	56	61	64	75	46	47	23	23	28	29	50
2	阿尔巴尼亚	95	97	94	94	95	96	95	95	95	93	86	94	91	99
3	阿尔及利亚	85	85	79	79	84	84	94	98	98	88	88	95	95	86
4	安道尔	100	100	100	100	100	100	100	100	100	100	100	100	100	100
5	安哥拉	66	68	35	34	53	54	57	86	87	19	20	59	60	52
6	安提瓜和巴布达	98	98	98	98	98	98		91	…	91	…	91	…	
7	阿根廷	100	100	95	95	99	99		96	97	98	99	96	97	
8	亚美尼亚	100	100	98	100	99	100	100	96	96	81	81	90	91	94
9	澳大利亚	100	100	100	100	100	100	100	100	100	100	100	100	100	100
10	奥地利	100	100	100	100	100	100	100	100	100	100	100	100	100	100
11	阿塞拜疆	88	88	71	71	80	80	96	86	86	78	78	82	82	
12	巴哈马群岛	96	98	96	98	96	98		…	92	…	92	…	92	
13	巴林群岛	100	100	100	100	100	100	100	99	99	99	99	99	99	100
14	孟加拉国	85	86	82	84	83	85	98	55	55	55	58	55	57	54
15	巴巴多斯岛	100	100	100	100	100	100	99	…	…	…	…	…	…	98
16	白俄罗斯	100	100	99	99	100	100	97	92	94	97	95	93	94	98
17	比利时	100	100	100	100	100	100	100	100	100	100	100	100	100	99
18	伯利兹	97	98	100	100	99	99	98	93	94	87	88	90	91	88
19	贝宁湾	85	85	69	69	76	76	65	25	25	5	5	14	14	17
20	不丹	100	99	96	97	97	98	97	74	75	29	31	45	47	77
21	玻利维亚	96	96	72	72	88	88	93	57	57	24	24	46	46	66
22	波黑	100	100	98	99	99	100	96	100	99	92	92	96	95	
23	博茨瓦纳	99	99	93	93	97	97	92	78	78	42	42	64	64	80
24	巴西	100	100	84	85	97	98	99	87	87	48	49	81	81	90
25	文莱	…	…	…	…	…	…	100	…	…	…	…	…	…	
26	保加利亚	100	100	99	99	99	99	99	100	100	100	100	100	100	86
27	布基纳法索	96	97	74	76	80	82	47	50	50	6	7	18	19	22
28	布隆迪	82	92	73	73	74	75	62	45	43	51	48	50	47	46
29	佛得角	91	100	86	52	89	89	89	74	75	45	47	63	65	79
30	柬埔寨	90	…	61	68	67	71	71	76	82	22	25	33	37	69
31	喀麦隆	95	94	52	86	74	74	66	58	62	36	27	48	45	45
32	加拿大	100	94	99	66	100	100	99	100	100	99	99	100	100	99
33	中非	92	91	51	99	67	68	37	43	44	28	7	34	22	14
34	乍得	71	72	44	54	50	51	46	31	31	6	6	12	12	12
35	智利	100	100	90	45	98	99	100	100	100	89	89	99	99	100
36	中国	98	98	85	91	92	92	94	74	74	56	56	65	65	92
37	哥伦比亚	100	97	72	85	93	91	97	82	85	65	66	78	80	94
38	科摩罗	…	…	97	74	…	…		…	…	…	…	…	…	
39	刚果	95	96	32	97	72	75	74	19	20	15	6	18	15	20
40	库克岛	100	100	100	39	100	100	100	95	97	95	97	95	97	99
41	哥斯达黎加	100	100	91	100	96	97	100	95	95	92	92	94	94	98
42	科特迪瓦	91	92	68	91	80	80	71	36	33	11	10	24	22	35
43	克罗地亚	100	100	97	99	99	99		99	99	98	98	98	98	97
44	古巴	96	96	86	87	94	94	97	94	94	87	88	92	93	91
45	塞浦路斯	100	100	100	100	100	100	100	100	100	100	100	100	100	99
46	捷克	100	100	100	100	100	100	100	100	100	100	100	100	100	99
47	朝鲜	99	99	97	97	98	98	94	88	88	73	73	82	82	85
48	刚果民主共和国	80	79	29	29	46	46	46	29	29	31	33	31	31	15

早产发生率（%）2010	5岁以下儿童			成人（≥18岁）肥胖率（%）2016		成人（>15岁）平均饮酒量 升/（年·人）2019	成人（>15岁）吸烟率（%）2018		未成年人（13～15岁）吸烟率（%）2006—2013	
	发育迟缓率（%）2020	低体重率（%）2011—2020	超重率（%）2020	男	女		男	女	男	女
12	35.1	5.1	3.9	3.2	7.6	<0.1	…	…	…	…
9	9.6	1.6	14.6	21.6	21.8	6.8	50.5	7.9	17.6	6.7
7	9.3	2.7	12.9	19.9	34.9	0.6	36.3	1.4	17.4	2.6
…	…	…	…	25.9	25.3	12.3	38.1	29.5	…	…
13	37.7	4.9	3.5	4.0	12.1	7.8	…	…	…	…
6	…	…	…	11.6	25.9	9.4	…	…	24.3	15.9
8	7.8	1.6	12.9	27.3	29.0	9.5	28.2	15.4	22.7	25.4
11	9.1	4.4	10.8	17.1	23.0	4.7	51.8	1.6	10.9	4.3
8	2.1	…	18.5	29.6	28.4	10.4	18.7	13.6	…	…
11	…	…	…	21.9	18.3	11.9	30.4	27.7	…	…
9	16.3	3.2	9.4	15.8	23.6	1.0	39.0	0.2	11.4	2.1
10	…	…	…	24.4	38.1	4.8	18.6	3.2	16.0	10.7
14	5.1	…	6.4	25.5	36.8	1.1	41.5	8.6	…	…
14	30.2	9.8	2.1	2.3	5.0	0.0	60.6	17.7	9.2	2.8
9	6.6	6.8	11.4	14.7	31.3	10.4	15.0	2.3	34.5	23.2
4	3.9	…	6.8	22.1	26.3	11.0	42.8	10.4	…	…
8	2.3	0.4	5.1	23.1	21.0	10.8	26.9	23.1	…	…
10	13.3	1.8	8.0	16.5	31.5	6.4	…	…	21.8	15.3
11	31.3	5.0	2.2	4.7	14.2	2.2	12.4	1.9	…	…
10	22.4	…	5.2	4.7	8.5	0.2	…	…	39.0	23.2
9	12.7	2.0	8.8	14.5	25.6	3.9	…	…	20.9	16.4
8	9.1	2.3	12.8	17.1	18.4	7.8	46.3	30.2	16.3	10.5
15	22.8	…	11.0	8.1	29.3	6.6	37.3	10.1	27.0	20.5
9	6.1	…	7.3	18.5	25.4	7.3	21.5	11.5	…	…
12	12.7	…	9.3	12.5	15.7	0.5	28.6	2.5	17.1	6.7
8	6.4	6.3	5.7	25.5	24.3	12.5	42.5	35.3	26.4	31.8
11	25.5	8.1	2.6	2.6	8.1	11.0	24.9	7.2	…	…
11	57.6	4.8	3.1	2.1	8.6	7.5	18.8	6.4	20.7	16.8
11	9.7	…	…	6.9	16.3	6.4	…	…	14.7	11.7
11	29.9	9.7	2.1	2.7	4.8	7.8	37.4	6.3	7.9	5.0
13	27.2	4.3	9.6	6.1	16.4	5.5	17.5	1.2	…	…
8	…	…	11.8	29.5	29.3	8.8	22.7	12.4	…	…
13	40.1	5.2	2.6	3.7	10.9	1.7	…	…	…	…
13	35.0	13.9	3.4	3.1	8.9	1.3	21.3	2.3	20.9	13.9
7	1.6	0.3	9.8	24.9	31.0	8.9	49.2	40.3	…	…
7	4.7	1.9	8.3	5.9	6.5	6.0	47.7	1.8	11.2	2.2
9	11.5	1.6	5.8	17.6	26.6	5.5	12.2	3.7	…	…
17	22.6	11.2	9.6	3.3	12.2	1.1	29.9	9.2	21.8	14.8
17	18.0	8.2	5.1	5.5	13.5	9.2	30.1	2.0	27.6	20.4
…	…	…	…	52.6	59.2	10.9	31.3	21.8	33.7	36.3
14	8.6	1.8	8.1	21.1	30.4	4.1	14.7	5.0	15.9	13.1
14	17.8	6.1	2.8	5.8	15.2	3.0	24.3	1.6	26.3	10.9
6	…	…	…	24.1	24.5	8.7	37.9	35.3	28.6	27.9
6	7.0	2.0	10.0	18.9	30.3	6.3	39.7	14.5	19.8	15.0
15	…	…	…	21.9	21.6	10.8	50.1	23.3	28.7	10.8
7	2.5	…	6.6	26.4	25.4	14.3	35.6	27.3	35.0	37.8
11	18.2	2.5	1.9	6.1	7.3	4.2	37.5	0.0	…	…
12	40.8	6.4	4.2	3.6	9.7	1.1	…	…	…	…

续表

序列	国家	安全饮用水普及率（%）							卫生厕所普及率（%）						
		城市		农村		合计			城市		农村		合计		
		2011	2012	2011	2012	2011	2012	2020	2011	2012	2011	2012	2011	2012	2020
49	丹麦	100	100	100	100	100.0	100	100	100	100	100	100	100	100	100
50	吉布提	100	100	67	65	92.5	92	76	73	73	22	22	61	61	67
51	多米尼加	96	96	81	…	…	…		…	…	…	…	…	…	
52	多米尼加共和国	82	82	…	77	81.6	81	97	86	86	74	74	82	82	87
53	厄瓜多尔	96	92	82	75	91.8	86	95	96	86	86	76	93	83	92
54	埃及	100	100	99	99	99.3	99	99	97	98	93	94	95	96	97
55	萨尔瓦多	94	95	81	81	89.7	90	98	79	80	53	53	70	70	82
56	赤道几内亚	…	…	…	…	…	…		…	…	…	…	…	…	
57	厄立特里亚	…	…	…	·	98.8			…	…	4	4			
58	爱沙尼亚	99	100	97	98	…	99	100	100	96	94	94	100	95	99
59	斯瓦蒂尼（原斯威士兰）	93	94	67	69	72.2	74	71	63	63	55	56	57	57	64
60	埃塞俄比亚	97	97	39	42	49.0	52	50	27	27	19	23	21	24	9
61	斐济	100	100	92	92	96.3	96	94	92	92	82	82	87	87	99
62	芬兰	100	100	100	100	100.0	100	100	100	100	100	100	100	100	99
63	法国	100	100	100	100	100.0	100	100	100	100	100	100	100	100	99
64	加蓬	95	97	41	63	87.9	92	85	33	43	30	32	33	41	50
65	冈比亚	92	94	85	84	89.3	90	81	70	64	65	55	68	60	47
66	格鲁吉亚	100	100	96	97	98.1	99	97	96	96	91	91	93	93	86
67	德国	100	100	100	100	100.0	100	100	100	100	100	100	100	100	99
68	加纳	92	93	80	81	86.3	87	86	19	20	8	8	13	14	24
69	希腊	100	100	99	99	99.8	100	100	99	99	97	97	99	99	99
70	格林纳达	…	99	…	95	…	97		…	98	…	98	…	98	
71	危地马拉	99	99	89	89	93.8	94	94	88	88	72	72	80	80	68
72	几内亚	90	92	65	65	73.6	75	64	32	33	11	11	18	19	30
73	几内亚比绍	94	96	54	56	71.7	74	59	33	34	8	8	19	20	18
74	圭亚那	98	97	93	98	94.5	98	96	88	88	82	82	84	84	86
75	海地	77	75	48	47	64.0	62	67	34	31	17	16	26	24	37
76	洪都拉斯	96	97	81	82	88.9	90	96	86	85	74	74	81	80	84
77	匈牙利	100	100	100	100	100.0	100	100	100	100	100	100	100	100	98
78	冰岛	100	100	100	100	100.0	100	100	100	100	100	100	100	100	99
79	印度	96	97	89	91	91.6	93	90	60	60	24	25	35	36	71
80	印尼	93	93	76	76	84.3	85	92	73	71	44	46	59	59	86
81	伊朗	98	98	90	92	95.3	96	97	100	93	99	82	100	89	90
82	伊拉克	94	94	67	69	84.9	85	98	86	86	80	82	84	85	100
83	爱尔兰	100	100	100	100	99.9	100	97	100	100	98	98	99	99	91
84	以色列	100	100	100	100	100.0	100	100	100	100	100	100	100	100	100
85	意大利	100	100	100	100	100.0	100	100	…	…	…	…	…	…	100
86	牙买加	97	97	89	89	93.1	93	91	78	78	82	82	80	80	87
87	日本	100	100	100	100	100.0	100	99	100	100	100	100	100	100	100
88	约旦	97	97	90	90	96.2	96	99	98	98	98	98	98	98	97
89	哈萨克斯坦	99	99	90	86	94.8	93	95	97	97	98	98	97	97	98
90	肯尼亚	83	82	54	55	60.9	62	62	31	31	29	29	29	30	33
91	基里巴斯	87	87	50	51	66.1	67	78	51	51	30	31	39	40	46
92	科威特	99	99	99	99	99.0	99	100	100	100	100	100	100	100	100
93	吉尔吉斯	96	97	85	82	88.7	88	92	94	92	93	92	93	92	98
94	老挝	83	84	63	65	69.6	72	85	87	90	48	50	62	65	79
95	拉脱维亚	100	100	96	96	98.4	98	99	…	…	…	…	…	…	92
96	黎巴嫩	100	100	100	100	100.0	100	93	100	100	…	…	…	…	99

早产发生率（%）2010	5岁以下儿童			成人（≥18岁）肥胖率（%）2016		成人（＞15岁）平均饮酒量 升/（人·年）2019	成人（＞15岁）吸烟率（%）2018		未成年人（13～15岁）吸烟率（%）2006—2012	
	发育迟缓率（%）2020	低体重率（%）2011—2020	超重率（%）2020	男	女		男	女	男	女
7	...	...	...	22.3	17.0	10.1	18.4	18.7	...	...
12	34.0	21.5	7.2	8.6	18.3	0.4	...	...	18.6	15.2
12	...	...	...	19.9	35.6	7.2	...	...	30.4	19.8
11	5.9	2.4	7.6	21.0	34.1	6.7	11.2	7.5	24.3	14.0
5	23.1	3.7	9.8	14.9	24.7	3.3	...	...	...	...
7	22.3	9.5	17.8	22.7	41.1	0.1	42.3	0.4	20.0	3.8
13	11.2	2.1	6.6	18.9	28.9	4.1	22.8	2.5	18.2	11.0
17	19.7	3.1	9.3	3.8	12.6	6.9	...	...	25.1	17.3
12	49.1	...	2.1	2.0	7.6	2.1	14.2	0.3	...	...
6	1.2	1.5	5.7	20.3	21.8	10.8	36.9	24.1	33.8	27.8
14	22.6	2.0	9.7	5.4	26.2	8.8	19.1	2.2	15.8	8.6
10	35.3	7.2	2.6	1.9	6.9	2.2	8.3	0.9	...	...
10	7.5	...	5.2	25.1	35.3	3.7	42.3	11.1	17.5	10.1
6	...	...	...	23.7	20.6	10.7	21.0	18.3	...	...
7	...	...	...	22.0	21.1	12.2	36.0	33.2	...	...
16	14.4	3.4	7.4	9.6	20.3	8.1	...	...	...	...
14	16.1	5.1	2.3	5.6	14.8	3.4	27.3	1.5	...	...
9	5.7	0.6	7.6	19.2	23.8	9.5	54.2	5.2	16.5	7.8
9	1.6	0.3	4.1	24.2	20.4	12.2	29.9	26.0	...	...
15	14.2	6.8	2.9	4.5	16.6	2.8	7.0	0.4	14.1	10.6
7	2.2	...	13.9	24.2	25.4	10.5	45.3	32.8	19.3	13.3
10	...	...	...	13.3	29.0	9.0	...	...	24.5	16.7
8	42.8	0.8	5.1	15.1	26.4	1.6	...	...	19.7	13.3
14	29.4	9.2	5.7	3.7	11.5	1.1	...	...	30.8	20.0
11	28.0	7.8	3.4	5.0	13.7	5.5	...	...	...	...
13	9.0	6.4	6.6	12.7	27.1	5.3	22.1	2.2	25.3	16.0
14	20.4	3.7	3.7	17.9	26.9	3.0	13.3	3.3	...	...
12	19.9	1.4	5.7	15.6	26.9	3.9	...	...	...	...
9	...	...	...	28.2	24.6	11.1	34.8	26.4	33.0	28.0
7	...	...	...	24.2	19.4	9.2	13.9	13.7	...	...
13	30.9	17.3	1.9	2.7	5.1	5.6	42.0	12.1	19.0	8.3
16	31.8	10.2	11.1	4.8	8.9	0.2	70.5	5.3	36.2	4.3
13	6.3	...	9.4	19.3	32.2	1.0	24.6	3.5	32.9	19.5
7	11.6	3.0	9.0	23.4	37.0	0.4	40.8	3.6	12.1	4.6
6	...	...	...	25.1	25.5	12.7	26.1	21.2	...	...
8	...	...	...	25.9	26.2	4.4	35.2	15.8	...	...
7	...	...	...	20.1	19.5	8.0	27.1	19.6	20.6	26.3
10	8.5	3.3	6.8	15.3	33.4	4.2	17.7	4.2	31.3	24.6
6	5.5	...	2.4	4.8	3.7	10.1	33.2	10.5	...	...
14	7.3	2.4	7.1	28.2	43.1	0.5	...	...	34.1	19.4
9	6.7	3.1	8.8	18.9	22.7	5.0	42.2	6.6	12.2	7.8
12	19.4	4.2	4.5	2.8	11.1	2.1	20.8	2.8	12.8	6.7
10	14.9	3.5	2.4	41.6	50.4	2.3	68.6	35.5	43.2	31.6
11	6.0	2.5	7.1	33.3	45.6	0.0	40.9	3.4	25.0	11.3
10	11.4	2.0	5.8	14.0	18.6	4.9	52.5	3.4	12.3	4.5
11	30.2	9.0	3.0	3.7	6.7	12.1	60.1	15.5	18.7	6.0
5	...	...	...	21.6	25.1	13.2	49.5	24.0	39.4	41.4
8	10.4	...	19.7	27.4	37.0	1.5	49.4	35.9	41.9	31.4

続表

序列	国家	安全饮用水普及率（%）							卫生厕所普及率（%）						
		城市		农村		合计			城市		农村		合计		
		2011	2012	2011	2012	2011	2012	2020	2011	2012	2011	2012	2011	2012	2020
97	莱索托	91	93	73	77	78	81	72	32	37	24	27	26	30	50
98	利比里亚	89	87	60	63	74	75	75	30	28	7	6	18	17	18
99	利比亚	…	…	…	…		…	100	97	97	96	96	97	97	92
100	立陶宛	98	99	…	89	…	96	98	95	99	…	85	…	94	94
101	卢森堡	100	100	100	100	100	100	100	100	100	100	100	100	100	98
102	马达加斯加	78	78	34	35	48	50	53	19	19	11	11	14	14	12
103	马拉维	95	95	82	83	84	85	70	50	22	53	8	53	10	27
104	马来西亚	100	100	99	99	100	100	97	96	96	95	95	96	96	
105	马尔代夫	100	100	98	98	99	99	100	97	97	98	100	98	99	99
106	马里	89	91	53	54	65	67	83	35	35	14	15	22	22	45
107	马耳他	100	100	100	100	100	100	100	100	100	100	100	100	100	100
108	马歇尔群岛	93	93	97	98	94	95	89	84	84	55	56	76	76	84
109	毛利塔尼亚	52	52	48	48	50	50	72	51	51	9	9	27	27	50
110	毛里求斯	100	100	100	100	100	100	100	92	92	90	90	91	91	
111	墨西哥	96	96	89	91	94	95	100	87	87	77	79	85	85	92
112	密克罗尼西亚	95	95	88	87	89	89		83	85	47	49	55	57	
113	摩纳哥	100	100	…	…	100	100	100	100	100	…	…	100	100	100
114	蒙古	100	95	53	61	85	85	85	64	65	29	35	53	56	68
115	黑山	100	100	95	95	98	98	99	92	92	87	87	90	90	98
116	摩洛哥	98	98	61	64	82	84	90	83	85	52	63	70	75	87
117	莫桑比克	78	80	33	35	47	49	63	41	44	9	11	19	21	37
118	缅甸	94	95	79	81	84	86	84	84	84	74	74	77	77	74
119	纳米比亚	99	98	90	87	93	92	84	57	56	17	17	32	32	35
120	瑙鲁	96	96	…	…	96	96	100	66	66	…	…	66	66	
121	尼泊尔	91	90	87	88	88	88	90	50	51	32	34	35	37	77
122	荷兰	100	100	100	100	100	100	100	100	100	100	100	100	100	98
123	新西兰	100	100	100	100	100	100	100	…	…	…	…	…	…	100
124	尼加拉瓜	98	98	68	68	85	85	82	63	63	37	37	52	52	73
125	尼日尔	100	99	39	42	50	52	47	34	33	4	4	10	9	15
126	尼日利亚	75	79	47	49	61	64	78	33	31	28	25	31	28	43
127	纽埃岛	99	99	99	99	99	99	97	100	100	100	100	100	100	96
128	北马其顿（原马其顿）	97	100	99	99	100	99	98	89	97	96	83	91	91	98
129	挪威	100	100	100	100	100	100	100	100	100	100	100	100	100	98
130	阿曼	95	95	85	86	92	93	92	97	97	95	95	97	97	99
131	巴基斯坦	96	96	89	89	91	91	90	72	72	34	34	47	48	68
132	帕劳群岛	97	97	86	…	95	…	100	100	100	100	100	100	100	100
133	巴拿马	97	97	86	87	94	94	94	77	80	54	52	71	73	85
134	巴布亚新几内亚	89	88	33	33	40	40	45	57	56	13	13	19	19	19
135	巴拉圭	99	100	…	83	…	94	100	…	96	…	53	…	80	93
136	秘鲁	91	91	66	72	85	87	93	81	81	38	45	72	73	79
137	菲律宾	93	92	92	91	92	92	94	79	79	69	69	74	74	82
138	波兰	100	100	…	…	…	…	100	96	96	…	…	…	…	100
139	葡萄牙	100	100	100	100	100	100	100	100	100	100	100	100	100	100
140	卡塔尔	100	100	100	100	100	100	100	100	100	100	100	100	100	100
141	韩国	100	100	88	88	98	98	100	100	100	100	100	100	100	100
142	摩尔多瓦	99	99	93	94	96	97	91	89	89	83	84	86	87	79
143	罗马尼亚	99	99	…	…	…	…	100	…	…	…	…	…	…	87
144	俄罗斯	99	99	92	92	97	97	97	74	74	59	59	70	70	89

早产发生率（%）2010	5岁以下儿童			成人（≥18岁）肥胖率（%）2016		成人（>15岁）平均饮酒量 升/（年·人）2019	成人（>15岁）吸烟率（%）2018		未成年人（13～15岁）吸烟率（%）2006—2012	
	发育迟缓率（%）2020	低体重率（%）2011—2020	超重率（%）2020	男	女		男	女	男	女
12	32.1	2.1	7.2	4.6	26.7	5.1	54.7	4.6	26.4	21.7
14	28.0	3.4	4.7	5.5	14.2	5.4	15.1	1.8	…	…
8	43.5	10.2	25.4	25.0	39.6	<0.1	…	…	11.0	5.0
6	…	…	…	24.2	27.8	12.8	35.3	19.0	38.4	28.8
8	…	…	…	24.5	20.7	12.4	23.6	19.8	…	…
14	40.2	6.4	1.5	3.0	7.5	2.0	46.9	11.0	33.2	14.3
18	37.0	0.6	4.7	2.2	9.1	4.1	20.4	5.2	16.7	11.4
12	20.9	9.7	6.1	13.0	17.9	0.9	42.7	1.0	35.1	9.4
8	14.2	9.1	4.6	5.8	11.4	2.8	…	…	15.2	6.7
12	25.7	9.3	2.1	4.6	12.4	1.3	22.4	1.7	23.1	8.8
6	…	…	…	29.2	28.5	8.3	27.8	22.5	…	…
12	32.2	3.5	4.2	48.4	57.3	…	…	…	29.4	21.6
15	24.2	11.5	2.7	6.6	18.5	0.0	…	…	27.5	17.7
13	8.7	…	7.6	5.6	15.7	4.8	48.3	5.4	20.3	7.7
7	12.1	1.4	6.3	24.3	32.8	5.0	21.2	6.5	21.6	17.7
11	…	…	…	40.1	51.5	2.5	…	…	52.1	35.7
…	…	…	…	…	…	…	…	…	…	…
14	7.1	0.9	10.1	17.5	23.2	5.9	49.1	6.2	20.3	8.3
9	8.1	2.2	10.2	23.3	23.1	12.2	…	…	6.6	5.9
7	12.9	2.6	11.3	19.4	32.2	0.5	28.6	0.9	11.3	6.6
16	37.8	4.4	6.0	3.3	10.5	2.7	23.4	5.4	…	…
12	25.2	6.7	1.5	4.0	7.3	2.1	70.2	20.8	30.0	6.8
14	18.4	7.1	5.0	7.5	25.4	3.1	28.4	7.4	31.9	29.9
…	15.0	…	3.7	58.7	63.3	4.2	51.7	52.6	…	…
14	30.4	12.0	1.8	2.7	5.4	0.6	48.6	15.3	24.6	16.4
8	1.6	…	5.0	20.8	20.0	9.7	25.6	21.3	…	…
8	…	…	…	30.1	31.4	10.7	16.1	13.5	18.7	21.5
9	14.1	2.2	7.5	17.9	29.0	5.1	…	…	…	…
9	46.7	9.8	1.9	2.5	8.7	0.5	16.3	0.8	11.8	5.6
12	35.3	6.5	2.7	4.6	13.1	6.2	9.0	0.5	…	…
…	…	…	…	44.8	55.1	9.9	…	…	14.1	18.5
7	4.1	3.4	10.0	22.6	22.1	6.4	…	…	11.9	11.7
6	…	…	…	23.6	22.5	7.1	19.1	17.7	…	…
14	12.2	9.3	4.8	22.9	33.7	0.9	18.5	0.7	4.9	1.7
16	36.7	7.1	3.4	6.0	11.3	0.3	33.6	6.4	…	…
…	…	…	…	51.8	58.8	…	36.3	11.2	54.1	36.7
8	14.7	…	10.8	17.8	27.6	7.8	11.1	2.7	15.1	10.2
7	48.4	…	8.9	16.6	25.8	2.1	…	…	55.4	40.3
8	4.6	1.0	12.0	17.1	23.4	7.0	20.8	4.7	20.8	12.9
7	10.8	0.4	8.0	15.2	24.2	6.8	15.6	3.6	21.5	16.5
15	28.7	5.6	4.2	5.2	7.5	7.0	41.6	7.0	18.8	9.3
7	2.3	0.7	6.7	23.7	22.2	11.9	30.3	21.6	17.0	19.0
8	3.3	0.6	8.5	20.3	21.2	12.1	33.3	22.4	…	…
11	4.6	…	13.9	32.5	43.1	1.5	26.7	1.3	25.2	13.1
9	2.2	…	8.8	4.4	4.8	8.5	38.2	5.9	8.8	3.6
12	4.9	1.9	4.3	16.2	21.1	12.9	44.6	6.0	14.9	5.8
7	9.7	…	6.7	23.4	21.6	12.3	35.2	15.8	12.2	10.1
7	…	…	…	18.1	26.9	10.5	40.9	15.7	…	…

续表

序列	国家	安全饮用水普及率（%）							卫生厕所普及率（%）						
		城市		农村		合计			城市		农村		合计		
		2011	2012	2011	2012	2011	2012	2020	2011	2012	2011	2012	2011	2012	2020
145	卢旺达	80	81	66	68	69	71	60	61	61	61	64	61	64	69
146	圣基茨和尼维斯	98	98	98	98	98	98		⋯	⋯	⋯	⋯	⋯	⋯	
147	圣卢西亚岛	98	99	93	93	94	94	97	70	⋯	64	⋯	65	⋯	83
148	圣文森特和格林纳丁斯	95	95	95	95	95	95		⋯	⋯	⋯	⋯	⋯	⋯	
149	萨摩亚群岛	97	97	98	99	98	99	92	93	93	91	91	92	92	97
150	圣马力诺	⋯	⋯	⋯	⋯	⋯	⋯	100	⋯	⋯	⋯	⋯	⋯	⋯	100
151	圣多美和普林西比	99	99	94	94	97	97	78	41	41	23	23	34	34	48
152	沙特阿拉伯	97	97	97	97	97	97	100	100	100	100	100	100	100	100
153	塞内加尔	93	92	59	60	73	74	85	68	67	39	40	51	52	57
154	塞黑	99	99	99	99	99	99	95	98	99	96	96	97	97	98
155	塞舌尔	96	96	96	96	96	96		97	97	97	97	97	97	100
156	塞拉利昂	84	87	40	42	57	60	64	22	22	7	7	13	13	17
157	新加坡	100	100	⋯	⋯	100	100	100	100	100	⋯	⋯	100	100	100
158	斯洛伐克	100	100	100	100	100	100	100	100	100	100	100	100	100	98
159	斯洛文尼亚	100	100	99	99	100	100	100	100	100	100	100	100	100	98
160	所罗门群岛	93	93	76	77	79	81	67	81	81	15	15	29	29	35
161	索马里	66	⋯	7	⋯	30	⋯	56	52	⋯	6	⋯	24	⋯	39
162	南非	99	99	79	88	91	95	94	84	82	57	62	74	74	78
163	南苏丹	63	63	55	55	57	57	41	16	16	7	7	9	9	16
164	西班牙	100	100	100	100	100	100	100	100	100	100	100	100	100	100
165	斯里兰卡	99	99	92	93	93	94	92	83	83	93	94	91	92	94
166	苏丹	66	66	50	50	55	55	60	44	44	13	13	24	24	37
167	苏里南	97	98	81	88	92	95	98	90	88	66	61	83	80	90
168	瑞典	100	100	100	100	100	100	100	100	100	100	100	100	100	99
169	瑞士	100	100	100	100	100	100	100	100	100	100	100	100	100	100
170	叙利亚	93	92	87	87	90	90	94	96	96	94	95	95	96	90
171	塔吉克斯坦	100	93	57	64	66	72	82	97	94	83	95	95	94	97
172	泰国	92	97	95	95	96	96	100	95	89	94	96	93	93	99
173	东帝汶	93	95	60	61	69	70	85	68	69	27	27	39	39	57
174	多哥	90	92	40	41	59	61	69	26	25	3	2	11	11	19
175	汤加	99	99	99	99	99	99	99	99	99	89	89	92	91	93
176	特立尼达和多巴哥	98	97	93	⋯	94	⋯	99	92	92	92	92	92	92	94
177	突尼斯	100	100	89	90	96	97	98	97	97	75	77	90	90	97
178	土耳其	100	100	99	99	100	100	97	97	97	75	75	91	91	99
179	土库曼斯坦	89	89	54	54	71	71	100	100	100	98	98	99	99	99
180	图瓦卢	98	98	97	97	98	98	100	86	86	80	80	83	83	
181	乌干达	91	95	72	71	75	75	56	34	33	35	34	35	34	20
182	乌克兰	98	98	98	98	98	98	94	96	96	89	89	94	94	98
183	阿联酋	100	100	100	100	100	100	100	98	98	95	95	98	98	99
184	英国	100	100	100	100	100	100	100	100	100	100	100	100	100	99
185	坦桑尼亚	79	78	44	44	53	53	61	24	25	7	7	12	12	32
186	美国	100	99	94	98	99	99	100	100	100	99	100	100	100	100
187	乌拉圭	100	100	98	95	100	99	99	99	96	98	96	99	96	98
188	乌兹别克斯坦	98	98	81	81	87	87	98	100	100	100	100	100	100	100
189	瓦努阿图	98	98	88	88	91	91	91	65	65	55	55	58	58	53
190	委内瑞拉	⋯	⋯	⋯	⋯	⋯	⋯	94	⋯	⋯	⋯	⋯	⋯	⋯	96
191	越南	99	98	94	94	96	95	97	93	93	67	67	75	75	89
192	也门	72	72	47	47	55	55	61	93	93	34	34	53	53	54
193	赞比亚	86	85	50	49	64	63	65	56	56	33	34	42	43	32
194	津巴布韦	97	97	69	69	80	80	63	52	52	33	32	40	40	35

早产发生率（%）2010	5岁以下儿童			成人（≥18岁）肥胖率（%）2016		成人（>15岁）平均饮酒量 升/（年·人）2019	成人（>15岁）吸烟率（%）2018		未成年人（13～15岁）吸烟率（%）2006—2012	
	发育迟缓率（%）2020	低体重率（%）2011—2020	超重率（%）2020	男	女		男	女	男	女
10	32.6	1.1	5.2	1.9	9.3	8.0	19.7	6.9	13.3	9.5
…	…	…	…	15.3	30.1	6.3	…	…	10.4	7.8
11	2.8	3.7	6.9	12.0	27.0	9.6	…	…	24.5	17.3
12	…	…	…	16.6	31.0	7.2	…	…	23.6	14.6
6	6.8	3.1	7.1	39.9	55.0	2.8	40.8	16.9	25.8	20.4
…	…	…	…	…	…	…	…	…	10.9	11.6
11	11.8	4.1	4.0	7.2	16.9	5.8	9.5	1.4	30.7	22.7
6	3.9	…	7.6	30.8	42.3	0.0	31.2	2.0	21.2	9.1
10	17.2	8.1	2.1	4.0	12.9	0.7	17.4	0.7	14.9	6.2
7	5.3	2.6	10.8	21.1	21.8	8.9	40.0	41.2	18.2	17.4
12	7.4	4.3	9.8	7.6	20.5	8.8	35.3	6.9	27.1	25.3
10	26.8	5.4	4.7	3.8	13.3	5.3	31.0	8.5	…	…
12	2.8	…	4.8	5.8	6.3	2.0	27.8	5.1	…	…
6	…	…	…	21.0	19.9	11.1	38.6	26.0	29.7	27.6
8	…	…	…	19.4	21.0	12.1	25.1	20.3	17.4	21.5
12	29.3	8.5	4.0	17.9	27.1	1.7	55.9	19.9	43.9	37.0
12	27.4	…	2.9	3.9	12.3	0.0	…	…	…	…
8	23.2	3.4	12.9	15.4	39.6	9.5	46.8	16.0	24.3	19.0
…	30.6	…	5.7	…	…	…	…	…	…	…
7	…	…	…	24.6	22.8	12.7	29.1	26.7	…	…
11	16.0	15.1	1.3	2.9	7.3	2.9	43.2	2.7	15.7	5.4
13	33.7	16.3	2.7	8.6	3.8	…	…	…	9.5	4.3
9	8.0	5.5	4.0	26.4	18.9	7.4	…	…	20.7	16.6
6	…	…	…	20.6	23.1	9.0	28.2	29.3	…	…
7	…	…	…	20.6	22.2	11.2	27.8	22.5	…	…
11	29.6	…	18.2	27.8	20.9	0.2	…	…	31.6	17.4
11	15.3	5.6	3.5	14.2	11.6	0.9	…	…	…	…
12	12.3	7.7	9.2	10.0	7.0	8.5	42.5	3.1	26.9	9.2
12	48.8	9.9	2.6	3.8	2.6	0.5	65.8	10.7	65.5	23.9
13	23.8	5.7	2.4	8.4	3.9	2.7	13.5	1.6	11.3	4.3
8	2.6	1.1	12.6	48.2	41.4	0.4	48.4	12.1	44.4	28.0
8	8.7	6.4	11.0	18.6	10.8	6.5	…	…	20.0	16.3
9	8.6	2.1	16.5	26.9	19.1	2.0	49.1	2.9	20.1	3.8
12	…	1.7	…	32.1	24.4	1.8	41.5	17.0	20.3	12.8
10	7.6	4.1	3.8	18.6	15.9	3.1	…	…	…	…
…	9.7	…	6.4	51.6	47.0	1.3	66.0	31.4	…	…
14	27.9	3.5	4.0	5.3	1.8	12.5	15.5	4.0	19.3	15.8
7	15.9	…	17.0	24.1	22.0	8.3	41.0	9.9	22.6	15.7
8	…	…	…	31.7	27.5	3.8	35.6	0.8	…	…
8	…	…	…	27.8	26.9	11.4	21.1	17.3	…	…
11	32.0	3.5	5.5	8.4	4.0	12.0	23.5	3.1	…	…
12	3.2	0.1	8.8	36.2	35.5	10.0	30.9	19.3	12.4	10.0
10	6.5	1.4	10.3	27.9	24.9	6.9	25.2	18.4	21.4	24.5
9	9.9	1.8	5.0	16.6	13.8	2.6	23.3	1.3	…	…
13	28.7	4.7	4.9	25.2	20.2	2.1	45.0	3.3	34.1	19.6
8	10.6	…	6.7	25.6	22.4	3.6	…	…	11.0	7.2
9	22.3	5.8	6.0	2.1	1.6	7.9	…	…	6.5	1.5
13	37.2	16.4	2.7	17.1	12.0	<0.1	32.5	9.3	23.9	9.9
13	32.3	4.2	5.7	8.1	3.6	4.5	25.0	4.4	24.9	25.8
17	23.0	2.9	3.6	15.5	4.7	4.5	26.5	1.3	…	…

附录B-5　卫生资源

序列	国家	人数			每万人口			每万人口医院床位 2005—2019
		医师 2008—2019	口腔医师 2004—2019	护士和助产士 2014—2019	医师 2012—2020	口腔医师 2012—2020	护士和助产士 2012—2020	
1	阿富汗	9842	2697	16581	2.5	0.7	4.5	3.9
2	阿尔巴尼亚	4745	2973	14658	18.8	10.3	60.5	28.9
3	阿尔及利亚	72604	15437	65359	17.2	3.7	15.5	19.0
4	安道尔	260	64	313	33.3	8.2	40.1	…
5	安哥拉	6400	34	12554	2.1	0.5	4.1	8.0
6	安提瓜和巴布达	264	4	882	27.7	0.4	90.8	28.9
7	阿根廷	175313	68079	114219	40.6	15.3	26.0	49.9
8	亚美尼亚	12964	1638	12894	44.0	5.6	49.5	41.6
9	澳大利亚	93604	14981	333730	41.3	6.2	131.4	38.4
10	奥地利	46337	5027	63032	52.9	5.7	105.6	72.7
11	阿塞拜疆	32756	2601	61157	31.7	2.7	64.3	48.2
12	巴哈马群岛	740	99	1761	19.4	2.6	45.7	29.6
13	巴林群岛	1270	134	3422	9.3	1.0	24.9	17.4
14	孟加拉国	103809	9608	63857	6.7	0.7	4.9	8.0
15	巴巴多斯岛	712	88	146	24.9	3.1	30.6	59.7
16	白俄罗斯	48995	5887	103859	45.4	6.2	110.0	108.3
17	比利时	68724	12432	133287	60.8	11.0	200.8	55.8
18	伯利兹	413	54	897	10.8	1.4	23.4	10.4
19	贝宁湾	763	12	3575	0.6	<0.1	3.0	5.0
20	不丹	351	69	1396	5.0	0.9	20.8	17.4
21	玻利维亚	11528	2014	17449	10.3	1.8	15.6	12.9
22	波黑	7413	823	19057	21.6	2.4	57.3	34.9
23	博茨瓦纳	652	172	12300	3.8	0.7	54.6	18.0
24	巴西	487659	134060	1561940	23.1	6.4	74.0	20.9
25	文莱	683	110	2530	16.1	2.5	59.0	28.5
26	保加利亚	29667	9800	33744	42.1	14.0	47.9	74.5
27	布基纳法索	1910	52	18841	0.9	<0.1	9.3	4.0
28	布隆迪	1084	4	7642	0.7	<0.1	6.5	7.9
29	佛得角	410	120	706	8.3	2.2	13.0	21.0
30	柬埔寨	2944	1385	16611	1.9	0.9	10.1	9.0
31	喀麦隆	1842	300	127	1.3	0.1	3.6	13.0
32	加拿大	91375	19455	441898	24.4	6.6	110.7	25.2
33	中非	324	11	927	0.7	<0.1	2.6	10.0
34	乍得	865	7	2196	0.6	<0.1	2.0	4.0
35	智利	97062	23504	249563	28.4	14.0	43.5	20.6
36	中国	2828999	637000	3804021	22.3	4.5	30.8	43.1
37	哥伦比亚	190904	49398	70042	23.3	10.5	14.6	17.1
38	科摩罗	123	33	500	2.6	0.4	14.8	21.6
39	刚果	530	27	4638	1.0	<0.1	9.7	16.0
40	库克岛	25	6	140	14.1	3.4	80.0	…
41	哥斯达黎加	14468	686	4520	33.0	11.5	38.0	11.0
42	科特迪瓦	4173	373	16860	1.6	0.1	6.6	4.0
43	克罗地亚	12624	5053	34184	34.7	12.2	81.2	55.4
44	古巴	95466	18934	85732	84.2	16.7	75.6	53.3
45	塞浦路斯	2283	956	335	31.4	8.0	52.5	34.0
46	捷克	43994	7844	89854	41.5	7.3	89.3	66.2
47	朝鲜	93667	5595	113135	36.8	2.2	44.5	143.0
48	刚果民主共和国	6418	147	93326	3.8	<0.1	11.1	8.0

注：①中国医师数系执业医师数（不含口腔医师），护士和助产士系注册护士数；②每万人口医院床位系医疗机构床位数。

序列	国家	人数			每万人口			每万人口医院床位 2005—2019
		医师 2008—2019	口腔医师 2004—2019	护士和助产士 2014—2019	医师 2012—2020	口腔医师 2012—2020	护士和助产士 2012—2020	
49	丹麦	24301	4162	60693	42.2	7.2	105.4	26.0
50	吉布提	201	19	655	2.2	0.2	7.3	14.0
51	多米尼加	79	8	436	11.0	1.1	61.0	15.6
52	多米尼加共和国	15591	2481	15673	14.5	2.3	14.6	17.0
53	厄瓜多尔	37263	5035	42811	22.2	3.0	25.1	13.9
54	埃及	74926	19746	189579	7.5	2.0	19.3	14.3
55	萨尔瓦多	18427	5586	11778	28.7	8.7	18.3	11.9
56	赤道几内亚	507	5	634	4.0	–	3.1	21.0
57	厄立特里亚	215	16	4971	0.8	0.5	14.4	7.0
58	爱沙尼亚	4569	1277	8773	34.7	9.8	66.1	45.7
59	斯瓦蒂尼（原斯威士兰）	107	14	4706	1.4	0.2	25.1	21.0
60	埃塞俄比亚	8395	1745	77931	1.1	< 0.1	7.8	3.3
61	斐济	747	107	3524	8.6	1.2	39.6	19.9
62	芬兰	25627	4500	7210	46.4	10.8	223.1	36.1
63	法国	424674	43333	745485	32.7	6.5	117.8	59.1
64	加蓬	1408	46	6083	6.5	0.2	21.1	13.0
65	冈比亚	252	17	1423	0.8	< 0.1	9.5	11.0
66	格鲁吉亚	28291	3079	20848	51.1	6.2	55.5	28.9
67	德国	357401	71093	1121000	44.3	8.5	141.9	80.0
68	加纳	3236	400	82462	1.7	0.2	36.2	9.0
69	希腊	65513	13300	38952	63.1	12.9	37.3	42.0
70	格林纳达	160	22	700	14.4	2.0	62.8	35.7
71	危地马拉	6122	180	22127	12.4	2.5	22.4	1.4
72	几内亚	977	50	1453	2.2	< 0.1	5.8	3.0
73	几内亚比绍	227	7	1284	2.0	< 0.1	7.9	10.0
74	圭亚那	1417	93	810	14.2	0.7	35.3	17.2
75	海地	2606	237	4424	2.3	0.2	4.0	7.1
76	洪都拉斯	2913	308	6986	5.0	0.3	7.3	6.4
77	匈牙利	33078	6870	50935	60.6	7.4	69.2	70.1
78	冰岛	1404	285	5827	41.4	8.5	167.8	28.3
79	印度	1268172	278520	3263633	7.4	1.6	17.5	5.3
80	印尼	125862	15744	1030265	6.2	1.2	39.5	10.4
81	伊朗	129604	36600	169868	15.8	4.5	20.8	1.0
82	伊拉克	27208	10374	78588	9.7	3.5	23.9	15.6
83	爱尔兰	16366	3346	62700	34.9	6.7	179.8	29.7
84	以色列	46573	9877	56268	36.3	11.7	119.9	29.8
85	意大利	485190	48638	356443	39.5	8.4	62.7	31.4
86	牙买加	1322	262	2766	5.3	0.9	9.4	17.2
87	日本	315406	101811	1615184	24.8	8.0	119.5	129.8
88	约旦	22739	7107	33810	26.6	7.8	33.5	14.7
89	哈萨克斯坦	68864	5089	128164	40.7	2.9	72.9	60.6
90	肯尼亚	8042	1300	59901	1.6	0.2	11.7	14.0
91	基里巴斯	22	8	443	2.0	0.7	38.3	18.6
92	科威特	10150	2587	30676	23.4	6.7	46.8	20.4
93	吉尔吉斯	12934	1166	35946	22.1	1.9	56.0	44.1
94	老挝	2591	439	5141	3.5	0.8	11.9	15.0
95	拉脱维亚	6367	1361	8804	34.0	7.1	44.3	54.9
96	黎巴嫩	14431	7001	11479	22.1	10.2	16.7	27.3

序列	国家	人数			每万人口			每万人口 医院床位 2005—2019
		医师 2008—2019	口腔医师 2004—2019	护士和 助产士 2014—2019	医师 2012—2020	口腔医师 2012—2020	护士和 助产士 2012—2020	
97	莱索托	138	37	6866	4.7	0.2	32.6	13.0
98	利比里亚	168	7	2564	0.5	<0.1	19.5	8.0
99	利比亚	13757	5776	42975	20.9	8.8	65.3	32.0
100	立陶宛	13908	3833	26065	50.8	14.0	100.8	64.3
101	卢森堡	1780	581	7206	30.1	9.8	121.7	42.6
102	马达加斯加	4275	1242	7827	2.0	0.2	3.0	2.0
103	马拉维	649	31	7957	0.5	<0.1	7.1	13.0
104	马来西亚	46491	9717	111324	22.9	3.1	34.8	18.7
105	马尔代夫	881	103	3315	20.5	0.9	46.6	43.0
106	马里	2454	107	8409	1.3	<0.1	4.4	1.0
107	马耳他	1240	213	4166	28.6	4.8	94.8	44.9
108	马歇尔群岛	24	7	195	4.2	1.2	33.4	…
109	毛利塔尼亚	821	240	4074	1.9	0.5	9.3	4.0
110	毛里求斯	3210	351	4445	27.1	2.8	39.3	34.0
111	墨西哥	611970	17073	301663	24.3	1.3	28.2	9.8
112	密克罗尼西亚	20	14	245	9.4	–	21.5	…
113	摩纳哥	280	38	752	75.1	10.2	201.6	…
114	蒙古	12211	1294	13358	38.5	4.1	42.1	80.0
115	黑山	1730	29	3283	27.4	0.5	53.7	38.6
116	摩洛哥	26003	4855	49412	7.3	1.4	13.9	10.0
117	莫桑比克	2570	288	14354	0.8	<0.1	4.8	7.0
118	缅甸	39826	3800	58485	7.4	0.7	10.8	10.4
119	纳米比亚	1421	178	4784	5.9	0.7	19.5	27.0
120	瑙鲁	14	4	84	13.5	3.7	78.5	…
121	尼泊尔	23146	3200	94542	8.5	1.3	33.4	3.0
122	荷兰	63233	11195	195932	40.8	5.6	116.4	31.7
123	新西兰	16224	3004	3274	36.2	6.5	117.8	25.7
124	尼加拉瓜	10762	258	9912	16.6	0.4	15.5	9.3
125	尼日尔	900	18	5013	0.3	<0.1	2.2	3.9
126	尼日利亚	74543	4358	301579	3.8	0.2	15.0	5.0
127	纽埃岛	3	2	20	–	–	125.0	…
128	北马其顿（原马其顿）	5975	1824	7884	28.7	8.8	37.9	42.8
129	挪威	26276	4703	98699	50.5	9.0	184.2	35.3
130	阿曼	9602	1494	20323	17.7	2.9	39.4	14.7
131	巴基斯坦	242099	26686	104640	11.2	1.2	4.8	6.3
132	帕劳群岛	25	4	130	17.7	3.3	64.6	48.0
133	巴拿马	6932	1284	13612	16.3	3.0	32.1	22.5
134	巴布亚新几内亚	580	62	3975	0.7	<0.1	4.5	…
135	巴拉圭	9421	1129	11550	10.5	1.6	16.6	8.3
136	秘鲁	26231	4798	95238	13.7	1.9	29.8	15.9
137	菲律宾	63141	28154	588572	7.7	2.6	54.4	9.9
138	波兰	90284	13331	261380	37.7	10.3	68.7	65.4
139	葡萄牙	54478	9832	70754	54.8	10.6	74.1	34.5
140	卡塔尔	6913	1741	20020	24.9	6.1	72.0	12.5
141	韩国	123230	25792	381867	24.8	5.2	81.8	124.3
142	摩尔多瓦	10345	728	15902	31.0	4.1	46.8	56.6
143	罗马尼亚	58583	15653	145226	29.8	8.0	73.9	68.9
144	俄罗斯	646993	41113	655814	38.2	3.5	62.3	71.2

序列	国家	人数			每万人口			每万人口医院床位 2005—2019
		医师 2008—2019	口腔医师 2004—2019	护士和助产士 2014—2019	医师 2012—2020	口腔医师 2012—2020	护士和助产士 2012—2020	
145	卢旺达	1492	228	11970	1.2	0.2	9.5	16.0
146	圣基茨和尼维斯	145	12	216	27.7	2.3	42.2	⋯
147	圣卢西亚岛	116	31	571	6.4	1.7	31.5	13.0
148	圣文森特和格林纳丁斯	102	18	773	9.4	1.7	70.1	43.2
149	萨摩亚群岛	67	21	678	6.0	1.0	32.7	10.0
150	圣马力诺	201	60	270	61.1	17.8	82.1	⋯
151	圣多美和普林西比	63	⋯	406	4.9	0.3	21.5	29.0
152	沙特阿拉伯	88023	16752	199353	27.4	5.6	58.2	22.4
153	塞内加尔	1435	219	8807	0.9	0.1	5.4	3.0
154	塞黑	27563	1901	53881	31.1	2.1	60.9	56.1
155	塞舌尔	240	42	956	22.5	4.3	229.5	36.0
156	塞拉利昂	566	15	5757	0.7	<0.1	7.5	4.0
157	新加坡	12967	2363	35636	24.6	4.1	62.4	24.9
158	斯洛伐克	19178	2779	32803	35.6	5.2	60.5	57.0
159	斯洛文尼亚	6591	1492	21245	32.8	7.3	104.6	44.3
160	所罗门群岛	120	50	1413	1.9	0.7	21.6	14.0
161	索马里	309	⋯	1502	0.2	–	1.1	8.7
162	南非	46393	6365	74556	7.9	1.1	49.7	23.0
163	南苏丹	⋯	3	⋯	0.4	<0.1	3.4	⋯
164	西班牙	188166	38400	283869	44.4	8.3	61.4	29.7
165	斯里兰卡	24605	2300	48200	12.3	1.1	25.0	41.5
166	苏丹	10683	8116	47882	2.6	2.1	11.5	7.4
167	苏里南	472	33	2283	8.2	0.6	39.3	30.0
168	瑞典	42898	17806	216079	70.9	8.2	118.5	21.4
169	瑞士	36940	4337	152565	43.8	4.1	182.6	46.3
170	叙利亚	22485	12532	26908	12.9	7.2	15.4	14.0
171	塔吉克斯坦	14219	1289	39229	17.2	1.6	47.5	46.7
172	泰国	63974	18560	219473	9.5	2.7	31.5	21.0
173	东帝汶	994	10	2270	7.6	<0.1	17.5	59.0
174	多哥	627	21	3753	0.8	<0.1	5.1	7.0
175	汤加	55	17	453	9.5	1.4	45.4	⋯
176	特立尼达和多巴哥	6244	444	5677	44.8	3.2	40.7	30.2
177	突尼斯	14892	3458	28739	13.0	3.1	25.1	21.8
178	土耳其	148751	30615	247243	19.3	3.9	30.5	28.5
179	土库曼斯坦	12161	631	24201	22.2	1.2	44.3	40.3
180	图瓦卢	10	5	49	11.9	0.8	34.7	⋯
181	乌干达	6918	310	52907	1.5	<0.1	16.4	5.0
182	乌克兰	134986	26954	300489	29.9	6.0	66.6	74.6
183	阿联酋	24345	6273	55158	26.0	6.7	57.5	13.8
184	英国	393247	35568	695033	30.0	5.4	88.5	24.6
185	坦桑尼亚	3015	423	31940	0.5	0.1	5.7	7.0
186	美国	851641	199528	5130507	26.1	6.1	156.8	28.7
187	乌拉圭	16976	4963	24984	49.4	14.5	72.2	24.3
188	乌兹别克斯坦	72237	4520	343223	23.7	1.5	112.8	39.8
189	瓦努阿图	46	9	426	1.7	0.3	14.2	⋯
190	委内瑞拉	50866	4116	59690	17.3	1.4	20.7	8.7
191	越南	77539	⋯	135432	8.3	–	14.5	31.8
192	也门	13560	543	22377	5.3	0.2	7.9	7.1
193	赞比亚	1514	145	17745	1.2	0.3	10.2	20.0
194	津巴布韦	3026	248	27934	2.0	0.2	21.4	17.0

附录B-6 卫生经费

序列	国家	卫生总费用占 GDP%			卫生总费用构成（%）					
					政府卫生支出			个人卫生支出		
		2000	2010	2019	2000	2010	2019	2000	2010	2019
1	阿富汗		8.6	13.2		5.5	8.2		79.0	79.4
2	阿尔巴尼亚									
3	阿尔及利亚	3.5	5.1	6.2	72.0	69.5	65.0	28.0	30.5	35.0
4	安道尔	9.3	9.4	6.7	41.6	44.6	69.5	58.4	55.4	30.5
5	安哥拉	1.9	2.7	2.5	58.2	62.1	41.2	41.3	34.6	55.6
6	安提瓜和巴布达	4.5	5.2	4.4	56.2	56.9	58.4	43.8	42.9	41.5
7	阿根廷	8.5	8.6	9.5	54.7	64.6	62.4	45.2	35.0	37.4
8	亚美尼亚	4.2	9.2	11.3	22.8	18.3	12.4	64.5	78.0	86.6
9	澳大利亚	7.6	8.4	9.9	68.4	68.6	71.7	31.6	31.4	28.3
10	奥地利	9.2	10.2	10.4	74.2	72.4	73.0	25.8	27.6	27.0
11	阿塞拜疆	3.9	4.8	4.0	22.3	21.2	31.7	76.2	78.0	68.0
12	巴哈马群岛	4.0	5.9	5.8	47.5	47.3	52.0	51.9	52.2	47.5
13	巴林群岛	3.6	3.8	4.0	66.0	63.0	59.2	34.0	37.0	40.8
14	孟加拉国	2.0	2.5	2.5	28.7	21.0	18.6	63.4	69.8	75.3
15	巴巴多斯岛	5.3	6.8	6.3	51.9	53.5	44.8	48.1	44.3	54.3
16	白俄罗斯	5.5	5.7	5.9	78.7	68.0	70.4	21.2	31.5	29.5
17	比利时	7.9	10.0	10.7	74.5	77.7	76.8	25.4	22.2	23.2
18	伯利兹	4.1	5.8	6.0	50.4	66.5	69.9	43.7	29.8	27.1
19	贝宁湾	4.2	4.1	2.4	26.1	24.2	22.7	57.3	50.1	53.0
20	不丹	4.3	3.5	3.6	79.7	72.1	73.6	12.2	16.9	19.5
21	玻利维亚	4.4	5.5	6.9	55.3	58.8	71.2	38.4	36.8	27.6
22	波黑	7.7	9.0	9.1	53.3	68.1	68.7	39.6	30.4	29.7
23	博茨瓦纳	5.8	6.2	6.1	54.8	57.6	78.5	28.6	37.3	15.3
24	巴西	8.3	7.9	9.6	41.6	45.0	40.7	58.0	54.7	59.1
25	文莱	2.5	2.3	2.2	84.2	91.7	94.3	15.8	8.3	5.7
26	保加利亚	5.9	7.1	7.1	59.6	55.2	59.2	40.4	44.8	40.8
27	布基纳法索	3.3	5.9	5.5	32.6	24.9	41.8	46.1	33.6	42.4
28	布隆迪	6.2	11.3	8.0	23.7	17.6	33.4	75.6	39.5	41.0
29	佛得角	4.4	4.5	4.9	71.3	63.3	65.8	26.1	30.7	27.4
30	柬埔寨	6.5	6.9	7.0	19.8	19.7	24.3	78.1	66.4	69.2
31	喀麦隆	4.0	4.5	3.6	16.9	18.0	3.4	83.1	76.6	82.4
32	加拿大	8.3	10.7	10.8	72.9	73.8	70.2	27.1	26.2	29.8
33	中非	4.4	3.7	7.8	41.5	28.5	10.6	47.3	47.9	61.3
34	乍得	5.5	4.1	4.4	38.0	21.0	17.3	58.5	73.1	62.3
35	智利	7.0	6.8	9.3	35.8	47.1	50.9	46.7	41.0	49.1
36	中国	4.5	4.2	5.4	22.0	51.9	56.0	78.0	48.0	44.0
37	哥伦比亚	5.7	7.1	7.7	74.5	72.2	71.9	23.5	25.1	28.1
38	科摩罗	12.2	8.5	5.2	13.0	9.1	16.1	83.1	80.3	66.4
39	刚果	1.7	2.0	2.1	34.2	44.7	37.6	54.3	43.5	54.1
40	库克岛	3.2	3.5	3.1	92.9	87.9	87.6	7.1	5.8	12.4
41	哥斯达黎加	6.6	8.1	7.3	64.9	72.3	72.5	33.2	26.7	27.5
42	科特迪瓦	5.6	6.1	3.3	14.5	13.3	29.1	74.7	76.1	55.7
43	克罗地亚	7.7	8.1	7.0	85.0	83.4	81.5	15.0	16.6	18.5
44	古巴	6.6	10.7	11.3	83.7	90.8	89.3	16.2	9.2	10.6
45	塞浦路斯	5.3	6.3	7.0	41.1	47.8	56.0	58.4	51.3	43.3
46	捷克	5.7	6.9	7.8	88.7	83.1	81.5	11.3	16.9	18.5
47	朝鲜									
48	刚果民主共和国	1.6	4.0	3.5	4.0	10.3	15.8	70.0	44.9	45.4

政府卫生支出占政府总支出（%）			社会医保支出占政府卫生支出（%）			人均卫生费用（美元）			人均政府卫生支出（美元）		
2000	2010	2019	2000	2011	2012	2000	2010	2019	2000	2010	2019
	2.3	3.9	⋯	0.0	0.0		45.6	65.8		2.5	5.4
8.0	15.2		20.4	74.1	74.1				30.4	181.3	
8.8	9.5	10.7	35.5	31.6	29.1	61.3	228.4	248.2	44.1	158.7	161.3
13.0	10.9	16.5	88.1	57.4	24.2	2050.6	3754.7	2744.2	852.4	1673.6	1906.9
2.7	4.2	5.4	0.0	0.0	0.0	13.0	96.6	71.3	7.5	60.0	29.4
11.0	13.1	11.3	0.0	11.1	7.6	444.9	631.6	760.3	250.1	359.5	444.3
17.8	16.7	15.5	59.6	64.1	52.8	705.2	891.1	946.0	386.0	576.1	589.9
3.9	6.4	5.7	0.0	0.0	0.0	26.1	297.2	524.0	5.9	54.3	65.0
15.2	16.3	16.3	0.0	0.0	0.0	1632.4	4952.8	5427.5	1116.2	3399.4	3890.5
13.4	14.0	15.7	58.6	53.6	55.1	2263.5	4796.1	5242.2	1678.7	3472.2	3827.2
4.8	3.2	3.9	0.0	0.0	0.0	25.3	279.3	193.1	5.6	59.2	61.3
16.2	17.3	15.3	1.8	2.2	0.0	1093.6	1657.6	2004.6	519.6	784.3	1041.7
10.2	8.5	7.2	0.4	1.6	1.5	485.7	796.3	940.4	320.7	501.4	556.8
5.2	4.4	3.0	0.0	0.0	0.0	8.3	20.2	45.9	2.4	4.2	8.5
12.3	10.4	10.6	0.0	0.2	0.2	604.5	1097.6	1143.3	313.5	586.7	512.6
12.1	8.7	11.0	0.0	0.0	0.0	57.3	341.8	399.4	45.1	232.6	281.1
12.1	14.5	15.7	85.4	86.2	85.5	1845.3	4449.5	4960.4	1375.3	3458.6	3808.4
6.6	13.1	12.2	0.0	13.5	13.9	139.3	250.3	293.4	70.2	166.5	205.0
5.2	5.1	3.7	0.5	0.4	0.1	15.8	31.0	29.1	4.1	7.5	6.6
7.6	5.6	10.4	0.0	0.0	0.0	31.8	69.8	116.0	25.4	50.3	85.3
8.3	9.7	13.7	62.0	42.9	50.9	44.3	103.1	245.9	24.5	60.6	175.2
7.3	12.4	15.4	97.7	90.1	91.0	113.0	415.9	553.8	60.3	283.0	380.6
8.2	8.1	14.3	0.0	⋯	0.0	195.1	393.1	481.5	107.0	226.2	378.1
10.1	9.2	10.5	0.0	0.0	0.0	311.7	891.8	853.4	129.8	401.5	347.7
5.7	5.8	6.8	0.0	⋯	0.0	508.4	803.5	671.6	427.9	737.1	633.4
8.5	10.9	11.6	12.0	68.4	76.4	94.5	484.8	697.9	56.3	267.8	412.9
4.8	6.0	9.6	0.8	0.2	0.2	7.5	33.9	42.3	2.5	8.5	17.7
5.9	4.9	8.5	29.5	12.4	13.6	8.4	26.1	20.6	2.0	4.6	6.9
7.5	7.2	10.4	34.9	25.2	29.6	62.0	148.2	177.9	44.2	93.8	117.0
8.6	6.5	7.0	0.0	⋯	0.0	19.7	54.3	113.3	3.9	10.7	27.5
4.4	5.1	0.6	3.9	2.6	2.6	26.3	59.0	54.0	4.5	10.6	1.8
14.8	18.3	18.6	1.9	2.0	1.9	1998.6	5044.1	5048.4	1456.0	3721.8	3542.3
10.9	5.7	4.8	0.0	⋯	0.0	10.4	16.7	37.2	4.3	4.8	3.9
11.4	3.5	5.2	0.0	⋯	0.0	10.3	36.5	29.9	3.9	7.7	5.2
11.0	13.7	18.1	19.3	11.4	9.2	358.8	871.3	1375.8	128.4	410.4	700.5
6.1	8.8	8.8	57.2	67.0	67.9	42.4	187.7	535.1	9.3	97.4	299.6
14.9	17.3	16.9	66.8	83.4	84.0	130.3	441.3	495.3	97.1	318.7	356.1
9.7	3.5	4.1	0.0	0.0	0.0	45.6	67.1	72.3	5.9	6.1	11.6
2.3	3.6	3.5	0.0	0.0	0.0	16.9	55.4	48.6	5.8	24.8	18.3
9.6	9.3	7.9	0.0	0.0	0.0	162.7	478.0	662.2	151.1	420.4	580.3
25.3	31.7	24.1	80.7	81.0	79.3	251.1	665.3	921.6	163.0	481.1	668.3
4.6	4.1	5.5	2.0	6.3	6.6	36.0	74.4	75.1	5.2	9.9	21.8
14.6	14.1	12.1	97.6	94.3	93.5	371.1	1126.4	1040.1	315.5	939.5	848.1
10.8	13.9	15.9	0.0	⋯	0.0	180.4	606.7	1031.9	151.0	550.7	921.4
6.3	7.1	9.9	0.0	1.6	1.5	750.5	1959.3	1996.5	308.3	935.7	1118.1
12.4	13.2	15.4	89.5	92.3	92.7	342.9	1373.9	1844.2	304.2	1142.0	1503.0
			⋯	⋯	⋯						
2.5	2.5	4.4	0.0	⋯	0.0	20.2	12.9	20.6	0.8	1.3	3.3

序列	国家	卫生总费用占GDP%			卫生总费用构成（%）					
					政府卫生支出			个人卫生支出		
		2000	2010	2019	2000	2010	2019	2000	2010	2019
49	丹麦	8.1	10.3	10.0	83.1	83.9	83.3	16.9	16.1	16.7
50	吉布提	4.1	4.3	1.8	48.0	60.7	53.7	52.0	29.5	25.6
51	多米尼加	5.2	5.6	5.5	62.5	58.9	64.5	34.5	36.9	34.8
52	多米尼加共和国	4.9	5.6	5.9	35.0	45.1	44.9	63.1	54.3	54.3
53	厄瓜多尔	3.3	7.1	7.8	29.0	44.8	61.8	68.2	54.5	38.1
54	埃及	4.9	4.2	4.7	35.2	32.9	27.8	64.8	66.4	71.2
55	萨尔瓦多	8.9	8.2	7.2	44.2	54.0	63.5	54.6	37.0	35.9
56	赤道几内亚	2.3	1.8	3.1	13.7	24.9	21.3	83.3	70.7	77.8
57	厄立特里亚	4.5	3.5	4.5	35.6	15.3	17.6	63.8	52.8	43.2
58	爱沙尼亚	5.2	6.3	6.7	75.9	74.2	74.4	24.1	24.0	25.6
59	斯瓦蒂尼（原斯威士兰）	4.6	8.6	6.8	52.3	49.2	50.7	43.6	25.2	23.2
60	埃塞俄比亚	4.4	5.5	3.2	41.2	17.3	22.7	42.5	48.3	43.2
61	斐济	3.7	3.7	3.8	76.8	63.9	65.4	15.3	29.8	27.4
62	芬兰	6.8	8.9	9.2	74.3	77.3	80.2	24.8	21.5	19.8
63	法国	9.6	11.2	11.1	78.9	76.3	75.3	21.1	23.7	24.7
64	加蓬	2.9	2.5	2.8	36.6	63.6	60.3	61.3	35.3	39.1
65	冈比亚	2.7	3.4	3.8	23.5	32.1	27.3	57.4	33.3	27.5
66	格鲁吉亚	7.4	9.5	6.7	11.4	21.3	40.8	81.4	75.1	58.7
67	德国	9.8	11.0	11.7	78.3	75.8	77.7	21.7	16.7	22.3
68	加纳	2.8	4.6	3.4	27.4	51.7	40.2	60.8	39.4	48.5
69	希腊		9.6	7.8		68.3	48.1		31.7	51.7
70	格林纳达	5.3	6.2	5.0	33.5	41.0	41.4	64.2	53.2	58.5
71	危地马拉	5.7	6.1	6.2	35.4	33.7	38.4	61.9	63.7	60.7
72	几内亚	3.5	3.0	4.0	8.7	12.0	22.5	53.2	66.0	66.7
73	几内亚比绍	7.7	6.6	8.4	45.1	18.3	6.4	36.2	47.2	68.3
74	圭亚那	3.9	5.5	4.9	53.2	30.9	59.5	46.4	39.8	37.9
75	海地	6.9	8.1	4.7	21.8	17.9	11.0	46.7	36.0	48.5
76	洪都拉斯	6.4	8.7	7.3	47.1	42.4	39.2	50.0	50.1	58.2
77	匈牙利	6.8	7.5	6.4	68.8	66.6	68.0	31.2	33.4	32.0
78	冰岛	9.0	8.5	8.6	80.6	80.4	82.9	19.4	19.6	17.1
79	印度	4.0	3.3	3.0	20.7	26.2	32.8	76.6	72.8	66.4
80	印尼	1.9	3.0	2.9	28.7	25.7	48.9	68.4	73.0	50.5
81	伊朗	4.7	6.8	6.7	37.7	32.4	49.5	62.3	67.6	50.5
82	伊拉克		3.2	4.5		73.9	49.4		26.1	50.1
83	爱尔兰	5.9	10.5	6.7	77.5	76.2	74.6	22.5	23.8	25.4
84	以色列	6.8	7.0	7.5	63.1	62.8	64.8	34.6	35.9	33.1
85	意大利	7.6	9.0	8.7	72.6	78.5	73.9	27.4	21.5	26.1
86	牙买加	5.8	5.0	6.1	55.3	60.7	65.3	42.4	36.7	33.2
87	日本	7.2	9.2	10.7	80.4	81.9	83.9	19.6	18.1	16.1
88	约旦	9.6	8.4	7.6	45.0	66.7	51.2	52.4	28.8	45.7
89	哈萨克斯坦	4.2	2.7	2.8	50.9	68.2	59.9	49.1	31.3	40.1
90	肯尼亚	4.6	6.1	4.6	28.6	29.0	46.0	59.0	42.2	35.5
91	基里巴斯	8.6	9.2	10.3	96.7	91.4	82.3	3.3	3.4	2.9
92	科威特	2.5	2.8	5.5	75.9	84.6	87.0	24.1	15.4	13.0
93	吉尔吉斯	4.4	7.0	4.5	48.4	49.1	51.4	51.6	43.1	46.3
94	老挝	4.3	2.9	2.6	28.8	20.7	36.9	61.3	62.6	41.9
95	拉脱维亚	5.4	6.1	6.6	50.8	60.2	60.6	49.2	39.8	39.2
96	黎巴嫩	10.8	7.4	8.7	29.8	40.3	49.0	70.1	58.9	50.1

政府卫生支出占政府总支出（%）			社会医保支出占政府卫生支出（%）			人均卫生费用（美元）			人均政府卫生支出（美元）		
2000	2010	2019	2000	2011	2012	2000	2010	2019	2000	2010	2019
12.8	15.3	16.8	0.0	0.0	0.0	2496.0	6011.5	6003.3	2074.4	5042.5	5000.2
6.1	7.0	4.3	11.3	9.5	9.5	32.0	55.5	61.8	15.3	33.7	33.2
8.4	8.3	7.6	0.0	0.8	0.1	250.7	384.9	440.2	156.8	226.8	283.7
11.8	15.9	16.3	17.0	25.8	41.8	138.6	303.6	491.1	48.6	136.9	220.5
4.1	9.2	13.3	28.0	34.5	33.1	48.1	331.7	486.5	13.9	148.7	300.5
6.7	4.4	4.7	24.3	19.4	20.8	72.5	111.4	149.8	25.5	36.7	41.6
18.5	17.7	16.9	49.3	42.5	43.1	179.3	246.5	300.1	79.2	133.0	190.5
1.4	1.5	3.9	0.0	0.0	0.0	43.7	311.6	254.9	6.0	77.7	54.2
2.1	1.5	2.4	0.0	0.0	0.0	9.3	16.7	25.3	3.3	2.5	4.5
10.8	11.6	12.9	86.4	86.4	86.6	209.7	926.5	1598.8	159.2	687.4	1189.8
9.8	13.8	10.0	0.0	0.0	0.0	75.5	317.0	264.1	39.5	156.0	134.0
7.0	5.1	4.8	0.0	0.0	0.0	5.4	16.7	26.7	2.2	2.9	6.1
10.6	8.6	8.3	0.0	0.0	0.0	77.0	135.2	235.7	59.2	86.4	154.1
10.6	12.5	13.8	19.5	19.0	19.1	1655.9	4099.6	4450.3	1229.7	3167.4	3567.7
14.6	15.1	15.1	94.3	92.3	95.1	2156.5	4593.4	4491.7	1701.0	3506.9	3382.8
5.2	6.8	9.6	14.5	27.1	27.1	127.4	216.7	215.0	46.6	137.7	129.7
6.9	7.8	4.4	0.0	0.0	0.0	23.0	32.3	29.7	5.4	10.4	8.1
4.9	6.2	9.4	46.0	68.8	68.8	47.9	262.5	291.1	5.5	56.0	118.8
17.2	17.6	20.1	87.3	88.6	88.8	2334.7	4597.2	5440.3	1827.6	3482.5	4228.5
6.0	11.9	6.5	0.0	21.6	22.2	17.2	80.9	75.3	4.7	41.9	30.3
	12.4	7.9	45.9	64.0	57.8		2573.7	1500.6		1757.0	722.2
6.8	9.0	9.4	0.0	0.4	0.6	272.4	456.2	534.3	91.2	187.1	221.1
14.1	14.2	17.7	51.2	41.8	52.5	84.0	173.8	271.0	29.8	58.5	104.1
2.4	1.8	6.2	1.1	4.5	4.5	15.9	19.2	43.0	1.4	2.3	9.7
13.7	5.9	2.8	5.4	1.5	1.5	22.5	36.3	62.6	10.1	6.7	4.0
6.8	5.5	10.3	7.1	2.7	2.6	58.0	165.3	325.9	30.9	51.2	193.7
13.9	6.4	5.4	0.0	0.0	0.0	29.5	54.6	57.0	6.4	9.8	6.3
13.7	14.0	11.1	13.7	26.2	29.6	70.8	168.6	187.6	33.3	71.4	73.5
9.9	10.2	9.4	83.9	83.7	83.3	313.1	983.1	1062.4	215.6	655.0	722.2
17.6	14.4	16.4	33.4	36.1	35.8	2873.8	3644.8	6275.0	2315.5	2931.4	5201.2
3.3	3.1	3.4	17.4	15.8	6.5	18.6	45.3	63.8	3.8	11.9	20.9
3.6	4.5	8.7	6.3	18.2	17.6	16.2	92.2	120.1	4.6	23.7	58.8
11.0	11.9	21.4	57.8	50.2	47.2	80.0	440.9	470.4	30.3	142.6	232.9
	4.8	6.0	0.0	0.0	0.0		145.5	253.3		107.5	125.1
14.8	12.3	20.3	1.2	0.5	0.2	1561.0	5128.5	5428.6	1210.0	3906.8	4048.5
8.9	10.7	12.1	72.5	71.5	71.8	1496.9	2211.0	3456.4	944.6	1388.6	2239.0
11.8	14.1	13.2	0.1	0.2	0.4	1520.5	3214.5	2905.5	1104.4	2521.9	2147.7
11.8	9.0	13.3	0.0	0.3	0.2	195.5	234.9	327.4	108.0	142.7	213.6
15.3	18.9	24.2	84.9	87.6	87.0	2740.5	4060.2	4360.5	2204.2	3326.4	3656.6
12.7	17.0	12.8	9.7	28.2	6.3	159.8	308.7	334.0	71.9	205.9	171.0
9.2	8.3	8.3	0.0	…	0.0	50.5	247.4	273.0	25.7	168.7	163.6
7.1	7.3	8.3	10.9	13.1	13.1	20.9	59.2	83.4	6.0	17.1	38.4
11.4	10.3	7.4	0.0	0.0	0.0	68.9	139.9	172.3	66.6	127.9	141.8
5.2	5.2	8.9	0.0	0.0	0.0	462.6	1061.4	1758.7	351.3	898.4	1529.4
7.1	9.2	7.1	10.0	64.1	64.1	12.3	61.5	62.1	5.9	30.2	32.0
6.2	2.7	4.7	1.2	4.9	4.2	14.4	35.0	68.2	4.1	7.3	25.2
7.4	8.1	10.4	0.0	…	0.0	181.6	689.1	1166.8	92.2	414.7	706.6
7.5	10.3	13.4	46.3	49.7	39.4	569.6	659.4	663.1	169.9	266.0	324.8

序列	国家	卫生总费用占 GDP%			卫生总费用构成（%）					
					政府卫生支出			个人卫生支出		
		2000	2010	2019	2000	2010	2019	2000	2010	2019
97	莱索托	5.9	7.6	11.3	50.2	57.9	43.5	49.2	24.4	14.2
98	利比里亚	4.0	8.8	8.5	18.5	8.9	16.1	72.6	54.9	59.2
99	利比亚	3.4	3.6		48.7	69.9		51.3	30.0	
100	立陶宛	6.2	6.8	7.0	67.3	71.1	65.1	32.7	28.7	34.6
101	卢森堡	5.9	7.0	5.4	83.2	85.9	85.9	16.8	14.1	12.8
102	马达加斯加	5.2	5.3	3.7	40.3	40.1	32.2	45.4	43.9	39.6
103	马拉维	3.4	7.2	7.4	37.6	22.0	32.6	20.6	15.2	23.8
104	马来西亚	2.6	3.2	3.8	46.7	52.8	52.2	53.3	47.2	47.8
105	马尔代夫	7.7	8.5	8.0	33.1	53.0	79.3	66.9	43.7	19.1
106	马里	5.6	4.6	3.9	23.5	14.3	33.7	68.6	59.2	32.9
107	马耳他	6.6	8.2	8.2	71.8	64.6	63.1	27.8	35.4	36.9
108	马歇尔群岛	19.7	15.2	16.3	50.3	28.5	41.2	13.3	18.8	15.8
109	毛利塔尼亚	4.7	3.4	3.3	13.9	27.7	37.5	81.8	66.3	50.7
110	毛里求斯	2.9	4.6	6.2	53.5	44.1	47.0	46.2	54.0	52.7
111	墨西哥	4.4	6.0	5.4	45.2	48.6	49.3	54.8	51.4	50.7
112	密克罗尼西亚	7.8	13.1	11.4	22.5	17.5	28.3	5.3	3.5	2.9
113	摩纳哥	1.7	2.3	1.5	80.0	81.4	85.0	20.0	18.6	15.0
114	蒙古	4.9	3.7	3.8	74.3	65.4	56.7	24.6	30.3	38.3
115	黑山			8.3			60.8			39.2
116	摩洛哥	4.0	5.9	5.3	24.6	39.9	39.9	75.0	59.7	59.4
117	莫桑比克	3.9	5.1	7.8	74.7	13.1	21.3	17.7	9.7	16.0
118	缅甸	1.8	1.8	4.7	13.2	9.8	15.8	85.7	80.7	76.0
119	纳米比亚	9.8	9.7	8.5	49.7	41.0	46.9	45.2	44.7	48.5
120	瑙鲁	13.5	10.4	9.8	80.5	57.7	86.3	7.0	6.2	4.6
121	尼泊尔	3.6	5.0	4.5	15.5	18.1	24.8	63.0	68.0	63.3
122	荷兰	7.7	10.2	10.1	69.0	67.3	65.9	31.0	16.6	34.1
123	新西兰	7.5	9.6	9.7	74.5	78.3	75.6	25.5	21.7	24.4
124	尼加拉瓜	5.2	7.0	8.4	49.2	41.9	60.9	47.4	43.4	36.4
125	尼日尔	7.2	6.9	5.7	21.3	26.1	35.7	69.8	61.6	49.1
126	尼日利亚	3.2	3.3	3.0	18.3	13.6	16.0	64.7	80.1	71.3
127	纽埃岛	8.3	10.3	5.3	94.2	84.4	98.7	1.5	1.2	1.3
128	北马其顿（原马其顿）	8.9	6.7	10.5	53.1	60.6	85.8	42.9	38.7	14.2
129	挪威	7.7	8.9	7.3	81.7	84.7	59.0	18.3	15.3	41.0
130	阿曼	3.1	2.8	4.1	81.8	82.7	86.4	18.2	17.3	13.6
131	巴基斯坦	2.9	2.6	3.4	35.1	22.0	32.0	64.1	73.0	60.9
132	帕劳群岛	8.9	11.6	15.2	53.1	35.4	45.0	21.3	28.8	28.7
133	巴拿马	7.0	7.2	7.6	67.4	66.6	66.1	32.0	31.9	33.8
134	巴布亚新几内亚	2.0	2.1	2.3	84.3	61.7	57.7	9.4	12.3	9.9
135	巴拉圭	5.5	4.6	7.2	42.2	46.1	46.0	54.5	52.9	54.0
136	秘鲁	4.5	4.7	5.2	50.3	51.5	62.9	49.4	46.6	36.9
137	菲律宾	3.2	4.3	4.1	44.4	31.9	40.6	52.1	66.3	59.0
138	波兰	5.3	6.4	6.5	68.2	71.4	71.4	31.8	28.6	28.6
139	葡萄牙	8.4	9.8	9.5	70.4	69.7	60.9	29.5	30.2	39.0
140	卡塔尔	2.0	1.8	2.9	59.5	71.0	72.8	40.5	29.0	27.2
141	韩国	4.0	6.2	8.2	50.3	59.0	59.5	46.1	39.4	40.5
142	摩尔多瓦	4.9	10.1	6.4	49.0	45.9	59.7	47.2	42.2	36.9
143	罗马尼亚	4.2	5.8	5.7	79.3	79.9	80.1	20.7	20.0	19.9
144	俄罗斯	5.0	5.0	5.7	59.4	61.4	61.2	40.4	38.6	38.9

政府卫生支出占政府总支出（%）			社会医保支出占政府卫生支出（%）			人均卫生费用（美元）			人均政府卫生支出（美元）		
2000	2010	2019	2000	2011	2012	2000	2010	2019	2000	2010	2019
7.7	8.6	8.8	0.0	0.0	0.0	28.5	92.6	124.2	14.3	53.6	54.1
5.0	3.2	4.1	0.0	0.0	0.0	12.2	44.5	52.6	2.3	4.0	8.5
6.0	4.3		0.0	...	0.0	244.8	400.9		119.2	280.4	
10.6	11.5	13.2	88.3	84.9	85.1	217.2	805.2	1370.0	146.1	572.4	891.7
13.0	13.7	10.9	71.0	80.5	83.6	2894.0	7452.2	6220.7	2408.7	6402.0	5341.8
11.5	15.2	8.0	0.0	...	0.0	12.9	22.0	19.9	5.2	8.8	6.4
7.1	5.8	8.7	0.0	0.0	0.0	8.9	33.2	30.4	3.4	7.3	9.9
4.6	6.3	8.5	0.7	0.9	0.9	111.4	292.9	436.6	52.0	154.7	227.9
8.8	13.6	19.2	0.0	22.2	56.5	221.1	602.7	854.4	73.3	319.2	679.4
6.8	3.3	5.7	1.5	0.7	0.7	15.0	32.6	34.3	3.6	4.7	11.5
11.8	12.9	14.1	0.0	...	2.7	647.1	1733.7	2531.9	464.6	1119.5	1597.7
17.1	7.7	10.5	35.0	15.2	14.1	423.4	488.6	664.3	213.0	139.1	273.5
2.5	4.2	7.0	7.7	11.1	15.1	22.2	41.1	57.9	3.1	11.4	21.7
6.9	8.3	10.2	0.0	...	0.0	119.0	367.1	686.0	63.7	162.1	322.7
9.9	10.5	10.3	67.6	55.7	55.1	309.6	538.7	540.4	140.0	262.1	266.5
2.6	3.4	5.4	21.4	17.1	18.5	168.4	375.7	415.2	37.9	65.6	117.6
6.9	9.2	5.7	98.1	98.7	98.7	1410.9	3369.2	2905.8	1129.2	2744.2	2468.9
12.3	7.7	6.8	24.1	21.5	21.2	27.0	99.1	163.4	20.1	64.8	92.6
		11.3	99.0	89.3	89.3			735.2			447.2
4.0	7.5	7.1	0.0	24.5	24.5	53.6	168.7	174.2	13.2	67.3	69.5
13.8	2.2	5.6	0.3	33.1	22.8	10.5	21.5	39.5	7.8	2.8	8.4
1.3	1.2	3.6	2.9	3.0	3.0	3.4	15.1	60.0	0.4	1.5	9.5
16.0	11.9	10.7	1.8	2.5	2.5	200.7	504.6	427.3	99.8	207.0	200.4
9.7	7.3	6.8	0.0	0.0	0.0	292.0	650.2	1049.5	235.1	375.1	905.8
4.3	4.8	4.0	0.0	0.0	0.0	8.6	30.0	53.3	1.3	5.4	13.2
12.6	14.3	16.0	93.9	90.5	91.2	2023.1	5186.6	5335.3	1396.7	3488.7	3515.8
14.7	17.6	18.7	0.0	9.4	10.4	1053.9	3216.2	4211.1	785.1	2517.4	3181.9
10.2	13.2	18.3	27.0	35.2	37.0	53.3	107.6	160.8	26.2	45.1	97.9
8.4	8.7	9.4	3.3	1.7	1.7	10.6	23.9	31.4	2.2	6.2	11.2
2.4	2.7	3.8	0.0	...	0.0	17.7	76.7	71.5	3.2	10.4	11.4
6.6	6.9	4.8	0.0	0.0	0.0	332.7	1361.5	1011.7	313.4	1149.0	998.1
14.7	12.5	17.5	97.4	91.9	91.7	2948.9	...	8007.4	87.4	184.9	6872.0
15.0	16.8	13.6	17.1	12.2	12.8	164.5	7859.5	436.9	2408.8	6655.5	257.6
7.0	6.7	8.0	0.0	...	0.0	263.5	529.1	624.7	215.4	437.6	540.1
5.9	2.8	4.9	5.8	3.1	2.9	16.0	26.6	39.5	5.6	5.8	12.6
8.2	8.5	15.8	0.0	0.0	0.0	675.7	1037.8	2355.7	359.0	367.0	1059.8
19.8	19.2	22.7	50.0	35.6	33.1	286.1	579.5	1192.8	192.7	386.0	788.6
8.3	7.1	6.4	0.0	0.0	0.0	18.7	42.3	65.1	15.8	26.1	37.5
6.8	9.0	14.4	52.4	34.8	35.4	91.9	202.9	388.4	38.8	93.6	178.7
10.6	11.6	15.4	45.3	52.2	37.2	89.5	239.3	370.1	45.0	123.2	232.8
6.5	7.2	7.6	14.7	24.6	36.5	32.8	91.8	142.1	14.6	29.3	57.7
8.6	10.0	11.0	82.6	85.4	86.2	238.0	809.2	1014.0	162.3	577.4	723.9
13.8	13.2	13.7	1.7	1.9	1.7	967.1	2213.1	2221.4	681.1	1543.1	1353.0
3.9	4.1	6.5	0.0	0.0	0.0	602.3	1257.9	1807.2	358.5	893.0	1314.9
8.1	11.8	14.3	77.3	78.9	77.8	473.9	1374.3	2624.5	238.5	810.8	1562.4
8.5	13.6	12.1	0.0	84.9	85.0	21.4	198.3	284.3	10.5	90.9	169.7
8.7	11.5	12.7	81.9	82.1	83.0	69.9	472.2	738.6	55.4	377.3	591.9
9.7	8.6	10.2	40.3	47.1	38.9	95.4	567.4	653.4	56.6	348.3	399.6

续表

序列	国家	卫生总费用占GDP%			卫生总费用构成（%）					
					政府卫生支出			个人卫生支出		
		2000	2010	2019	2000	2010	2019	2000	2010	2019
145	卢旺达	4.3	8.6	6.4	18.1	25.0	40.0	35.4	23.5	26.3
146	圣基茨和尼维斯	4.7	5.3	5.4	41.9	37.6	49.3	58.1	60.9	50.7
147	圣卢西亚岛	5.4	5.4	4.3	34.4	35.9	47.5	65.6	61.9	51.6
148	圣文森特和格林纳丁斯	4.3	4.6	4.8	69.9	59.2	66.3	30.1	35.6	32.1
149	萨摩亚群岛	4.4	5.5	6.4	83.6	75.3	72.6	12.1	13.6	10.8
150	圣马力诺	5.3	6.6	6.4	70.5	80.9	82.2	29.5	19.1	17.8
151	圣多美和普林西比	10.5	6.8	5.5	32.8	29.9	47.3	40.6	23.3	19.2
152	沙特阿拉伯	4.2	3.6	5.7	72.1	61.9	69.2	27.9	38.1	30.8
153	塞内加尔	3.6	4.0	4.1	35.4	28.9	25.0	60.6	58.8	57.0
154	塞黑	6.5	9.5	8.7	65.4	61.0	58.4	34.6	38.1	40.0
155	塞舌尔	4.6	4.8	5.2	82.1	64.3	72.7	17.9	33.6	27.3
156	塞拉利昂	11.5	10.9	8.8	18.0	11.6	14.0	76.2	64.2	56.0
157	新加坡	3.4	3.2	4.1	36.3	35.9	50.2	63.7	57.6	49.8
158	斯洛伐克	5.3	7.8	7.0	88.4	71.6	78.8	11.6	28.4	21.2
159	斯洛文尼亚	7.8	8.6	8.5	71.4	72.4	72.4	28.6	27.6	27.6
160	所罗门群岛	5.3	7.3	4.8	93.3	58.7	74.7	4.2	4.6	3.4
161	索马里									
162	南非	7.4	7.4	9.1	36.8	52.8	58.8	61.7	44.2	40.1
163	南苏丹			6.0			16.3			28.7
164	西班牙	6.8	9.0	9.1	71.4	74.8	70.6	28.6	25.2	29.4
165	斯里兰卡	4.2	3.9	4.1	53.6	40.4	47.2	45.5	58.4	51.4
166	苏丹	3.6	5.1	4.6	33.8	32.5	22.7	66.2	64.4	70.8
167	苏里南	6.3	5.0	9.7	48.4	42.4	72.0	37.2	51.2	27.4
168	瑞典	7.4	8.5	10.9	84.5	81.9	84.9	15.5	18.1	15.1
169	瑞士	9.8	10.7	11.3	28.0	31.1	32.1	44.4	38.2	67.9
170	叙利亚	4.3	3.3		35.5	44.8		64.3	54.0	
171	塔吉克斯坦	4.3	5.7	7.1	20.8	20.6	27.3	79.1	70.5	71.4
172	泰国	3.1	3.4	3.8	55.2	73.8	71.7	42.0	23.6	28.2
173	东帝汶		1.4	7.2		50.8	55.9		11.7	13.1
174	多哥	3.3	5.9	5.7	11.9	26.4	15.1	83.6	67.7	75.8
175	汤加	2.9	4.7	5.0	76.2	57.4	58.1	22.7	17.4	13.7
176	特立尼达和多巴哥	4.2	5.1	7.0	37.0	48.2	46.0	63.0	51.6	54.0
177	突尼斯	5.0	5.9	7.0	52.7	55.8	57.1	47.2	43.0	42.5
178	土耳其	4.6	5.1	4.3	61.7	78.0	77.9	38.3	22.0	22.1
179	土库曼斯坦	6.9	5.0	6.6	46.6	24.1	18.0	53.3	75.7	81.9
180	图瓦卢	24.2	16.4	24.0	99.5	85.0	74.3	0.5	3.1	2.4
181	乌干达	7.6	10.5	3.8	24.8	13.6	15.1	47.8	36.4	42.9
182	乌克兰	5.3	6.8	7.1	47.3	54.1	44.8	52.5	45.1	54.5
183	阿联酋	2.4	3.9	4.3	68.8	70.9	52.3	31.2	29.1	47.7
184	英国	6.0	8.4	10.2	81.7	84.8	79.5	18.2	15.2	20.5
185	坦桑尼亚	3.4	5.3	3.8	21.8	27.8	40.9	40.5	32.8	23.0
186	美国	12.5	16.4	16.8	44.2	48.5	50.8	55.8	51.5	49.2
187	乌拉圭	10.0	8.6	9.4	41.5	60.0	66.6	58.4	40.0	33.4
188	乌兹别克斯坦	5.4	5.6	5.6	47.0	48.0	41.6	53.0	50.2	58.4
189	瓦努阿图	3.3	3.4	3.4	74.5	55.0	57.1	10.6	12.1	11.7
190	委内瑞拉	7.3	6.8	5.4	45.9	37.9	46.0	54.1	62.1	53.9
191	越南	4.8	6.0	5.3	34.9	39.6	43.8	51.6	54.3	55.2
192	也门	4.7	5.2		50.8	22.5		46.0	75.1	
193	赞比亚	7.2	3.7	5.3	44.5	22.6	40.1	52.5	31.8	16.2
194	津巴布韦		10.7	7.7		25.8	17.6		47.2	52.8

政府卫生支出占政府总支出（%）			社会医保支出占政府卫生支出（%）			人均卫生费用（美元）			人均政府卫生支出（美元）		
2000	2010	2019	2000	2011	2012	2000	2010	2019	2000	2010	2019
3.5	8.6	8.9	6.4	10.5	10.5	9.2	48.7	51.4	1.7	12.2	20.5
5.8	5.9	7.4	0.5	0.3	0.2	445.4	789.4	1087.8	186.7	296.7	535.8
8.1	7.0	8.2	4.9	4.3	3.3	288.9	434.0	502.2	99.4	156.0	238.3
11.7	8.2	10.1	0.0	0.0	0.2	157.8	283.6	354.8	110.3	168.0	235.3
11.8	10.4	11.0	0.3	0.5	0.0	63.0	192.5	271.9	52.6	145.0	197.5
11.8	13.1	23.4	100.0	85.0	73.5	1935.0	4001.8	3050.9	1363.7	3235.5	2508.5
31.9	4.1	10.8	0.0	0.0	0.0	58.2	77.3	108.5	19.1	23.1	51.3
9.2	6.8	10.9	0.0	...	0.0	384.4	702.6	1316.3	277.0	435.1	910.5
9.0	5.4	4.3	7.4	4.0	5.1	21.5	50.2	59.1	7.6	14.5	14.8
13.6	13.6	12.4	92.2	93.2	93.4	56.5	545.3	641.0	37.0	332.7	374.1
6.8	9.0	10.2	0.0	5.2	0.0	349.3	512.3	839.8	286.8	329.6	610.8
12.7	6.3	7.2	0.0	0.0	0.0	23.4	43.7	46.2	4.2	5.1	6.5
6.7	7.5	15.3	4.8	15.5	14.1	820.7	1513.6	2632.7	298.2	543.1	1321.7
9.0	13.3	12.7	94.4	89.6	90.0	203.5	1295.3	1342.1	180.0	927.3	1057.8
12.0	12.6	13.8	93.7	93.4	91.3	796.6	2015.2	2219.1	568.7	1458.3	1606.0
23.1	7.5	7.9	0.0	0.0	0.0	48.5	93.7	111.9	45.2	55.0	83.6
	...		...	...	...						
10.9	12.4	13.3	3.3	2.8	2.8	221.8	539.6	546.7	81.6	284.8	321.2
		2.1	...	...	0.0			22.6			3.7
12.4	14.8	15.2	9.6	6.3	6.6	1002.8	2775.1	2711.2	715.6	2074.4	1914.6
10.1	7.8	8.3	0.3	0.1	0.1	43.7	108.6	160.7	23.4	43.9	75.9
11.8	9.5	6.8	8.3	11.1	10.9	17.4	109.1	46.9	5.9	35.5	10.7
11.6	8.6	16.8	33.8	41.7	41.7	168.4	417.7	619.3	81.5	177.0	446.0
11.7	13.7	18.6	0.0	...	0.0	2173.2	4437.1	5671.4	1835.8	3633.3	4814.1
8.2	10.1	11.0	72.8	70.8	69.2	3737.8	8021.8	9666.3	1045.9	2495.2	3103.8
5.6	5.1	...	0.0	...	0.0	54.2	94.3		19.3	42.2	
4.6	4.5	6.1	0.0	...	0.0	6.0	42.3	61.9	1.2	8.7	16.9
12.7	14.4	15.0	9.4	9.3	9.2	62.3	172.1	296.2	34.4	126.9	212.2
	2.7	5.4	0.0	0.0	0.0		51.4	92.7		26.1	51.8
2.4	7.4	4.3	11.7	6.5	6.5	9.9	31.1	51.2	1.2	8.2	7.7
11.4	9.0	7.5	0.0	0.0	0.0	58.2	177.7	242.4	44.3	101.9	140.7
6.8	8.0	11.0	0.0	0.0	0.0	277.0	861.5	1167.9	102.5	414.9	537.0
10.5	13.0	13.6	28.9	56.3	56.3	111.8	243.6	233.1	58.9	135.8	133.2
7.2	10.9	9.3	55.6	57.0	64.1	199.5	539.3	396.5	123.0	420.7	308.9
13.3	8.7	8.7	6.5	6.5	6.5	76.6	221.8	500.0	35.7	53.3	90.0
11.9	14.8	13.7	0.0	0.0	0.0	358.1	500.0	972.6	356.2	425.1	722.4
9.5	7.6	5.1	0.0	0.0	0.0	18.8	62.7	32.4	4.7	8.5	4.9
7.1	7.5	8.9	0.0	0.6	0.6	35.1	202.3	248.1	16.6	109.5	111.1
7.6	8.5	7.2	0.0	0.0	0.0	781.8	1359.0	1842.7	538.1	962.9	963.7
13.8	15.0	19.2	0.0	...	0.0	1674.3	3309.5	4312.9	1368.2	2804.9	3427.4
6.1	7.3	9.4	0.0	...	4.5	12.4	36.1	40.3	2.7	10.0	16.5
16.2	18.4	22.5	83.7	86.0	87.3	4560.1	7957.3	10921.0	2015.1	3861.8	5552.6
14.3	16.9	20.2	27.4	45.2	56.8	687.6	1026.0	1661.0	285.7	615.6	1106.2
6.1	8.0	7.9	0.0	...	0.0	29.7	76.9	98.6	13.9	36.9	41.0
9.7	6.8	7.0	0.0	0.0	0.0	48.7	100.1	104.3	36.3	55.1	59.9
11.9	8.2	3.7	34.6	32.2	31.1	350.9	926.7	338.8	160.9	350.9	156.0
7.5	7.9	9.3	19.7	39.6	37.0	18.8	78.2	180.7	6.6	31.0	79.2
7.5	3.8	...	0.0	0.0	0.0	25.2	67.5		12.8	15.2	
14.9	4.7	7.0	0.0	0.0	0.0	24.5	54.4	69.3	10.9	12.3	27.8
	15.2	7.6	...	...	...		91.2	103.0		23.5	18.2

附录B-7　人口与社会经济

序列	国家	总人口（千人）2019	0～14岁人口（%）2013	60岁及以上人口（%）2013	人口年增长率（%）2003—2013	城镇人口（%）			
						2010	2011	2012	2013
1	阿富汗	38042	47	4	2.8	23	24	24	26
2	阿尔巴尼亚	2881	21	15	−0.2	52	53	55	55
3	阿尔及利亚	43053	28	7	1.7	66	73	74	70
4	安道尔	77	15	23	0.5	88	87	…	86
5	安哥拉	31825	47	4	3.3	59	59	60	43
6	安提瓜和巴布达	97	26	13	1.1	30	30	30	25
7	阿根廷	44781	24	15	0.9	92	93	93	92
8	亚美尼亚	2958	20	14	−0.2	64	64	64	63
9	澳大利亚	25203	19	20	1.6	89	89	89	89
10	奥地利	8955	15	24	0.4	68	68	68	66
11	阿塞拜疆	10048	22	9	1.2	52	54	54	54
12	巴哈马群岛	389	21	12	1.8	84	84	84	83
13	巴林群岛	1641	21	3	5.5	89	89	89	89
14	孟加拉国	163046	30	7	1.2	28	28	29	33
15	巴巴多斯岛	287	19	16	0.5	44	44	45	32
16	白俄罗斯	9452	15	20	−0.4	75	75	75	76
17	比利时	11539	17	24	0.7	97	97	98	98
18	伯利兹	390	34	6	2.5	52	45	45	44
19	贝宁湾	11801	43	5	3.0	42	45	46	43
20	不丹	763	28	7	2.0	35	36	36	37
21	玻利维亚	11513	35	7	1.7	67	67	67	68
22	波黑	3301	16	21	−0.2	49	48	49	40
23	博茨瓦纳	2304	34	6	1.0	61	62	62	57
24	巴西	211050	24	11	1.0	87	85	85	85
25	文莱	433	25	8	1.7	76	76	76	77
26	保加利亚	7000	14	26	−0.8	71	73	74	73
27	布基纳法索	20321	46	4	2.9	26	27	27	28
28	布隆迪	11531	44	4	3.4	11	11	11	12
29	佛得角	550	30	7	0.7	61	63	63	64
30	柬埔寨	16487	31	8	1.6	20	20	20	20
31	喀麦隆	25876	43	5	2.6	58	52	53	53
32	加拿大	37411	16	21	1.1	81	81	81	82
33	中非	4745	40	6	1.9	39	39	39	40
34	乍得	15947	48	4	3.2	28	22	22	22
35	智利	18952	21	14	1.0	89	89	89	89
36	中国	1441860	18	14	0.6	47	51	52	53
37	哥伦比亚	50339	28	10	1.4	75	75	76	76
38	科摩罗	851	42	5	2.5	28	28	28	28
39	刚果	5381	42	5	2.8	62	64	64	65
40	库克岛	18	30	9	1.0	75	74	…	74
41	哥斯达黎加	5048	24	11	1.6	64	65	65	75
42	科特迪瓦	25717	41	5	1.8	51	51	52	53
43	克罗地亚	4130	15	25	−0.3	58	58	58	58
44	古巴	11333	16	19	0.0	75	75	75	77
45	塞浦路斯	1199	17	17	1.3	70	70	71	67
46	捷克	10689	15	24	0.5	74	73	73	73
47	朝鲜	25666	22	13	0.6	60	60	60	61
48	刚果民主共和国	86791	45	5	2.8	35	34	35	42

生命登记覆盖人口（%）2007—2013		总和生育率（%）			成人识字率（%）2007—2012	人均国民收入（美元，购买力平价）				日均<1美元（购买力平价）人口（%）2007—2012
出生	死亡	2000	2010	2013		2010	2011	2012	2013	
37	...	7.7	6.3	4.9	...	1060	1140	1560	2000	...
99	53	2.2	1.5	1.8	97	8740	8820	9280	10520	<2.0
>90	...	2.6	2.3	2.8	...	8180	8310	8360	12990	...
100	>80	1.4	1.3	1.4	...	...	...	...	...	...
...	...	6.8	5.4	5.9	70	5410	5230	5400	6770	43.4
>90	79	2.7	2.1	2.1	99	20240	17900	18920	20070	...
100	100	2.5	2.2	2.2	98	15570	17130	...	...	<2.0
100	76	1.7	1.7	1.7	100	5660	6100	8820	8140	<2.0
100	100	1.8	1.9	1.9	...	...	38110	43300	42540	...
100	100	1.4	1.4	1.5	...	39790	42050	43390	43840	...
>90	93	2.0	2.2	1.9	100	9280	8960	9310	16180	<2.0
...	93	2.2	1.9	1.9	...	...	...	29020	...	...
>90	88	2.6	2.5	2.1	92	...	...	...	...	...
31	...	3.0	2.2	2.2	58	1810	1940	2030	2810	43.3
>90	100	1.5	1.6	1.8	...	...	...	25670	...	...
100	100	1.2	1.4	1.5	100	13590	14460	14960	16940	<2.0
>90	100	1.6	1.8	1.9	...	38260	39190	39860	40280	...
95	100	3.6	2.8	2.7	...	6210	6090	7630	8160	...
80	...	6.0	5.3	4.8	42	1590	1620	1550	1780	51.6
100	...	3.8	2.4	2.2	...	4990	5570	6200	7210	2.4
76	...	4.1	3.3	3.2	91	4640	4890	4880	5750	8.0
>90	89	1.4	1.1	1.3	98	8810	9190	9650	9820	<2.0
72	...	3.4	2.8	2.6	85	13700	14550	16060	15500	13.4
93	93	2.4	1.8	1.8	90	11000	11420	11530	14750	3.8
>90	89	2.5	2.0	2.0	95	...	...	...	...	...
100	100	1.2	1.5	1.5	98	13290	14160	15450	15200	<2.0
77	...	6.3	5.9	5.6	29	1250	1300	1490	1560	44.5
75	...	5.8	4.3	6.0	67	400	610	550	820	...
91	...	3.7	2.4	2.3	85	3820	3980	4930	6220	13.7
62	...	3.9	2.6	2.9	74	2080	2230	2330	2890	10.1
61	...	5.0	4.5	4.8	71	2270	2330	2270	2660	27.6
100	100	1.5	1.7	1.7	...	38310	39660	42530	42610	<2.0
61	...	5.4	4.6	4.4	57	790	810	1080	600	62.8
16	...	6.6	6.0	6.3	35	1220	1360	1620	2000	36.5
99	100	2.1	1.9	1.8	99	14590	16330	21310	21030	<2.0
...	4	1.8	1.6	1.7	95	7640	8390	9040	11850	6.3
97	98	2.6	2.4	2.3	94	9060	9560	9990	11890	5.6
87	...	4.3	4.9	4.7	76	1090	1110	1210	1560	...
91	...	4.8	4.5	5.0	...	3220	3240	3450	4720	32.8
>90	82	3.2	2.4	2.3	...	...	...	...	...	...
100	91	2.4	1.8	1.8	96	11270	11860	12500	13570	<2.0
65	...	5.2	4.4	4.9	57	1810	1710	1920	2900	35.0
>90	100	1.4	1.5	1.5	99	18860	18760	20200	20370	<2.0
100	98	1.6	1.5	1.4	100	...	...	...	...	...
>90	86	1.7	1.5	1.5	99	30300	...	29840	28830	...
100	100	1.1	1.5	1.6	...	23620	24370	24720	25530	<2.0
100	...	2.0	2.0	2.0	100	...	...	...	...	...
28	...	6.9	5.8	5.9	67	320	340	390	680	...

序列	国家	总人口（千人）2019	0～14岁人口（%）2013	60岁及以上人口（%）2013	人口年增长率（%）2003—2013	城镇人口（%）			
						2010	2011	2012	2013
49	丹麦	5772	18	24	0.4	87	87	87	87
50	吉布提	974	34	6	1.5	76	77	77	77
51	多米尼加	72	26	13	0.3	67	67	…	69
52	多米尼加共和国	10739	30	9	1.4	69	70	70	77
53	厄瓜多尔	17374	30	10	1.7	67	67	68	63
54	埃及	100388	31	9	1.7	43	43	44	43
55	萨尔瓦多	6454	30	10	0.5	64	65	65	66
56	赤道几内亚	1356	39	5	2.9	40	39	40	40
57	厄立特里亚	3497	43	4	3.5	22	21	22	22
58	爱沙尼亚	1326	16	24	−0.4	69	69	70	68
59	斯瓦蒂尼（原斯威士兰）	1148	38	5	1.4	21	21	21	21
60	埃塞俄比亚	112079	43	5	2.7	17	17	17	19
61	斐济	890	29	9	0.8	52	52	53	53
62	芬兰	5532	16	26	0.4	85	84	84	84
63	法国	65130	18	24	0.6	85	86	86	79
64	加蓬	2173	38	7	2.4	86	86	87	87
65	冈比亚	2348	46	4	3.2	58	57	58	58
66	格鲁吉亚	3997	18	20	−0.5	53	53	53	53
67	德国	83517	13	27	−0.1	74	74	74	75
68	加纳	30418	38	5	2.4	51	52	53	53
69	希腊	10473	15	26	0.1	61	61	62	77
70	格林纳达	112	27	10	0.3	39	39	39	36
71	危地马拉	17581	40	7	2.5	49	50	50	51
72	几内亚	12771	42	5	2.4	35	35	36	36
73	几内亚比绍	1921	41	5	2.3	30	44	45	48
74	圭亚那	783	36	5	0.6	29	28	28	28
75	海地	11263	35	7	1.4	52	53	55	56
76	洪都拉斯	9746	35	7	2.0	52	52	53	54
77	匈牙利	9685	15	24	−0.2	68	69	70	70
78	冰岛	339	21	18	1.3	93	94	94	94
79	印度	1366418	29	8	1.4	30	31	32	32
80	印尼	270626	29	8	1.4	44	51	51	52
81	伊朗	82914	24	8	1.2	71	69	69	72
82	伊拉克	39310	40	5	2.6	66	66	66	69
83	爱尔兰	4882	22	17	1.4	62	62	62	63
84	以色列	8519	28	15	2.0	92	92	92	92
85	意大利	60550	14	27	0.5	68	68	69	69
86	牙买加	2948	27	11	0.5	52	52	52	54
87	日本	126860	13	32	0.0	67	91	92	93
88	约旦	10102	34	5	3.8	79	83	83	83
89	哈萨克斯坦	18551	26	10	1.1	59	54	53	53
90	肯尼亚	52574	42	4	2.7	22	24	24	25
91	基里巴斯	118	30	9	1.6	44	44	44	44
92	科威特	4207	25	4	4.6	98	98	98	98
93	吉尔吉斯	6416	30	6	1.0	35	35	35	36
94	老挝	7169	35	6	1.9	33	34	35	37
95	拉脱维亚	1907	15	24	−1.1	68	68	68	68
96	黎巴嫩	6856	21	12	2.7	87	87	87	88

生命登记覆盖人口（%）2007—2013		总和生育率（%）			成人识字率（%）2007—2012	人均国民收入（美元，购买力平价）				日均<1美元（购买力平价）人口（%）2007—2012
出生	死亡	2000	2010	2013		2010	2011	2012	2013	
100	98	1.8	1.9	1.9	…	40230	41900	43430	44460	<2.0
…	…	4.8	3.8	3.4	…	…	…	…	…	…
>90	100	2.3	2.1	2.1	…	11990	13000	11980	9800	…
81	52	2.9	2.6	2.5	90	9030	9420	9660	11150	2.3
90	80	3.0	2.5	2.6	92	7880	8510	9490	10310	4.0
>90	95	3.3	2.7	2.8	74	6060	6120	6450	10850	<2.0
99	78	2.9	2.3	2.2	85	6550	6640	6720	7490	2.5
54	…	5.8	5.2	4.8	94	23750	25620	18570	23240	…
…	…	5.4	4.5	4.7	69	540	580	550	1180	…
100	100	1.3	1.7	1.6	100	19760	20850	22500	24230	<2.0
50	…	4.2	3.4	3.3	88	4840	5930	4760	6220	39.3
…	…	6.2	4.2	4.5	39	1040	1110	1110	1350	36.8
>90	100	3.1	2.7	2.6	…	4510	4610	4690	7610	5.9
100	100	1.7	1.9	1.9	…	37290	37670	38220	38480	<2.0
100	100	1.8	2.0	2.0	…	34440	35910	36720	37580	…
90	…	4.1	3.3	4.1	89	13170	13740	14090	17220	…
53	…	5.6	4.9	5.8	51	1300	1750	1830	1620	…
100	98	1.6	1.6	1.8	100	4990	5350	5770	7040	14.1
100	100	1.3	1.4	1.4	…	37950	40230	42230	44540	<2.0
63	…	4.7	4.2	3.9	67	1660	1810	1910	3880	…
>90	100	1.3	1.5	1.5	97	27050	25100	25460	25630	<2.0
…	100	2.6	2.2	2.2	…	9890	10350	10350	11120	…
97	92	4.8	4.0	3.8	76	4650	4760	4880	7130	13.7
58	…	6.0	5.2	4.9	41	1020	1020	970	1160	40.9
24	…	5.9	5.1	4.9	55	1180	1240	1100	1240	…
88	81	2.5	2.3	2.5	85	3450	…	3340	6550	…
80	…	4.3	3.3	3.1	…	…	1180	1220	1710	…
94	17	4.0	3.1	3.0	85	3770	3820	3880	4270	16.5
100	100	1.3	1.4	1.4	99	19050	20310	20710	…	<2.0
>90	100	2.0	2.1	2.1	…	27680	31020	33480	38870	<2.0
84	8	3.3	2.6	2.5	…	3550	3590	3910	5350	24.7
67	…	2.5	2.1	2.3	93	4200	4500	4730	9260	16.2
99	…	2.2	1.7	1.9	85	…	…	…	15600	…
99	65	5.0	4.7	4.0	79	3370	3750	4230	15220	3.9
>90	100	1.9	2.1	2.0	…	33370	34180	35670	…	<2.0
100	100	2.9	2.9	2.9	…	27630	27110	…	32140	<2.0
100	100	1.2	1.4	1.5	99	31130	32400	32920	34100	<2.0
98	…	2.6	2.3	2.3	87	7310	…	…	8480	…
100	100	1.3	1.4	1.4	…	34640	35330	36300	37630	<2.0
99	65	3.9	3.1	3.2	96	5800	5930	5980	11660	<2.0
100	91	1.9	2.6	2.5	100	10770	11250	11780	20570	<2.0
60	…	5.0	4.7	4.4	87	1680	1710	1730	2250	…
94	…	4.3	2.9	3.0	…	3530	3300	3870	2780	…
>90	95	2.4	2.3	2.6	94	…	…	…	…	…
98	96	2.7	2.7	3.1	99	2100	2180	2230	3070	5.1
75	…	4.6	2.7	3.0	…	2460	2580	2690	4570	30.3
100	100	1.2	1.5	1.6	100	16350	17700	21920	22970	<2.0
100	…	2.4	1.8	1.5	90	14080	14470	14160	17390	…

序列	国家	总人口（千人）2019	0～14岁人口（%）2013	60岁及以上人口（%）2013	人口年增长率（%）2003—2013	城镇人口（%）			
						2010	2011	2012	2013
97	莱索托	2125	36	6	0.9	27	28	28	26
98	利比里亚	4937	43	5	3.2	48	48	49	49
99	利比亚	6777	30	7	1.3	78	78	78	78
100	立陶宛	2760	15	21	−1.1	67	67	67	67
101	卢森堡	616	17	19	1.7	85	85	86	90
102	马达加斯加	26969	42	5	2.8	30	33	33	34
103	马拉维	18629	45	5	2.9	20	16	16	16
104	马来西亚	31950	26	9	1.8	72	73	73	73
105	马尔代夫	531	29	7	1.8	40	41	42	43
106	马里	19658	47	4	3.1	36	35	36	38
107	马耳他	440	15	24	0.4	95	95	95	95
108	马歇尔群岛	59	30	9	0.1	72	72	…	72
109	毛利塔尼亚	4526	40	5	2.7	41	41	42	59
110	毛里求斯	1270	20	14	0.3	42	42	42	40
111	墨西哥	127576	29	10	1.2	78	78	78	79
112	密克罗尼西亚	114	35	7	−0.3	23	23	23	22
113	摩纳哥	39	18	24	1.4	100	100	…	100
114	蒙古	3225	27	6	1.4	62	69	…	70
115	黑山	628	19	19	0.1	61	63	63	64
116	摩洛哥	36472	28	8	1.1	58	57	57	59
117	莫桑比克	30366	45	5	2.6	38	31	31	32
118	缅甸	54045	25	8	0.7	34	33	33	33
119	纳米比亚	2495	36	5	1.5	38	38	39	45
120	瑙鲁	11	30	9	−0.0	100	100	…	100
121	尼泊尔	28609	35	8	1.3	19	17	17	18
122	荷兰	17097	17	23	0.4	83	83	84	89
123	新西兰	4783	20	19	1.1	86	86	86	86
124	尼加拉瓜	6546	33	7	1.3	57	58	58	58
125	尼日尔	23311	50	4	3.8	17	18	18	18
126	尼日利亚	200964	44	5	2.7	50	50	50	46
127	纽埃岛	2	30	9	−2.7	38	38	…	41
128	北马其顿（原马其顿）	2083	17	18	0.1	59	59	59	57
129	挪威	5379	19	22	1.0	79	79	80	80
130	阿曼	4975	23	4	4.2	73	73	74	77
131	巴基斯坦	216565	34	7	1.8	36	36	37	38
132	帕劳群岛	18	30	9	0.6	83	84	…	86
133	巴拿马	4246	28	10	1.8	75	75	76	66
134	巴布亚新几内亚	8776	38	5	2.3	13	12	13	13
135	巴拉圭	7045	32	8	1.8	61	62	62	59
136	秘鲁	32510	29	9	1.2	77	77	78	78
137	菲律宾	108117	34	6	1.7	49	49	49	45
138	波兰	37888	15	21	−0.0	61	61	61	61
139	葡萄牙	10226	15	25	0.2	61	61	62	62
140	卡塔尔	2832	13	2	11.9	96	99	99	99
141	韩国	51225	15	17	0.6	83	83	83	82
142	摩尔多瓦	4043	17	17	−1.1	47	48	48	45
143	罗马尼亚	19365	15	21	−0.2	57	53	53	54
144	俄罗斯	145872	16	19	−0.1	73	74	74	74

生命登记覆盖人口（%）2007—2013		总和生育率（%）			成人识字率（%）2007—2012	人均国民收入（美元，购买力平价）				日均<1美元（购买力平价）人口（%）2007—2012
出生	死亡	2000	2010	2013		2010	2011	2012	2013	
45	…	4.1	3.2	3.0	90	1960	2050	2170	3320	56.2
4	…	5.9	5.2	4.8	61	340	540	580	790	83.8
…	…	3.2	2.6	2.4	90	…	…	…	…	…
100	100	1.3	1.5	1.5	100	17870	19640	23560	24500	<2.0
>90	100	1.7	1.6	1.7	…	61790	64260	60160	…	…
83	…	5.6	4.7	4.5	65	960	950	930	1350	87.7
2	…	6.2	6.0	5.4	61	850	870	730	750	72.2
>90	56	3.0	2.6	2.0	93	14220	15650	16270	22460	<2.0
93	84	2.8	1.8	2.3	…	8110	7430	7560	9890	…
81	…	5.8	6.3	6.8	33	1030	1040	1140	1540	50.6
100	100	1.6	1.3	1.4	…	24840	…	27000	28030	…
96	…	4.4	3.5	3.3	…	…	…	…	4620	…
59	…	5.1	4.5	4.7	59	1960	2400	2480	2850	23.4
>90	100	2.0	1.6	1.5	89	13960	14330	15060	17220	<2.0
93	99	2.5	2.3	2.2	94	14290	15390	16450	16110	<2.0
…	…	4.3	3.5	3.3	…	3490	3580	3920	3840	…
…	>80	1.2	1.5	1.5	…	…	…	…	…	…
99	92	2.2	2.5	2.4	97	3670	4290	5020	8810	…
>90	100	1.8	1.7	1.7	99	12930	13700	14590	14600	<2.0
94	25	2.7	2.3	2.7	67	4600	4880	5060	7000	2.6
48	…	5.7	4.9	5.2	56	930	970	1000	1040	60.7
72	…	2.5	2.0	1.9	93	1950	…	…	…	…
78	…	4.0	3.2	3.1	89	6420	6560	7240	9590	23.5
83	…	3.5	3.1	2.9	…	…	…	…	…	…
42	…	4.0	2.7	2.3	57	1210	1260	1470	2260	23.7
100	100	1.7	1.8	1.8	…	41900	43140	43510	43210	<2.0
100	100	1.9	2.2	2.1	…	…	…	…	…	…
85	68	3.3	2.6	2.5	…	2790	3730	3890	4440	8.5
64	…	7.5	7.1	7.6	…	720	720	760	910	40.8
30	…	5.9	5.5	6.0	61	2170	2290	2450	5360	62.0
>90	…	…	…	…	…	…	…	…	…	…
100	100	1.7	1.4	1.4	97	10920	11090	11540	11520	<2.0
100	100	1.8	1.9	1.9	…	56830	61460	66960	66520	<2.0
…	87	4.4	2.3	2.9	87	…	…	…	…	…
34	…	4.7	3.4	3.2	55	2790	2870	2880	4920	12.7
…	…	2.0	1.7	1.7	…	11000	11080	16870	14540	…
>90	90	2.7	2.5	2.5	94	12770	14510	15150	19290	4.0
…	…	4.5	4.0	3.8	62	2420	2570	2740	2430	…
76	81	3.7	3.0	2.9	94	5050	5390	5720	7640	3.0
96	69	2.9	2.5	2.4	90	8930	9440	10090	11360	2.9
90	90	3.5	3.1	3.0	95	3980	4140	4380	7820	19.0
100	100	1.3	1.4	1.4	100	19060	20430	21170	22300	<2.0
100	100	1.4	1.3	1.3	95	24760	24440	24770	25360	…
>90	77	3.1	2.3	2.0	96	…	86440	…	123860	…
>90	99	1.4	1.3	1.3	…	29010	30370	30970	33440	…
100	90	1.6	1.5	1.5	99	3360	3640	3630	5190	<2.0
>90	100	1.3	1.4	1.4	98	14060	15120	16860	18060	<2.0
>90	100	1.2	1.5	1.5	100	19190	20560	22720	23200	<2.0

序列	国家	总人口（千人）2019	0～14岁人口（%）2013	60岁及以上人口（%）2013	人口年增长率（%）2003—2013	城镇人口（%）			
						2010	2011	2012	2013
145	卢旺达	12627	43	4	2.5	19	19	19	27
146	圣基茨和尼维斯	53	26	13	1.3	32	32	…	32
147	圣卢西亚岛	183	24	12	1.2	28	18	17	19
148	圣文森特和格林纳丁斯	111	25	10	0.1	49	49	50	50
149	萨摩亚群岛	197	38	8	0.7	20	20	20	19
150	圣马力诺	34	14	27	0.9	94	94	…	94
151	圣多美和普林西比	215	42	5	2.7	62	63	63	64
152	沙特阿拉伯	34269	29	5	2.3	82	82	83	83
153	塞内加尔	16296	44	5	2.8	42	43	43	43
154	塞黑	8772	16	21	−0.6	56	56	57	55
155	塞舌尔	98	22	10	1.0	55	54	54	53
156	塞拉利昂	7813	42	4	2.6	38	39	40	39
157	新加坡	5804	16	16	2.4	100	100	100	100
158	斯洛伐克	5457	15	19	0.1	55	55	55	54
159	斯洛文尼亚	2079	14	24	0.4	50	50	50	50
160	所罗门群岛	670	40	5	2.3	19	20	21	21
161	索马里	15443	47	5	2.7	37	38	38	39
162	南非	58558	30	9	1.2	62	62	62	64
163	南苏丹	11062	42	5	4.2	…	18	18	18
164	西班牙	46737	15	23	1.1	77	77	78	79
165	斯里兰卡	21324	25	13	0.9	14	15	15	18
166	苏丹	42813	41	5	2.4	40	33	33	34
167	苏里南	581	27	10	1.0	69	70	70	66
168	瑞典	10036	17	26	0.7	85	85	85	86
169	瑞士	8591	15	23	1.0	74	74	74	74
170	叙利亚	17070	35	6	2.4	56	56	56	57
171	塔吉克斯坦	9321	36	5	2.3	26	27	27	27
172	泰国	69626	18	15	0.4	34	34	34	48
173	东帝汶	1293	46	5	1.9	28	28	29	32
174	多哥	8082	42	4	2.6	43	38	38	39
175	汤加	104	37	8	0.5	23	23	24	24
176	特立尼达和多巴哥	1395	21	14	0.4	14	14	14	9
177	突尼斯	11695	23	11	1.1	67	66	67	67
178	土耳其	83430	26	11	1.3	70	72	72	72
179	土库曼斯坦	5942	29	7	1.2	50	49	49	49
180	图瓦卢	12	30	9	0.3	50	51	…	58
181	乌干达	44270	48	4	3.4	13	16	16	15
182	乌克兰	43994	14	21	−0.6	69	69	69	69
183	阿联酋	9771	15	1	10.2	84	84	85	85
184	英国	67530	18	23	0.6	80	80	80	82
185	坦桑尼亚	58005	45	5	2.9	26	27	27	30
186	美国	329065	20	20	0.9	82	82	83	81
187	乌拉圭	3462	22	19	0.2	92	93	93	95
188	乌兹别克斯坦	32982	29	7	1.2	36	36	36	36
189	瓦努阿图	300	37	6	2.4	26	25	25	26
190	委内瑞拉	28516	29	9	1.6	93	94	94	89
191	越南	96462	23	10	1.0	30	31	32	32
192	也门	29162	40	5	2.5	32	32	33	34
193	赞比亚	17861	47	4	2.9	36	39	40	40
194	津巴布韦	14645	40	6	1.1	38	39	39	33

生命登记覆盖人口（%）2007—2013		总和生育率（%）			成人识字率（%）2007—2012	人均国民收入（美元，购买力平价）				日均＜1美元（购买力平价）人口（%）2007—2012
出生	死亡	2000	2010	2013		2010	2011	2012	2013	
63	...	5.9	5.4	4.5	66	1150	1270	1320	1430	63.0
...	79	2.2	1.8	1.8	...	15850	16470	17630	20400	...
92	85	2.3	2.0	1.9	...	10520	11220	11300	10350	...
＞90	100	2.4	2.1	2.0	...	10830	10440	10870	10610	...
48	...	4.5	3.9	4.1	99	4270	4270	4250	4840	...
＞90	＞80	1.3	1.5	1.5	...	...	...	...	...	...
75	...	4.6	3.7	4.1	89	1920	2080	1810	2950	43.5
...	51	4.2	2.8	2.6	87	...	24700	...	53780	...
73	...	5.6	4.8	4.9	50	1910	1940	1880	2240	34.1
99	90	1.7	1.6	1.4	98	11020	11540	11430	12020	＜2.0
＞90	100	2.2	1.9	2.2	92	21210	25140	25740	23270	＜2.0
78	...	5.4	5.0	4.7	43	830	840	1340	1750	56.6
＞90	74	1.5	1.3	1.3	96	55790	59380	60110	76850	...
＞90	100	1.3	1.3	1.4	...	23100	22130	24770	25500	＜2.0
100	100	1.2	1.4	1.5	100	26660	26510	27240	28130	＜2.0
...	...	4.6	4.2	4.0	...	2210	2350	2130	1810	...
...	...	6.5	6.3	6.6	...	...	...	...	...	...
85	91	2.9	2.5	2.4	93	10360	10710	11010	12240	9.4
35	...	...	...	4.9	...	...	...	...	2190	...
100	100	1.2	1.5	1.5	98	31640	31400	31670	31850	2.3
97	...	2.2	2.3	2.3	91	5010	5520	6030	9470	4.1
59	...	5.1	4.4	4.4	...	2030	2120	2070	2370	19.8
99	100	2.7	2.3	2.3	95	...	...	8380	15860	...
100	100	1.6	1.9	1.9	...	39730	42200	43980	44760	...
100	100	1.4	1.5	1.5	...	50170	52570	55090	56580	...
...	92	3.8	2.9	3.0	84	5120	...	5120	...	...
88	...	4.0	3.3	3.8	100	2140	2300	2180	2500	6.5
99	...	1.8	1.6	1.4	...	8190	8360	9280	13510	＜2.0
55	...	7.1	6.2	5.9	58	3600	...	6230	6410	34.9
78	...	5.1	4.1	4.6	60	890	1040	900	1180	52.5
...	...	4.2	3.9	3.8	...	4580	5000	5020	5450	...
...	85	1.6	1.6	1.8	99	24040	...	22860	26210	...
99	37	2.1	2.0	2.0	79	9060	9030	9210	10960	＜2.0
94	78	2.4	2.1	2.0	94	15170	16940	18190	18760	＜2.0
...	...	2.8	2.4	2.3	100	7490	8690	9070	12920	...
50	...	3.6	3.1	3.0	...	...	...	...	5990	...
30	...	6.8	6.1	5.9	73	1250	1310	1120	1370	37.8
100	99	1.1	1.4	1.5	100	6620	7040	7180	8960	＜2.0
100	87	2.7	1.7	1.8	...	...	47890	...	...	...
100	100	1.7	1.9	1.9	...	36410	36010	37340	35760	＜2.0
16	...	5.7	5.5	5.2	73	1430	1500	1560	1750	43.5
100	98	2.0	2.1	2.0	...	47360	48820	52610	53960	＜2.0
100	99	2.2	2.1	2.0	98	13990	14640	15310	18930	＜2.0
＞90	...	2.8	2.4	2.3	99	3120	3420	3670	5340	...
43	...	4.5	3.9	3.4	83	4320	4330	4300	2840	...
81	100	2.8	2.5	2.4	96	12150	12430	12920	17890	...
95	...	2.3	1.8	1.7	93	3070	3250	3620	5030	2.4
17	...	6.3	5.2	4.1	65	...	2170	2310	3820	...
14	...	6.2	6.3	5.7	71	1380	1490	1590	3070	74.3
49	...	3.9	3.3	3.5	84	...	...	...	1560	...